Lee L. Q. Pu / Mark L. Jewell

Atlas of Contemporary Aesthetic Breast Surgery

现代乳房美容外科图谱

主　编　〔美〕蒲力群
马克·L. 朱维尔

主　译　陈育哲　易成刚

天津出版传媒集团
天津科技翻译出版有限公司

著作权合同登记号：图字：02-2023-165

图书在版编目（CIP）数据

现代乳房美容外科图谱 / (美) 蒲力群 (Lee L. Q. Pu),
(美) 马克·L.朱维尔 (Mark L. Jewell) 主编；陈育哲，
易成刚主译. -- 天津：天津科技翻译出版有限公司，
2025. 7. -- ISBN 978-7-5433-4608-6

Ⅰ. R655.8-64

中国国家版本馆 CIP 数据核字第 20246GE662 号

Elsevier(Singapore)Pte Ltd.
3 Killiney Road,#08-01 Winsland House I,Singapore 239519
Tel: (65)6349-0200; Fax: (65)6733-1817

授权单位：Elsevier (Singapore) Pte Ltd.
出　　版：天津科技翻译出版有限公司
出 版 人：方　艳
地　　址：天津市和平区西康路 35 号
邮政编码：300051
电　　话：(022) 87894896（发行科）(022) 87895660（营销部）
网　　址：www.tsttpc.com
印　　刷：北京捷迅佳彩印刷有限公司
经　　销：新华书店
版本记录：889mm×1194mm　16 开本　21.5 印张　500 千字
2025 年 7 月第 1 版　2025 年 7 月第 1 次印刷
定价：248.00 元

（如发现印装问题，可与出版社调换）

主译简介

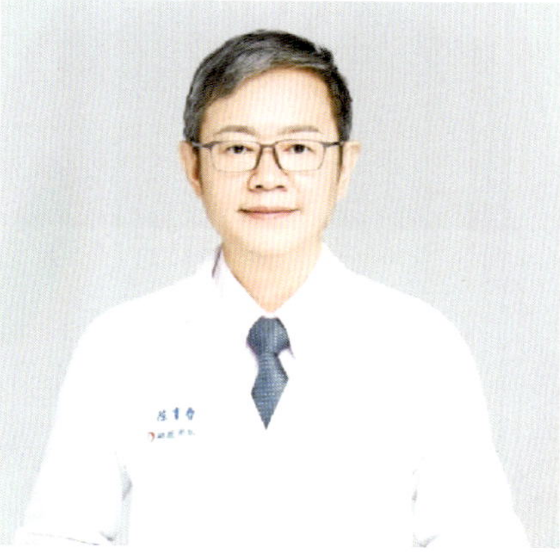

陈育哲 主任医师，毕业于北京大学医学部研究生院，在北京大学第三医院成形外科工作21年，师从于我国整形外科奠基人王大玫、孔繁怙、李健宁等教授，受北京大学医学部严谨的科研思维和学术路线熏陶，长期致力于整形美容外科相关的临床科学研究，曾任中国整形美容协会内镜整形分会副会长、中国医师协会美容与整形医师分会内镜专业委员会副主任委员、中国整形美容协会脂肪医学分会副会长，现任中国整形美容协会乳房整形分会常委，中华医学会整形外科分会乳房学组和中国医师协会美容与整形医师分会乳房分会委员。

在国内外期刊上发表了30余篇论文，担任多个学术杂志审稿专家；曾任《中国美容医学杂志》乳房专刊执行主编，《中华医学美学美容杂志》脂肪专刊执行主编。参编最新版整形外科教材《中国整形外科学》(2020版)并担任第三卷副主编，主编《内镜应用》章节；主译的《内镜整形手术学》，是国内最早最权威的内镜整形外科专著；主译《腋路内镜隆乳术》(实用韩版为镜技术)；主译的隆乳经典著作《特贝茨隆乳术》，也被称为"假体隆胸手术指南"；主译的国际脂肪巨著《科尔曼脂肪注射》，被称为脂肪移植的"金标准"。

从事整形美容外科专业36年。经历从三甲医院到民营医院转变，具有丰富的从业经历。独立主办了十二期内镜假体隆乳学习班，培训来自全国各地的医生学员千余人次。对内镜隆乳技术在国内开展和普及起到重要推动作用。2000年，在国内首次发表"环周吸脂"和"浅表吸脂"相关学术论文，提出了"环周吸脂"概念，对大面积"360度"吸脂起到理论上的指导。在国内首先提出"动感隆乳"的概念，提出"真实、自然、宛若天生"是隆乳手术的最高标准，认为隆乳手术需要团队配合，尤其强调术后护理的重要性，在国内组建首个"动感隆乳团队"，获得了行业广泛认可及众多患者好评。

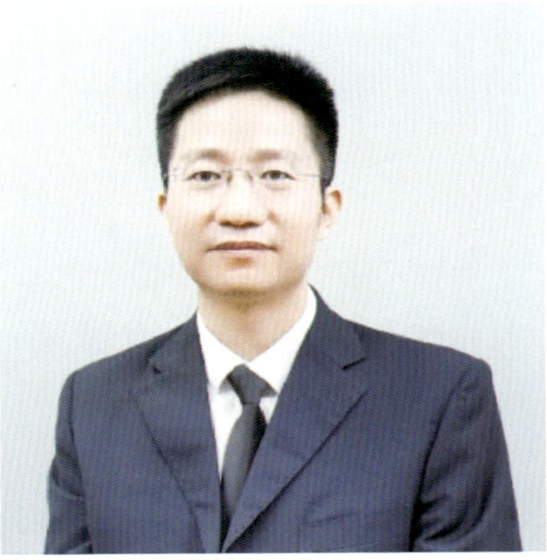

易成刚 浙江大学医学院附属第二医院整形外科主任，博士研究生导师，主任医师，美国哈佛大学、纽约大学、匹兹堡大学整形外科访问学者，浙江大学百人计划(临床医学)A类研究员。擅长乳房整形、脂肪整形及整形美容疑难复杂病例。以第一作者承担国家自然科学基金项目6项、重点研发计划分题2项，以第一或通讯作者发表SCI论文42篇，其中*Plastic and Reconstructive Surgery*杂志6篇，*Lancet*1篇，获得国家科学技术进步一等奖和军队医疗成果一等奖。任中华医学会整形外科学分会委员、青年委员会副主任委员、中国研究型医院学会整形外科学专业委员会副主任委员、中国医师协会美容与整形医师分会委员、浙江省医学会整形外科学分会副主任委员、中华医学会整形外科分会脂肪移植学副组长。

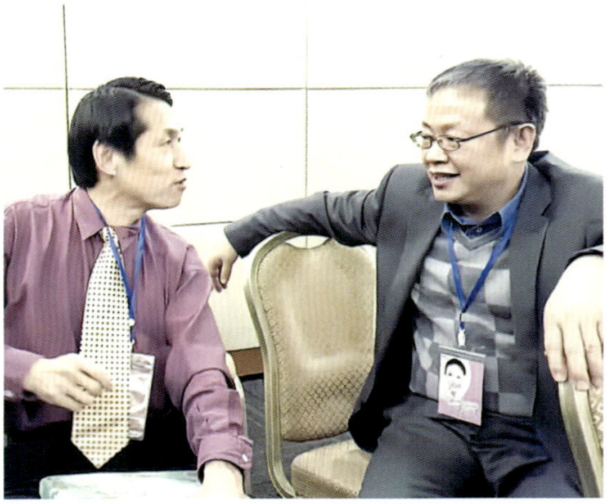
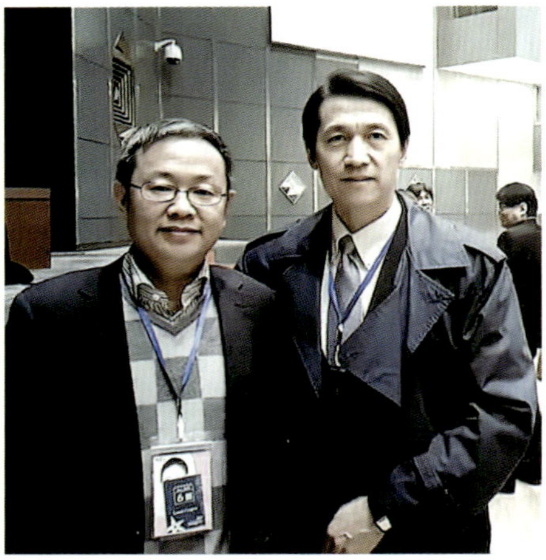

主译陈育哲与原版作者 Lee L.Q.Pu，拍摄于2015年11月，北京 ISPRES 第四届全球学术交流大会期间。

译者名单

主　译　陈育哲　易成刚

副主译　汪海滨　郑丹宁　刘　畅　崔　鑫

译　者　(按姓氏汉语拼音排序)

艾剑英　成都华美紫馨医学美容整形医院

陈　刚　江苏省中医院整形外科

陈育哲　北京联合丽格第二医疗美容医院

崔　鑫　西安国际医学中心整形医院

冯传波　南方医科大学南方医院整形外科

付　苏　北京八大处整形外科医院乳房整形中心

高　超　北京美莱医疗美容医院

关几梦　北京禾美嘉医疗美容诊所

郭　亮　武汉协和医科大学附属协和医院整形外科

郭雪松　浙江大学医学院附属第二医院整形外科

郝永生　广州华美医疗美容医院

洪伟晋　广东省第二人民医院整形外科

侯家康　上海交通大学附属第九人民医院整复外科

李　健　上海华美医疗美容医院

李不知　广东省第二人民医院整形外科

李天石　北京大学附属深圳医院整形外科

李岩祺　北京应急总医院整形外科

梁伟中　北京应急总医院整形外科

林恒如　北京大学第三医院成形外科

刘　畅　首都医科大学附属北京世纪坛医院整形外科

刘　旺　天津南开博莱美医疗美容门诊部

刘　烨　合肥洛菲医疗美容门诊

刘宏伟　暨南大学附属第一医院整形外科

刘月更　深圳军科门诊部

吕金陵　上海悦目佳容医疗美容门诊部

马建勋　北京大学第三医院成形外科

欧阳黎平　无锡爱思特整形美容医院

乔丛蓁　　上海交通大学附属第九人民医院整复外科
孙美庆　　上海同济大学附属东方医院整形外科
谭　谦　　南京鼓楼医院整形外科
唐新辉　　深圳富华医疗美容医院
汪　灏　　上海美莱整形美容医院
汪海滨　　广东省第二人民医院整形外科
王　谊　　长沙爱思特医疗美容医院
王白城　　北京大学第三医院成形外科
王晨羽　　上海交通大学附属第九人民医院整复外科
王关卉儿　北京大学第三医院成形外科
王先成　　中南大学湘雅二院整形外科
王子俊　　北京联合丽格第二医疗美容医院
吴晓蔚　　武汉大学人民医院整形外科
夏泽楠　　北京协和医院整形外科
牙祖蒙　　重庆当代整形美容医院
杨永胜　　黑龙江瑞丽医疗美容医院
姚　尧　　南方医科大学南方医院整形外科
易成刚　　浙江大学医学院附属第二医院整形外科
曾　立　　广东省第二人民医院整形外科
张文超　　北京协和医院整形外科
张雪峰　　成都米兰柏羽医疗美容医院
张艺凡　　上海交通大学附属第九人民医院整复外科
郑丹宁　　上海交通大学附属第九人民医院整复外科
朱　琳　　北京协和医院整形外科

编者名单

Priscilla Balbinot, MD, MSc
Division of Plastic and Reconstructive Surgery
Universidade Federal do Paraná
Curitiba, Paraná, Brazil

Bradley P. Bengtson, MD, FACS
Founder and Chief Executive Officer
Bengtson Center for Aesthetics and Plastic Surgery
Grand Rapids, Michigan, United States
Associate Professor
Department of Surgery, Michigan State University
Grand Rapids, Michigan, United States

Mitchell H. Brown, MD, MEd, FRCSC
Plastic and Reconstructive Surgeon
Professor
Department of Surgery, University of Toronto
Toronto, Ontario, Canada

M. Bradley Calobrace, MD
Private practice, CaloAesthetics Plastic Surgery, Louisville Kentucky
Clinical faculty University of Louisville, Division of Plastic Surgery
Clinical faculty University of Kentucky, Division of Plastic Surgery
Louisville, Kentucky, United States

Samira E. Caraballo, PA, MMS
Physician Assistant Division of Plastic Surgery
University of Miami Hospital
Miami, Florida, United States

Obaid Chaudhry, MD
Aesthetic Plastic Surgery Fellow
Plastic and Reconstructive Surgery
Manhattan Eye, Ear, and Throat Hospital
New York, New York, United States

Gabriel Salum D'Alessandro, MD
Plastic Surgeon and Breast Surgeon
Division of Plastic Surgery
Brazilian Institute for Cancer Control
São Paulo, SP, Brazil

Daniel Del Vecchio, MD
Private Practice, Boston, MA, NYC, NY, And Beverly Hills, CA
Attending, Manhattan Eye, Ear, and Throat Hospital, New York City

Michael C. Edwards, MD
Clinical Faculty
Plastic Surgery
University of Nevada Las Vegas
Las Vegas, Nevada, United States

Francesco M. Egro, MD, MSc, MRCS
Administrative Chief Resident
Department of Plastic Surgery
University of Pittsburgh Medical Center
Pittsburgh, PA, USA

Caroline Glicksman, MD, FACS
Assistant Clinical Professor
Department of Surgery
Hackensack Meridian School of Medicine at Seton Hall
Neptune, New Jersey, United States

Ruth Maria Graf, MD, PhD
Professor of Plastic Surgery
Division of Surgery
Universidade Federal do Paraná
Curitiba, Paraná, Brazil

Richard J. Greco, MD
Chief Executive Officer
The Georgia Institute for Plastic Surgery
Savannah, Georgia, United States

Ziyad S. Hammoudeh, MD
Plastic Surgeon
Division of Plastic Surgery
Marina Plastic Surgery
Marina del Rey, California, United States

Mark L. Jewell, MD
Clinical Professor of Plastic Surgery
Division of Plastic Surgery
Oregon Health Science University
Portland, Oregon, United States

Debra J. Johnson, MD
Clinical Professor
Division of Plastic Surgery
University of California Davis School of Medicine
Sacramento, California, United States

Karen Kaplan, MD
Plastic Surgery Resident
Division of Plastic and Reconstructive Surgery
University of Miami Hospital
Miami, Florida, United States

Wrood Kassira, MD
Associate Professor of Clinical Surgery
Dewitt Department of Surgery
Division of Plastic Surgery
University of Miami Miller School of Medicine
Miami, Florida, United States

Hong-Ki Lee, MD, PhD
Director
Image Plastic and Reconstructive Surgery Clinic
Seoul, Republic of Korea

Qiong Li, MD, PhD
Plastic Surgeon
Angel Swan Clinic
Shanghai, China

Jeng-Yee Lin, MD, PhD
Plastic Surgeon
Freya Aesthetic Institute and Division of Plastic Surgery, Taipei University Hospital
Taipei, Taiwan

Chet J. Mays, MD
Private Practice Plastic Surgeon
CaloAesthetics Plastic Surgery Center
Louisville, Kentucky, United States

Michael D. Mirmanesh Sr., MD
Resident
Division of Plastic Surgery
University of California Davis
Sacramento, California, United States

Ajani Nugent, MD
Assistant Professor
Division Plastic Surgery
University of Miami
Miami, Florida, United States

Maria Cecília Closs Ono Sr., MD, MSc, PhD
Adjunct Professor
Division of Plastic Surgery
Universidade Federal do Paraná
Curitiba, Paraná, Brazil

Daniele Helena Pace, MD, PhD
Plastic Surgeon
Member of the Brazilian Society of Plastic Surgery (SBCP)
Pietà Medical Center, Curitiba, Brazil

Nirav B. Patel, MD, MS, JD
Associate Plastic Surgeon
Marietta Plastic Surgery
Marietta, Georgia, United States

Alejandro Povedano, MD
Plastic Surgeon
Division of Plastic Surgery
Brazilian Institute for Cancer Control
São Paulo, SP, Brazil

Lee L.Q. Pu, MD, PhD, FACS, FICS
Professor of Plastic Surgery
Division of Plastic Surgery
University of California Davis Medical Center
Sacramento, California, United States

J. Peter Rubin, MD, FACS
UPMC Endowed Professor and Chair of Plastic Surgery
Director, UPMC Wound Healing Services
Professor of Bioengineering, University of Pittsburgh
Pittsburgh, Pennsylvania, USA

Christopher J. Salgado, MD
Constructive Surgery Associates
Miami, Florida, United States

Renato Saltz MD, FACS
Adjunct Professor Plastic Surgery,
University of Utah
Owner Saltz Plastic Surgery & Spa Vitoria
Salt Lake City and Park City, Utah, USA

João Carlos Sampaio Góes, MD
Plastic Surgeon and Breast Surgeon
Director
Brazilian Institute for Cancer Control
São Paulo, SP, Brazil

Fernanda Dinelli Scala, MD
Research Fellow
University of Miami Miller School of Medicine
Miami, Florida, USA

W. Grant Stevens, MD
Clinical Professor of Surgery
Marina Plastic Surgery Associates
Keck School of Medicine of University of Southern California
Los Angeles, California, United States

Louis L. Strock, MD
Clinical Assistant Professor
Department of Plastic Surgery
University of Texas Southwestern Medical Center
Dallas, Texas, United States

Eric Swanson, MD
Private Practice Plastic Surgeon
Swanson Center
Leawood, Kansas, United States

中文版序言

与蒲力群(Lee L. Q. Pu)教授的每一次见面几乎都是在国内国外的学术会议上，只要住在同一个酒店，早晨就一定会遇见他穿着单衣去游泳或跑步。当我问起他时，他告诉我，无论在世界何处开会，也无论是酷暑还是寒冬，他都会保持每天清晨健身的习惯。

在华裔整形外科协会的一次理事会上，蒲力群教授做一场报告，回顾了华裔整形外科协会从创办以来的发展历程。让所有人感到惊讶的是，华裔整形外科协会的每一个重要场合、每一个重要时刻，他都留有照片，不仅有照片，还有详细的记录和说明。我问他为什么会记录得这么清楚，他回答说这是他的日常习惯。每一天无论工作多么繁忙，他都要抽时间把一天中最重要的事件记录下来，把照片整理出来。

所以当很多人问我，为什么蒲教授有那么多精力，有那么多学术著作，又为什么能够成为 *Journal of Aesthetic Plastic Surgery* 主编的时候，我认为答案就是两个字：勤奋。只有付出了比别人多得多的努力，才能做到别人做不到的事情，达到别人达不到的高度。

本书的另一个主编 Jewell 医生也是我的一位老朋友。我曾多次邀请他来中国讲学。他既温文尔雅，又十分风趣，对乳房美容手术有着深厚的经验和独到的理解，从不保守，每次与他交流都会得到非常有益的收获。

这本《现代乳房美容外科图谱》包含了乳房美容的各个方面，编者都是国际上乳房整形领域的知名专家，每一章内容都从不同角度反映了编者的观点和技巧，是多年临床经验的凝练和浓缩。对于每一位临床医生来说，是十分实用的。我的很多思维逻辑和临床技巧，最初都来自这些内容。它要比杂志上发表的文章介绍得更系统，对技术描述更细致，更贴近临床医生对技术的需求，相信每一位读者都将会从中获益。

翻译是一件很烧脑的事情，尤其是国外医生的一些非正式的习惯性表达，很难在中文中找到对应的词语。翻译又是一个很难得的学习过程，弄懂、弄通每一个词、每一句话的同时，自己也会对相关知识有更深刻的理解和把握。本书的译者是一群精力旺盛、年富力强的中青年学者，他们在平时担负着大量的临床工作，能挤出时间来精心翻译此书实属不易。感谢陈育哲医生和全体译者的辛勤努力和付出。

愿本书为中国整形外科医生带来养分，进而提升其医术，最终造福中国女性。

栾杰

2024 年 12 月 25 日

于北京

中文版前言

本书原版作者为国际著名美籍华裔整形外科学家蒲力群(Lee L. Q. Pu)教授及美国教授 Mark L. Jewell。

蒲力群教授出生于中国北京,北京医学院博士毕业,曾是北京大学第一医院的外科住院医生,在首都医科大学安贞医院及加拿大 McGill 大学经过外科研究生的学习并获得相关学位,后在美国经过普通外科和整形外科住院医生的训练并通过考试获取美国整形外科医生执业资格,20 多年来一直在美国从事整形外科临床、科研和教学工作。

蒲力群教授是国际最知名的整形外科医生之一,在面部、乳房和身体美容手术及脂肪移植方面做出了许多创新性贡献。

蒲力群教授目前是美国加利福尼亚大学戴维斯分校终身名誉整形外科教授, 加利福尼亚大学尔湾分校临床整形外科教授,肯塔基州整形外科医师协会的前任主席,也是世界华裔整形外科医师协会主席之一。同时任职于美国整形外科医师学会(科学计划小组委员会主席)、整形外科研究委员会、美国美容整形外科学会(董事会成员)、国际美容整形外科学会(客座教授)、国际整形与再生外科学会(董事会成员、创始成员)。

蒲力群教授是 *Aesthetic Plastic Surgery* 杂志主编,*Plastic and Reconstructive Surgery* 杂志副主编(2010—2019),*Aesthetic Surgery Journal* 杂志临床编辑(2014—2021),*Ann Plast Surg* 杂志编辑, 主编了首部 *Aesthetic Plastic Surgery in Asians: Principles and Techniques*, 新版 *Atlas of Contemporary Aesthetic Plastic Surgery*,也是最受欢迎的脂肪移植教科书 *Fat Injection: From Filling to Regeneration* 的联合主编,还担任 *Clinics in Plastic Surgery* 系列脂肪移植(三期)主编和 *Asian Aesthetic Surgery*(一期)的主编。

原版书的另一位作者是 Mark L. Jewell,毕业于堪萨斯大学医学院,是美国俄勒冈健康与科学大学整形外科临床教授,著名整形外科专家,美国医学美容外科协会前主席。在抽脂和塑身、面部整形手术、乳房美容和重建手术方面取得了卓越的成就。

我和蒲力群教授最早相识于 2012 年 6 月, 他作为北京大学第一医院校友被邀请访问北京大学第三医院整形外科, 并在我们科室做学术报告, 当时讲解的课题就是脂肪移植最新进展,给我留下了深刻的印象,也引起我对脂肪移植技术的关注,后来在 2015 年我还主译出版了 Coleman 教授的《科尔曼脂肪注射》(第 2 版)。

结识蒲力群教授 10 多年来,他给我提供了很多支持和帮助,如 2018 年 5 月在武汉举办的美沃斯国际医学美容大会, 作为整形外科论坛主持的蒲力群教授邀请我做假体隆乳修复手术的专题发言。同年 11 月作为中国台北第六届全球华裔整形外科医师大会发起者,蒲力群教授又邀请我参加并做大会发言。蒲力群教授作为全球华裔整形外科领军人物,对很多中国整形外科医生提供过无私的帮助和支持,并为全球华裔整形外科事业做出了巨大贡献。

随着对蒲力群教授熟悉和关注程度的加深，逐渐了解到他不仅在脂肪移植方面具有国际领先地位，还具有乳房美容和再造手术方面的才华。尤其2021年看到蒲力群教授主编的这本《现代乳房美容外科图谱》的内容时，我马上决定联系出版社翻译出版。经过很多波折，出版社终于在2022年年底取得这本书的中文版权，我随即开始组织翻译工作。

本书共包括25个章节，有30余位作者参与编写，很多都是国际著名的乳房整形医生，有的还是一些新术式的首创者。全书共分为5个部分，分别为假体隆乳术、假体隆乳术后修复、乳房提升术、乳房缩小术和重塑及其他手术，分类清晰，内容翔实，展示了当代乳房美容外科领域的最新进展。

参与本书的译者均为乳房美容整形专业的临床医生，大多数具有丰富的乳房整形手术经验，也有国内知名三甲教学医院的专家教授。通过对这本专著的仔细研读和翻译，大家共同认为它是一本非常全面和深入的乳房整形外科实用教材。书中通过大量实际案例，图文并茂地叙述了常见美容外科手术的类型、适应证、操作细节和术后护理，尤其在每个章节的最后对每种术式进行了关键点总结，让读者能抓住重点、获得启发。

本书译稿在还原作者表述的基础上，经过初译、修改、审核及几轮校对，尽量符合中文的表达习惯，让读者能够理解作者的原意，从而对临床工作者起到启发和指导作用。

在这里感谢浙江大学医学院附属第二医院整形外科易成刚教授与我一起主译此书，感谢中华医学会整形外科分会原主任委员栾杰教授为本书作序，也特别感谢参与本书翻译和审阅的51位译者，感谢大家对我的信任和支持。

感谢我们动感团队小伙伴王子俊医生、曲琦助理、许雅娟助理对我工作的帮助和支持，尤其特别感谢团队行政秘书樊燕女士的辛勤劳动和付出，让我从繁忙的临床工作中拥有充足时间来从事感兴趣的学术研究。感谢我的家人对我事业的支持和生活的照顾，使得我在36年整形美容外科从业生涯中取得了一定的学术成就，更感谢我的导师——北京大学第三医院成形外科李健宁教授引导我走向学术道路，感谢我的师父——北京大学第三医院成形外科原主任李东教授传授给我整形技术的“看家本领”。感谢一直支持和帮助我的同行和朋友们！

北京联合丽格第二医疗美容医院

陈育哲

2024年12月17日于北京

谨向Motiva China及其代表人林信永先生致以诚挚的谢意。

在本书的出版过程中，贵公司给予了我全力的支持与信赖，为项目的顺利推进提供了坚实保障。特别感谢林信永先生在整个过程中展现出的专业精神与高效推动力。期待未来有更多交流与合作的机会，共同推动医学事业的发展。

前 言

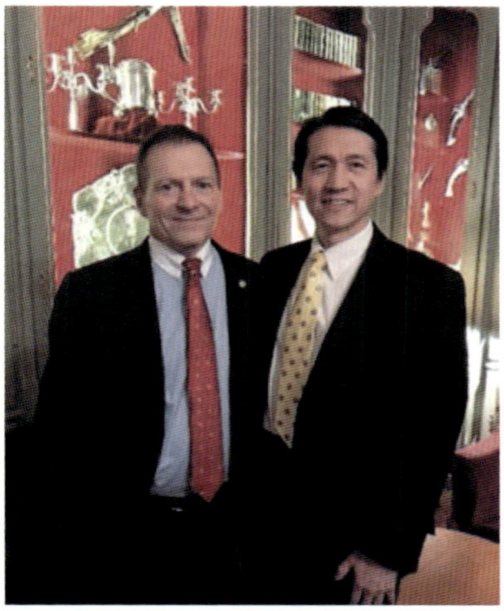

Mark L. Jewell和Lee L. Q. Pu

乳房整形手术是美容手术的重要组成部分，是全球整形外科医生进行的一种常见手术，乳房整形手术的良好结果将使许多女性获益，显著提高她们的生活质量。许多整形外科医生，包括本书的两位主编，多年来专注于乳房整形手术，并具有丰富的临床经验。

尽管目前已经有许多与乳房美容手术相关的书籍出版，但大多数书籍的内容过于广泛、不够全面。因为乳房美容手术的流行，所以出版一本乳房美容手术图谱是非常有必要的，本书内容不太深入，但足够全面，涵盖了现代常见的大部分乳房美容手术。

2017年，世界著名医学出版商爱思唯尔(Elsevier)与两位主编接洽，希望一起制作一本乳房美容手术图谱。他们要求制作的图谱相对方便，可供全世界最忙碌的整形外科医生在日常实践中使用。考虑到这些目标，我们将国际知名撰稿人的作品汇集在一起，使本书成为有史以来最新的图谱。

我们邀请了投稿作者，将他们在乳房美容手术各个领域的公认专业知识作为指导，以便读者能够了解在乳房美容手术过程中的个人方法。本书的目标是帮助读者“使学习曲线平坦化”，并从外科医生分享的乳房美容手术方法的专业知识中受益。

我们将这本25章的图谱分为5个部分。第1部分侧重于假体隆乳术，共有7个章节，介绍了假体隆乳的不同方法、脂肪移植隆乳及假体和脂肪移植的复合隆乳方法。第2部分重点介绍假体隆乳术后修复，这是隆乳手术中一个较新且较为复杂的话题，共有5个章节，介绍了假体置换和假体移位、波纹征、包膜挛缩和乳腺炎的处理。第3部分侧重于乳房提升术，共有4个章节，介绍了患者的选择和乳房整形手术常见的技术。隆乳术和乳房提升手术是一种独特的组合，对其进行了单独的描述。第4部分侧重于乳房缩小术和重塑，共有4个章节，描述了患者的选择和乳房缩小术常见的技术。第5部分重点介绍其他手术,共有5个章节,介绍了大量减重后乳房塑形、下部乳腺瓣乳房整形术、男性乳房发育矫正术、先天性乳房不对称的矫正及跨性别的乳房整形手术,这是乳房美容手术中的新课题之一。每一章都有一个标准格式,使内容相对容易阅读和理解。这些章节内容详尽,并提供了大量手术过程的图片。

当阅读本书时,您会发现很多知名的外科医生在术前分析、规划和乳房美容手术过程中使用了类似的方法。我们要求外科医生准确地介绍各个手术方法,并根据优良的手术效果对其他技术要点进行描述。众所周知,一个成功的手术结果,需要我们掌握图谱中所描述的乳房美容手术的整个过程。

2020年,外科医生不能再单纯地依靠多年前所学的知识进行乳房美容手术。乳房美容手术是一个动态话题,我们编写了最新的乳房美容手术技术图谱。本书专注于成功的乳房美容手术过程,包括对患者的指导、期望值的准确把握、手术期间的技术难点、术后并发症的处理,以及二次修复手术。

这本全面且简洁的手术图谱包含了乳房美容手术的前沿内容,是一本优秀的参考书,适用于整形外科实习医生、年轻的整形外科医生,甚至是想要学习更多现代乳房美容外科技术的资深整形外科医生。

我们希望您喜欢阅读本图谱,并在繁忙的临床实践中获益。祝愿您在乳房美容外科各方面努力成为大师的过程中一切顺利!

Lee L. Q. Pu, MD, phD, FACS, FICS
加利福尼亚大学戴维斯分校整形外科教授
Mark L. Jewell, MD
俄勒冈健康与科学大学整形外科临床教授,俄勒冈州波特兰私人诊所

致 谢

我衷心感谢与我一起编写这本书的亲密朋友，来自俄勒冈州尤金的 Mark L. Jewell 教授。他有一个非常成功的私人诊所，同时他也是俄勒冈州健康与科学大学整形外科培训项目的教职员工。Jewell 教授是美国美容整形外科学会的前任主席，世界著名的美容整形外科医生。由于在乳房整形手术方面的专长，他曾受邀至国内外演讲。他不仅带来了丰富的乳房整形外科临床经验，还有准备和创作当代乳房美容图谱的远见和技能。在过去的三年里，我一直在与他一起工作，这对我来说是一个难以置信的荣誉。

我也衷心感谢这本图谱的所有编者。他们的临床专业知识、辛勤工作及在乳房美容手术中取得卓越成就的渴望，是《现代乳房美容外科图谱》创作过程中不可或缺的一部分。没有来自这些著名专家的支持，我们不可能出版这本独一无二的图谱。

我想向 Belinda Kuhn 和她的整个出版团队表示感谢。Belinda 是一位不可多得的专业人士且能够在医学出版领域提供优质的服务。在她的带领下，本书才能完成从计划开始到对撰稿人的邀请，并最终顺利出版。很开心也很荣幸与 Belinda 及其出版团队合作，他们确保了每个章节的最佳质量，没有他们的努力和优秀团队的辛勤工作，本书也很难顺利出版。

我很幸运在加利福尼亚州萨克拉门托的加利福尼亚大学戴维斯分校拥有一份全职工作。这家著名的机构拥有一流的教职员工、住院医生和工作人员，我的许多前任和现任教职员工为创作《现代乳房美容外科图谱》营造了一个良好的学术环境。我以前和现在的许多临床同事也都帮忙照顾我的患者，使我能够专注于写作、编辑和参加相关学术会议。我要感谢我现在的行政助理 Delia Luna 女士，她在手稿准备的过程中不断地提供着行政支持。

最后，我要向我的妻子 Yu-Shan(Emily)表示感谢，这些年她对我学术生涯的支持，并且把家里的一切都处理得井井有条，让我专注于这个项目；感谢我的儿子 Felix、Dustin、Adrian，他们给了我工作之外的快乐生活；还有我的弟弟 Lijun(Leo)，他一直鼓励我承担艰巨的任务。

我也要向我之前的导师及培训老师们表达我的感激和敬意，Zhong-Gao Wang 教授、James F. Symes 教授、Marvin A. McMillan 教授和 Thomas J. Krizek 教授，他们的激励和支持使我能够成功地完成多个项目。我还要向 James L. Baker 教授表示感谢，他教会了我美容外科并且把我介绍到了美容外科领域和美国美容整形外科学会。此外，我还要向世界各地的朋友表示感谢，感谢整形外科同事们的鼓励及他们在项目期间提供的支持。

Lee L. Q. Pu, MD, phD, FACS, FICS

我很荣幸能与我的密友及同事加州大学戴维斯分校整形外科 Lee L. Q. Pu 教授一起工作，并编写《现代乳房美容外科图谱》。Lee L. Q. Pu 是一位了不起的乳房外科医生、优秀的教育家，他在乳房美容外科创新方面富有远见。当他第一次找到我并提出与他合作制作一本创新的教科书时，我几乎毫不犹豫地就确定了下来，这对我们两个来说是一个有价值的项目。我们决定根据临床经验进行编写，使这本《现代乳房美容外科图谱》对不同层次的整形外科医生都有所帮助。几年后，我们和在世界各地负责各个章节的同事完成了这个项目，这对我们来说是一件很繁重的工作。回首过去，编写这本图谱的过程让我想起 Thomas Edison 说过的一句话：发明是 2%的灵感和 98%的汗水。这个项目最美好的部分是有机会与世界上最好的、最顶尖的乳房整形外科医生一起工作，他们贡献了各个章节的内容。Lee 和我很荣幸他们愿意把临床实践中每天所做的内容无私地编写出来。

我要感谢我可爱的妻子 Mary Lind Jewell，感谢她在图书编写和制作过程中给予我的爱和支持。Mary 是我诊所的患者协调员，也是世界上最了解美容和乳房重建手术的女性之一。在过去的 42 年里，我们共同开发了产生卓越成果的手术流程，使初次隆乳手术后围术期感染率降低且患者满意度提高。通过提高服务水平和手术技术（丰田生产体系），我们已经能够解决导致手术失败、多次手术的常见问题。

我要感谢我的女儿，Hillary Lind Jewell，她是我诊所的临床外科护士。Hillary 对患者的术前和术后管理为他们的良好预后做出了贡献。

我还要感谢 Rebecca Fickas，我诊所的外科护士，她在过去的 36 年里不知疲倦地为我工作。这些年来，她一直致力于使我的外科手术组在同行中出色发挥，这充分说明了她对工作的奉献精神。

我的员工，Stacy Breaux 和 Becky Codington，值得肯定的是他们帮助我掌握了乳房美容手术。我们收集了乳房美容和重建手术 172 年的历史资料，包括美国食品药品监督管理局（FDA）对乳房假体植入物上市前的批准研究。通过这些研究，读者可以了解到前期的手术结果、患者满意度及如何提高工作质量。

还有 3 位同事，Scott Spear 博士、John Tebbetts 博士和 Pat Maxwell 博士，值得一提的是我们 4 个人在乳房美容和重建手术发展中所产生的影响。我们是 1979 年在总住院医师会议上认识的，从那以后就一直在一起工作。通过我们的集体工作和领导，我们能够激励其他人在临床实践中每天都做得更好。我特别荣幸与已故的 Scott Spear 博士曾经一起工作，当时他是美国整形外科学会的主席，而我是美国美容整形外科学会（ASAPS）的主席。我希望 Bill Adams 博士可以继续推进我们已经取得的进展。我很荣幸能请到 Dirk Richter 博士和 Maria Weidner 博士，作为支持我参与国际美容整形外科学会乳房整形手术的同事。

值得肯定的是，教授们的激励使我坚持学习医学知识并成为一名医生。在 David Robinson、Frank Masters、Philip Craft 和 Cauley Hayes 博士的影响下，我才能够取得现在的成就，从而去创新、教学和出版书籍。我很感谢 Robert Singe 博士，他是我在 ASAPS 工作期间的导师。我们在带领团队、沟通和保证患者安全等重要领域进行了密切合作。

我最需要感谢我的妻子 Mary Lind Jewell 和我们的孩子 Mark L. Jewell、James L. Jewell 博士，以及 Hillary L. Jewell，他们的爱、牺牲、理解和无私的支持使本书的编辑和创作成为可能。致敬我的孙子们，Reed Jewell、Sadie Jewell、Olivia Myhre 和 Stella Myhre。

Mark L. Jewell, MD

献　词

献给我的妻子 Yu-Shan(Emily)和我的孩子 Felix、Dustin 和 Adrian,他们的爱、牺牲、理解和无私支持使这本书的创作和编辑成为可能。

感谢我的父母和弟弟,这些年来他们一直支持我,并信任我通过十多年的努力来实现成为一名优秀的学术外科医生的梦想。

感谢我的老师们,他们在整个外科教育过程中激励我在职业生涯中树立更高的标准,并更加努力地实现这一目标。

感谢我在世界各地的整形外科朋友和同事们,他们为我们的专业做出了许多卓越的贡献,并一直鼓励我这样做。

Lee L. Q. Pu

致我的妻子 Mary Lind Jewell 和我们的孩子 Mark L. Jewell、James L. Jewell 和 Hillary L. Jewell,他们的爱、牺牲、理解和无私的支持使这本书的写作和编写成为可能。

致我的孙子们:Reed Jewell、Sadie Jewell、Olivia Myhre 和 Stella Myhre。

感谢我的老师们,他们在整个外科教育过程中激励我在整形外科方面取得卓越成就,并通过服务、教育和出版来帮助同行业人士。

我很幸运在世界各地有这么多伟大的同行业人士和朋友,他们在我的职业生涯中教会了我很多东西。

Mark L. Jewell

目 录

第 1 部分

假体隆乳术

第 1 章

假体隆乳术——乳房下皱襞切口

Caroline Glicksman

引言

过去 20 年，我们致力于重新评估隆乳术，更重视全面的隆乳方法而非简单地使乳房增大。之前的文章和书籍强调了患者教育和知情同意的重要性，并将隆乳定义为一个"过程"[1]。

我们需要让患者充分了解自身组织的局限性，保持自身乳房的健康，并明确随着年龄的增长最终需要更换假体[2]。"罩杯"大小不是隆乳术的考虑因素[3]，而足够的组织覆盖及假体填充物与乳房手感相匹配是最重要的，选择一种能带来长期稳定美学效果的假体和手术方式是患者最期望的。乳房下皱襞（IMF）入路是所有其他术式的参考标准。无论是腺体下、双平面和筋膜下层次，都能提供最直接和清晰的手术视野，造成的创伤和污染最小。IMF 的解剖结构之前已经被描述过了，它是乳房下极一个明确的标记[4]。

尽管有相当多的文献说明了 IMF 切口的优点，但有些医生和患者仍然担心瘢痕问题。出现增生性瘢痕可能是手术原因、患者体质问题或两者的共同作用[5]。关于患者对切口瘢痕位置的偏好数据较少，对大多数患者来说，隐蔽的 IMF 切口瘢痕远好于乳晕周围的瘢痕。

过去 10 年，市场上出现了很多新的硅胶和生理盐水假体。特定类型的凝胶在一定程度上可以控制在假体内的分布。选择每种假体时都要权衡利弊，尤其是随着时间的推移，假体对乳房下极软组织（尤其是 IMF）所产生的影响。本章将重点讨论 IMF 入路的初次隆乳术。特别是 IMF 的解剖和手术操作，包括必要时新 IMF 的固定，以及对隆乳患者的长、短期管理。

术前评估和特殊注意事项

对于乳房整形手术来说，期望患者能参与决策过程，权衡每项获益的利弊和选择的风险。患者并不总是理解被告知的内容，或者事后觉得没有得到所有的信息[6-9]。如果采用分阶段告知的方法，医生及其工作人员可能需要多次重复各种问题，并需要患者签署书面文件。将隆乳术整个流程化繁为简，可以使患者更理解和接受所做的决定，并为此负责。术前签署一份知情同意书不总是意味着理解到位[10]。如果可能的话，可以让患者接受二次咨询，让患者有足够的时间来权衡所有手术方式和假体的选择。最重要的是让患者有足够的机会成为知情的、共同参与的决策者[2]。

通常，术前选择假体往往基于患者和医生的主观意愿。从术前设计的角度来看，患者带来的一张照片能提供的有用信息很少。同样，假体塞进胸罩的模拟法也不太真实，因为无法模拟出乳房和肌肉组织拉伸或填充的效果。虽然这些方法对了解患者的目标和愿望有所帮助，但都是主观的方法，都无法与三维（3D）成像技术相比。此外，尽管许多医生和患者也在使用"期望基底宽度"这一术语，但因为实际基底宽度是影响隆乳远期效果最关键的数据，必须要量化测量。同时，保证假体覆盖区域都有足够的软组织厚度，以便获得稳定和持久的效果[11]。

最终假体的选择应基于客观的软组织条件(图 1.1),将乳房的整体手感与假体的内聚性、弹性及接受过患者教育的审美目标相匹配[12]。

3D 成像技术已成为隆乳咨询过程中一个不可或缺的组成部分。术前模拟有助于患者及亲属更好地了解手术效果。目前有几个 3D 成像系统,包括 Canfield 成像系统(Canfield Scientific,新泽西州,帕西帕尼)和 Divina 成像系统(AZ3 Technologies,LLC,美国,危地马拉和哥斯达黎加)。这些系统的互动性越来越强,与参考术前术后对比照片不同,这些系统可以让患者有机会在手术前看到自己手术后的效果。3D 技术也可以查询到术前的测量数据。

患者可以从不同角度观察自己的乳房形态,仔细检查不对称问题。珍惜与患者在一起沟通的机会,可以根据患者的乳房条件和软组织特征进行术前教育。

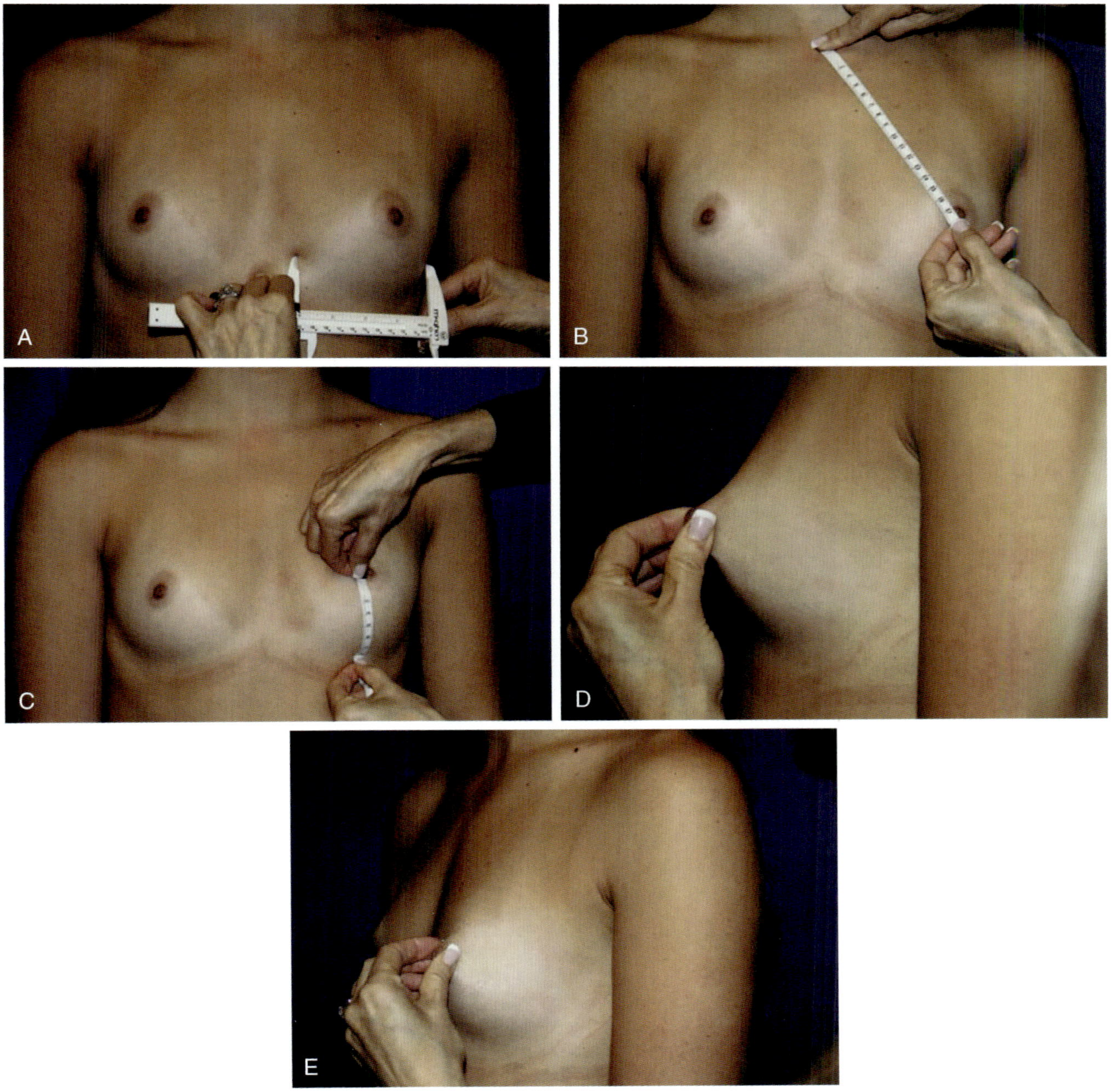

图 1.1　(A)基底宽度(BW)确定假体直径[乳房基底宽度(BBW)更小]。(B)胸骨切迹到乳头距离(SN/N)。(C,D)皮肤向前拉伸度和软组织厚度提示皮肤的质量和软组织覆盖量(皮肤拉伸度)。(E)乳头-下皱襞(N/IMF)测量,结合所选假体基底宽度来确定 IMF 切口位置。N/IMF 的拉伸距离。

通过成像系统可以把假体大小和突度精确地显示出来。可以通过各类假体来调整乳房体积和形状，尽可能减少不对称的情况（图 1.2）。研究证实，初次隆乳中使用这些系统可以使手术更精确[13]。

乳房类型决定假体填充物类型。皮肤宽松、空间大的乳房适合柔性好、黏度低的假体，这类乳房不需要假体来支撑塑形。紧致的乳房可能更需要黏度高、弹性小的凝胶来通过假体对乳房进行扩张塑形，尤其是基底部小或筒状乳房更是如此。另一种选择假体类型的方法是与乳房实质手感接近的凝胶类型。最后的目标是植入假体能满足隆乳的长期效果，而非短期满意。

3D 成像技术在确定 IMF 位置和切口选择方面也特别有意义。通过模拟也能够了解圆形假体宽度和突度及解剖型假体高度的意义。选择假体需要考虑胸壁解剖条件和患者的期望值。模拟过程可以显示假体过高或过低的潜在错位畸形及过大假体长期的变化（图 1.3）。

有创手术都需要预防性使用抗生素，在假体植入过程中以防止身体细菌接触到假体[38]。最后，所有隆

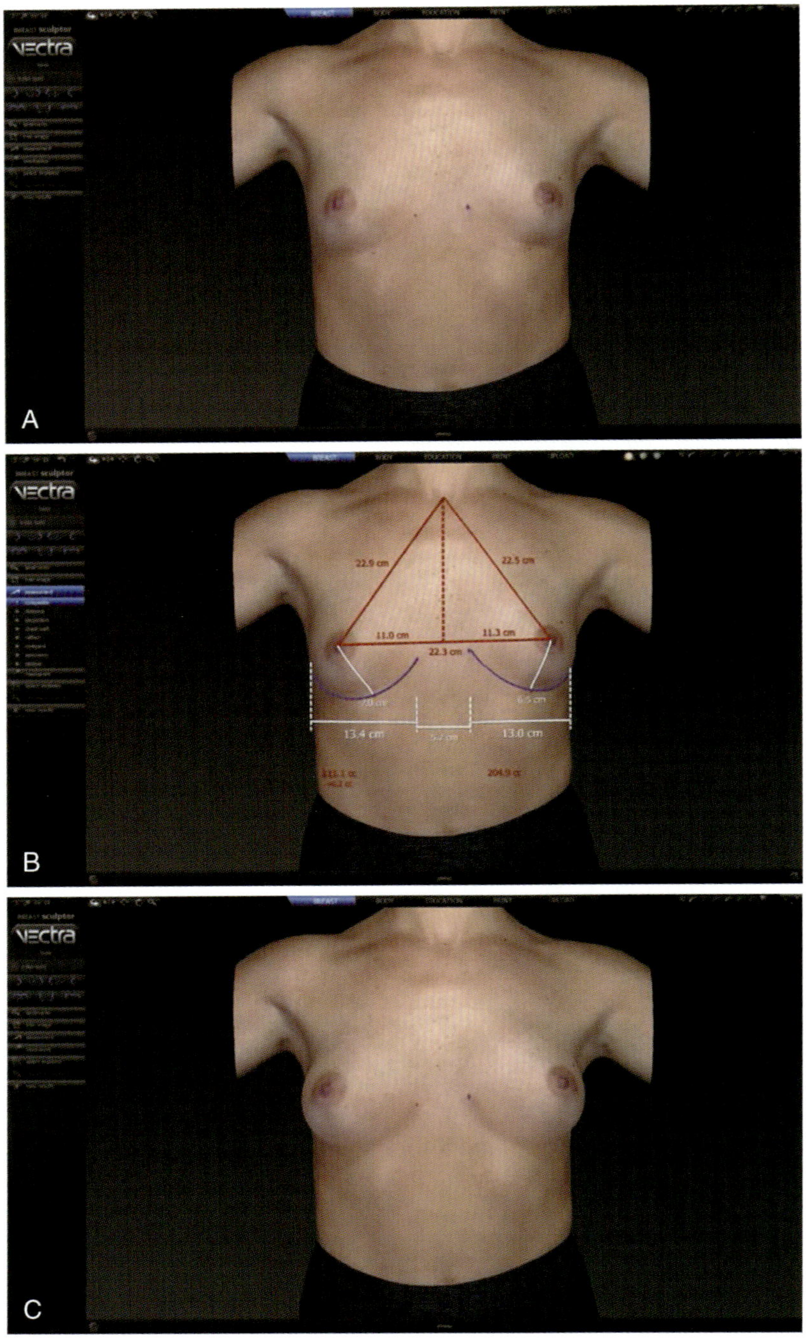

图 1.2 3D 设计与模拟系统。（A）术前 3D 图像。（B）术前评估。（C）术后 3D 图像。

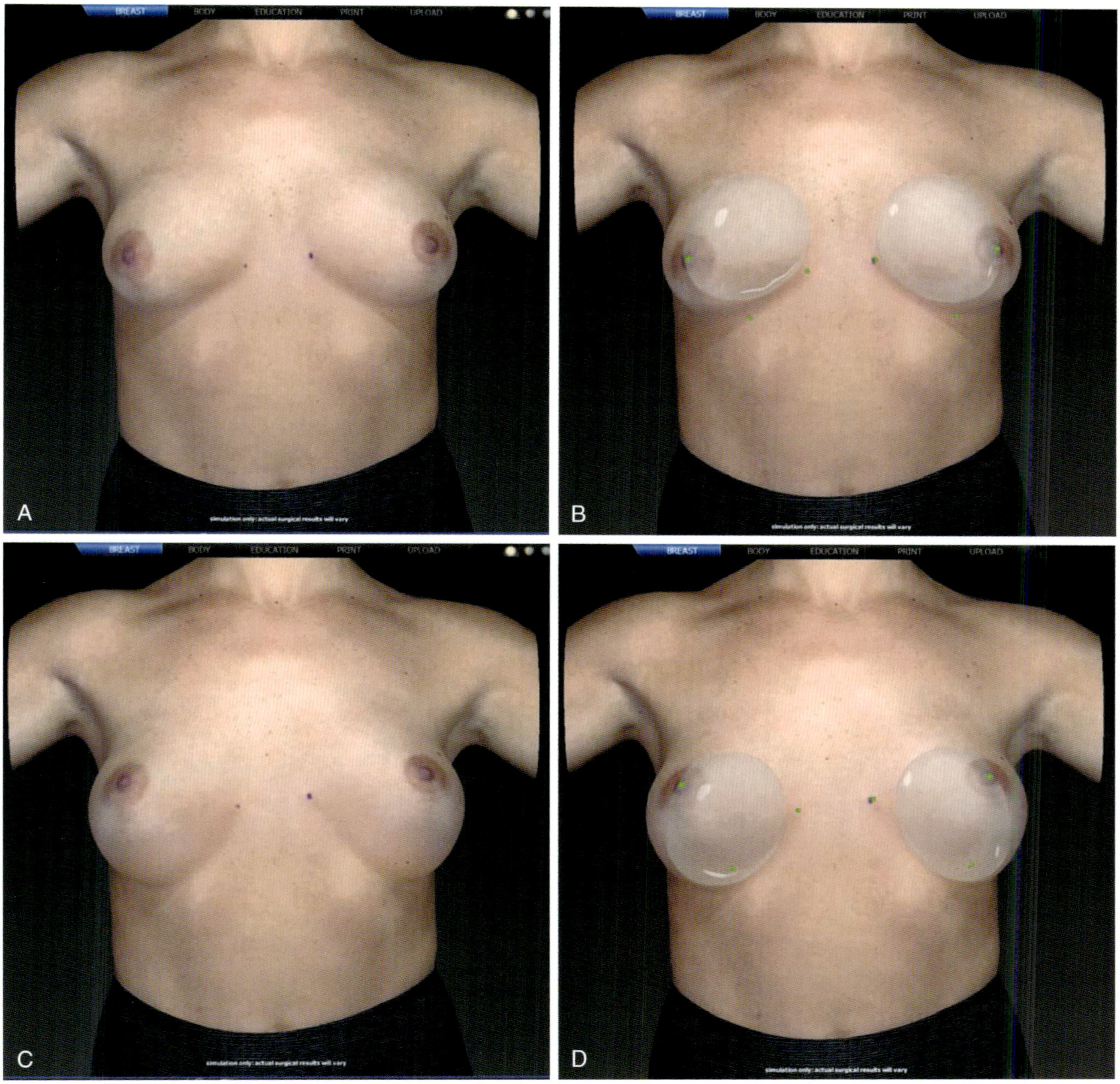

图 1.3 (A,B)3D 模拟假体位置过高。(C,D)假体位置过低。

乳患者都会经历衰老、肥胖、减重、生育、哺乳,进入绝经期的过程。医生应该与我们的患者保持长期的密切联系,保证良好的手术效果和健康的乳房状态,这将为我们的患者和我们的职业生涯带来长久的幸福感。

手术方法

IMF 切口的解剖和功能

IMF 位于乳房下极与上胸壁转折处,在乳房严重发育不良的患者中几乎看不到 IMF 的痕迹。20 世纪解剖学研究将 IMF 描述为皮肤与胸大肌表面之间的新月形韧带[14]。该结构被进一步描述为真皮与胸肌筋膜之间的黏附区,它是一个韧带结构同时也是一个致密的胶原网状结构[15,16]。

最近的解剖学研究发现,肌肉深筋膜和乳房前包膜之间有一个筋膜致密的网状结构,称为三角筋膜致密带(图 1.4)。还有一个水平韧带区起自腹直肌深筋膜至皮下深筋膜(Scarpa 筋膜)并进入皱襞的下界。研

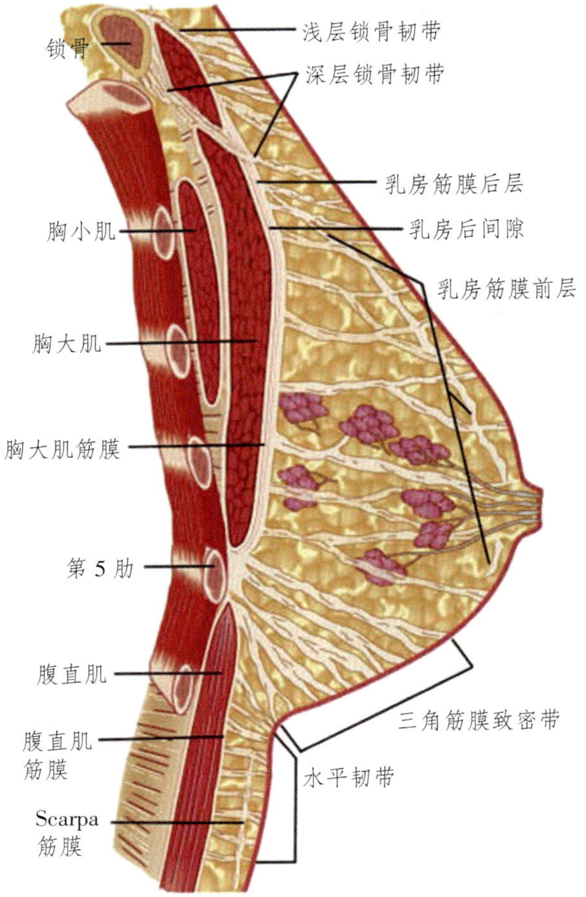

图 1.4 矢状面图显示乳房前后包膜、韧带和三角筋膜致密带。(Reprinted with permission from Maclin II, M., Deigni, O., Bengtson,B., 2015. The laminated nature of the pectoralis major muscle and the redefinition of the inframammary fold: clinical implications in aesthetic and reconstructive breast surgery. Clin. Plastic. Surg. 42, 465–479.)

究证实了胸大肌下缘和IMF之间的精确关系，IMF应位于胸大肌起点下2cm处[17]。

除了IMF中央部分外，还有IMF内外、侧转折点。IMF转向胸骨处即为内侧转折点，转向腋前线处即为外侧转折点。向内、外侧推动皮下脂肪少的乳房，可以很容易确定内、外侧转折点。但对于体脂较多的乳房则需要更仔细判断，因为肥胖患者的中线两侧乳房聚集在一起时，在外侧转折点会融入腋后和背部脂肪，所以不好判断。通过IMF内、外侧转折点可以准确测量出乳房基底宽度[18]。

确定新IMF的方法

Tebbetts首先提出的生理参数系统已被许多医生所熟知[19](见图1.1)。这些方法广泛适用于各种类型的假体包括圆形和解剖型假体；包括由Adams定义的High Five决策支持系统[20]；由Hedén定义的AK(Akademikliniken)法[21]；由Randquist定义的Randquist法[22]。最新的方法包括ICE法(假体尺寸、下极容量、下极需要的多余皮肤量)，试图简化那些比较复杂的公式[23]。

3种方法的共同特点是所选择假体基底直径、体积和下极弧长(LVC)越大，所需乳头-下皱襞拉伸距离越长。假体LVC(图1.5)的含义：可以用来计算乳头与IMF之间所需的理想皮肤量。LVC计算也指植入假体后理想乳头位置到假体下缘的表面距离。一些厂家会提供这些假体LVC的数据[24,25]。

另一种简化评估法：仅根据假体的高度来确定新的IMF位置，而不考虑乳房基底宽度或假体的体积[26]。同时，不考虑假体突度，不考虑乳房下极皮肤的拉伸度或延展性。但在皮肤松弛的乳房中植入高突大假体，远期会产生一些不良结果[27]。

许多设计新IMF位置的方法要根据以下指标：①所选假体宽度、高度和突度；②腺体和实质的量；③组织质地和皮肤拉伸度；④所选假体外壳性质和弹性。术前设计必须考虑到这些变量因素，才能预测术后长期效果，乳头-下皱襞距离应该在拉伸状态下测量，以模拟假体对组织的影响(表1.1)。

最后，并不是所有的假体随着时间的推移表现都一样。光面圆形凝胶假体随着时间推移，下移程度与下极皮肤扩张和腔隙形成有关。因为光面假体外表和凝胶黏弹特性，决定了机体对假体外壳反应所产生包

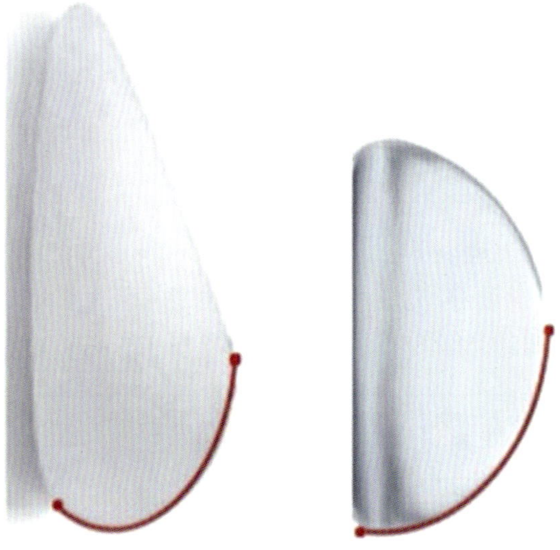

图 1.5 假体下极弧度(LVC)。

表 1.1 乳房下皱襞位置识别方法比较

方法	测量	公式	影响因素	圆形/解剖型
Hedén	• 假体基底宽度/直径和突度决定新 IMF 的位置 • N/IMF =LVC + 腺体组织附加距离	• Akademiklinik 法：上臂上举的 $NM^{-1/2}$ 假体高度=假体下极位置；LVC +N-$ILP^{-1/2}$ 假体高度=新 N-IMF 距离	• LVC=假体下极弧度[假体最凸点至假体下界(ILB)] • 考虑随着时间推移和凝胶类型对最终效果的影响	• 适用于圆形或解剖型(50:50)假体
Malucci ICE	• 假体高度和突度决定 IMF 的位置 • 原 N/IMF 的拉伸距离=容量(C)	• I-C=E • I=假体尺寸(假体高度/2+突度) • C=下极容量 • E=乳房下极所需皮肤量	• 考虑随着时间推移凝胶假体上、下极比例对美学效果的影响 • 假体特点(高度和突度)、乳房基底宽度、现有 N/IMF 的拉伸距离决定了所需皮肤量	• 适用于圆形(50:50)或解剖型(45:55)假体
Tebbetts Adams High-Five	• 假体基底宽度决定了 IMF 的位置	• 假体基底宽度决定了 N/IMF: 200=7.0cm 250=7.5cm 300=8.0cm	• 假体基底宽度与 N/IMF 有着重要关系 • 随着时间推移，假体容量和突度决定了其对组织的影响	• 适用于圆形或解剖型假体
Randquist	• 假体基底宽度和组织特性	• 假体基底宽度 11.0=7.5cm 11.5=8.0cm 12.0=8.5cm 上极厚度>0.4cm，皮肤紧致+0.5cm 皮肤软组织松弛-0.5cm	• 要求在最大拉伸下测量原 N/IMF • 精确的腔隙剥离和 IMF 固定，以长时间维持假体位置稳定	• 适用于圆形或解剖型假体 • 最适合随着时间的推移乳房下极可以获得扩张的高聚型凝胶假体
Bouwer 等	• 运用勾股定理确定 IMF 位置	• $\alpha^2+\beta^2=\gamma^2$ • α=1/2 假体高度 • β=假体突度 • γ=乳晕-IMF 的距离(cm)	• 基于平均乳晕直径为 4cm，平均乳房组织厚度为 2cm • 过于标准化的方法，没有考虑组织特性和长期美学效果	• 仅适用于圆形
Atiyeh 等	• 术前测得的乳头位置改变量+假体宽度或高度的简化方法	• $SN-N_1$=手臂自然下垂 • $SN-N_2$=手臂平举 • 1/2 假体高度-圆形 LVC：解剖型假体	• 新 IMF 位置取决于乳头位置的改变量+1/2 假体高度 • 如果两边 IMF 降低同样的距离，随着时间推移可能会出现严重的假体移位	• 适用于圆形或解剖型假体

ILP，假体下极；IMF，乳房下皱襞；LVC，下极弧长；N，乳头；SN 胸骨切迹。

膜的厚度是不同的。如果是植入新的、柔软光面凝胶假体时，注意不要过度剥离，尤其是需要降低 IMF时，应该加固新 IMF，避免出现假体下移错位。一个原则是，新 IMF 需要降低原 IMF，并需要加固 IMF。如果需要降低>1cm，除了乳房基底缩窄或筒状乳房畸形外，最好是改用较小体积或较小宽度的假体。如果 IMF 降低了，应该分层缝合并进行 IMF 加固，这个非常重要。最终 IMF 的位置和乳房下极轮廓至少 6 个月后才能稳定，有的可能需要 1 年的时间(图 1.6)。

腔隙的位置

选择假体腔隙的原则是确保假体有足够的软组织覆盖。如果上极软组织夹捏厚度>3.0cm，可以考虑腺体下腔隙，这个厚度能够充分覆盖大多数假体。选

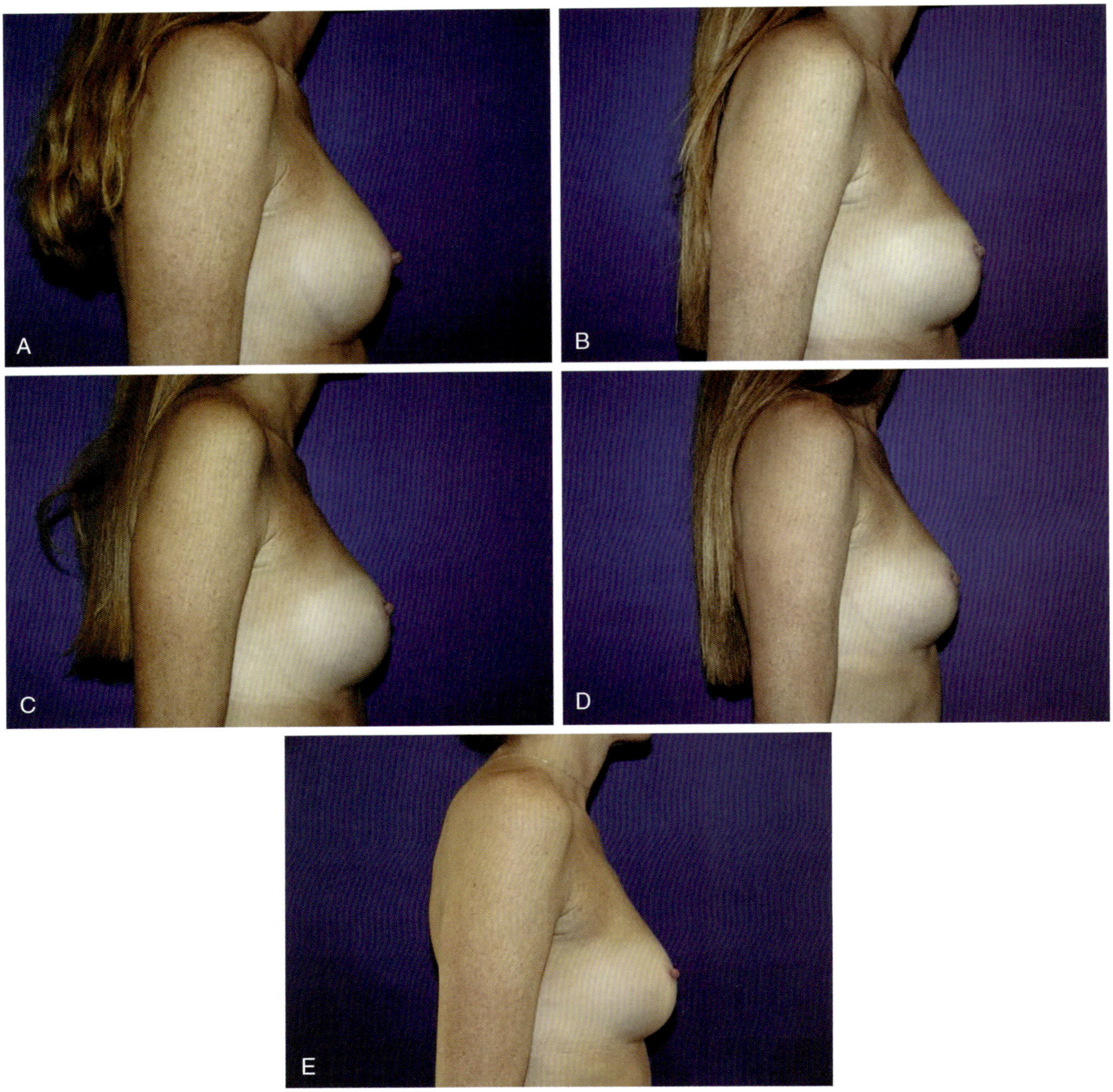

图 1.6 IMF 切口术后 10 年效果。(A)3 周。(B)1 年。(C)3 年。(D)5 年。(E)10 年。

择高凝胶度或高弹性且内聚性更强的假体也有助于防止腺体下腔隙显形或出现水波纹。胸大肌下间隙被 Tebbetts 等进一步定义为双平面腔隙。双平面腔隙的优点在于增加了肌肉的覆盖,可以在假体外形和凝胶类型方面有更多选择。Ⅰ、Ⅱ和Ⅲ型双平面腔隙提供了更多术式选择,可以针对不同乳房软组织特点量身定制[28]。最后,筋膜下隆乳也被多次论述,常规可以从腋窝入路,当然也可以从 IMF 入路。解剖学上,筋膜厚度通常<1mm,IMF 入路筋膜下腔隙的解剖层次可能更类似于腺体后[29]。

术前标记

术前标记至少包括原 IMF、新 IMF(可以与原 IMF 相同或降低)、切口长度及假体宽度和高度。术前根据软组织特点和 3D 模拟可以选出一种特定的假体。但对于复杂胸壁或乳房不对称或修复手术,就需要订购一种以上的假体,仔细的术前评估可以避免订购过多的假体。如果手术计划改变或没有根据所选假体宽度、大小、突度和凝胶类型来制订手术计划，都会影响IMF 位置的确定。可在手术当天再次进行测量来最后确定，所以，尽量在最后一次面诊时确定好假体以免手术当天（尤其是术中）更改标记。

在诊室完成手术计划表（图 1.7），并送至术前等候区。计划表上假体的所有信息患者也能看到，包括假体信息、假体数据、新 IMF 切口位置和任何需要的调整，以及修复术中旧假体的信息。计划表有助于简化术前标记和提高假体订购效率（图 1.8）。

患者体位

患者在手术台上保持仰卧位。根据术者习惯，患者手臂可以固定在手板上，也可以交叉放在下腹部，保持胸大肌放松状态。手术医生可以站着或坐着，方

假体尺寸来自 Glicksman　☐

圆形硅胶假体　410 硅胶假体　未知类型假体

姓名：________________　日期：________________

计划手术日期：________________

订购假体：____宽度：________高度：______突度：______体积：________

类型：______尺寸：________________________

____

____

类型：______尺寸：________________________

____

____

旧假体：　有　无________　宽度：______　高度：______突度：______体积：____

○无记录

○盐水________________________________

○硅胶________________________________

型号：已有型号/订购新型号

○是

○否

○类型/尺寸：________________________

____

____

____

备注：新 IMF：________________________

____

图 1.7　手术计划表。

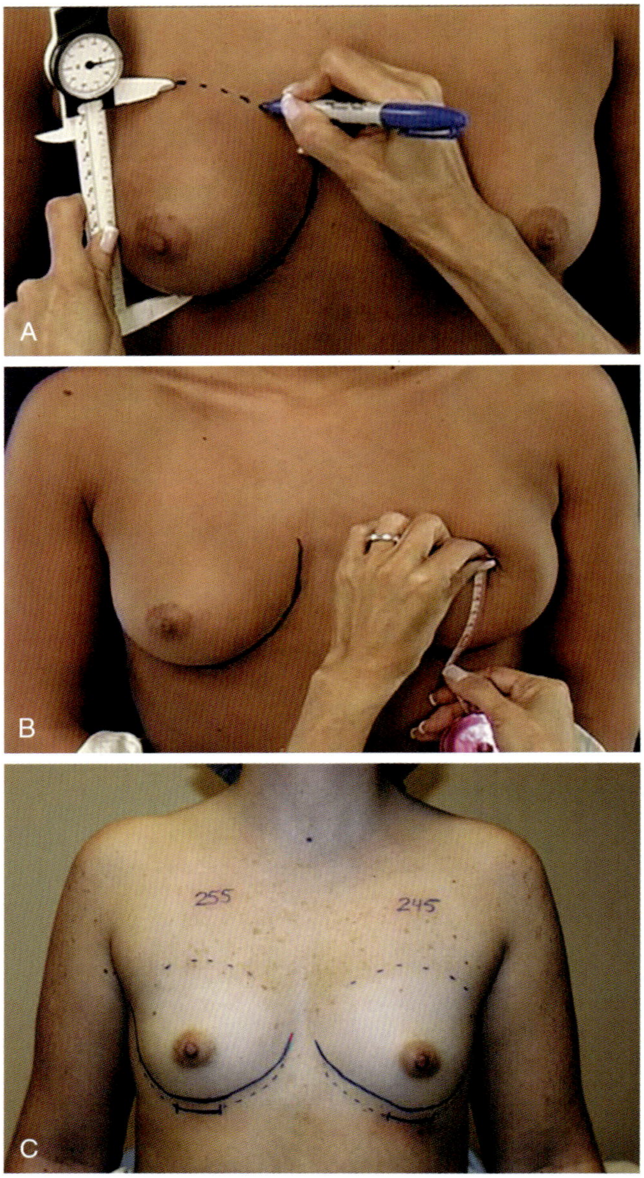

图 1.8 术前标记。(A)基底宽度和高度。(B)在拉伸状态下标记新的 IMF。(C)完成术前标记。

便操作即可。

术前准备和铺巾

术前常规消毒和铺巾；消毒液可以是聚维酮碘(碘附)或含氯己定，具体取决于医生的习惯。乳头、乳晕用 3M 透气敷贴封闭，减少来自内源性乳腺菌群污染的风险[30]。

腔隙剥离技术

切开皮肤后，用电刀进行腔隙剥离。使用 Colorado 刀头(Stryker Corporation，密歇根州，卡拉马祖)连接高频电刀主机(ValleyLab Force FX，Medtronic Covidien，明尼苏达州，明尼阿波利斯)或混合模式电刀设备，采取预止血以保持术区清晰，使用光导纤维牵开器(Tebbetts Retractor，Black and Black Surgical，佐治亚州，塔克)或头灯方便腔隙照明，整个剥离过程都可以采取预防性止血。

如果做双平面腔隙，给予短效肌松药可以减少出血使术野清晰，根据术前设计范围进行剥离。注意对 IMF 部位的处理，如果不降低原 IMF，剥离时应远离 IMF 的水平纤维，避免医生或助手向下牵拉 IMF 切口，防止将 IMF 过度向下剥离。如果新 IMF 比原 IMF 低时，下降距离尽量不要>1cm。而对于基底缩窄型和筒状乳房，则需要尽量松解 IMF 附着韧带。

进入胸大肌深层后，继续向上剥离至皮肤标记的剥离上限(图 1.9)。这决定了剥离腔隙的高度。向内侧胸骨剥离时，根据需要剥离胸大肌附着纤维。在下方，沿着 IMF 从肋骨处松解胸大肌附着点。制造一个精确的腔隙尤其要注意侧方的剥离，应刚好到达术前设计皮肤标记点界限，这样假体正好在腔隙内舒展开。

随着光面假体的增多，应该注意避免随时间推移假体发生下移和侧移的现象。假体表面性状会引起不同的包膜反应，有些假体表面产生的包膜非常薄，更容易发生假体下移和横向移位。对腔隙边缘应始终采取逐步剥离的方法以避免过度剥离。

腔隙的冲洗

大量文献证明了无损伤植入假体的必要性。同样应该采取措施以减少细菌污染腔隙的风险。手术人员都必须熟悉正确处理假体的方法。可以使用三联抗生素和聚维酮碘溶液或至少 50:50 稀释的聚维酮碘盐溶液浸泡假体，可以通过假体包装盒进行注射，并用相同的灌洗液冲洗腔隙。2017 年，美国 FDA 解除了聚维酮碘浸泡假体 11 年的禁令，允许其中一家假体制造商(Allergan Inc.，加利福尼亚州，尔湾)更改使用说明。建议处理假体之前必须更换手套。在大多数情况下不需要放置引流管。

假体的植入

应该采用最少的操作步骤植入假体，最大限度避免反复取出或更换假体。有些医生会在术中使用测量工具检查剥离腔隙，如果术前已经选择好了假体，术中就没有必要再使用测量工具了。发布的指南已经提

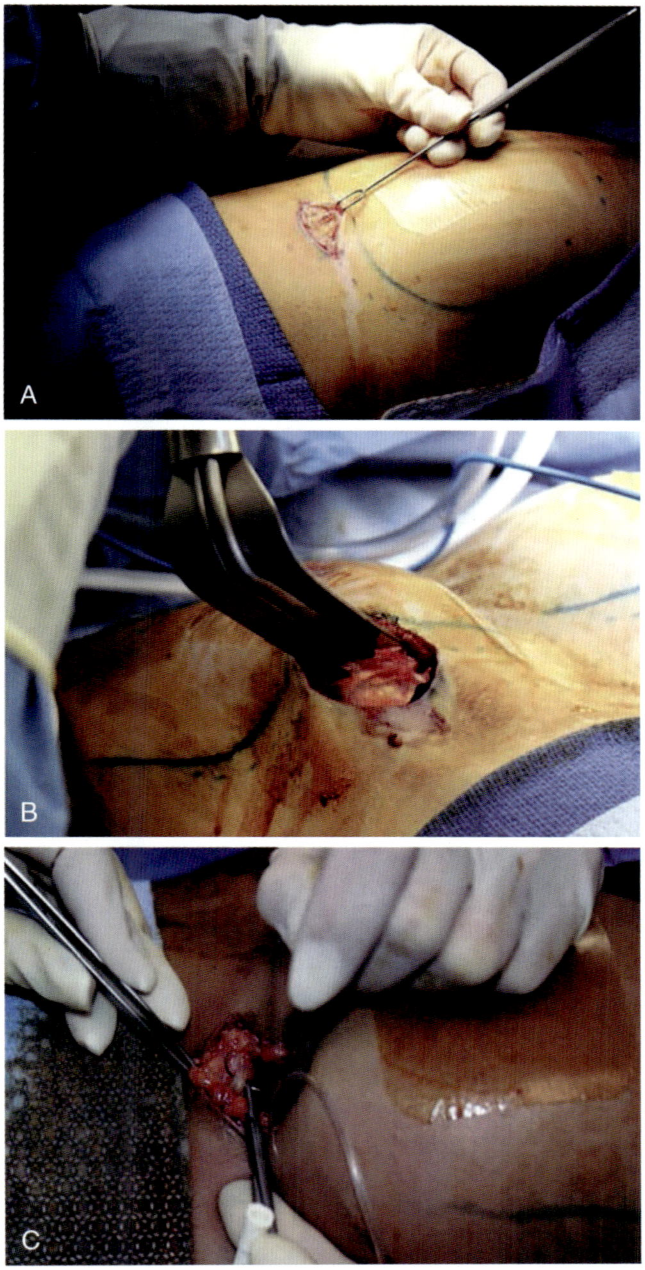

图 1.9 术中剥离技术和关闭。(A)切口。(B)Ⅰ型双平面腔隙剥离。(C)建立新的 IMF。

供了减少假体和腔隙污染的步骤，如 Deva 和 Adams 提出的 14 点步骤。虽然目前还不清楚与假体相关间变性大细胞淋巴瘤(BIA-ALCL)的确切病因和分类，但细菌污染在包膜挛缩及假体相关较严重并发症病因中的作用已得到充分证明[31,32]。

关闭切口和建立新的 IMF

关闭 IMF 切口应该达到持久稳定的效果。伤口缝合技术尤其重要，多层缝合可以保持稳定和无菌的囊腔。仔细缝合并把切口精确固定在新 IMF 位置可以将瘢痕隐藏在 IMF 皱褶中。将浅层 Scarpa 筋膜用不可吸收缝线或可吸收缝线固定到下面的深筋膜层，至少缝合 3~4 层[33,34]。对于 IMF 下移>1cm(如乳房基底缩窄或筒状乳房)及使用光面假体的情况，IMF 的固定尤为重要。

术后护理和预期效果

术后护理方案可以根据术者习惯决定，为避免血肿、伤口问题和假体移位，医生应在患者逐渐进行日常活动的情况下，提供详细的指导建议。可以鼓励患者 24~48 小时内恢复大部分日常活动，包括淋浴和驾驶汽车。几周内要避免托举和追逐儿童或宠物。对于绝大多数患者来说，不需要使用麻醉类止痛药物。至少 6 周内避免进行对乳房产生牵扯力的运动如跑步、胸肌负重训练或跳跃[35]。对于各种运动胸罩和钢圈胸罩，只要具有一定支持力且穿着舒适，患者可以自行选择决定，建议至少穿着 4~6 个月或更长时间[36,37]。

硅胶假体并不是终身使用的。术后 6 个月和 1 年时要进行随访，然后，每 2 年进行 1 次随访，这些访视可以是简短随访，为医生提供观察假体和远期效果的机会。

隆乳术应该防止内源性细菌感染，预防性使用抗生素。也建议患者对任何细菌感染进行治疗。建议患者每年进行乳腺癌筛查，每 2 年与整形医生进行 1 次随访。

病例分析

病例 1.1

42 岁女性，育有 2 名儿童。(A~C)术前照片。初次隆乳术采用内聚性强的假体，没有降低 IMF。(D~F)术后 5 年显示新的 IMF 位置稳定。(G~I)术后 9 年显示新的 IMF 位置仍维持稳定。

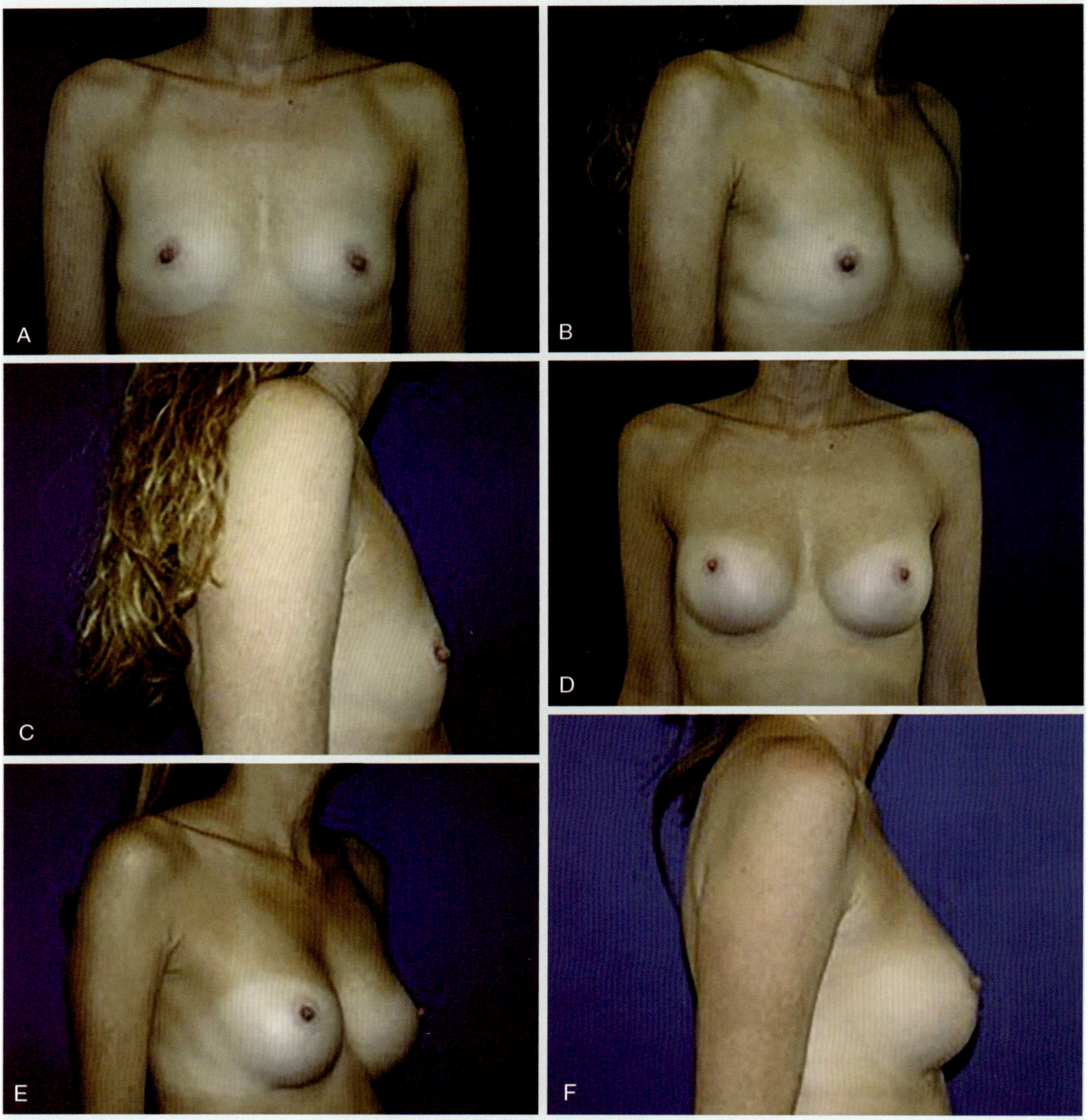

（待续）

病例 1.1（续）

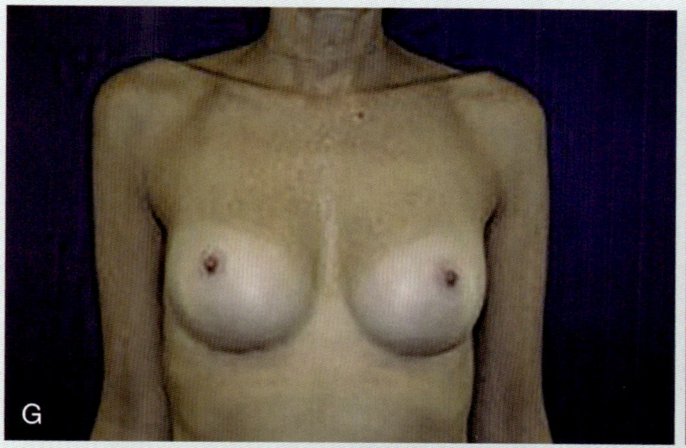

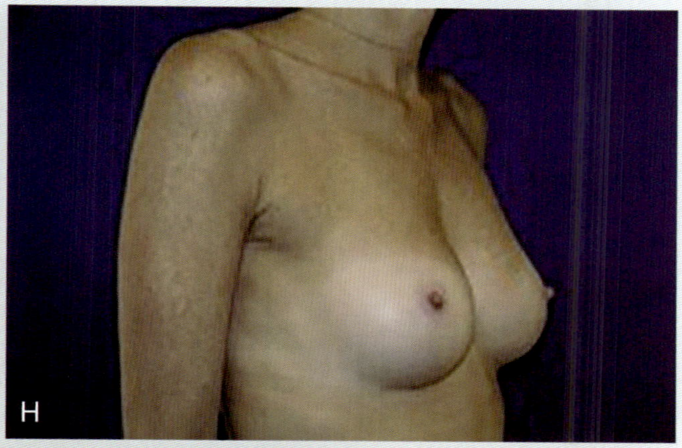

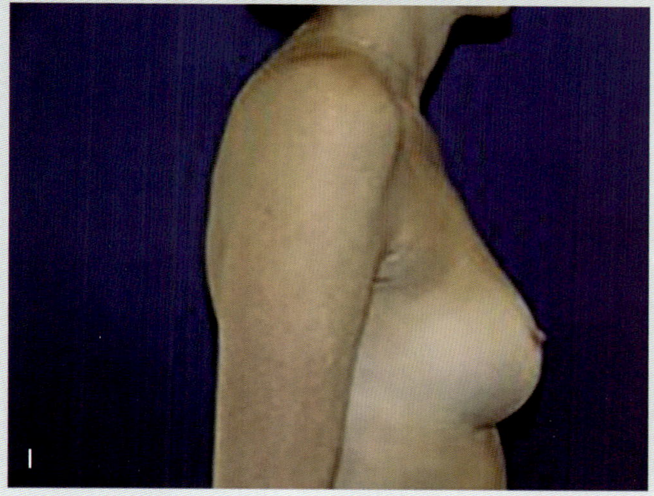

病例 1.2

24 岁女性，单侧右侧乳房发育不全。(A~C)术前照片。根据选择的假体尺寸确定新的 IMF 位置。(D~F)术后 4 周早期照片显示 IMF 降低且固定在上胸壁位置。(G~I)术后 10 年的照片显示 IMF 降低并保持稳定。

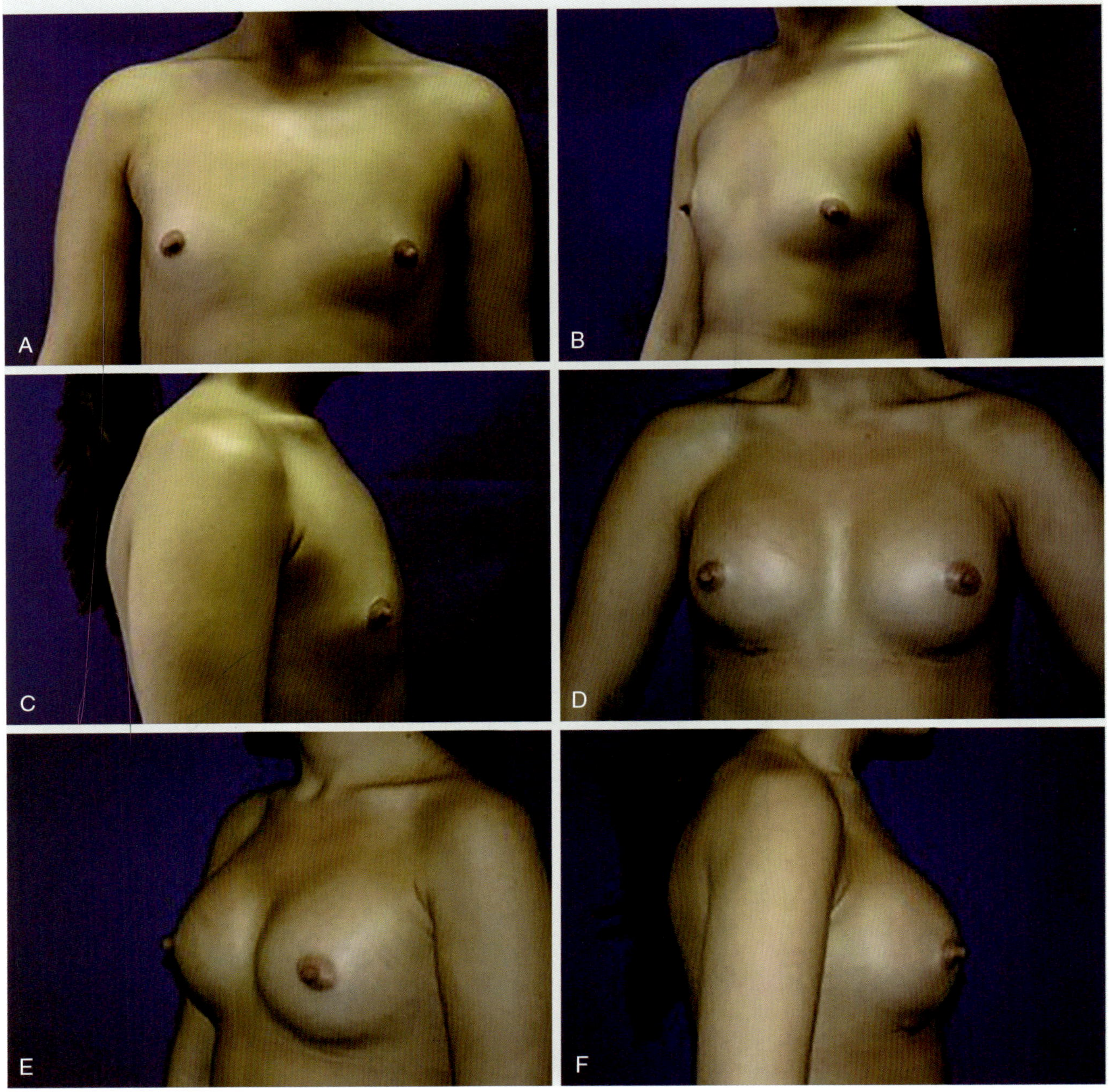

(待续)

病例 1.2(续)

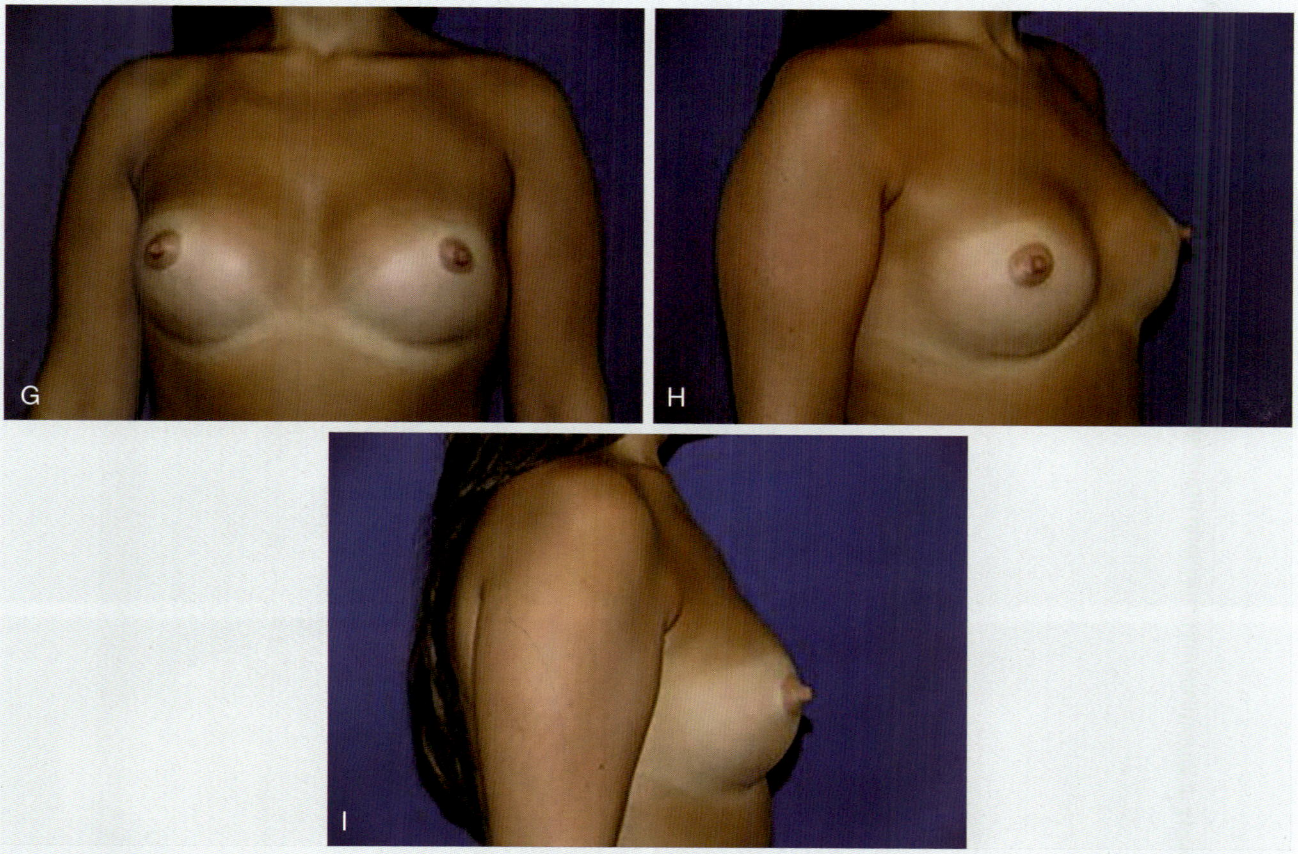

病例 1.3

30岁女性，指甲–髌骨综合征合并乳房不对称。(A~C)术前照片显示有复杂先天性胸壁畸形。(D,E)术前计划包括3D模拟分析胸壁畸形和不对称程度。(F~H)术后3年的效果。(I~K)术后10年的照片显示，自然增重可获得更好的软组织覆盖并使假体边缘得到弱化。另外，推荐患者进行自体脂肪移植，可以提供更好的对称性并使外观看起来更自然。

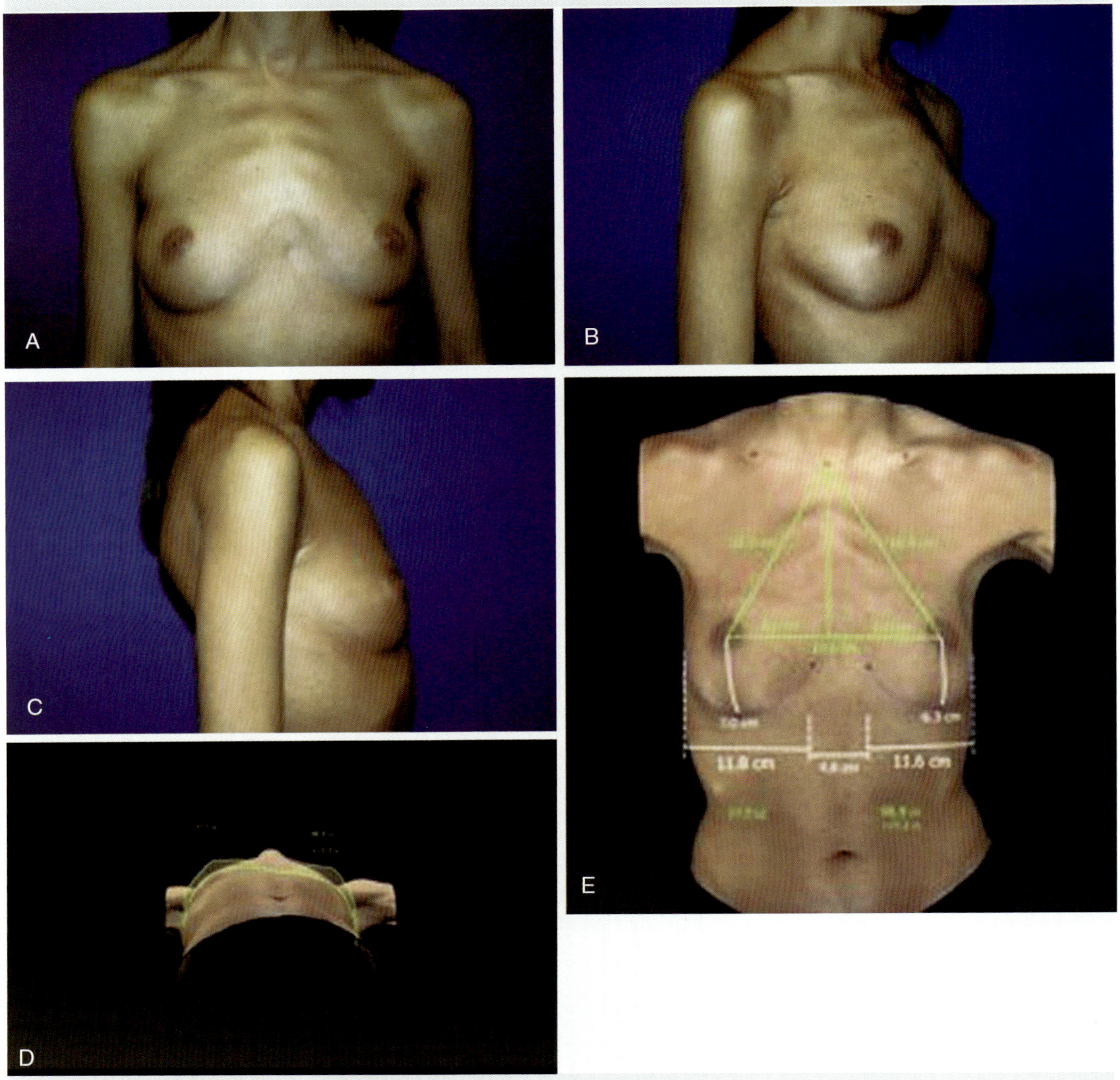

A B C D E

（待续）

病例 1.3(续)

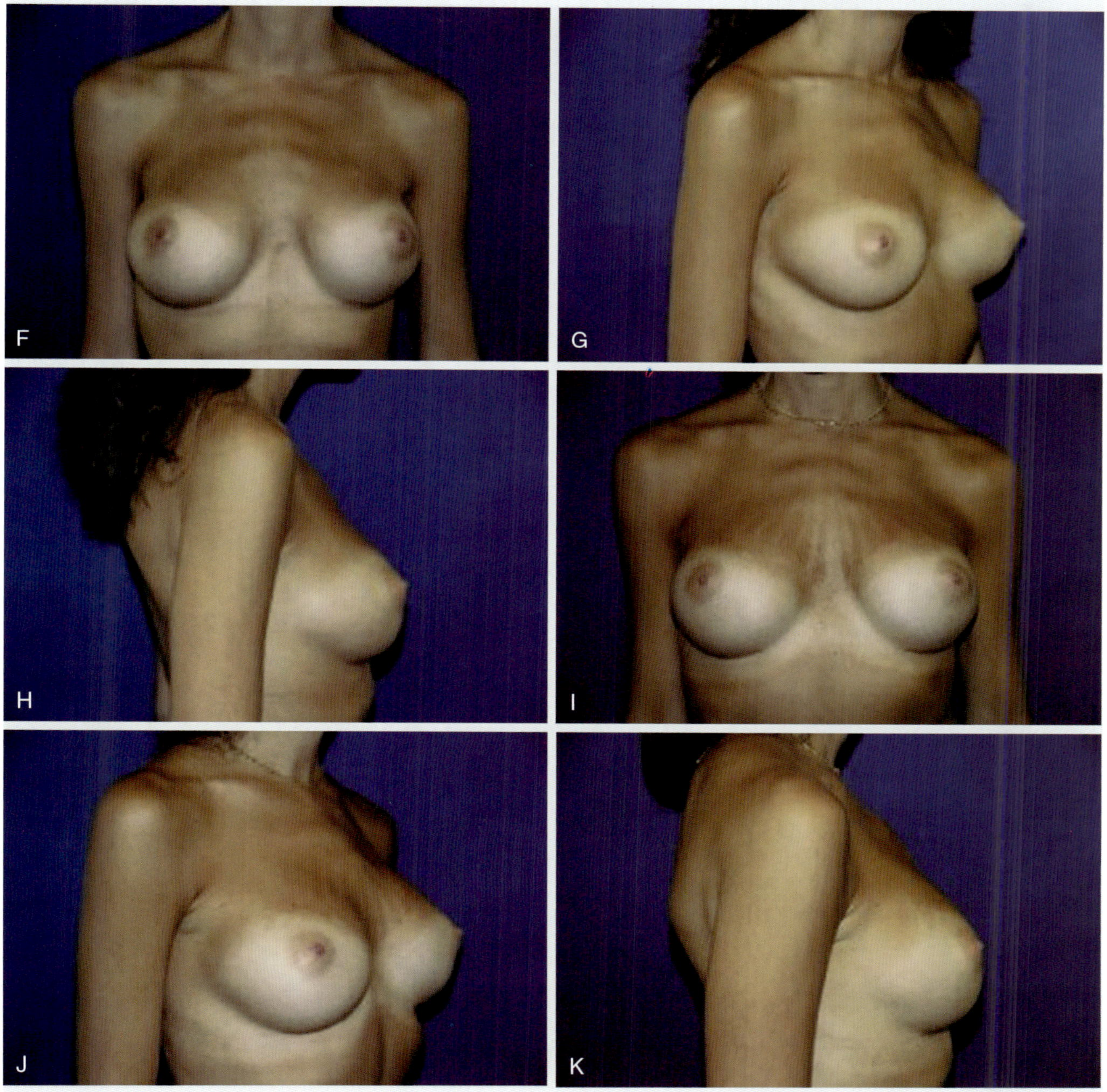

病例 1.4

22 岁女性，初产妇，表现为乳房发育不全和轻度不对称。(A~C)术前照片。术前通过 3D 模拟设计选择具有内聚性的圆形假体，最终切口设计在新 IMF 位置内。(D~F)术中深层组织与 Scarpa 筋膜缝合固定，术后 2 年，IMF 降低 2cm。

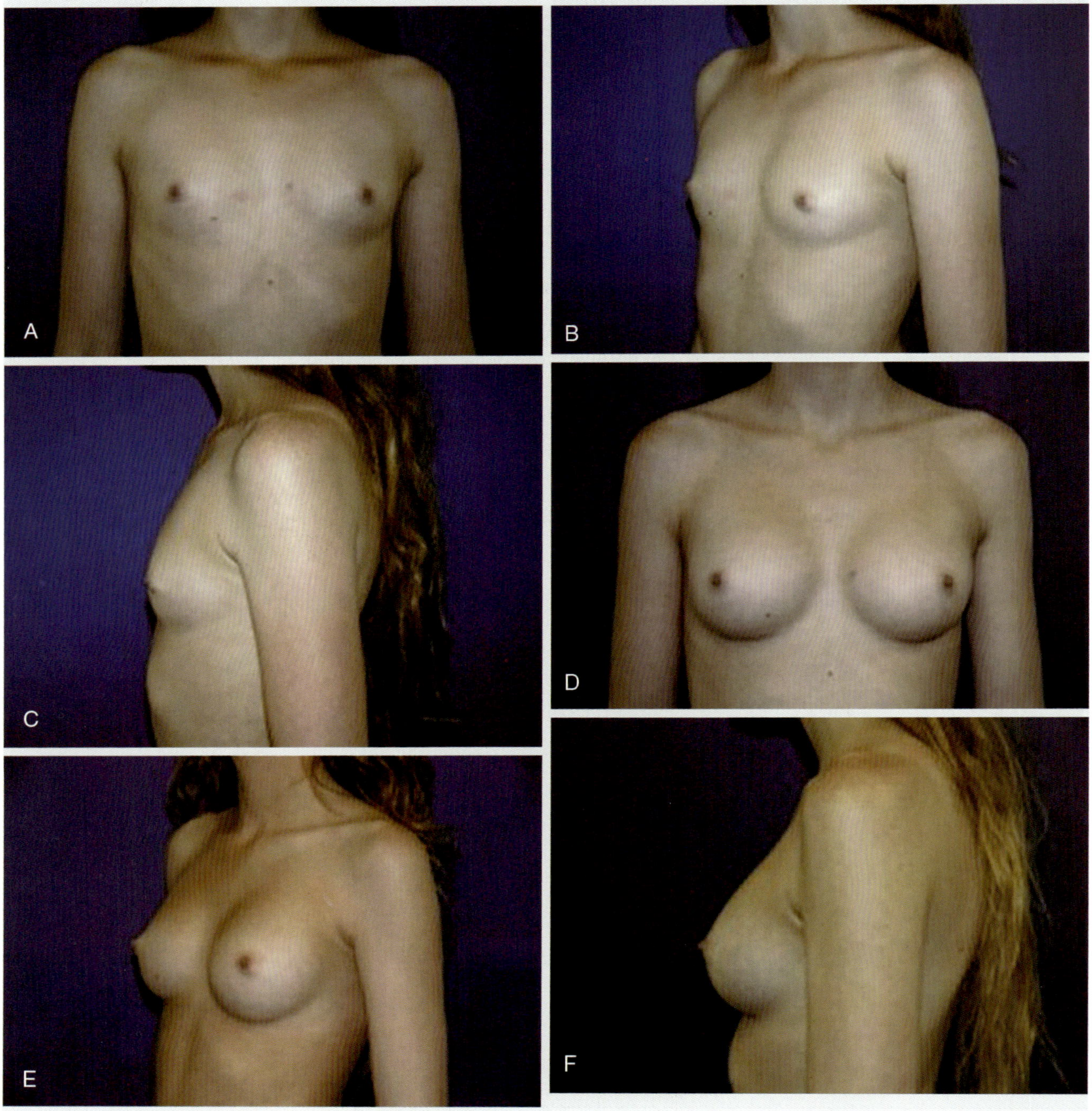

并发症处理

隆乳并发症可分为手术并发症和假体相关并发症。早期手术并发症包括血肿、肿胀、疼痛、感染和明显的早期异位。血肿的原因常常是采用盲视和钝性剥离造成的，比较罕见。假体相关并发症主要包括尺寸问题、位置不正、假体轮廓明显和手感不佳，以及包膜挛缩导致的修复。术前让患者参与假体选择，可以消除假体尺寸问题。尽管手术计划和操作精确，但随着时间的推移，仍可能发生假体移位和包膜挛缩。建议修复手术至少于术后 6 个月稳定后再进行。术前应事先说明修复并发症的费用问题，避免术后产生纠纷[36,37]。

二次手术

假体隆乳术最终都会接受一次修复术或假体取出术，因为假体不可能终身使用。手术效果的目标是至少维持 10 年或更长的时间。采用高分辨率超声进行检查，可以确保随访效果。

包膜挛缩或假体破裂的修复手术应尽可能将包膜完整切除，避免污染腔隙内新的假体[38]。更换假体的手术，无论假体大小，都应评估假体在腔隙内对乳腺实质的长期影响。最终，许多患者选择取出假体，采用乳房悬吊或自体脂肪填充甚至单纯只取出假体的方法。

结论

隆乳术应该具有极低修复率和持久美丽效果的潜力。选择假体应该根据患者软组织测量值、乳房实质类型和需求进行。剥离腔隙层次取决于软组织覆盖情况和术者的习惯。必要时需要调整 IMF 位置；如果假体如预期放置得当，瘢痕就会更好地隐藏。手术过程从标记选择假体开始，术中采取精细操作最大限度地减少假体和腔隙的细菌污染。最后，术后长期护理应遵循与其他假体植入相同的指南。

手术成功要点

- 对患者进行全面的教育，让患者获得充分的信息并参与。
- 知情同意不仅仅是术前签署的一份文件。
- 假体的选择应个性化，以适应患者的软组织测量值、乳房实质类型和个人期望。
- 选择假体植入层次由软组织覆盖和医生习惯决定，随着时间的推移，假体植入层次决定了假体和乳房的外观。
- 必要时可以降低 IMF，使假体体积、基底宽度和 N-IMF 距离之间建立理想关系。
- 手术过程从术前标记选择假体开始；术中精细操作，以减少出血并避免细菌污染假体和腔隙。
- IMF 分层缝合至关重要，为假体下极建立一个稳定精确的支撑平台。
- 术后管理包括佩戴支撑胸罩和根据医生建议进行有限度的上半身锻炼，应避免进行导致肌肉损伤或假体移动的运动。
- 建议患者按照美国放射学会(ACR)的建议，每年进行 1 次乳腺筛查。
- 假体隆乳术后长期护理原则可以参照其他假体植入的术后指南。建议患者遵循常规的随访检查。

（关几梦 王子俊 王晨羽 郝永生 译
郑丹宁 陈育哲 校）

参考文献

1. Adams Jr., W.P., 2008. The process of breast augmentation: four sequential steps for optimizing outcomes for patients. J. Plast. Reconstr. Surg. 122 (6), 1982–2900.
2. Glicksman, C., 2011. Patient education in breast augmentation. Surg. Breast. Principles. Art. 3 (2), 1261–1270.
3. Bengtson, B., Glicksman, C., 2015. The standardization of bra cup measurements: redefining bra sizing languages. Clin. Plastic. Surg. 42, 405–411.
4. Maclin II, M., Deigni, O., Bengtson, B., 2015. The laminated nature of the pectoralis major muscle and the recefinition of the inframammary fold: clinical implications in aesthetic and reconstructive surgery. Clin. Plastic. Surg. 42, 465–479.
5. Teitelbaum, S., 2009. The inframammary approach to breast aug-

mentation. Clin. Plastic. Surg. 36, 33–43.
6. Leland Stanford Jr., Salgo v., 1957. Univ. Bd. of Trs., 154 Cal. App. 2d. 560.
7. Faden, R.R., 1986. A History and Theory of Informed Consent. Oxford University Press, New York.
8. *Canterbury v. Spence* 464 F2d. 772, 1972. D.C. Cir., p. 782.
9. *Cobb v Grant*, 8 Ca.3d 229 (Cal.1972).
10. Tebbetts, J.B., 2001. Alternatives and trade-offs in breast augmentation. Clin. Plastic. Surg. 28 (3), 485–500.
11. Tebbetts, J.B., Tebbetts, T.B., 2002. An approach that integrates patient education and informed consent in breast augmentation. Plast. Reconstr. Surg. 110 (3), 971–978.
12. Adams Jr., W.P., McKee, D., 2016. Matching implant to the breast: A systematic review of implant size selection systems for breast augmentation. Plast. Reconstr. Surg. 138 (5), 987–994.
13. Roostaeian, J., Adams Jr., W.P., 2014. Three-dimensional imaging for breast augmentation: Is this technology providing accurate simulations? Aesthet. Surg. J. 34 (6), 857–875.
14. Maillard, G.F., Garey, L.J., 1987. An improved technique for immediate retropectoral reconstruction after subcutaneous mastectomy. Plast. Reconstr. Surg. 80, 396.
15. Boutros, S., Kattash, M., 1998. The intradermal anatomy of the inframammary fold. Plast. Reconstr. Surg. 102 (4), 1030–1033.
16. Mutan, C., Sundine, M., Acland, R., 2000. Inframammary fold: a histologic reappraisal. Plast. Reconstr. Surg. 105 (2), 549–556.
17. Nanigian, B.R., Wong, G.B., 2007. Inframammary crease: positional relationship to the pectoralis major muscle origin. Aesth. Surg. J. 27 (5), 509–512.
18. Maclin II, M., Deigni, O., Bengston, B., 2015. Re-examination of the inframammary fold. Clin. Plastic. Surg. 42, 465–479.
19. Tebbetts, J.B., 2001. Dual Plane breast augmentation: optimizing implant – soft tissue relationships in a wide range of breast types. Plast. Reconstr. Surg. 1071 (5), 1255–1272.
20. Tebbetts, J.B., Adams, W.P., 2005. Five critical decisions in breast augmentation using five measurements in 5 minutes: the high five decision support process. Plast. Reconstr. Surg. 116, 2005–2016.
21. Hedén, P., 2011. Anatomic, high-cohesiveness silicone breast implants (European experience). Spear Surgery of the Breast Principles and Art, 3rd ed. Lippincott Williams and Wilkins, pp. 1322–1345.
22. Randquist, C., Gribbe, O., 2010. Highly cohesive textured form stable gel implants: Principles and technique. Aesthetic and Reconstructive Surgery of the Breast. Elsevier Ltd, Edinburgh, pp. 339–355.
23. Mallucci, P., Branford, O.A., 2016. Design for natural breast augmentation: the ICE principle. Plast. and Reconstr. Surgery. 137 (6), 1728–1737.
24. Peters, W., Brandon, H., Jerina, K., Wolf, C., Young, L., Hedén, P., 2012. Cohesive Breast Implants in Biomaterials in Plastic Surgery: Breast Implants. Woodhead Publishing, Cambridge, UK.
25. Bouwer, L.R., Tielemans, H.J., van der Lei, B., 2015. The Pythagorean theorem as a tool for preoperative planning of a concealed scar in augmentation mammaplasty with round implants. Plast. Reconstr. Surg. 135, 110–112.
26. Atiyeh, B.S., Dibo, S.A., Nader, M., Papazian, N.J., 2014. Preoperative assessment tool for the planning of inframammary incision and implant profile in breast augmentation. Aesthetic. Plast. Surg. 38, 878–886.
27. Tebbetts, J.B., Teitelbaum, S., 2010. High and extra-high-projection breast implants: potential consequences for patients. Plast. Reconstr. Surg. 126, 2150–2159.
28. Tebbetts, J.B., 2001. Dual plane breast augmentation: optimizing implant-soft tissue relationships in a wide range of breast types. Plast. Reconstr. Surg. 107, 1255–1272.
29. Graf, R.M., Ono, M.C.C., Tolazzi, A.R.D., 2011. Subfascial breast augmentation. In: Spear, S. (Ed.), Surgery of the Breast Principles and Art, 3rd ed. Lippincott Williams Wilkins, pp. 1283–1289.
30. Wixtrom, R.N., Stutman, R.L., Burke, R.M., Mahoney, A.K., Codner, M.A., 2012. Risk of breast implant bacterial contamination from endogenous breast flora, prevention with nipple shields, and implications for biofilm formation. Aesthetic. Surg. J. 32 (8), 956–963.
31. Adams Jr., W.P., Culbertson, E., Deva, A., et al., 2017. Macrotextured breast implants with defined steps to minimize bacterial contamination around the device: experience in 42,000 implants. Plast. Reconstr. Surg. 140, 427–431.
32. Adams Jr., W.P., Rios, J.L., Smith, S.J., 2006. Enhancing patient outcomes in aesthetic and reconstructive breast surgery using triple antibiotic breast irrigation: six-year prospective clinical study. Plast. Reconstr. Surg. 117, 30–36.
33. Montemurro, P., Quattrini, A., Hedén, P., Avvedimento, S., 2016. A four-layer wound closure technique with barbed sutures for stable reset of the inframammary fold in breast augmentation. Aesthet. Surg. J. 36 (8), 966–971.
34. Randquist, C., Gribbe, O., 2010. Highly cohesive textured form stable gel implants: principles and technique. Aesthetic and Reconstructive Surgery of the Breast. Elsevier Ltd, Edinburgh, pp. 339–355.
35. Maxwell, G.P., Scheflan, M., Spear, S., Nava, M.B., Hedén, P., 2014. Benefits and limitations of macrotextured breast implants and consensus recommendations for optimizing their effectiveness. Aesthet. Surg. J. 34, 876–881.
36. American College of Radiology Position Statement on Screening Mammography and Health Care Coverage October 05, 2016 @ ACR.org accessed November 2017.
37. fda.gov. FDA Update on the safety of silicone gel-filled breast implants June 2011 accessed Nov 2017. Center for Devices and Radiological Health.
38. Chong, S.J., Deva, A.K., 2015. Understanding the etiology and prevention of capsular contracture: translating science into practice. Clin. Plastic. Surg. 42, 427–436.

第 2 章

假体隆乳术——乳晕缘切口

Debra J. Johnson

引言

自 1963 年乳房假体被发明以来，假体隆乳一直是重要的整形外科手术之一。最近，一些领先的整形医生提倡 IMF 入路[1]。可以最大限度地减少假体与乳腺组织接触从而避免细菌污染，从而降低细菌污染造成的包膜挛缩风险，理论上也可以降低包膜挛缩及 BIA-ALCL 发生的可能性[2]。

然而，许多医生和患者仍然喜欢选择经乳晕缘切口行隆乳术，因为其手术视野良好，切口瘢痕位于乳晕与皮肤渐变之中，可以更好被隐蔽。乳晕缘切口是作者的首选切口，过去近 30 年仅发生过 1 例假体周围感染，Ⅲ~Ⅳ级包膜挛缩发生率<1%，从未出现过 BIA-ALCL。

本章详细介绍了乳晕缘切口的隆乳方法，包括术前评估和特殊注意事项、手术方法、术后护理和二次手术。此外，还讨论了乳晕缘切口的宝贵经验。

适应证和禁忌证

乳晕缘切口的最佳适应证是无乳腺疾病的健康人群。患者的要求合理，乳房先天结构和对称度也是手术成功的基础。患者应了解乳房假体的优缺点及术后对乳房健康持续监测的必要性。

不适合那些有增加术后并发症的不切实际要求的患者。不为那些不理解风险或不愿长期随访的患者实施手术。

对于那些要求植入过大假体与其自身解剖结构不符的患者，需告知假体过大所带来的不良后果。

术前评估和特殊注意事项

术前对隆乳患者的身体健康尤其是乳房健康状况进行评估。对适龄女性进行术前乳房钼靶筛查，询问患者的乳腺癌家族史、生育史和再育及哺乳计划。

适合隆乳的患者还要做术前设计，确定乳腺组织的数量和质量、乳房皮肤厚度和质地、乳头乳晕的位置及乳房的基底直径。记录乳房体积、乳房突点位置、乳房宽度、乳头位置和乳晕直径及它们的不对称性，并与患者进行讨论。

最后根据测量数据告知患者，所选假体尺寸范围及最大的假体尺寸。作者不会选择超过设计的假体尺寸，因为那样会造成乳房外观不自然，不会提供良好的长期效果。

作者认为，有明显乳腺癌家族史的患者应在胸大肌下放置盐水假体，为了将来行钼靶筛查时清晰度更好。应该告知乳房不对称的患者，其较小的乳房才是选择假体的“限制因素”。虽然患者认为较小一侧用最大的假体，较大一侧用更小体积的假体就可以改善其乳房的不对称性。但是这种想法是错误的。作者给患者的建议是，不再生育后再考虑行假体隆乳术，并且停止母乳至少 4 个月后再行手术。因为妊娠和哺乳可能会引起隆乳后乳房外观的变化，未来可能还需要手术调整。尽管作者的很多乳晕缘切口隆乳患者都成功进行了母乳喂养。但作者也会告知隆乳有可能影响母乳喂养能力。

在乳房检查及讨论手术和术后护理方案后，作者会使用 Mentor 测量系统进行术前测试，让患者戴上里面衬有硅胶乳房形状的软胸罩（图 2.1）。告知患者按照乳房基底直径选择的假体尺寸范围。患者可以选择自己喜欢的胸罩尺寸，再穿上紧身衬衫（医院也可以提供）去观察。这种试戴方式有助于医生了解患者希望的胸部外观尺寸，医生会尽量按照患者的要求来选择假体的尺寸。手术中医生会用假体模型来测试术前选择的体积，医生也可能会根据具体情况更改之前选择假体的大小，来确保最后的外观效果。

如果乳晕直径较小（<3cm）则不适合乳晕缘切口，作者会建议患者改为 IMF 入路（图 2.2）。

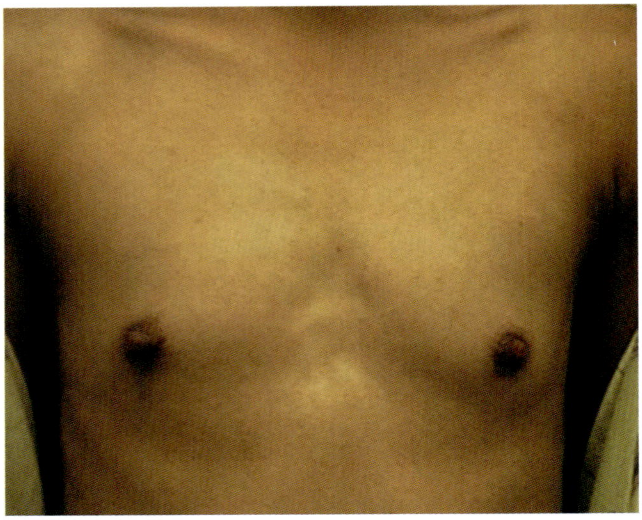

图 2.2 患者乳晕直径较小，不适合乳晕缘切口。

手术方法

虽然隆乳术经常在全身麻醉插管下进行，但作者更倾向使用静脉镇静加局部麻醉来进行手术。这样更经济，患者也更舒适。使用咪达唑仑和硫酸吗啡进行镇静，再加上含 1:200 000 肾上腺素和 0.25% 丁哌卡因进行肋间神经阻滞，每侧约 10mL（图 2.3）。

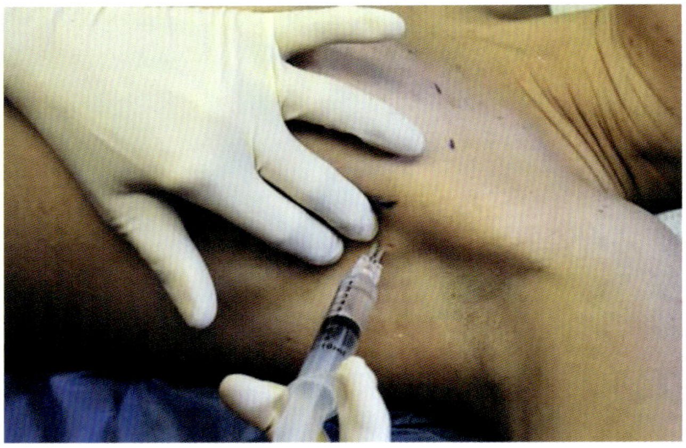

图 2.3 术前用 0.25% 丁哌卡因和 1:200 000 肾上腺素行肋间神经阻滞。

消毒铺巾后进行切口标记，紧贴乳晕边缘，小乳晕的切口从 3 点钟到 9 点钟位置，大乳晕的切口从 4 点钟到 8 点钟位置。圆形标记乳腺边界以指导剥离范围（图 2.4）。使用 0.25% 利多卡因和 1:400 000 肾上腺素的局部麻醉药进行切口注射，以及整个术区来维持镇痛。

切开皮肤后用针式电凝对浅表血管进行止血。双头牵开器牵拉皮肤，用电切模式切割皮下组织（图 2.5）。

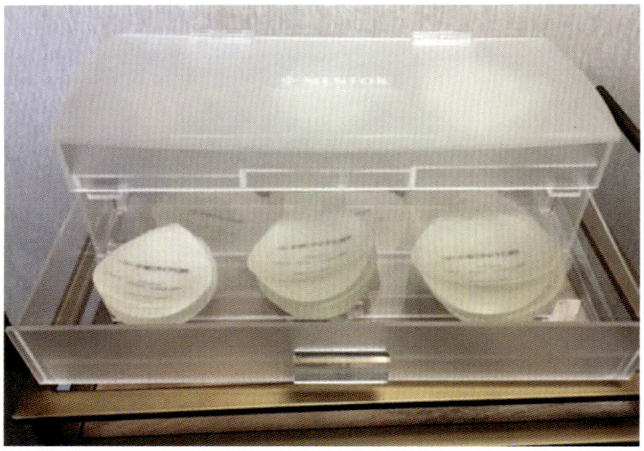

图 2.1 Mentor 乳房假体模型系统，用于预测患者期望的假体尺寸。

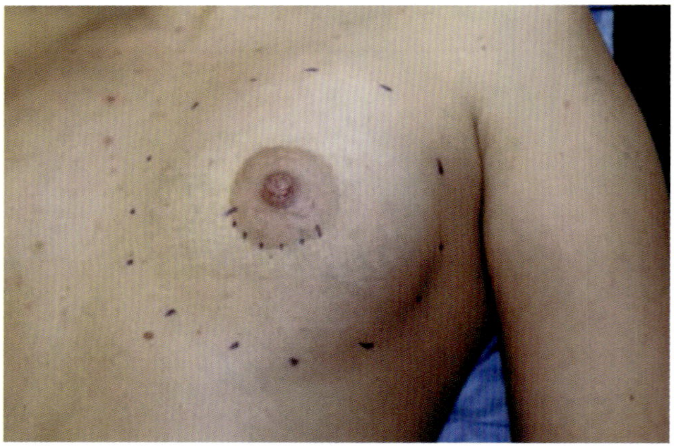

图 2.4 手术前，标记乳晕缘切口线和乳房的自然边界。

采用小中型 Richardson 皮肤牵开器进行暴露。常规剥离路径是直接向下穿过乳腺组织到达胸肌筋膜（图 2.6）。而在未育女性中，先通过皮下剥离通道向 IMF 方向，绕过乳腺后到达胸肌下缘。这样可以不破坏乳腺组织和导管，以保留哺乳功能。

然后，用电刀切开胸肌筋膜（图 2.7）。用 Allis 钳夹住两侧筋膜和肌肉并向上提拉，沿肌纤维方向分离直到肌肉下层间隙疏松的网状组织（图 2.8）。如果肌肉较厚，可以用 Allis 钳夹取更深的组织来扩展视野。

看到胸大肌下疏松间隙时，可以将示指置入，钝性向上剥离。范围是从 9 点钟到 3 点钟术前标记的腔隙上界（图 2.9）。

可以在胸大肌下腔隙置入光导牵开器，可吸烟的牵开器可以帮助照明。助手用 Richardson 长牵开器（宽 2cm，长 5cm）180°对位牵开。可以看到下极肌肉止点，使用 22G 钝针注射局部麻醉药，然后用加长电刀头分离并进行电凝止血（图 2.10）。腔隙剥离从中内侧和中外侧开始，向 IMF 中段汇集。根据需要注射局部麻醉药。下端在离断胸肌止点后露出乳腺后脂肪

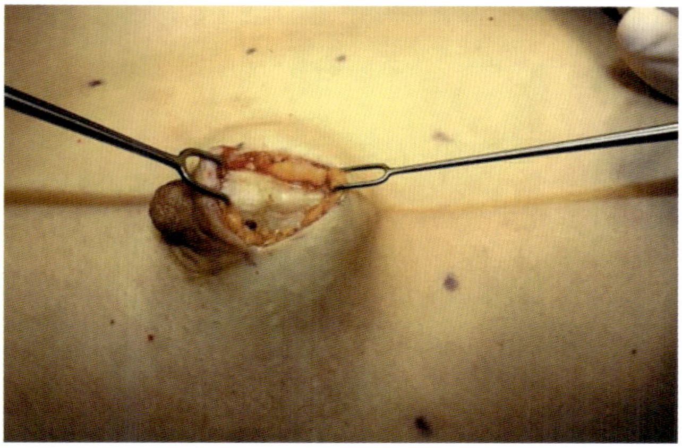

图 2.5　两侧的双头皮肤牵开器，可以暴露下面的乳腺组织，以便向下剥离至胸肌。

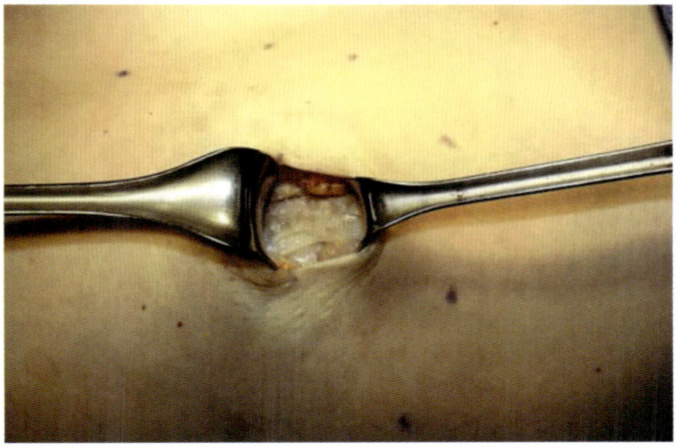

图 2.6　较大的牵开器可以更好地暴露胸肌筋膜。

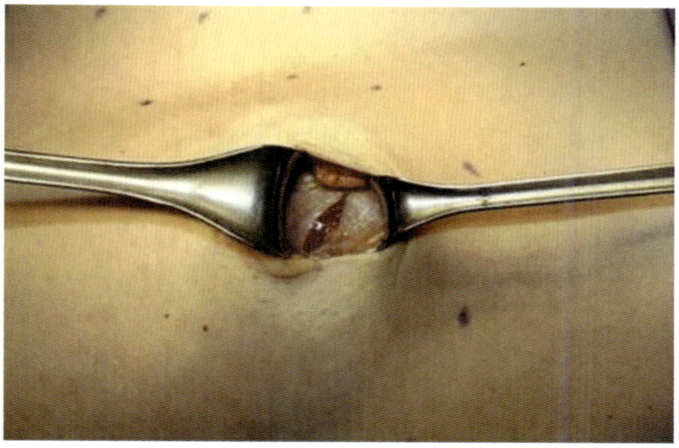

图 2.7　切开胸筋膜，用 Allis 钳夹住，然后沿其纤维方向分离肌肉，到达胸大肌下腔隙。

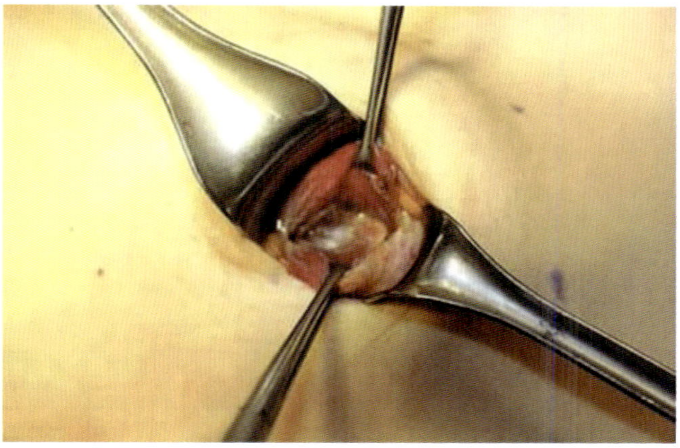

图 2.8　分离胸大肌直至暴露出胸大肌下疏松的平面。

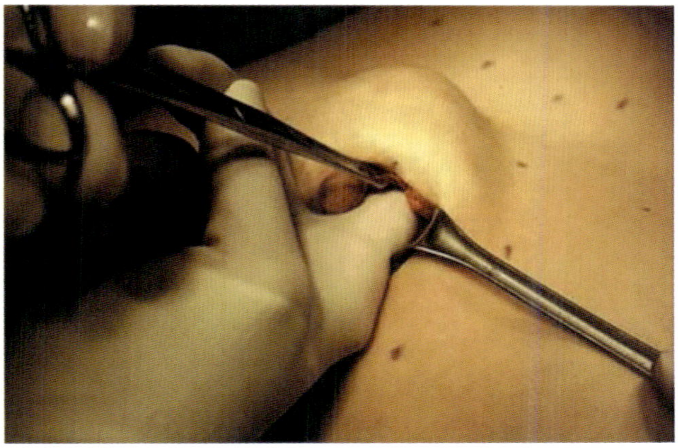

图 2.9　用示指在乳房上极肌肉下轻轻钝性剥离。

层，一直剥离到IMF处为止。用示指在腔隙内环形剥离直到术前标记的乳房边界处。如遇到肌肉条索可以用光导牵开器协助探查并离断。

如果选择双平面层次，在完成上半部肌肉下钝性剥离后，就开始在下极做腺体后的剥离，使用光导牵开器明确肌肉和乳腺的层次，用电刀在内外侧将胸肌横向离断。

腔隙剥离完成后，用大量生理盐水冲洗。使用光导牵开器在直视下进行止血。将盐水模型置入腔隙中注入生理盐水进行测试(图2.11)。

如果需要，可以抬高手术床，以观察假体模型的位置和大小。取出模型，使用抗生素溶液冲洗腔隙。作者用5万单位/500毫升的杆菌肽生理盐水进行冲洗。许多医生倾向使用三联抗生素-聚维酮碘(聚维酮碘)溶液。更换手套后，用牵拉器提起切口组织，置入盐水假体(图2.12)。如果是硅胶假体且乳晕切口足够大，作者会手动置入假体。如果乳晕切口较小或假体较大，则会用传送带协助置入假体(图2.13)。作者一般不用引流管。

肌肉层可以用4–0聚乳糖素缝合线间断缝合，8字形缝合以防止缝线切割肌肉(图2.14)。双平面层次可以先把肌肉下缘与上层的乳腺基底缝合在一起，以防止肌肉回缩。再缝合乳腺断面以闭合深层，然后用5–0聚乳酸素缝线缝合皮肤，用2英寸×2英寸（1英寸≈2.54cm)纱布以V形方式覆盖切口，再用1/2英寸胶条轻粘皮肤(图2.15至图2.17)。最后，佩戴柔软的前搭扣式胸罩，将患者送至恢复室(图2.18)。

术后护理和预期效果

术后第2天回院随访，解除绷带并去掉胶布，将缝线线头剪短修平，清理干净切口，重新以V形方式

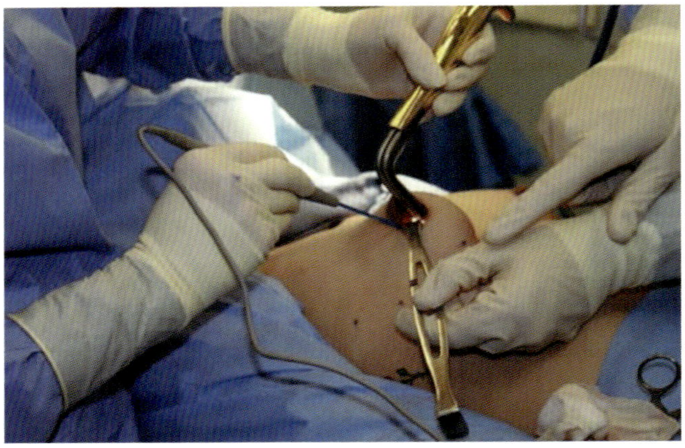

图2.10 在光导牵开器的协助下用电刀很容易剥离肌肉止点。

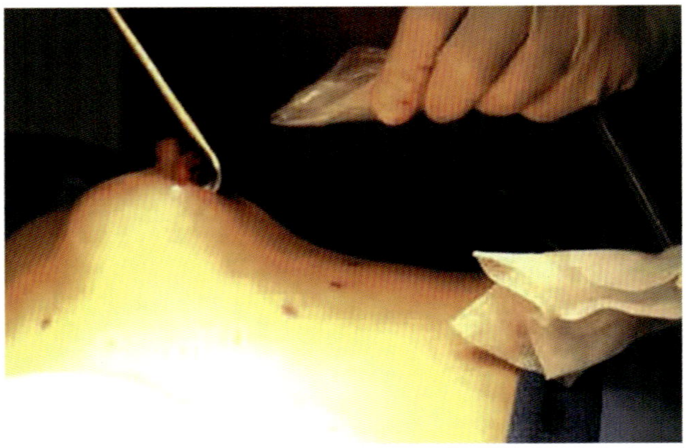

图2.12 将盐水假体放气后卷起与连接管一起植入腔隙，使连接管与封闭盐水系统相通。

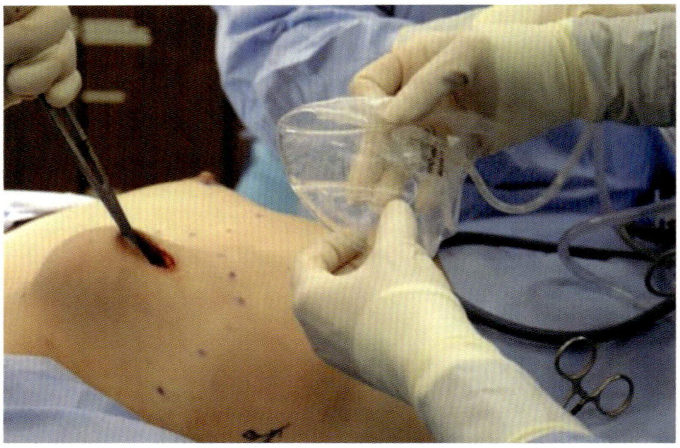

图2.11 将盐水模型植入腔隙来评估腔隙大小，并确定假体的最终尺寸。

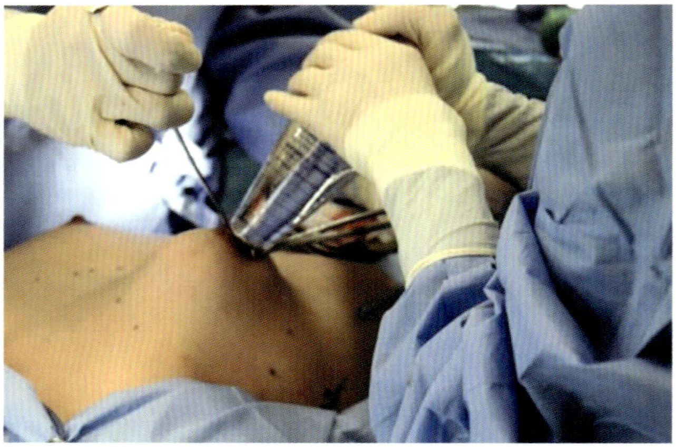

图2.13 使用漏斗形传送带协助置入硅胶假体。

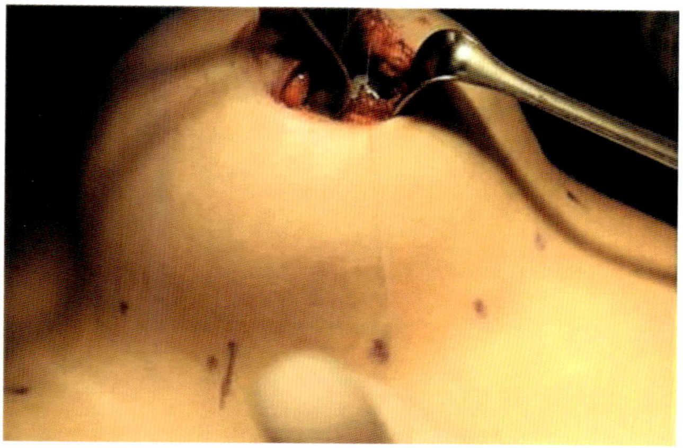

图 2.14　将假体上面的肌肉下缘与乳腺基底用 8 字形缝合法缝合。

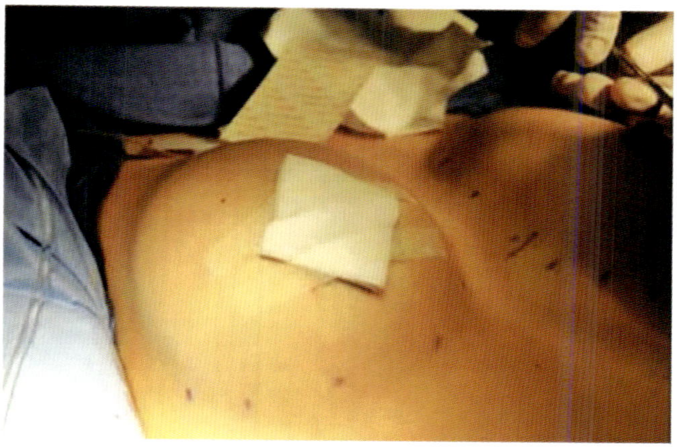

图 2.17　使用 2 英寸×2 英寸(1 英寸≈2.54mm)纱布覆盖切口。

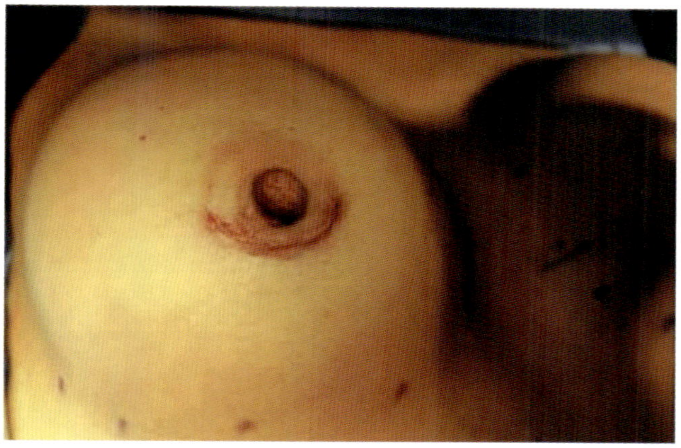

图 2.15　皮下闭合后的乳晕切口外观。

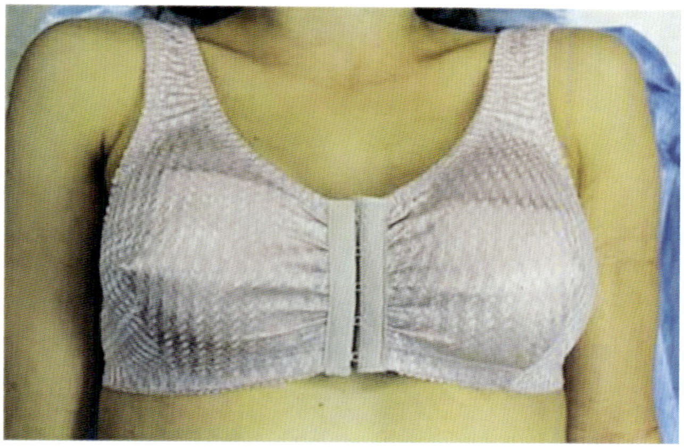

图 2.18　隆乳术完成后,患者可佩戴柔软的前搭扣式胸罩。

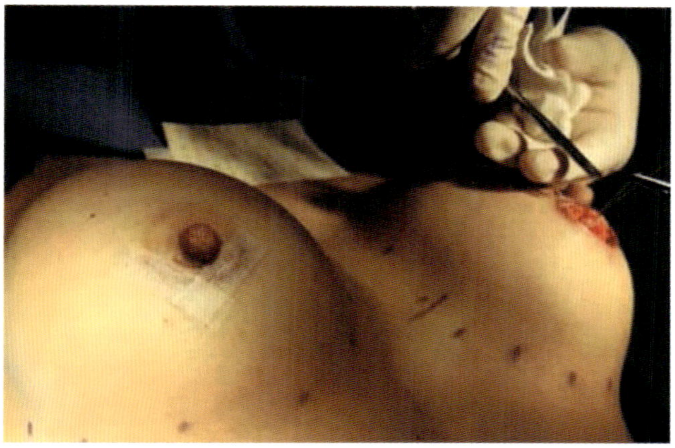

图 2.16　用 1/2 英寸胶布以 V 形方式粘贴切口敷料。

贴上 1/2 英寸胶条。作者的术后护理方法包括每天多次做乳房按摩(从内向外,从上到下),一直持续 2 个月。切口使用减张贴 4 周以减少瘢痕形成。作者建议第 1 个月不戴钢圈胸罩,之后就可以选择任何喜欢的胸罩。如果假体位置较高可以用弹力带压迫乳房上部,以促使假体向下移动。

术后 2 周内每周复查,然后 1 个月、2 个月、6 个月和 1 年时复查。每年回访做一次假体检查(免费)。建议患者 5 年后开始假体影像学检查,之后每 2 年 1 次检查。先做超声检查,如需要,可进一步行 MRI 检查。所有患者均在美国国家乳房假体登记系统内注册。

病例分析

病例 2.1

29岁产后女性，出现乳房中度下垂和大小不对称。经乳晕缘入路肌肉下植入硅胶假体：右侧425mL，左侧475mL。(A,C)术前照片。(B,D)术后照片。

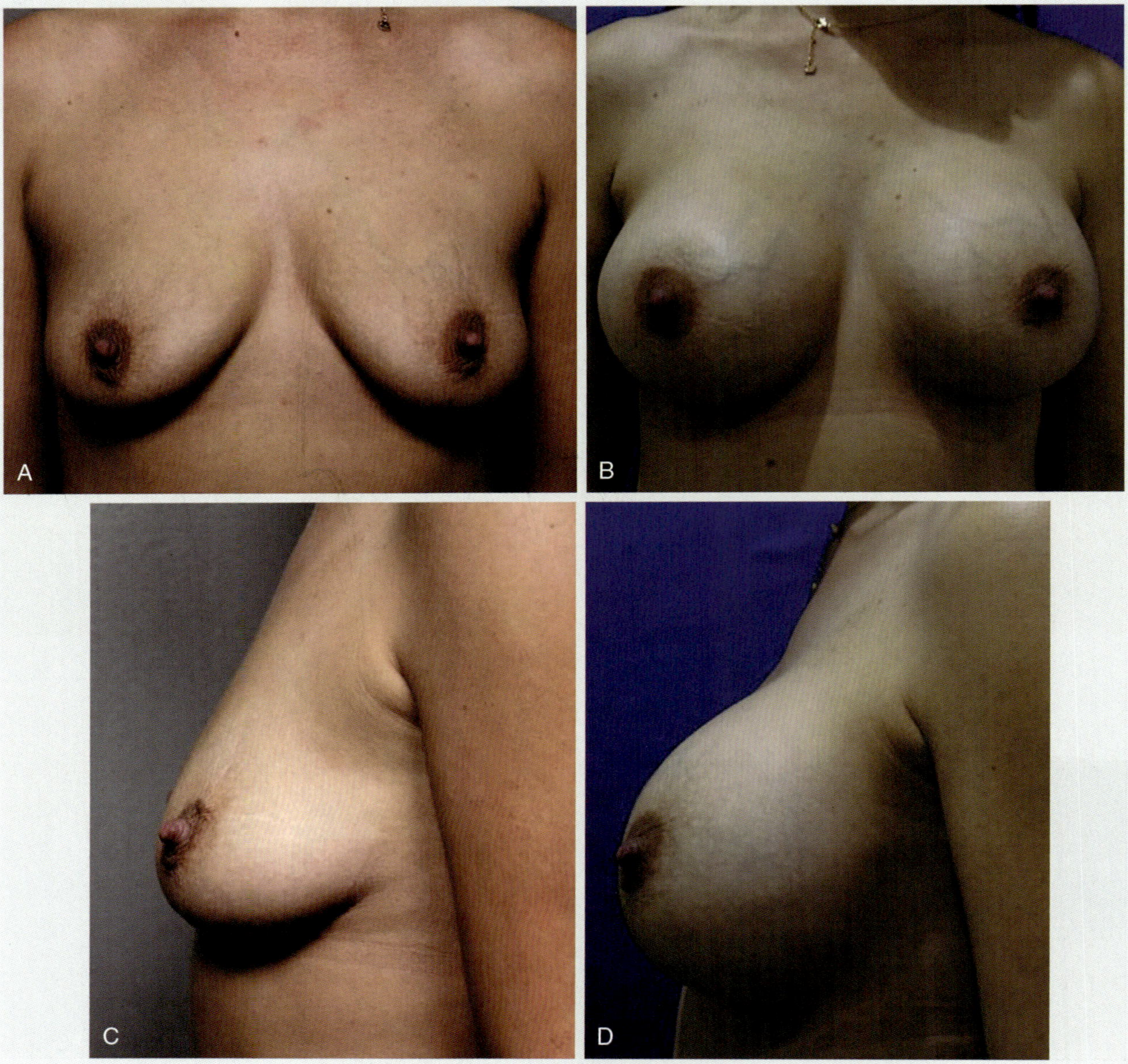

病例 2.2

40 岁产后女性，出现明显的腺体下垂。采用双平面植入 355mL 硅胶高突假体。(A，C)术前照片。(B，D)术后照片。

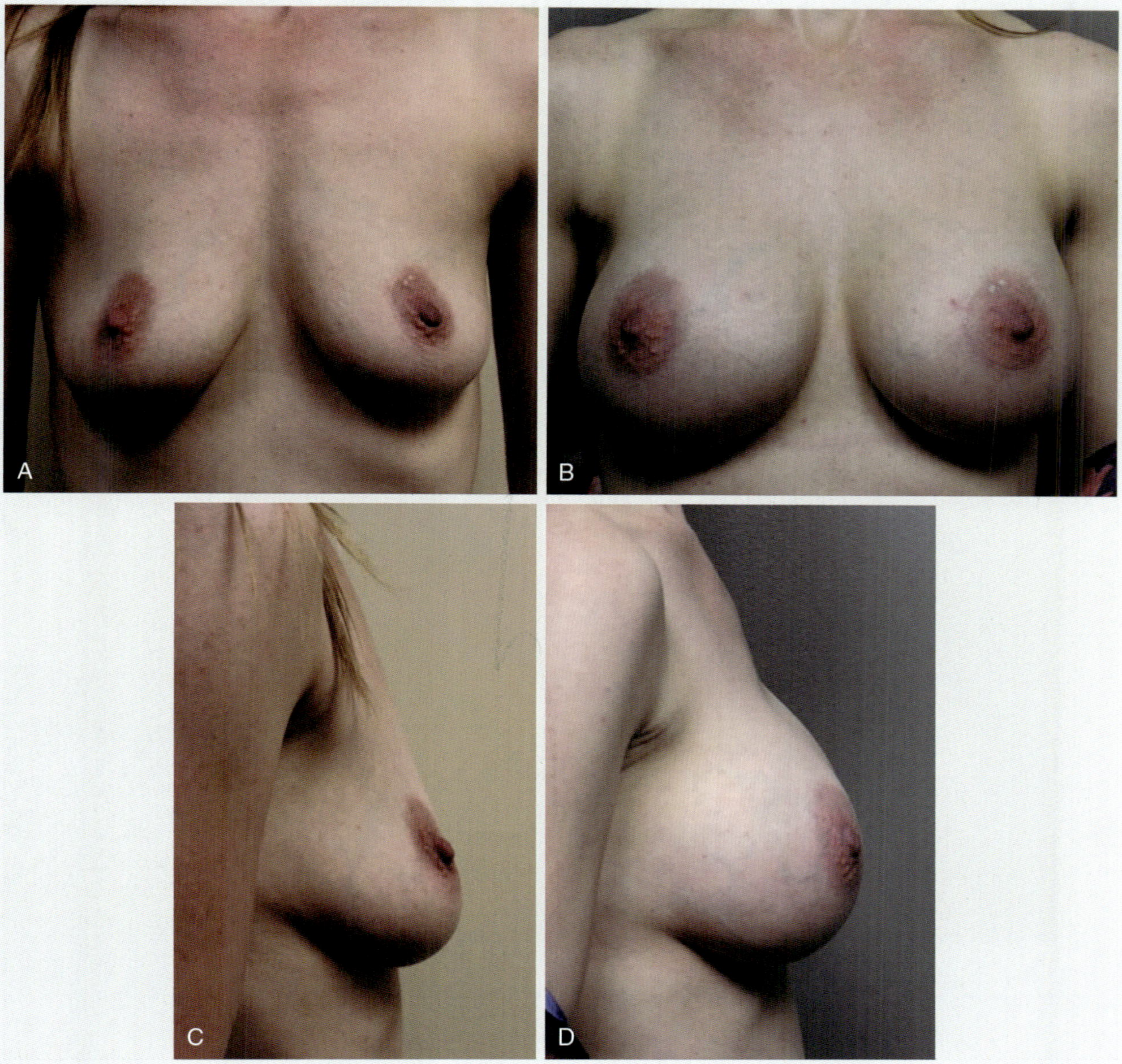

病例 2.3

25岁未育女性，乳房轻度不对称。经乳晕缘入路，向下绕腺体剥离以避免破坏乳腺组织。右侧为300mL中突假体，左侧为275mL中突假体。(A,C)术前照片。(B,D)术后照片。

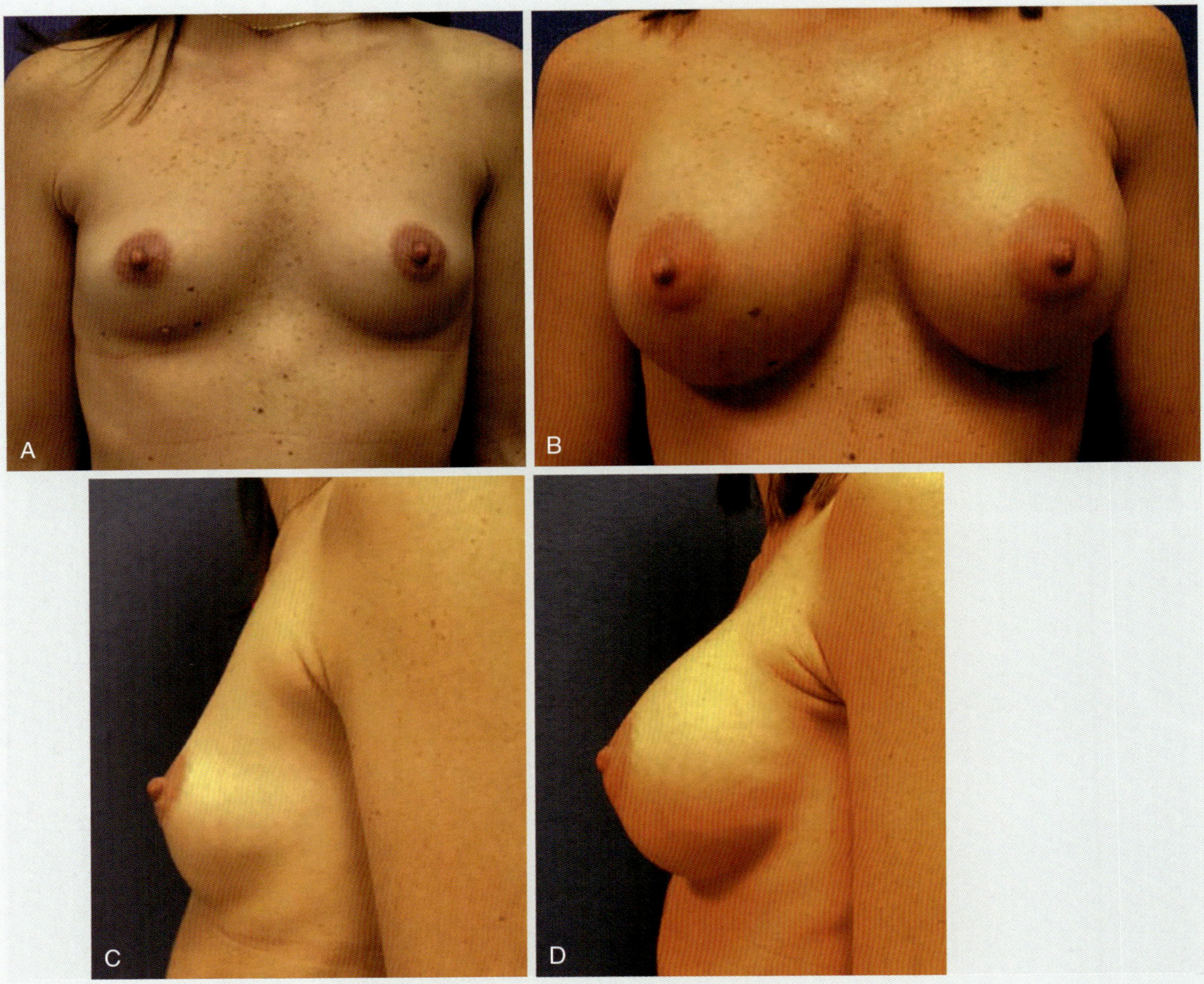

病例 2.4

38 岁产后女性，乳房对称性良好。双侧乳晕缘入路肌肉下，植入 300mL 盐水中实假体。(A,C)术前照片。(B,D)术后照片。

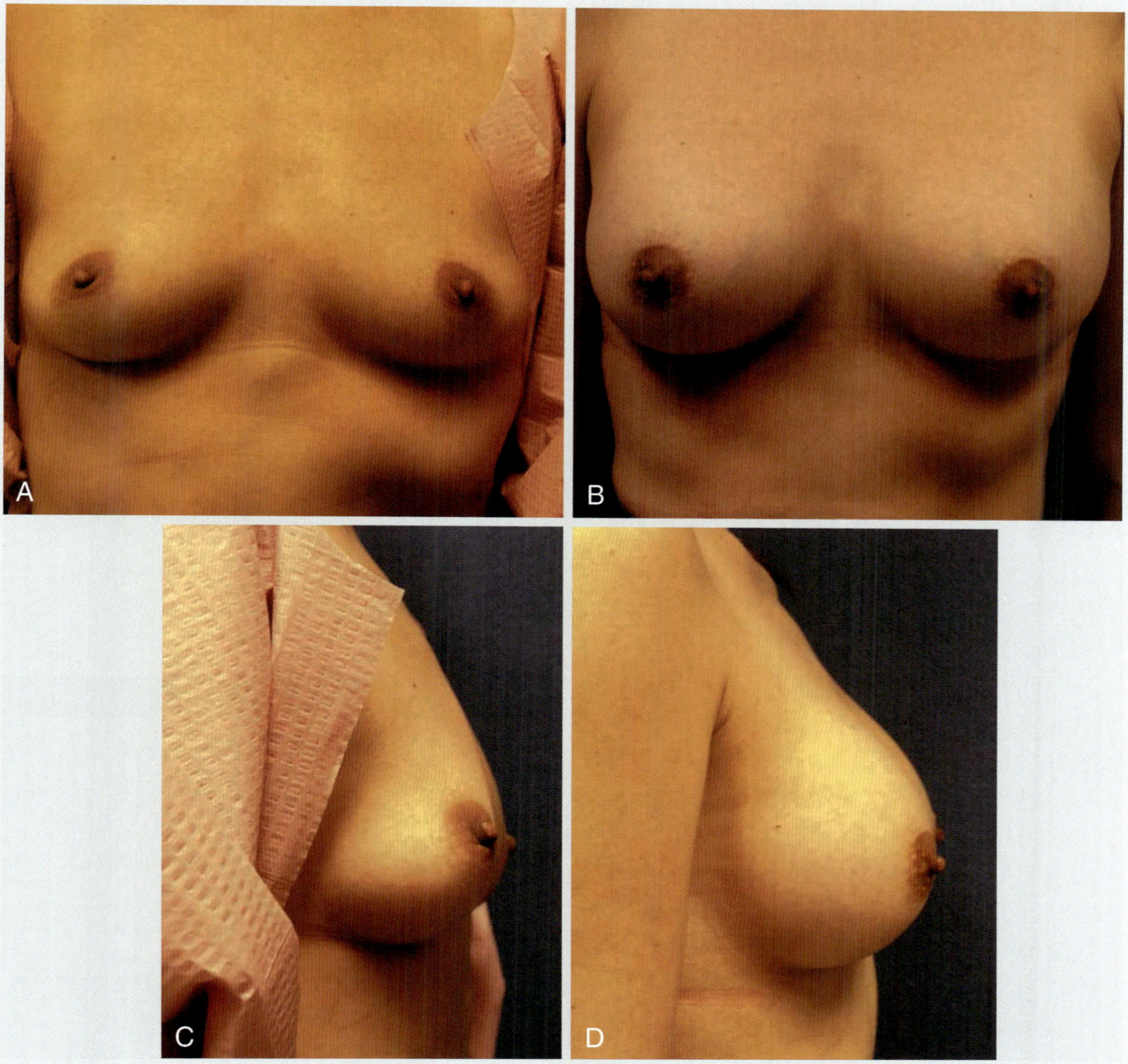

并发症处理

术后早期出现血肿或感染等并发症时，可以重新打开乳晕缘切口，取出假体，清洗腔隙内血液或脓液。利用光导牵开器检查整个腔隙内的止血情况。根据需要放置引流管，引流管可以通过切口或旁边另外开口引出。如果条件允许可以重新置入假体，然后关闭切口。

术后远期偶尔会出现假体移位。可以从原乳晕缘切口进入，有利于暴露整个腔隙，取出假体并浸泡于抗生素溶液中备用。根据需要切除或松解包膜，调整假体位置后，重新放入原假体，关闭切口。

二次手术

随访时如果患者希望调整假体大小。通过乳晕缘切口可以很方便地置换不同大小的假体。如果包膜腔大小足够，可以直接置换更大的假体，如果需要调整包膜腔，通过乳晕切口也很容易操作。如果置换较小假体，可先行包膜缝合术来缩小囊腔。如果假体移位，可通过乳晕缘切口观察并调整囊腔。

经乳晕缘切口可以很容易地进行包膜切除术。从切口到达包膜后，用电刀将乳腺组织或肌肉从包膜表面剥离。暴露包膜表面 3~4cm 区域后，就可以打开包膜取出假体。如果假体破裂，可以用牵开器固定住纱布或塑料膜以保护好周围的乳腺和皮肤，用手指或 Allis 钳夹住破碎的假体外壳，然后两手交替将游离的硅胶快速拉出（就像太妃糖拉丝一样），最后再用多个海绵棒将包膜腔内表面残余的硅胶擦拭干净。用缝线关闭包膜腔后完整切除包膜。从乳晕缘切口不论在包膜前表面还是后表面剥离，向各个方向距离相对都较短，便于分离。去除包膜后，使用脱细胞真皮基质或其他补片材料可以减少包膜挛缩的复发，通过乳晕缘切口置入补片材料，可以在直视下将其缝合至筋膜上。

乳晕缘入路也特别适合筒状乳房，因为乳晕直径很大通常需要行双环固定来缩小乳晕。也能很容易暴露乳腺下极进行放射状切开以扩大容积。对于轻微乳头下垂或乳头不对称的患者，可以通过双环法来调整乳头乳晕位置，通过乳晕下缘切口做乳腺后或肌肉下层次剥离，来植入假体。

随着时间推移，乳晕缘入路隆乳后伴有乳腺组织下垂时可行乳房悬吊术。无论何种切除皮肤的上提方式，乳头乳晕上蒂法都是一种可靠安全的术式。

然而，对于那些单纯取出假体不行悬吊术的患者，作者通常采取 IMF 入路取出假体和包膜。作者的经验是，再次乳晕切口手术后，由于容积缺失往往会出现轮廓塌陷和（或）乳晕切口皮肤皱褶。

结论

乳晕缘切口隆乳术是一种安全有效的手术入路。与 IMF 或腋窝入路相比，其有更好的腔隙视野，可以更精确地剥离腔隙且术后瘢痕隐蔽。由于切口斜行绕过乳头乳晕感觉神经下方，因此，不会影响乳头乳晕的敏感性。虽然有些医生已经放弃了乳晕缘切口入路，认为其会增加生物膜污染的风险，容易导致包膜挛缩。然而，作者行乳晕缘入路隆乳术的包膜挛缩发生率<1%，所以，作者还是倾向乳晕缘切口行隆乳术。

手术成功要点

- 采用乳晕缘切口，乳晕直径应≥4cm。
- 乳腺组织分离宽度应窄于切口。
- 必须进行细致止血。
- 轻提肌肉手指剥离疏松组织可减少损伤。
- 假体直径不能超过乳房基底直径。

（关几梦 艾剑英 乔丛蓁 郑丹宁 译 陈育哲 校）

参考文献

1. Li, S., Chen, L., Liu, W., Mu, D., Luan, J., 2018. Capsular contracture rate after breast augmentation with periareolar versus other two (inframammary and transaxillary) incisions: a meta-analysis. Aesthetic. Plast. Surg. 42 (1), 32–37.
2. Adams, W.P., Culbertson, E.J., Deva, A.K., Magnusson, M., Layt, C., Jewell, M.L., Mallucci, P., Hedén, P., 2017. Macrotextured breast implants with defined steps to minimize bacterial contamination around the device: experience in 42,000 implants. Plast. Recon. Surg. 140 (3), 427–431.

第 3 章

假体隆乳术——腋窝入路

Louis L. Strock

引言

根据美国美容整形外科学会(ASAPS)最新统计数据,隆乳术越来越受欢迎。作为美国最常见的美容外科手术,2017 年有超过 33 万名女性实施了隆乳术[1]。全球范围内最常用下皱襞切口的隆乳方式。很大程度上这是受长期观念影响,即下皱襞术式操作简单且术后效果稳定。

然而越来越多文献证明,腋窝入路隆乳术同样具有稳定可靠的术后效果,与下皱襞入路相当且避免在乳房表面留下切口瘢痕,这个独特的优点也是下皱襞入路所不具备的。最近文献综述中,学者 Lista 和 Ahmad[2]支持腋窝入路与下皱襞入路隆乳术后效果相同的观点;还有其他研究文献描述了腋窝入路隆乳的几种不同技术,以及获得良好可靠效果的观点[3-6]。

本章讨论了作者在内镜辅助经腋窝入路隆乳术中的常用技术[7,8]、基本原理,以及影响术后效果稳定可控的重要技术细节;这些细节保证了手术结果与下皱襞入路隆乳术相当。

适应证和禁忌证

作者认为任何隆乳术都能采取腋窝入路,但最后还是需要患者自主选择。患者了解腋窝入路时应该得到全面而正确的信息,事实上,患者知道的信息并不一定正确,许多医生虽然也向患者介绍腋窝入路,但持偏见的态度,通常是因为医生缺乏经验或不喜欢腋窝入路,所以医生更愿意提供方便的下皱襞入路。

应该先向患者解释腋窝入路技术的原理,以及内镜辅助下操作的精准程度与下皱襞入路是相同的,然后再让患者选择哪种手术入路。作者的腋窝入路技术与其他腋窝入路不同之处在于所使用的设备不同。如果患者不希望乳房表面有手术切口,就可以选择腋窝入路。

有人会提出是否有些乳房条件不适合腋窝入路?作者认为任何隆乳术都适合腋窝入路,包括各种乳房组织条件或各种型号的假体。除了那些明显乳房下垂需要做上提手术的患者外,腋窝入路也适合轻微乳房下垂的患者。

术前评估和特殊注意事项

术前评估包括:了解患者对切口位置的要求,详细解释选择切口与剥离腔隙的关系,评估患者乳房组织类型,尤其是下垂乳房隆乳后能否达到预期结果。因为作者在隆乳修复手术中,遇到大量想通过假体隆乳术解决乳房下垂而没有做乳房悬吊的案例,术后对假体位置和乳房外观都不满意。

关于腋窝切口位置的几个重要问题,应加以理解。切口如果能设计在腋毛区内,愈合后几乎可以做到难以觉察的程度,当然这也需要很长的时间。不同种族之间存在差异;亚裔、西班牙裔和红发高加索裔人群瘢痕成熟所需的时间最长。作者通常会告诉患者,手术切口一般在 4 个月后明显变浅,1 年后就会难以察觉。

作者对于一线网球运动员、艺术工作者和大型体育赛事拉拉队员等患者,均常规采取腋窝入路隆乳术。只要术前教育使患者有合理预期,通常就不会有问题。当然,这类人群也可以选择下皱襞入路,如果不愿意在乳房表面留有切口则会选择腋窝入路。除非患者要求，作者通常不会选择乳晕缘入路。

手术方法

术前标记

作者做术前标记的顺序如下。首先，用虚线标记从胸骨切迹到剑突的胸壁前正中线。要特别注意与胸廓形状轻微或显著不对称的相关问题。这些标记在与患者交流中很重要。然后，标记 IMF 及双侧乳房中线。测量乳房宽度、侧方软组织厚度，预期乳房宽度，并记录在锁骨下方的皮肤上以供参考和拍照（图 3.1）。

根据乳房组织类型和假体型号确定 IMF 位置和形状并做标记。乳头到下皱襞的距离需要在皮肤最大拉伸状态下进行测量。根据 Caplin 的 St. Louis 公式进行计算[9]，假体高度（圆形假体的直径）和突度之和除以 2，如果软组织较厚，再加上 0.5~1cm（图 3.2A）。作者在实际应用中体会到，这个公式适用于任何切口隆乳的术前设计。

检查双侧乳房标记点是否对称：测量胸骨切迹到胸骨中线与下皱襞相交点的距离，确认两侧距离是否相等。发现两侧胸廓显著差异时可适当调整。然后将下皱襞线中点向内外侧延伸。IMF 内侧的顶端就是离断胸大肌最上缘止点的参考（图 3.2B）。

下一个是标记切口线。无论什么假体都要先标记腋顶。如果有明显的皮肤折痕可以用作切口，大多切口线位于腋顶前侧一些。将切口后端略向前移使切口尽量全部保持在腋毛区内（图 3.3）。作者常用的切口设计有 V 形、回旋镖形和开放 S 形。最后术前拍摄标记线以便术中参考。

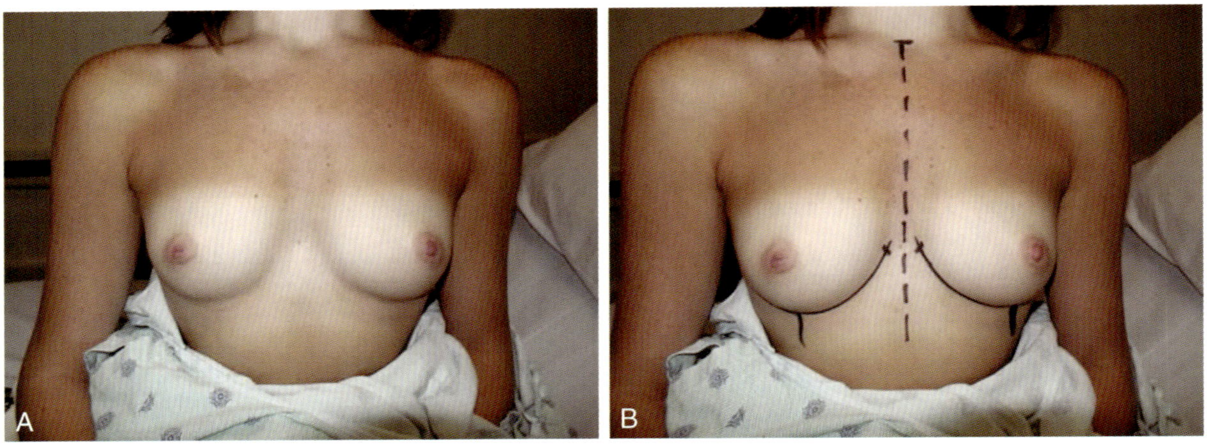

图 3.1 （A）术前照片。（B）术前标记胸部正中线和原有乳房下皱襞。

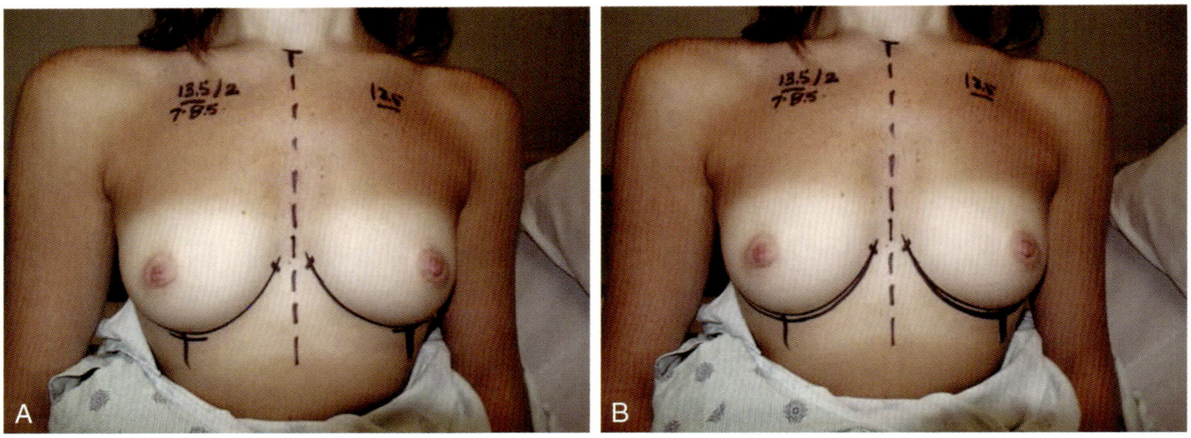

图 3.2 （A）术前标记：根据 Caplin 的 St. Louis 公式计算获得乳头到新下皱襞的距离值，在皮肤最大拉伸状态下，根据该距离标记新下皱襞位置。（B）从新下皱襞标记点画出下皱襞弧线。图中显示新下皱襞与原下皱襞的不同位置和形状。

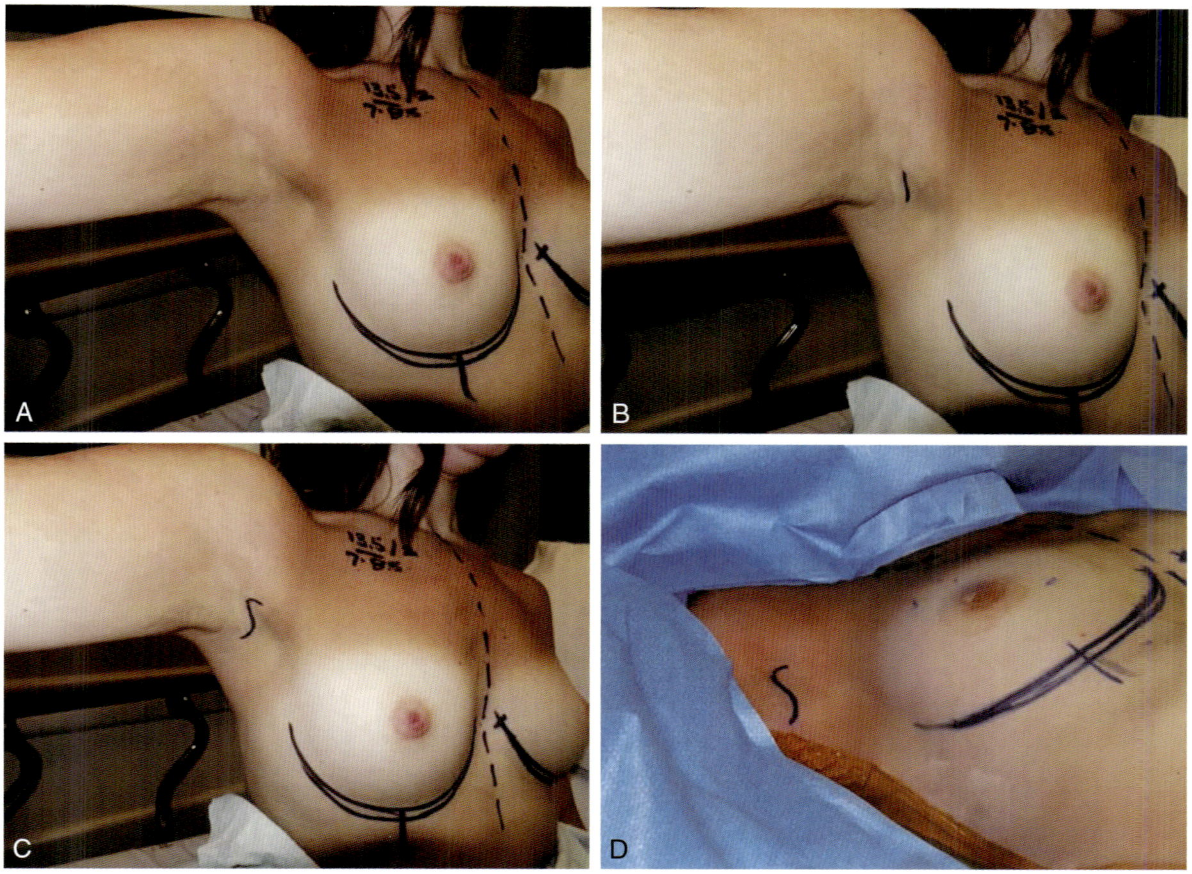

图 3.3　(A)腋窝未标记。切口应全部位于腋毛区内。(B)在腋顶标记腋窝切口前端。(C)完成切口标记,根据皮肤特点和较大的假体,设计开放 S 形切口。(D)显示术前切口位置和形状。

术中标记

术前对标记线常规复核,完善准备后患者平卧位、手臂外展 90°,随后消毒铺巾。特别注意在静止和拉伸时乳头到 IMF 的距离,因为作者术中要根据标记进行全面的组织松解并剥离腔隙,所以需要非常细致认真的术前标记。

手术细节

切口和组织通道

腋下做 4cm 的切口,位置如前所述。做切口垂直线标记便于缝合时对齐。然后,朝向胸大肌外侧缘方向剥离,尽量靠近浅层并避免进入腋窝,损伤肋间臂神经,这一点要特别注意。开始时使用四爪皮肤牵开器协助,确保皮瓣不至于过薄(图 3.4A)。然后换用光导牵开器暴露胸大肌外侧缘(图 3.4B)。从胸大肌外侧缘进入胸大肌后疏松间隙,然后用手指伸入胸大肌深面,在胸大肌和胸小肌之间剥离出一个空间。作者称这种方式为“手指清除法”。作者一般不用电刀来剥离,因为轻柔的钝性分离进入腋窝优点更多。初步完成入路通道部分。

直视的腔隙分离与肌肉松解

将内镜牵开器深入剥离通道,方向指向原 IMF 最内侧皮肤标记点(图 3.5A,B),牵开器套筒内为 10mm 直径的 30°内镜。乳晕水平腔隙内血管很少,几乎不出血(图 3.5C)。不断调整内镜所指方向,使用带吸引的铲状尖头电刀在直视下均匀剥离腔隙,使胸大肌下腔隙均匀暴露。辨识胸壁肋骨表面解剖特征,避免因胸廓异常或肋骨异常而造成气胸。全程使用电刀剥离可以最大限度地减少出血。腔隙剥离完成后,就可以进行胸大肌离断了。

根据乳房组织特点和假体类型来决定剥离层次,以及离断胸大肌的位置和程度。操作中应该随时比对

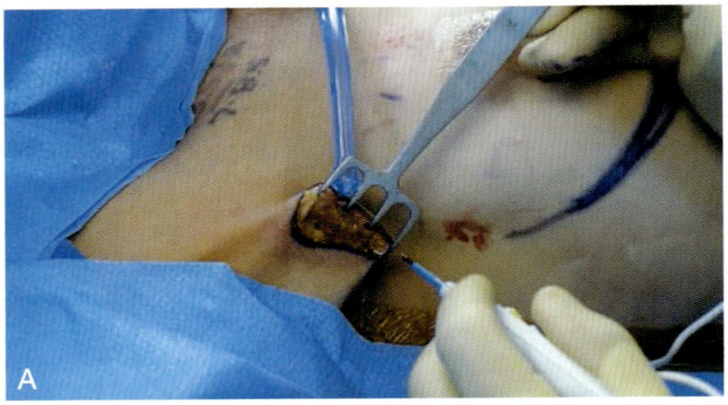

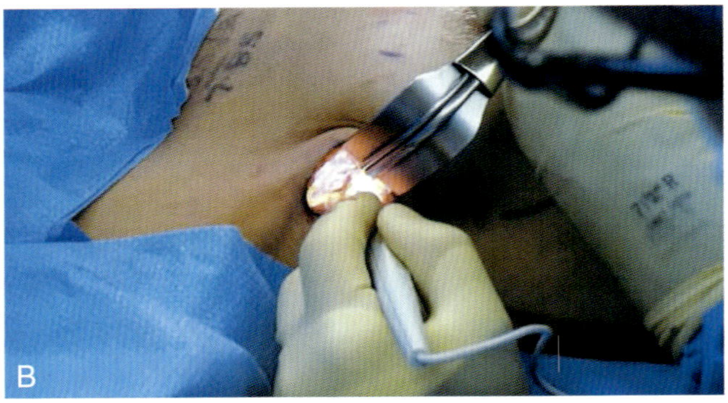

图 3.4 (A)开始在皮下浅层剥离，此段皮瓣略薄且避免进入腋窝深部。(B)使用光导牵开器协助识别胸大肌外侧缘。在胸大肌下层与胸小肌上层之间建立通道，以置入内镜器械和乳房假体。

腔隙内外的解剖标记。如果原 IMF 位置不变，就在原 IMF 上方约 2cm 处离断胸大肌。如果需要降低原 IMF，就正好在原 IMF 水平离断胸大肌(图 3.5D,E)，然后在胸大肌筋膜浅层向下剥离，一直到新 IMF 水平为止(图 3.5F)。可以根据需要对不同情况进行不同的剥离，对于不对称的患者也可以进行两侧不同的松解。

使用这种技术可以精确地掌握双平面剥离的程度(图 3.5G)。在处理假性下垂或轻度下垂时，虽然都需要将肌肉组织从腺体上剥离下来。但两者不同之处在于，轻度下垂的 IMF 降低了，而假性下垂的 IMF 保持不变。

在 IMF 位置、形状及双平面剥离完成后，用 Agris-Dingman 剥离器再检查一下剥离是否充分。重新置入内镜检查剥离腔隙范围是否和术前标记一致并及时修正。注意肌肉断端的止血。然后用生理盐水灌洗腔隙，再次检查出血点。按照医生习惯，可以选择抗生素冲洗腔隙。

测量胸壁宽度是否适合选择的假体。手术医生更换新手套，将假体先放入抗生素溶液中，然后借助传送带置入假体。传送带可以降低假体接触腋窝切口毛囊和皮肤的风险。借助 2 个 1 英寸深部牵开器打开切口组织通道以便置入假体(图 3.6A)。

患者取 45°坐位置入假体。假体置入腔隙下极到达充分松解的 IMF 位置(图 3.6B)。将患者调整为 80°和 45°体位以观察假体位置(图 3.6C,D)。要保证假体位置处于腔隙底部，而非高位或仍在通道内。如果发现 IMF 形态不规则或双平面剥离不够充分的问题，立即使用 Agris-Dingman 剥离器来剥离松解，注意避免损伤胸壁和假体。

对侧可使用相同的手法(图 3.6E,F)。一旦得到满意的效果，再次冲洗腔隙并关闭切口。对于深层皮下组织用 2-0 Vicryl 缝线，深层真皮用 3-0 PDS 缝线，浅层真皮用 5-0 快吸收缝线(GUTPLAIN)或 3-0 V-Loc 缝线。根据 Maxwell 和 Falcone 的文献[10](图 3.7A)，可以将 1 英寸的泡沫胶带放置在新 IMF 的位置进行固定。放置绒面纱布和 4 英寸泡沫胶带组成的压力敷料以维持假体位置，24~48 小时内拆除。

术后护理和预期效果

24~48 小时内移除加压敷料，IMF 固定胶带保持 1 周(图 3.7B)，以减轻 IMF 水肿及稳固形态。然后，佩戴特定钢圈胸罩 1~4 周。弹力束带可以与术后胸罩同时佩戴 1~6 周，一般 1~2 周即可(图 3.7C)。特定钢圈支撑胸罩可以用至术后 6~8 周。

大多数切口不需要特殊护理。术后第 1 个月，切口颜色明显发红，然后会逐渐变浅。极少出现囊肿或其他问题。偶尔会裂开小口，简单护理即能解决。建议使用喷雾止汗除臭剂以保持腋窝区域干燥，可以防止出现上述问题。作者在得克萨斯州北部工作，天气比较热，可能是一个挑战。

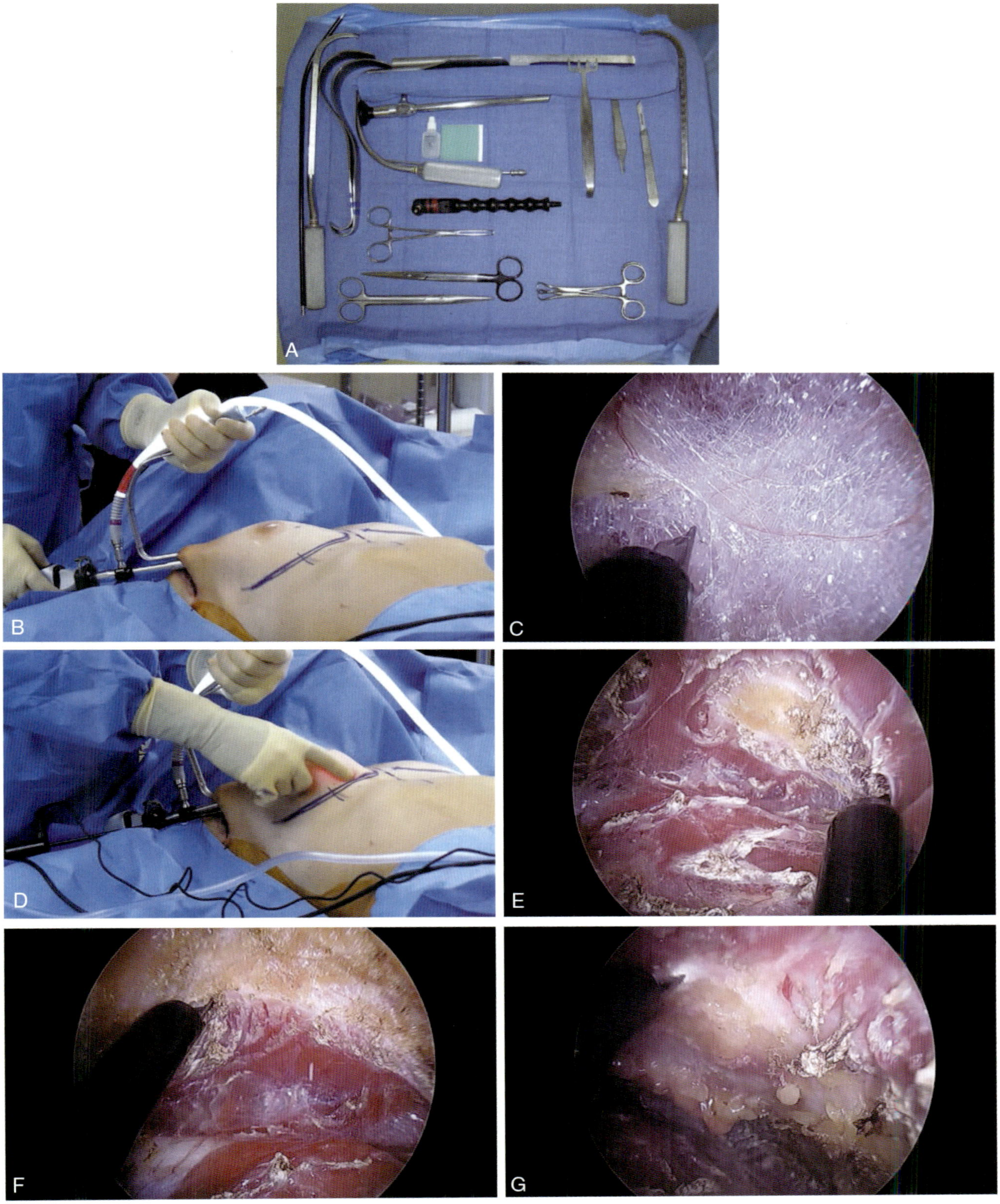

图 3.5 (A,B)内镜设备和器械,以及腔隙剥离初始状态。(C)乳晕水平的内镜画面,是分离腔隙和剥离胸大肌的起始平面。(D)外部标志与内部解剖结构对应。这是剥离 IMF 位置和形状的关键步骤。(E)开始离断右侧胸大肌。画面的右侧为外侧,左侧为内侧,肋骨在下方。在切断胸大肌之前,确认外部标志与内部解剖结构,以确保离断的是胸大肌的正确位置。该病例为降低 IMF 的案例。(F)离断胸大肌后,继续将胸大肌下端,在肌袖的表面即胸肌筋膜浅面,分离至新 IMF 水平。(G)在内镜器械的配合下,牵拉胸大肌到合适的位置,精准实现双平面的剥离。

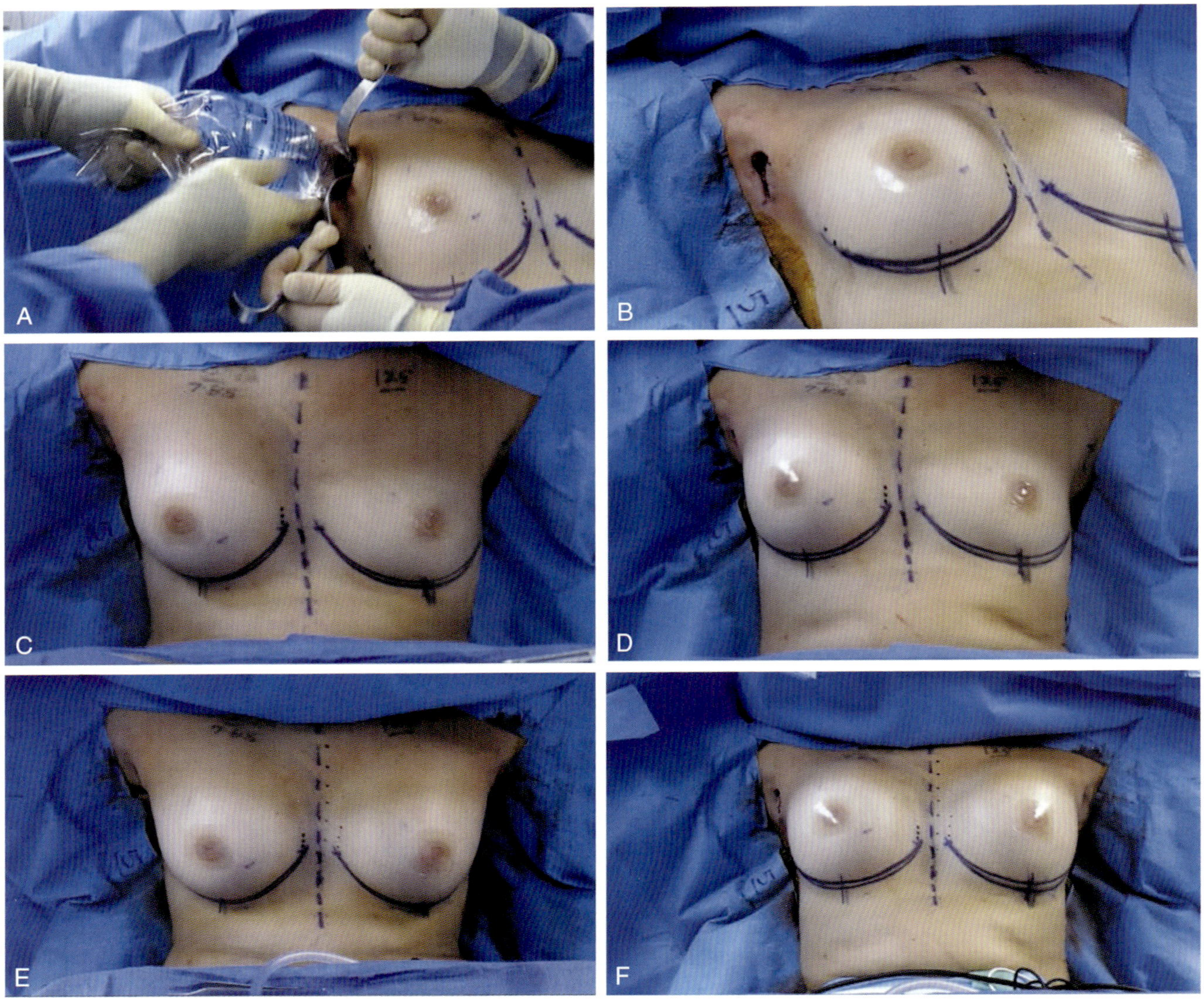

图 3.6 (A)使用传送带置入假体，可以阻隔假体与切口皮肤和皮下的接触。(B~D)将手术台调整为 80°和 45°观察，确认假体位置及 IMF 松解程度。(E，F)调整 IMF 位置且在两侧均植入假体后，再次调整手术台为 80°和 45°，再次确认 IMF 位置及两侧对称性属于理想状态。

病例分析

病例 3.1

30岁女性，要求增加2个或2个以上罩杯。患者有中等厚度的软组织和轻度不对称。患者喜欢高突Ⅱ型凝胶假体。最后选用了艾尔建 SSF 450mL 高突光面硅胶假体，腋窝入路植入胸大肌下腔隙。手术过程已在前文介绍。(A)术前正位照片。(B)术前标记正位照片。(C)术后正位照片。(D)术后侧位照片。(E，F)术后4个月的切口照片。

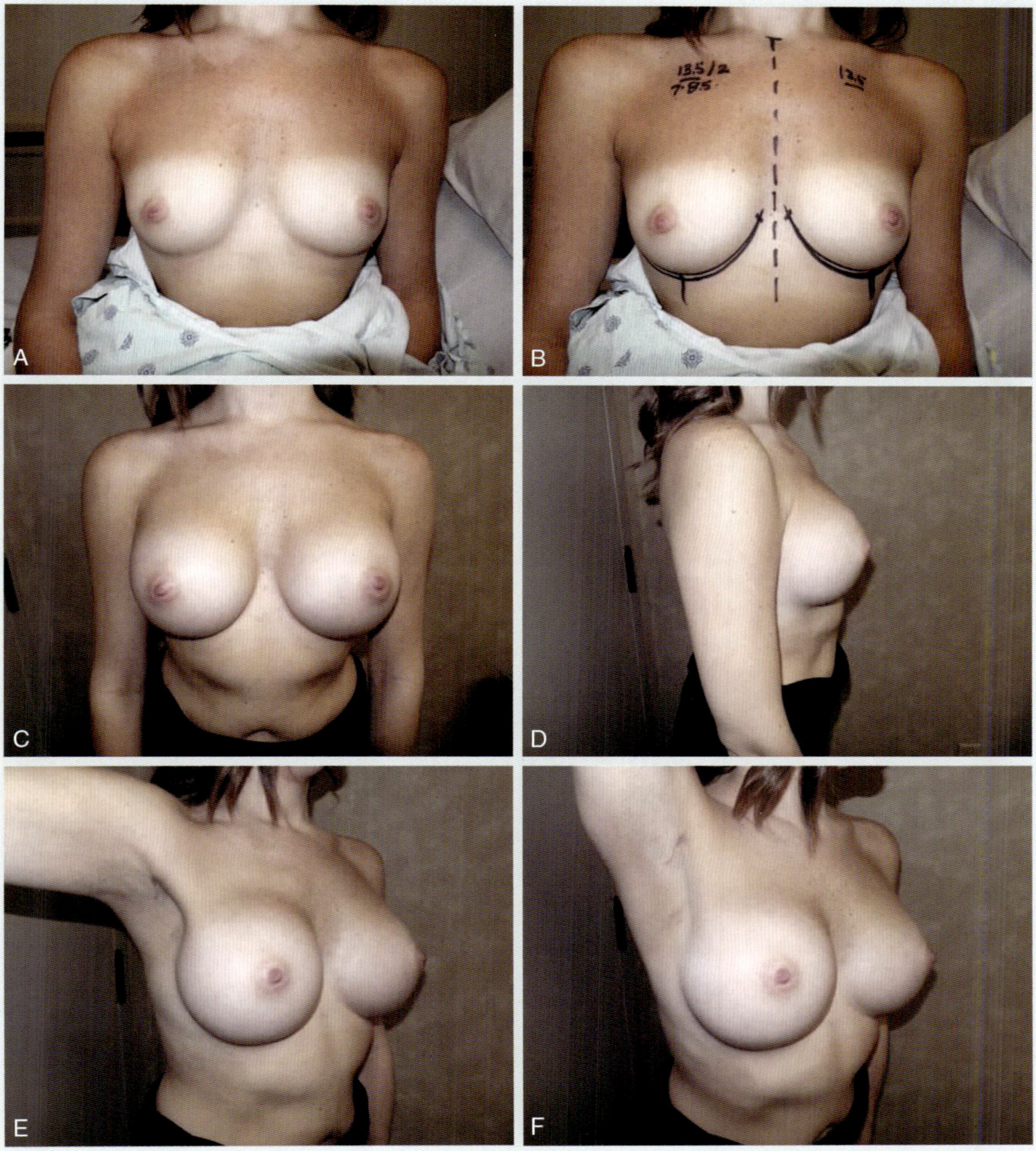

病例 3.2

22 岁女性，要求增大两个罩杯。患者乳房组织较紧致，中度不对称。最后选用了曼托 MemoryGel Xtra 405mL 中突光面硅胶假体，腋窝切口植入胸大肌下腔隙。(A,B)术前正侧位照片。(C)术前标记正位照片。(D)术后即刻照片。(E,F)术后正侧位照片。

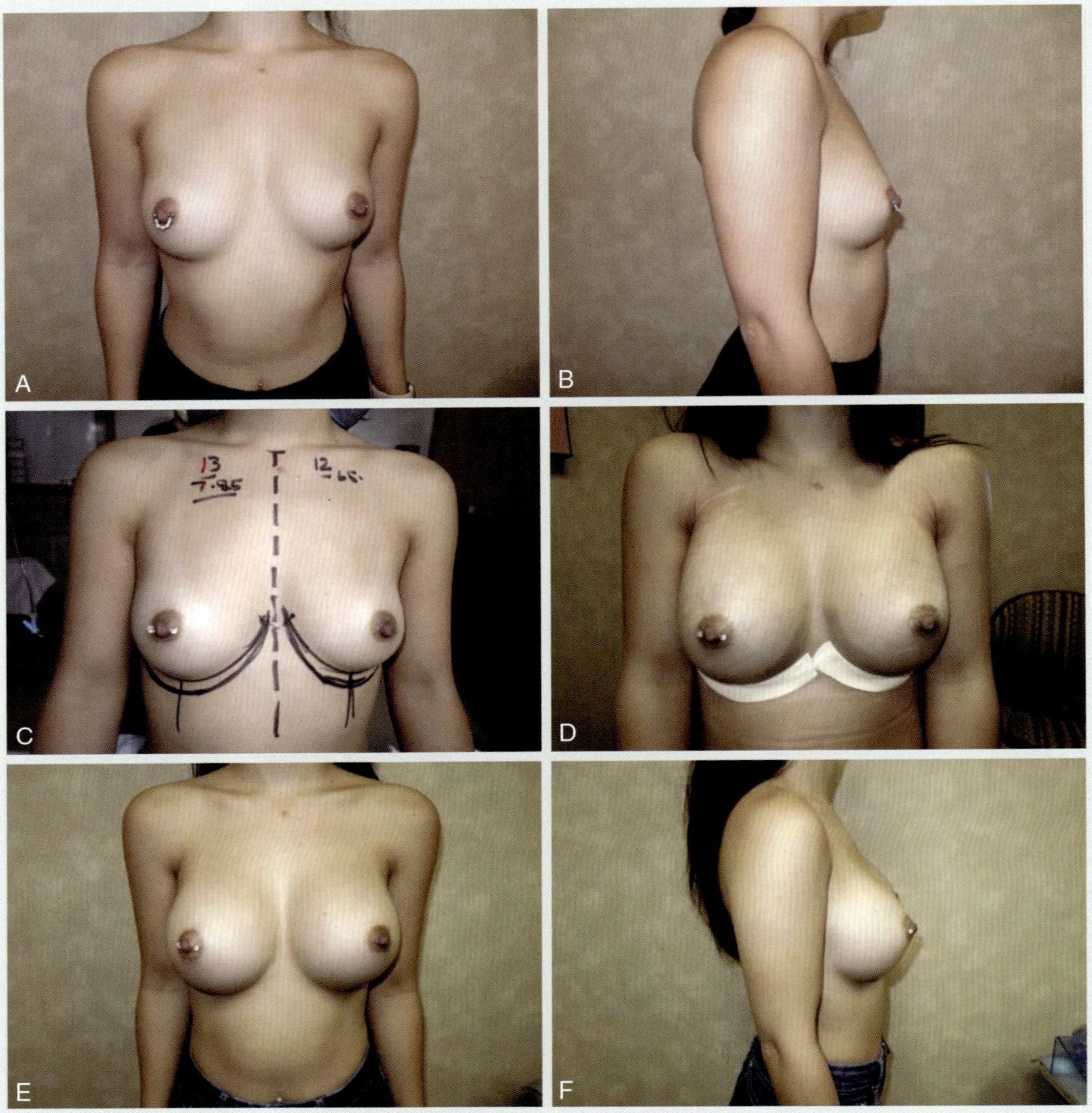

病例 3.3

37岁女性，要求增大两个罩杯。患者乳房组织较松弛，轻度不对称，轻度下垂。最后选用曼托 MemoryGel Xtra 405mL 中突光面硅胶假体，腋窝切口植入胸大肌下腔隙。(A,B)术前正位照片和术前标记照片。(C,D)术后正侧位照片。

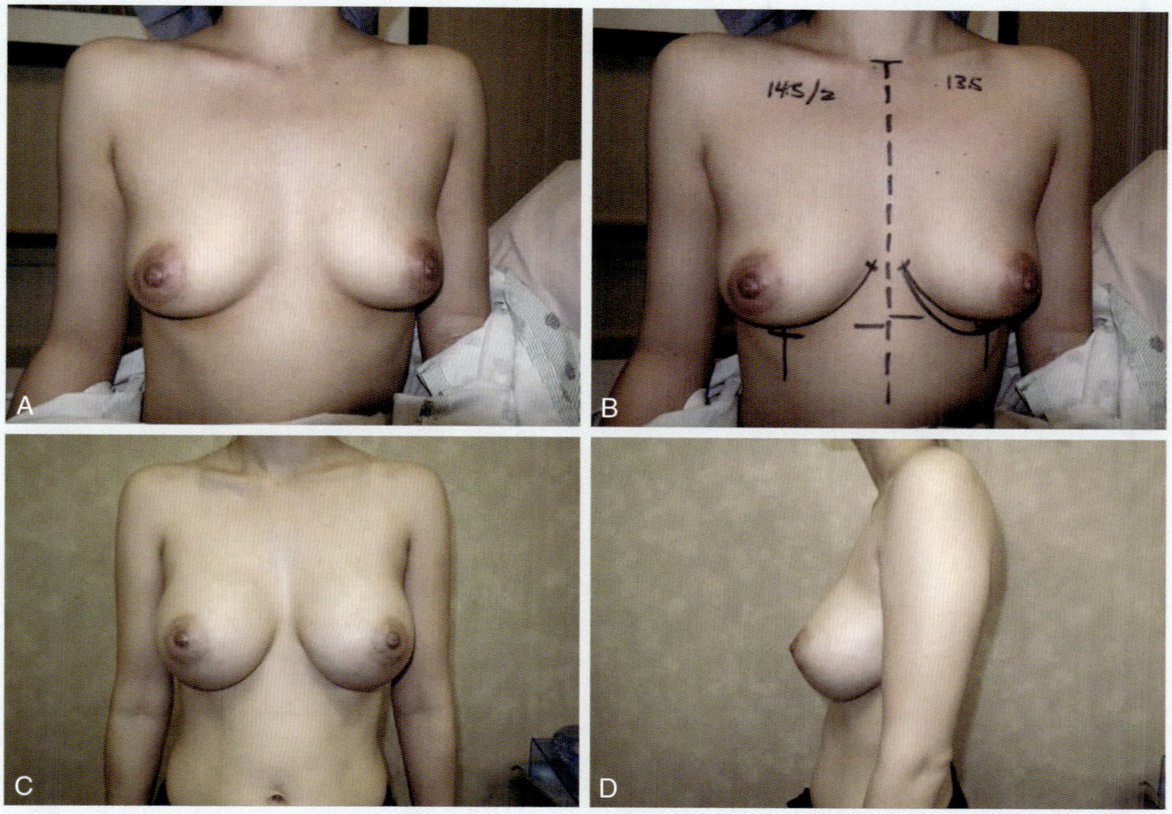

病例 3.4

37 岁女性,要求增大两个罩杯。患者乳房组织较松弛,轻度不对称,轻度下垂。最后选用曼托 MemoryGel Xtra 405mL 中突光面硅胶假体,通过腋窝切口植入胸大肌下腔隙。(A,B)术前正位和正位标记照片。(C,D)术后正位及切口照片。

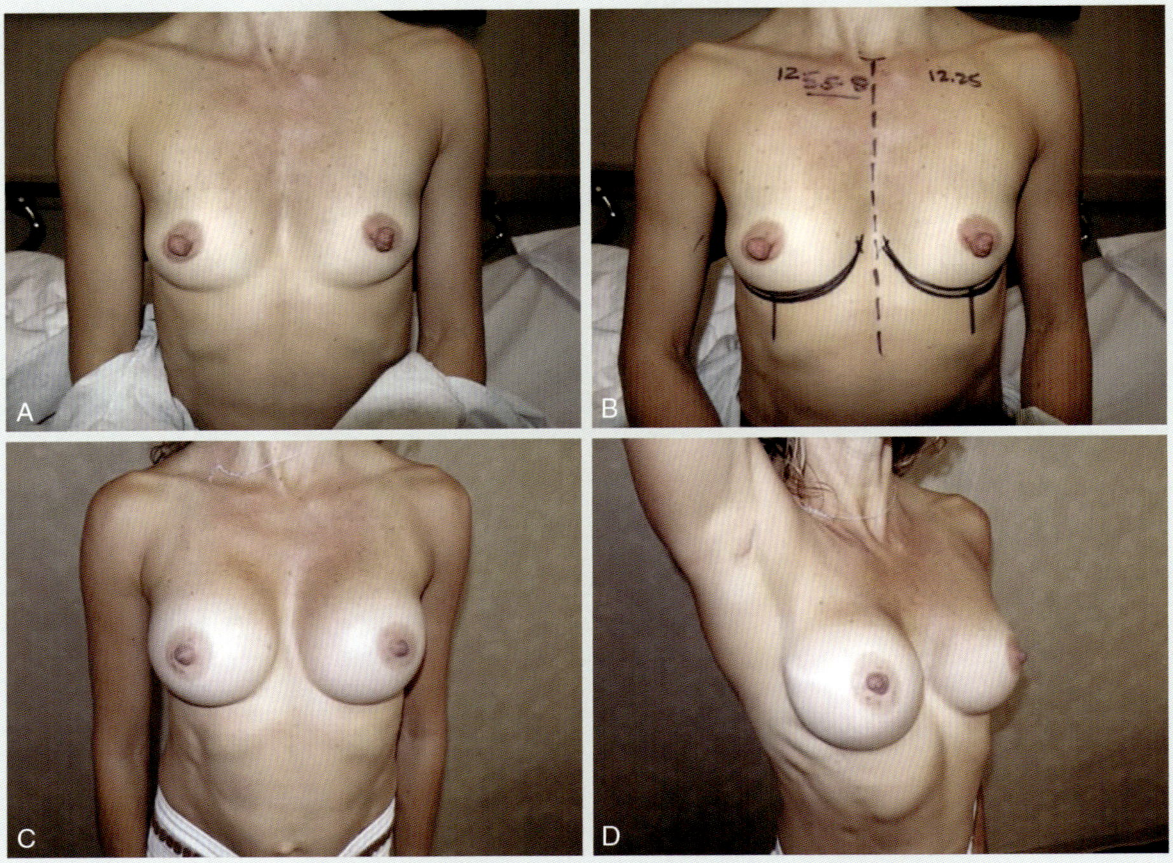

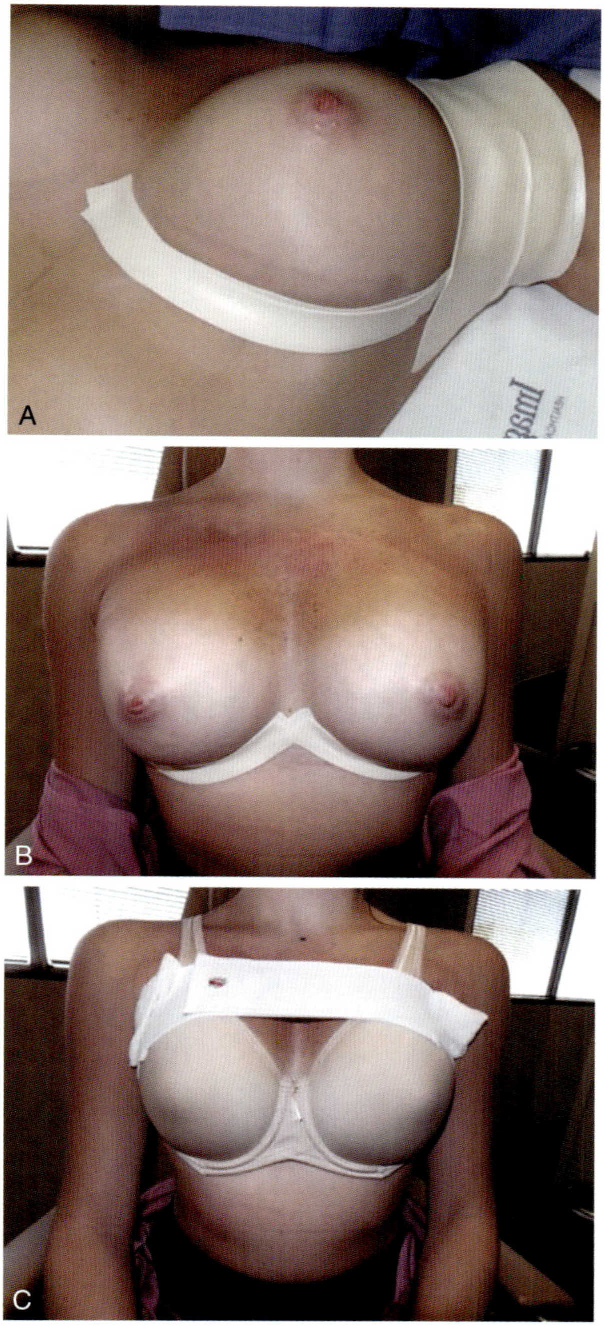

图 3.7　(A)在手术结束时,沿新 IMF 用胶带加固,并在腋窝切口加压。(B)术后第 2 天回访,保留 IMF 处加固胶带,并维持 1 周。(C)乳房上极用弹力束带维持对假体向下的压力,配合胶带和胸罩对 IMF 进行外部固定。根据具体情况,弹力束带通常使用 1 周左右。

并发症处理

腋窝入路隆乳的并发症均属于常规并发症。腋窝入路隆乳修复手术存在一些挑战。当然,如果术后早期出血仍然可以通过腋窝切口内镜直视下进行止血处理。

二次手术

如果是更换假体大小,只需要打开包膜进行微调,仍然可以采用腋窝切口。虽然作者也做过经腋窝切口包膜切除术,但并不作为首选的方法。如果出现包膜挛缩,需要进行包膜切除术剥离新腔隙或包膜切开术修复,作者通常是通过下皱襞入路完成的。如果存在假体破裂的情况,更应该选择下皱襞入路。假体破裂有时是术中发现,也有时是术前影像检查发现的。初次隆乳选择腋窝切口的患者,盐水假体更换成硅胶假体,如不需要收紧或缝合腔隙,均可以采用腋窝原切口完成置换。

结论

腋窝入路可获得与下皱襞入路隆乳同样的可靠结果。腋窝入路和下皱襞入路同时成为隆乳术的首选切口。本章提供了腋窝入路内镜辅助隆乳的基本原理和技术,视野清晰、操作可控。

手术成功要点

- 内镜辅助增加了剥离腔隙的精准度。
- 该操作是剥离通道、制造腔隙和离断胸大肌最好的程序。
- 按照术前设计,在外部标志和内部解剖对应的情况下,根据需要维持或降低 IMF 水平。
- 使用胶带和胸罩有助于稳定 IMF 并保证双平面组织的释放。

(关几梦　孙美庆　侯家康　郑丹宁　译　陈育哲　校)

参考文献

1. ASAPS 2017, 2018. Procedural statistics. Am. Soc. Aesthetic. Plastic. Surg.
2. Lista, F., Ahmad, J., 2013. Evidence-based medicine: augmentation mammaplasty. Plast. Reconstr. Surg. 132 (6), 1684–1696.
3. Huang, G.J., Wichmann, J.L., Mills, D.C., 2011. Transaxillary subpectoral augmentation mammoplasty: a single surgeon's 20-year experience. Aesthetic. Surg. J. 31 (7), 781–801.
4. Gryskiewicz, J., LeDuc, R., 2014. Transaxillary nonendoscopic subpectoral augmentation mammoplasty: a 10-year experience with gel vs. saline in 2000 patients with long-term patient sat-

isfaction measured by the Breast-Q. Aesthetic. Surg. J. 34 (5), 696–713.
5. Strock, L.L., 2015. Commentary: Transaxillary Endoscopic Augmentation with Shaped Gel Implants. Aesthet. Surg. J. 35 (8), 962–964 "Transaxillary Breast Augmentation".
6. Strock, L.L., 2015. Clinics in Plastic Surgery: Breast Augmentation. In: Bengston, B. (Ed.), Elsevier.
7. Price, C.I., Eaves, F.F., Nahai, F., Jones, G., Bostwick, J., 1994. Endoscopic transaxillary subpectoral breast augmentation. Plast. Reconstr. Surg. 94 (5), 612–619.
8. Strock, L.L., 2016. "Live Surgery Video: Transaxillary Breast Augmentation". 49Th Annual Baker Gordon Symposium on cosmetic surgery. Plast. Reconstr. Surg.
9. Caplin, DA. St. Louis Formula for IMF incision location. Personal communication.
10. Maxwell, G.P., Falcone, P.A., June 1992. Eighty four consecutive breast reconstructions using a textured silicone tissue expander. Plast. Reconstr. Surg. 89 (6), 1022–1034.

第 4 章

假体隆乳术——筋膜下腔隙

Ruth Graf, Priscilla Balbinot, Daniele Helena Pace, Maria Cecília Closs Ono

引言

胸肌筋膜是一层薄且致密的结缔组织，覆盖在胸大肌表面。它可以很容易地分离并形成假体植入腔隙。胸肌筋膜可以给乳房假体提供支撑力，即使身材苗条的患者，如果能够保证胸肌筋膜的完整性，乳房上极[1-2]的过渡也会很平滑。

各种方法（腋窝、IMF、乳晕缘、垂直和短水平切口）都可以进行筋膜下隆乳，使其成为一个通用技术。与腺体下腔隙相比，筋膜下腔隙似乎较少发生包膜挛缩，可能是因为血管化组织（胸大肌）更多[3]。

筋膜下隆乳避免了胸大肌下隆乳产生动态畸形（假体随胸大肌收缩而活动）的不良反应，恢复时间更短。本章作者总结了筋膜下隆乳技术的适应证、手术方法、术后护理、预期效果、并发症管理及二次修复手术的经验。

适应证和禁忌证

筋膜下隆乳适用于任何尺寸和形状的假体；也适用于各种入路，只取决于单纯假体隆乳还是乳房上提固定术。该技术没有禁忌证，必要时可以在内上方进行肌肉覆盖或脂肪移植，以避免较瘦乳房出现“波纹”征。

筒状乳房常表现为下极发育不全及不同程度的乳头乳晕低垂，可以建立一个筋膜下腔隙，在下极将筋膜放射状切开，并做移植脂肪覆盖成形。

修复腺体下腔隙隆乳时，可以切除浅层包膜囊，分离深层包膜囊和胸肌筋膜，剥离出一个新的腔隙。修复胸大肌下隆乳时，需要重新剥离一个新的筋膜下腔隙。

术前评估和特殊注意事项

任何类型的乳房均可行筋膜下假体植入术，即使体形较瘦的患者。理想类型是小乳房并有足够厚度的软组织覆盖[4]。如果患者很瘦且软组织覆盖较差，单纯做乳腺后假体植入效果不理想，可以在乳房上内侧区剥离部分肌肉纤维覆盖或进行脂肪移植（图 4.1 至图 4.3）。测量乳房高度和基底宽度对选择假体尺寸也很重要。

筋膜下假体植入可用于隆乳术和隆乳悬吊术。

可以通过不同假体来调整两侧乳房的大小差异，也可以在假体隆乳结束时立即采用自体脂肪移植来进行调整。如果同时进行上提固定术，可以切除一部分较大侧的乳房腺体，再用同样大小假体植入也能达到对称的效果。

轻中度筒状乳房可以经腋窝或下皱襞入路隆乳术来处理。然而，较严重的筒状乳房必须结合乳房固定术治疗（如乳晕缘切口隆乳术）。

应将筋膜做放射状切开并松解紧缩的纤维环及索带，然后在乳房下极进行脂肪填充以改善乳房轮廓。

较瘦的患者缺乏足够的组织覆盖，进行筋膜下隆乳非常具有挑战性。可以掀起一部分胸大肌纤维

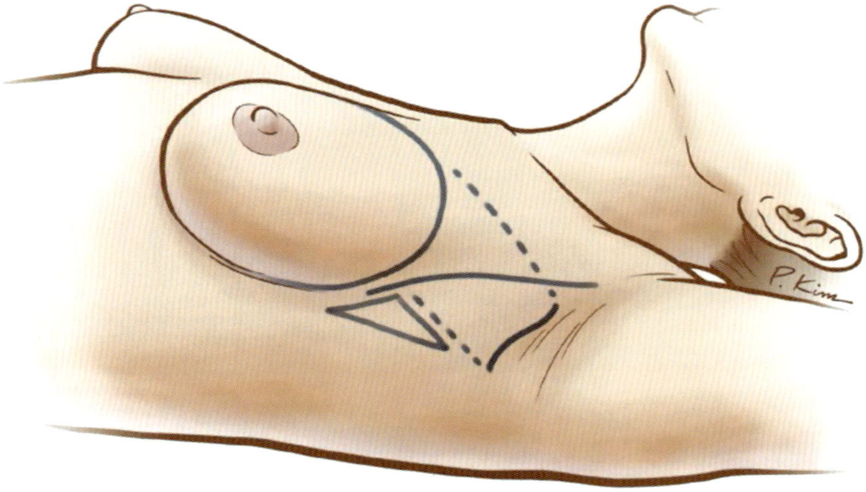

图 4.1 术前标记腋窝褶皱切口、皮下潜行分离隧道和筋膜后腔隙的剥离范围。三角形区域内含有大量的淋巴结和淋巴管。

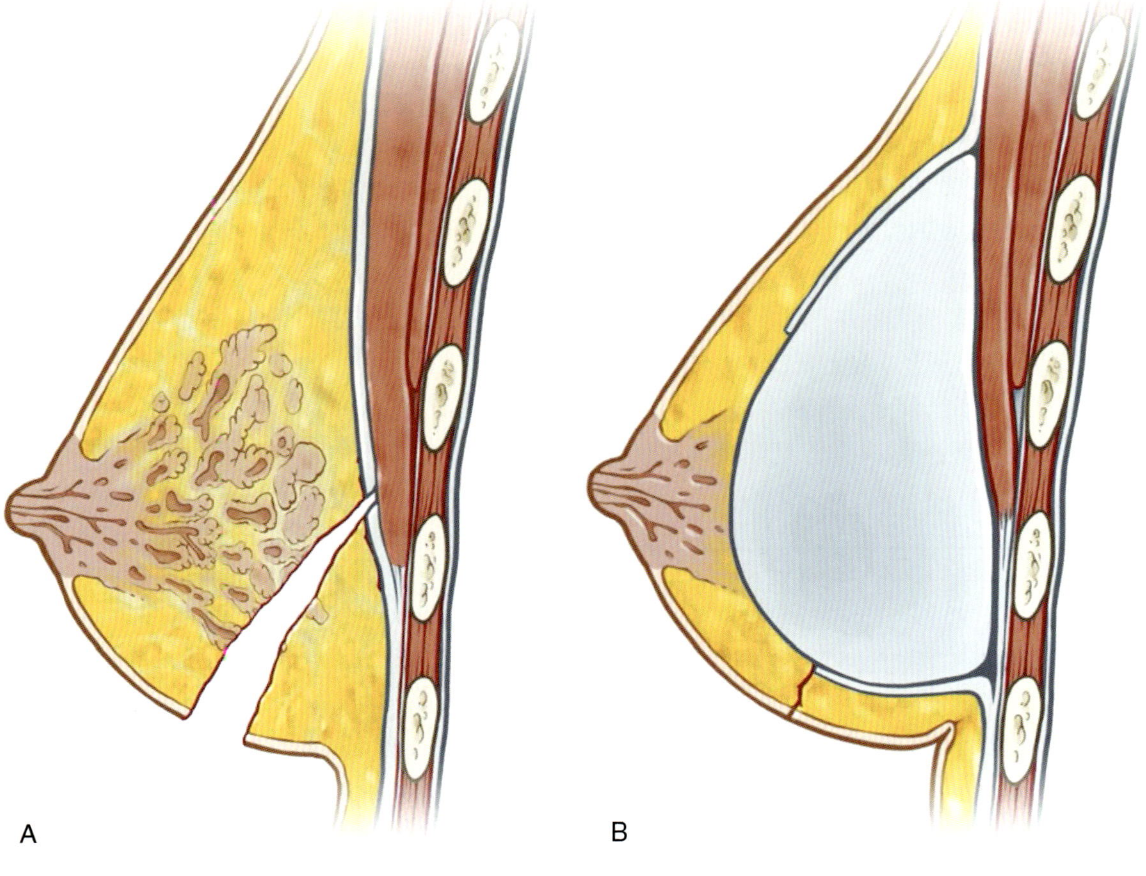

图 4.2 (A)下皱襞入路直接到达筋膜，并在乳晕水平打开。(B)筋膜下腔隙植入假体。

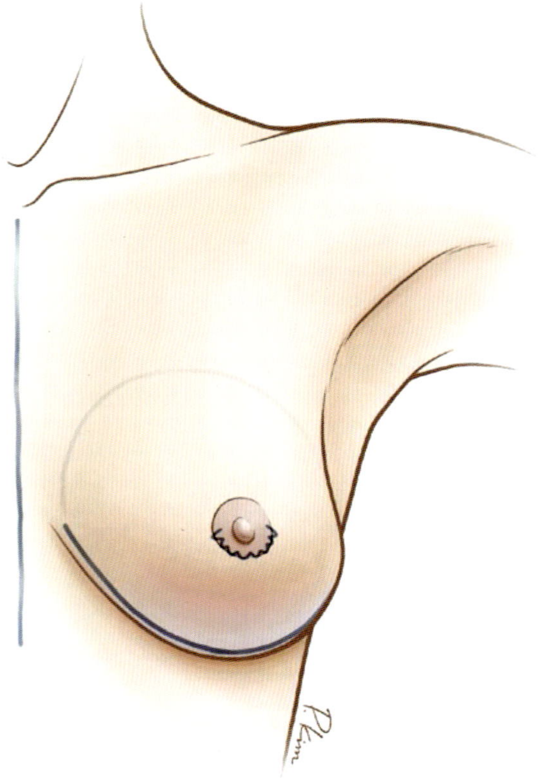

图 4.3　乳晕锯齿状切口。

作为腔隙上部软组织覆盖，可以使乳房上极过渡更平滑。也可以联合脂肪移植来改善乳房上级轮廓（复合隆乳）。

手术方法

手术相关解剖结构

胸大肌筋膜是一层致密的连接组织，起源于锁骨和胸骨，覆盖胸大肌，继续向下延伸至腹直肌前鞘。沿筋膜下平面钝性剥离具有一些特点。

在第 2 肋水平胸肌筋膜与乳房浅筋膜紧密相连，腔隙很难被剥离。这通常是腔隙的最高点，也界定了乳房的上界[5]。

沿着第 4 肋间隙有一个起源于胸肌筋膜的水平间隔与乳头相连[6]。该横隔是一个重要解剖标志，特别在乳晕下缘和环乳晕周乳房整形或乳房切除手术中。

胸肌筋膜是一个定义明确的解剖结构，由一层致密的结缔组织组成。覆盖在假体上可以减轻假体边缘感，使较瘦患者隆乳术的假体也可以植入筋膜下腔隙[7]。

术前标记

站立位进行术前标记，标记腔隙范围（乳房边界）。IMF、乳头乳晕和胸骨上切迹可以作为精确测量的关键标志点。先标记胸骨中线和 IMF。首先从胸骨上切迹到剑突画一条直线，然后从距离胸骨上切迹 5cm 处的锁骨处，朝向乳头乳晕画一条直线，一直到乳晕。根据切口位置来标记切口线。腋窝、乳晕和下皱襞切口隆乳术不会改变乳头乳晕的位置，而在环乳晕、垂直切口和倒 T 切口乳房下垂矫正术中，会提升乳头乳晕的位置（图 4.4）。

手术方法

做好切口后，开始剥离筋膜下腔隙，应避免损伤筋膜并尽量保持其完整性，遇到筋膜界限不清时，可以连同少量胸大肌纤维一起剥离，从而保持筋膜的完整。常用尖式电刀来做腔隙剥离。

用牵开器将组织向上牵拉，会使分离更容易和更精确。剥离范围为：向上至第 2 肋间隙，向内至中线旁 1.5~2cm，向下至乳晕下 5~7cm 至新下皱襞（或原下皱襞），向外至腋前线。

两侧腔隙间距应≥3cm，防止出现连乳或贯通乳。外侧剥离要谨慎，防止假体过度外移。乳房上极可以将部分胸大肌纤维与筋膜一起提起以覆盖假体的上部，可以使乳房上极过渡更平滑。

完成剥离后，开始细致止血并将假体植入腔隙。用可吸收缝线缝合筋膜。

经腋窝筋膜下隆乳

腋窝切口位于腋下自然皱褶内。在胸大肌外侧缘后 1cm 的腋窝皱褶内做一个 4cm 的 S 形切口，长度不越过胸大肌边缘。剥离皮下隧道至肌大肌外缘，绕过富含淋巴管的外侧下软组织三角区（见图 4.1）。

然后打开胸肌筋膜，用电刀在筋膜下层次剥离，可以直视或借助内镜进行。腋窝入路在剥离置入假体的隧道时可能会损伤淋巴管。因此，尽量仔细靠近皮下剥离并直接朝向胸大肌外侧缘方向，避免损伤淋巴管。

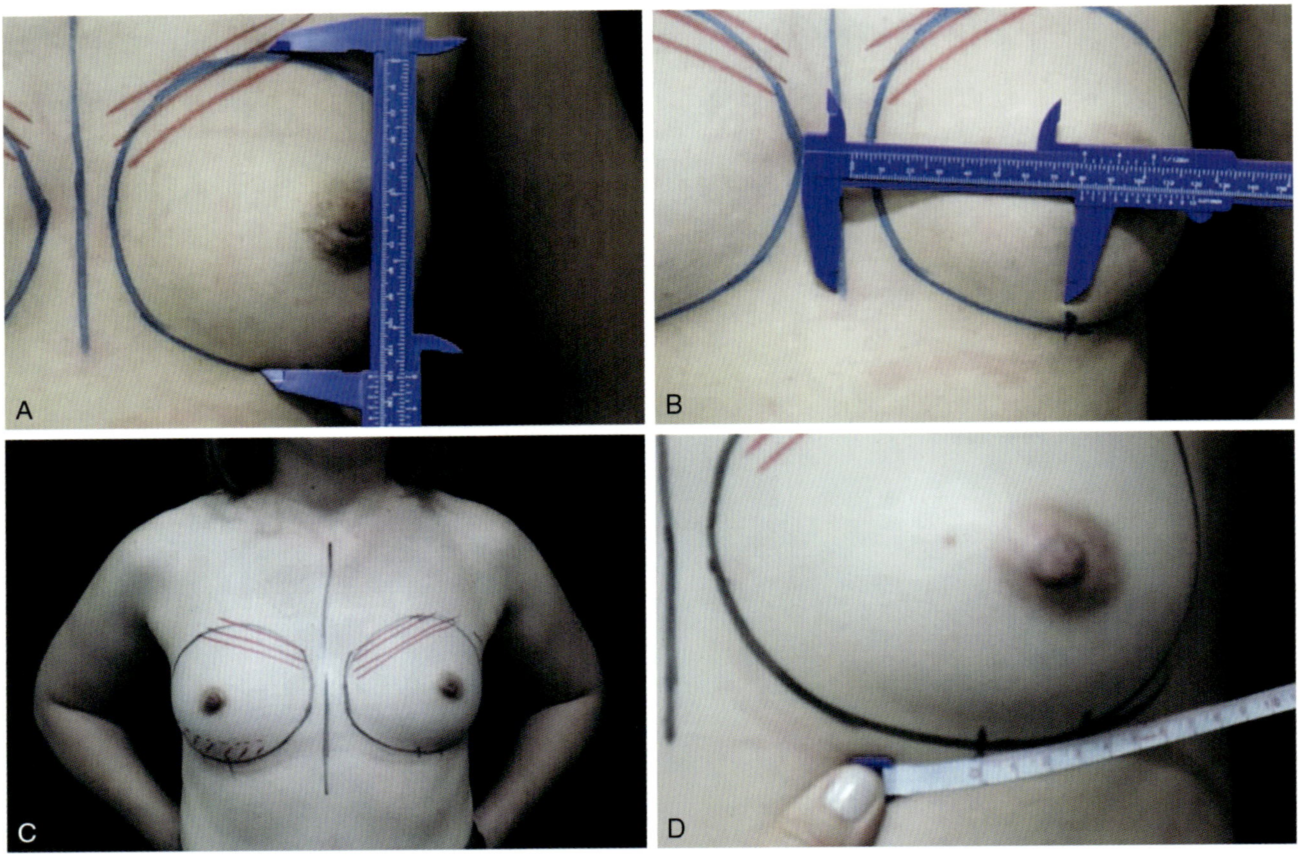

图 4.4 乳房测量。

乳房下皱襞入路筋膜下隆乳

下皱襞处做 3~4cm 切口。切开皮肤和皮下组织，向上潜行分离乳腺组织到达胸肌筋膜，在距离切口上方 3cm 处打开胸肌筋膜，然后，转向 IMF 方向，在筋膜后进行剥离，形成一个筋膜瓣。根据假体尺寸和皮肤标记剥离范围，创建筋膜下腔隙。下皱襞入路具有简单、不破坏乳腺实质、假体尺寸不受限等优点。缺点是瘢痕可见，特别是仰卧位更容易暴露；如果伤口裂开，容易暴露假体；Mondor 征发生率更高。技术细节见图 4.2。

乳晕下缘锯齿状切口筋膜下隆乳术

使用 11 号刀片在乳晕内 3 点钟到 9 点钟之间做锯齿状切口（见图 4.3）。然后，切开真皮层到皮下组织，切开腺体直接到筋膜不会破坏输乳管或乳腺。顺肌纤维方向打开筋膜，如前所述，在筋膜下腔隙向各个方向进行剥离。充分止血和植入假体后，用可吸收缝线由内而外逐层缝合腺体组织、皮下组织和真皮层。最后，锯齿形缝合皮肤切口。

乳晕缘入路

20 世纪 70 年代，首次发明乳晕入路隆乳技术，也用于隆乳上提固定术。根据测量数据标记乳晕外径切口线——距胸骨切迹 17cm 为上极标记点，距中线 9cm 为内侧标记点，距下皱襞 4.5cm 为下极标记点。连接 4 个标记点形成乳晕外径，保留 4.2cm 乳晕内径，切除内外径之间表皮。垂直切开腺体直达胸肌筋膜。然后在筋膜下腔隙向上和向下剥离，形成与图 4.5 中相同的腔隙。环乳晕隆乳术可以从切口中心位置，朝各个方向做假体腔隙以简单、精准地剥离[3]。

病例分析

病例 4.1

26 岁女性，筒状乳房，行乳晕下缘切口隆乳。(A,B)术前照片。(C,D)乳晕锯齿形切口筋膜下隆乳术、330mL 高突解剖型假体隆乳术后 30 个月照片。(E)最后的瘢痕很隐蔽。

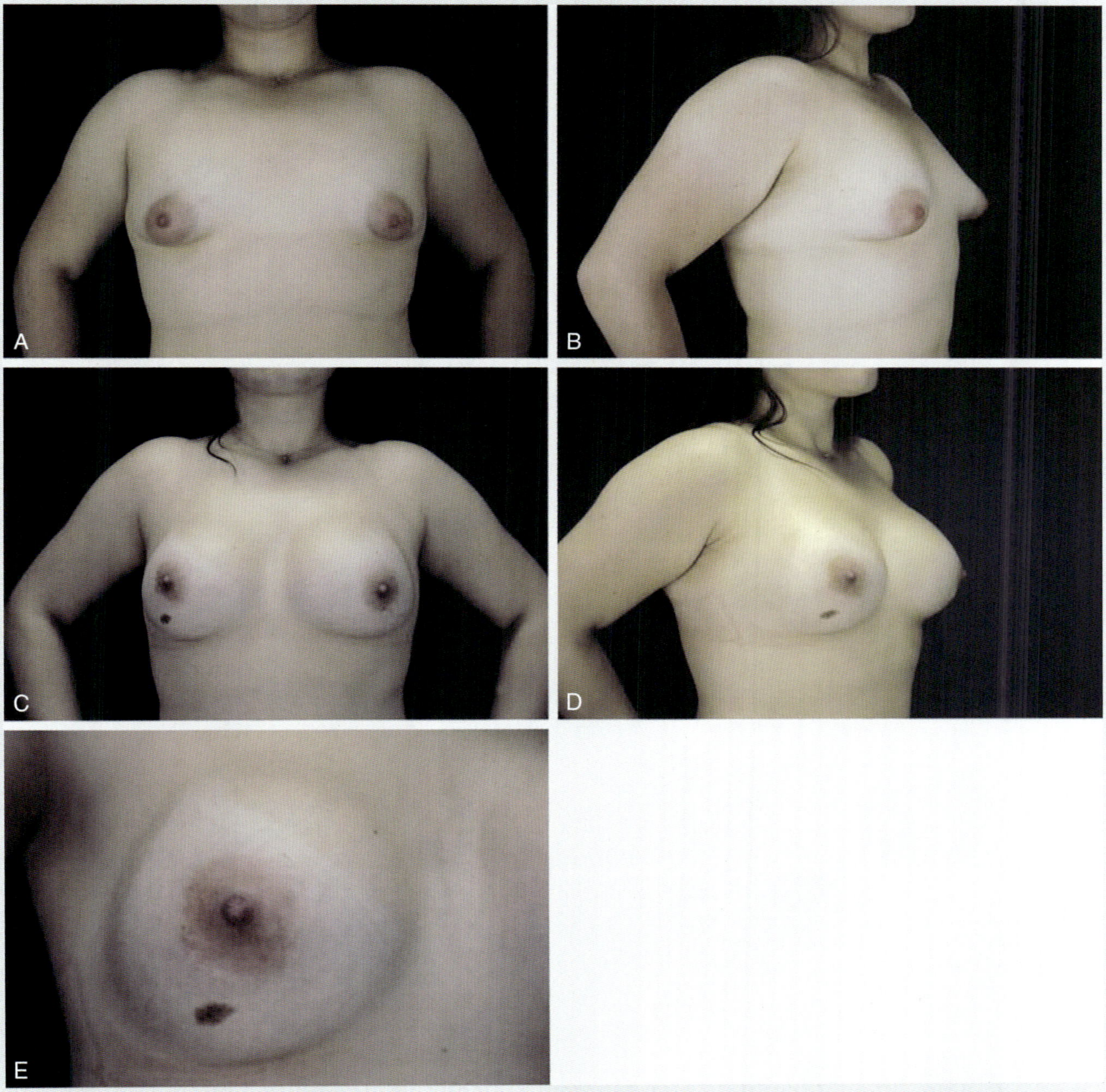

病例 4.2

23 岁女性，乳房发育不良，要求腋窝切口筋膜下隆乳(A~C)。(D~F)显示经腋窝假体隆乳术后 2 年，植入 300mL 圆形高突假体。(G)展示了腋窝瘢痕近距离视图。

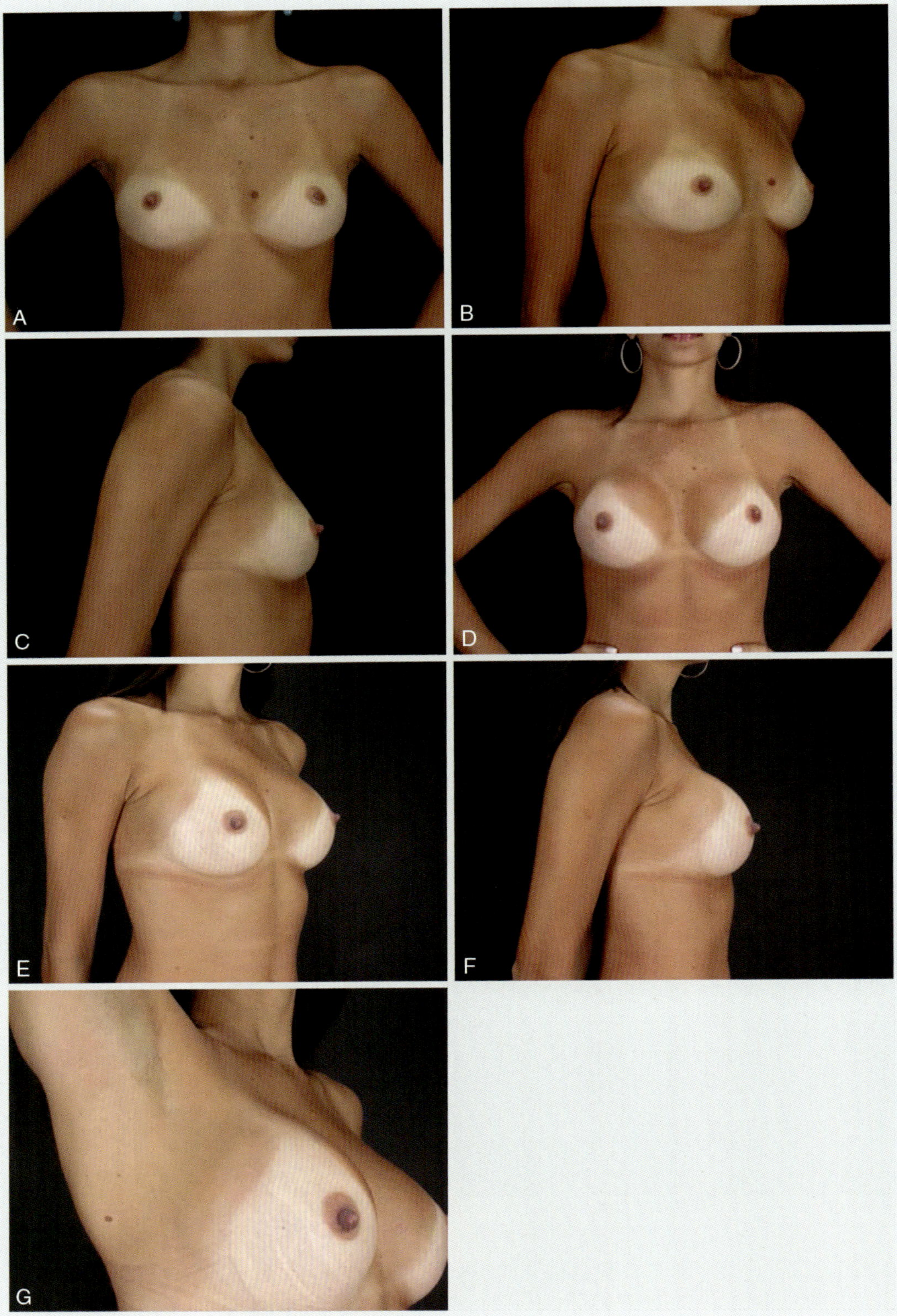

病例 4.3

32 岁女性，患有严重乳房发育不良，行下皱襞切口筋膜下隆乳术。(A~C)为术前照片。(D~F)为术后 18 个月照片，植入 300mL 圆形高突假体。(G)显示最后的瘢痕外观。

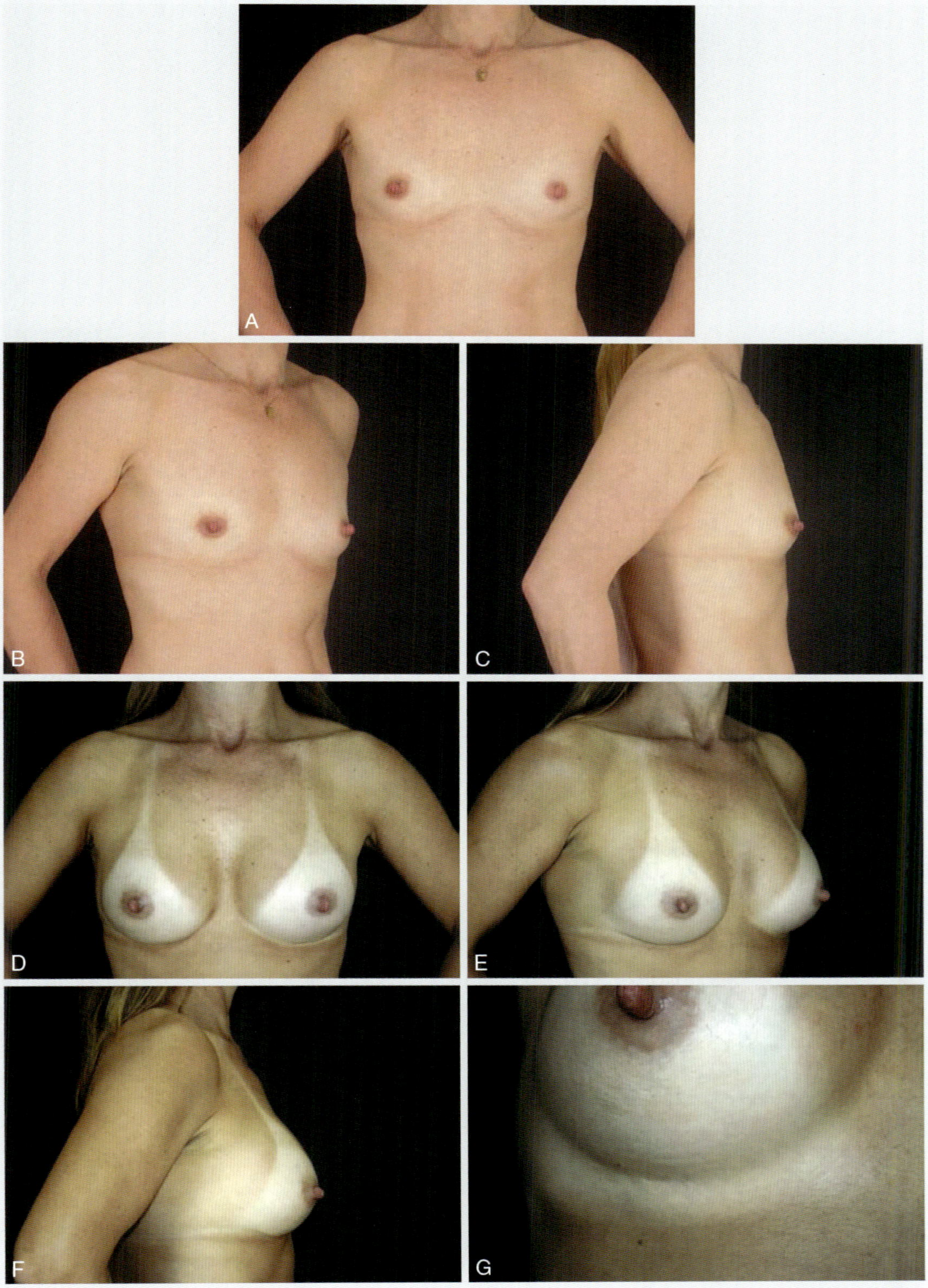

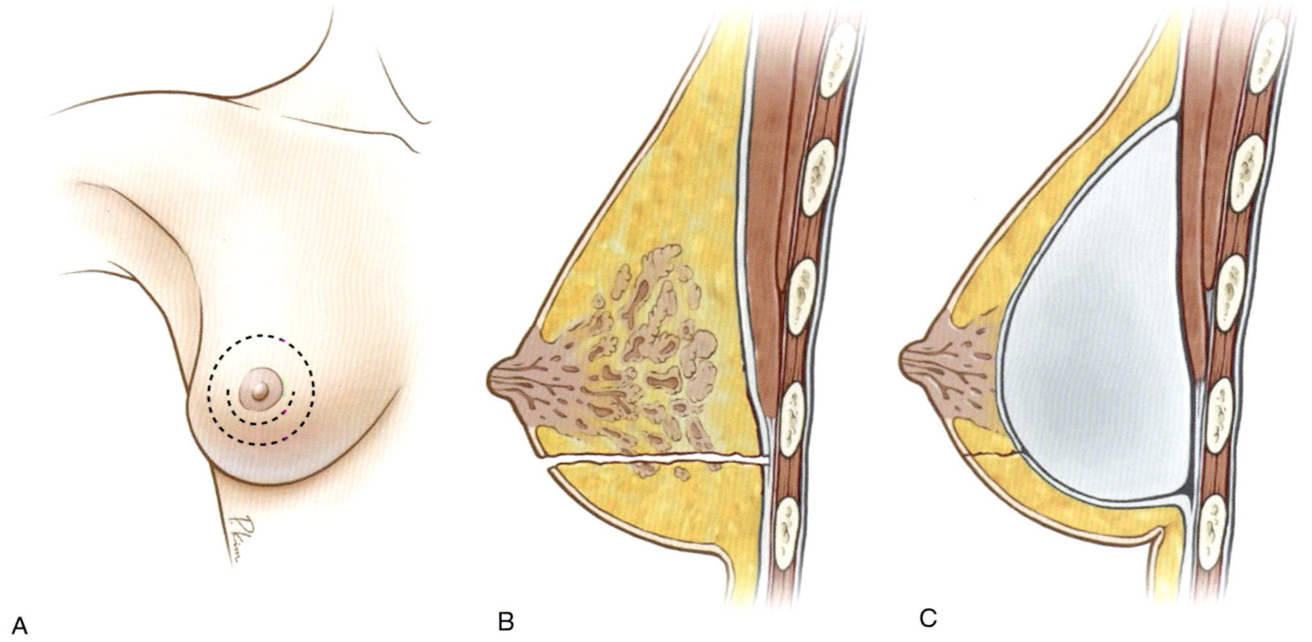

图 4.5 (A,B)乳晕缘入路直接进入并打开筋膜。(C)筋膜下平面植入乳房假体。

术后护理和预期效果

术后 1~10 天换药并进行伤口护理，直至切口清洁、无结痂。

术后通常不住院，只服用抗炎药物。建议经腋窝入路隆乳使用加压胸罩和弹力带。

淋浴时使用含消毒成分氯己定的肥皂，并使用纱布保护伤口后佩戴胸罩和弹力带。一般情况下，2 周后可以进行有规律的手臂运动，3 周后可以驾驶，1 个月后可以进行慢跑等有氧运动，2 个月后可以举重物。

筋膜下植入假体避免了肌肉下植入的缺点，如假体移位和动态畸形。也克服了腺体下植入的缺点，因为筋膜组织有更多的覆盖，可减轻假体轮廓感。筋膜下隆乳比肌肉下隆乳术后恢复期的舒适度更高。

并发症处理

如果术后第一天患者出现血肿，需要紧急进入手术室清理血肿和止血。控制感染至关重要，术前 1 小时使用氯己定肥皂淋浴，术中彻底消毒，用传送带防止假体接触皮肤，“无接触”技术对于防止感染很重要。

如果出现假体感染，必须要取出假体并使用抗生素治疗，4 个月后才能再次植入假体。如果只是皮肤切口感染，局部处理即可。

二次手术

假体移位是术后不对称常见的原因。可能是由腔隙剥离不当或早期过度运动造成的。解剖型假体在术中已旋转或出现血清肿时产生旋转，都可能导致不对称。假体轻度移位可以用塑形胸罩和弹力带行保守处理。严重或时间长者需二次手术，可以通过扩大或缝合缩窄腔隙来处理。有时，隐形血清肿和双包膜也会使解剖型假体旋转。

针对术前胸部不对称的情况，第一次面诊时就要与患者讨论最优处理方案。有些不对称需要植入不同大小的假体；有些需要移植脂肪使乳房形状更匀称；有的需要去除多余皮肤，例如，一侧用环乳晕切口，另一侧用垂直或短水平切口；有的明显不对称，需要一侧切除乳房组织，然后放一个小假体，另一侧放一个大假体来达到更好的对称。

对于出现“波纹”征和假体边缘的患者，修复手术不再采用筋膜下腔隙，或直接通过脂肪移植来改善。

包膜挛缩是最难处理的并发症之一。Baker Ⅱ 级保持随访，不做修复手术是更好的选择。Baker Ⅲ 和 Ⅳ

级就需要进行修复手术。如果出现与包膜挛缩相关的血清肿，需要进行超声引导针吸液体并送检，鉴别是否为 BIA-ALCL。如果 BIA-ALCL 结果为阴性，修复手术可以只切除包膜顶部而保留底部包膜。在包膜深层剥离假体腔隙，可以携带部分胸大肌纤维，一直剥离到术前设计范围，这个范围应该远远超过底部包膜范围。仔细止血和抗生素溶液冲洗后，植入假体，关闭去除上层包膜后的腔隙，增加假体覆盖以避免假体移位。最后，常规缝合切口。

结论

筋膜下隆乳技术可复制，兼备腺体下和胸大肌下隆乳的优点。假体上极增加软组织覆盖可修饰假体轮廓，与乳房上极过渡平滑，无胸大肌下的并发症。筋膜下隆乳很少出现胸大肌下的动态畸形及其引起的不对称。筋膜下隆乳恢复更快，疼痛更少，休息时间更短。

手术成功要点

- 术中很容易识别胸肌筋膜，应保持完整。用电刀精准剥离可以获得更好的效果。
- 在内上方可以同时提升部分胸大肌纤维，增加假体内上方的软组织覆盖。
- 剥离胸肌筋膜时，肌肉表面容易出血，应该严密止血。
- 假体位于胸大肌前，不会出现肌肉运动导致的假体不对称。
- 下皱襞切口下方剥离一段筋膜瓣，缝合后可以避免因切口延迟愈合造成的假体外露，筋膜瓣还可以起支撑作用以防止远期假体下移。

（关几梦　张雪峰　张艺凡　郑丹宁　译　　陈育哲　校）

参考文献

1. Graf, R., Bernardes, A., Rippel, R., et al., 2003. Subfascial breast implant: a new procedure. Plast. Reconstr. Surg. 111, 904.
2. Graf, R., Ascenço, A.S.K., Freitas, R. da S., et al., 2015. Prevention of capsular contracture using leukotriene antagonists. Plast. Reconstr. Surg. 136 (5), 592e– 596e.
3. Hwang, K., Kim, D.J., 2005. Anatomy of pectoral fascia in relation to subfascial mammary augmentation. Ann. Plast. Surg. 55 (6), 576–579.
4. Jinde, I., Jianliang, S., Xiaoping, C., et al., 2006. Anatomy and clinical significance of pectoral fascia. Plast. Reconstr. Surg. 118 (7), 1557–1560.
5. Würinger, E., Mader, N., Posch, E., Holle, J., 1998. Nerve and vessel supplying ligamentous suspension for the mammary gland. Plast. Reconstr. Surg. 101 (6), 1486–1493.
6. Benito-Ruiz, J., 2004. Subfascial breast implant. Plast. Reconstr. Surg. 113, 1088–1091.
7. Munhoz, A.M., Gemperli, R., Goes, J.C.S., 2015. Transaxillary subfascial augmentation mammaplasty with anatomic form-stable silicone implants. Clin. Plast. Surg. 42 (4), 565–584.

第 5 章

亚洲人隆乳术

Hong-Ki Lee，Qiong Li

引言

隆乳术是包括亚洲在内全世界最流行的美容手术之一。亚洲独特的文化背景更为保守，影响了亚洲人隆乳的各种选择。许多亚洲女性更喜欢腋窝切口而不是 IMF 切口，因为她们不想在公共浴室、游泳池或其他公共场所被别人注意到乳房上的任何瘢痕。从种族的角度来看，亚洲人的皮肤比白种人颜色更深，更容易产生增生和色素沉着性瘢痕。

腋窝入路在盲视下操作，因无法精准剥离且容易出血而受到质疑，在内镜的辅助下，腋窝入路可实现清晰视野和精准剥离，以确保获得比盲视更好的剥离效果。腋窝入路隆乳已被证明是一种安全的技术，对前哨淋巴结活检也没有影响[1]。如果正确剥离很少会损伤神经和血管。很少采用乳晕切口，因为可能会影响乳头乳晕感觉、损伤乳管及产生细菌污染的风险[2]。

本章讨论亚洲人群中两个常用的隆乳入路：IMF 切口和内镜辅助腋窝入路的胸大肌下隆乳术。

适应证和禁忌证

IMF 切口适用于几乎所有病例，尤其是对乳房下垂、下极缩窄、复杂性修复手术等疑难病例。

腋窝入路也是那些想要隐藏切口患者的首选。但该入路有一定局限性，相对禁忌证如下。

- 重度乳房下垂需要同时行乳房上提术。
- 下极缩窄/乳头至下皱襞距离较短，需要建立新的下皱襞。
- 筒状乳房畸形。
- 史努比鼻畸形。
- 复杂乳房修复病例（需要 IMF 入路）。

术前评估和特殊注意事项

要求隆乳的患者有较长的考虑周期，她们在互联网上收集了很多信息。有时候，掌握的信息越多，期望值就越不现实，就越容易因“谷歌医生”的解答而感到困惑。术前应告知患者所有的手术步骤和细节，包括所有可能的并发症和风险，在所有咨询完成后应签署正式的知情同意书。

当面诊隆乳患者时，应详细询问病史并进行体格检查，仔细关注以下事项。

- 评估乳房发育时，应检查双侧乳房的对称性、轮廓、丰满度、乳头乳晕位置、乳晕复合体位置与下皱襞的关系、乳房与胸壁的相对关系、乳房与乳沟的距离。检查肌肉骨骼异常，如脊柱侧凸和软组织异常（肿块或结节）。
- 无论是明显的还是轻微的不对称，都应被注意到并向患者解释，以确保患者了解乳房和胸壁结构的所有细节。
- 应记录妊娠和哺乳史及乳腺 X 线检查史。

术前测量和标记

详细的测量对于患者沟通和制订手术计划都是必要的。最重要的是，乳房径线可以指导医生选择合适的假体，以达到最佳效果。在这里，我们将所有的重要测量径线分为两组：为患者宣教而测量的径线（帮助患者更多了解自己乳房结构并理解手术效果）和为手术计划而测量的径线（表 5.1）。

所有这些测量结果都应告知患者并记录在病历中。应根据患者的乳房径线个体化选择合适的假体，以满足患者的期望，并保证长期随访的安全性。应在站立位测量和标记，术前把所有重要数据都标记于乳房皮肤上（图 5.1）。

手术方法

下皱襞入路胸大肌下隆乳术

手术相关解剖结构

Lancerotto 等[3]描述了腹部皮下脂肪组织有三层：浅层脂肪组织（SAT）、膜层（ML）和深层脂肪组织（DAT）（图 5.2）。SAT 由大的脂肪叶组成，被纤维间隔包裹，呈蜂窝状结构，并具有几乎恒定的特征（图 5.3）。这些隔膜（皮肤浅层支持带）看起来界限清楚，大多垂直于表面，机械强度高，将真皮层锚定在更深的平面上。DAT 较平坦，边界不清，脂肪分叶较小，纤维间隔（皮肤深层支持带）较不一致，且多为斜向。这些隔膜很容易引起侧向位移，其机械强度较弱，允许侧向滑动。乳腺组织是外胚层起源的结构，含有浅表脂肪组织，其中较强的皮肤浅层支持带，在 IMF 水平将乳腺组织固定在 ML 和真皮之间。如果不将 SAT 和 ML 一起与深筋膜固定牢靠的话，假体就会向下插入深层使支持带松弛，DAT 层就很容易被分开，造成假体向底部脱垂。所以，无论何种切口都应固定重建新下皱襞线。如果不做好固定，特别是光面假体甚至是毛面假体，都可能会出现假体下移（图 5.4）。

表 5.1　术前测量

用于患者宣教的测量	用于手术计划的测量
乳房宽度	乳房宽度
胸骨上凹至乳头的距离	胸骨切迹至每侧乳头的距离
锁骨中点至乳头的距离	覆盖组织的最大拉伸度
乳房中线上乳头至下皱襞的垂直距离	锁骨中点至乳头的距离
双侧乳头间的距离	软组织夹捏上极软组织厚度
乳头至中线的距离	乳房中线上乳头至下皱襞的垂直距离
乳晕复合体直径	
软组织夹捏上极软组织厚度	
覆盖组织的最大拉伸度	
双侧乳头的高度差	
双侧下皱襞水平高度差	

乳房宽度：标记一条距离正中线旁 1.5cm 的垂直线，这条线与同侧腋前线的水平距离为乳房宽度。

术前标记

准确定位新 IMF 切口位置是手术成功的关键。因此，术前标记新 IMF 和切口位置至关重要，应考虑乳房宽度、假体类型、腔隙位置、原 IMF 周围纤维连接的强度及乳房下垂程度。作者个人倾向使用 Randquist 公式，更简单，且易于学习和操作，该公式主要基于一个关键因素：假体宽度（表 5.2）。IMF 切口应位于站立位乳房隆起阴影下最暗区域。根据假体的尺寸，切口长度应为 4~5cm[4-8]。

手术过程

手术开始前进行两个关键操作以防止污染：使用无菌透明薄膜乳头保护贴和切口保护贴。因为乳腺来源于外胚层，即使进行了皮肤消毒，手术过程中乳头也会持续排出细菌。IMF 切口的防护贴可以保护皮缘不受摩擦损伤并避免与假体接触所造成的污染。

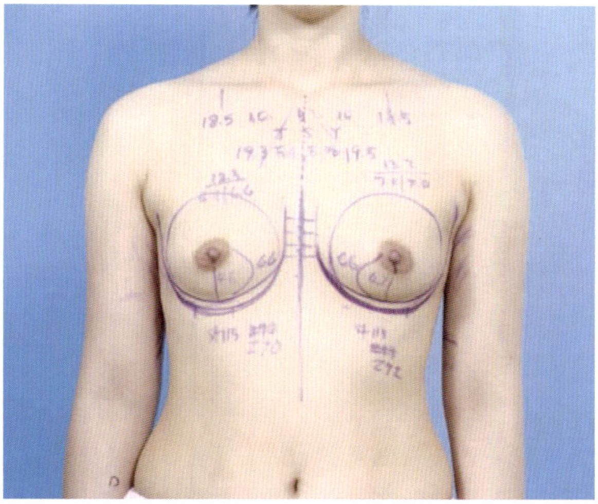

图 5.1　站立位进行测量和标记，术前把所有基本测量数据都标记于乳房皮肤上。

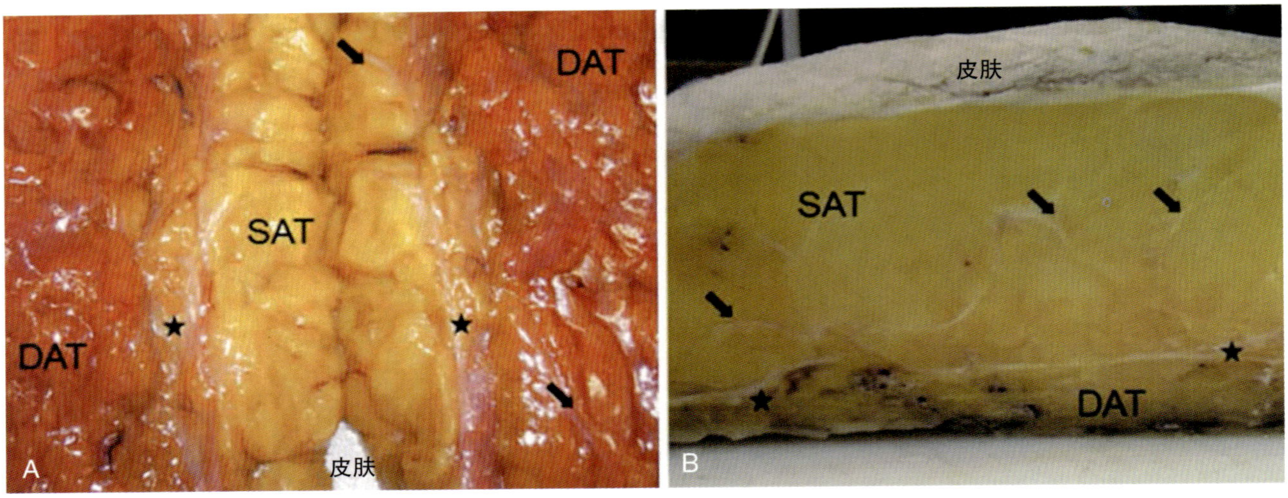

图 5.2　(A)腹部皮下组织的解剖学描述。新鲜的全层标本,垂直切开皮肤并翻转。(B)福尔马林固定标本切片。箭头所指为皮肤支持带;DAT,深层脂肪组织;SAT,浅层脂肪组织;星标为膜层[3]。(Courtesy Dr. Luca Lancerotto.)

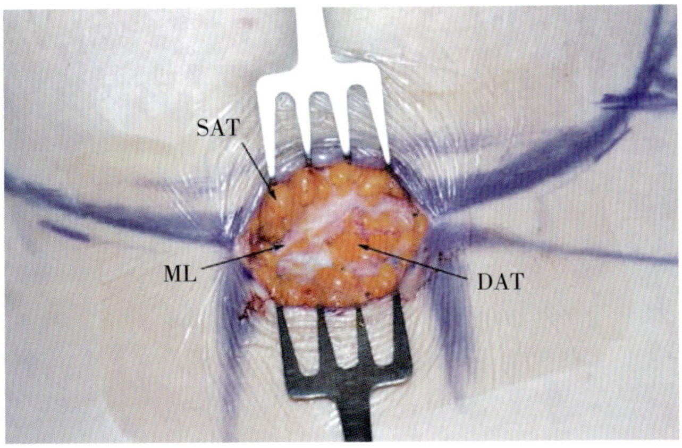

图 5.3　腹部皮下脂肪组织的 3 个层次:IMF 位置浅层脂肪组织(SAT)、膜层(ML)和深层脂肪组织(DAT)。

1.皮肤切口

沿新 IMF 切开至真皮浅层后,换用单极电针避免不必要的出血。

2.切开皮下脂肪,暴露胸大肌

直接切开真皮和皮下脂肪一直到肌肉层。确保快速整齐地切开,切口垂直于皮面,避免牵开器向上或向下偏离。到达肌肉层后,应仔细检查,鉴别胸大肌、腹直肌、腹外斜肌、前锯肌和肋间肌。

检查肌纤维走向,用牵开器抓住乳腺和皮下组织将胸大肌向上提起,有助于识别胸大肌下外侧起点(图 5.5)。避免误伤及穿透肋间肌而造成气胸。将胸大肌纤维从其肋骨起始部剥离时,应保留 5mm 长度残端,以防止损伤穿支血管时回缩进肋间,导致出血难以控制。

3.剥离假体腔隙

当分开胸大肌外下缘肋骨附着点后,就很容易找到胸大肌下疏松的网状间隙。使用单极电针或电凝镊切断胸壁上的肌纤维,以精准剥离腔隙。腔隙宽度从胸骨旁线(与肋间神经内侧皮支穿出位置一致)到腋前线(与肋间神经外侧皮支穿出位置一致)。宽度应与假体宽度相匹配,如果过度分离会导致第 4~6 肋间神经外侧皮支损伤,以及仰卧位时乳房间距扩大。

遵循 Tebbetts“双平面层次”进行腔隙剥离[9]。剥离顺序应先向头侧,然后内侧,最后剥离外侧。向上极剥离时,注意不要误入前锯肌或胸小肌下方。向内侧剥离时应谨慎和精确,剥离胸大肌内侧缘胸肋起点要非常小心,在右侧 4 点钟和左侧 8 点钟方向应停止剥离。从头侧 4 点钟至 9 点钟范围,逐层轻扫胸大肌纤维(避免全层切断),切记保留胸大肌与胸骨起点的完整附着。保留胸大肌胸骨起点的完整对于防止并发症或不良后果非常重要,如并乳畸形、神经血管束损伤,以及后期假体边缘的显露和动态畸形。继续向头侧方向剥离,根据假体高度需剥离至腔隙最上面部分。最后,适当剥离外侧腔隙以创建一个适合和足够的假体腔隙[10]。

假体模型可以协助精确检测假体腔隙尺寸。

4.假体植入

先将假体浸泡在抗生素溶液或聚维酮碘中。外科医生应更换无粉手套,植入时注意不要触碰除假体以外的任何东西。植入操作应仔细且连贯。避免暴力或

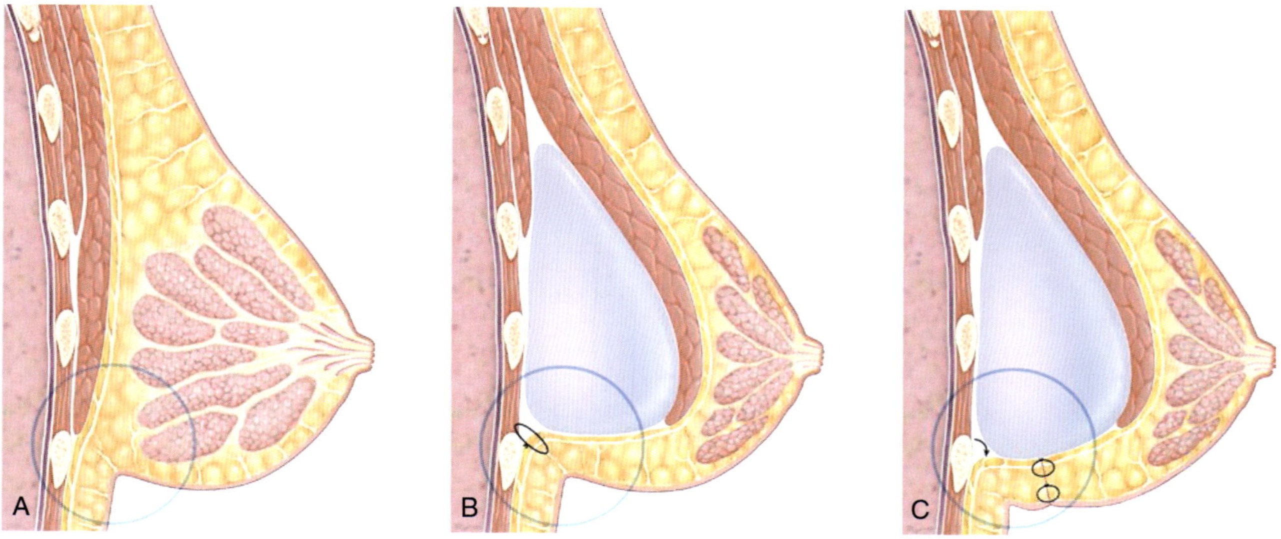

图 5.4 (A)在下皱襞水平，强有力的浅层网状支持带支撑着膜层与真皮之间的乳腺。(B)在新下皱襞水平，将膜层(浅筋膜)与胸腹部深筋膜进行缝合固定以重建松弛的深层网状支持带，从而支撑乳房假体。(C)如果不将浅筋膜与深筋膜固定，随着深层网状支持带的松动，假体就会向下楔形插入深层脂肪组织，形成脱垂。(Hong-Ki Lee.)

表 5.2 如何确定新下褶皱的位置

乳房宽度	11.0cm	11.5cm	12.0cm	12.5cm	13.0cm
新下皱襞	7.5cm±0.5cm	8.0cm±0.5cm	8.5cm±0.5cm	9.0cm±0.5cm	9.5cm±0.5cm
微调	+0.5cm	皮肤较紧			
		>2~4cm 夹捏厚度			
		>下极饱满			
	−0.5cm	皮肤较松			
		>上极饱满			

Courtesy Charles Randquist. From Tebbetts, J.B., 2006. Dual plane breast augmentation: optimizing implant-soft-tissue relationships in a wide range of breast types. Plast. Reconstr. Surg. 118, 84.

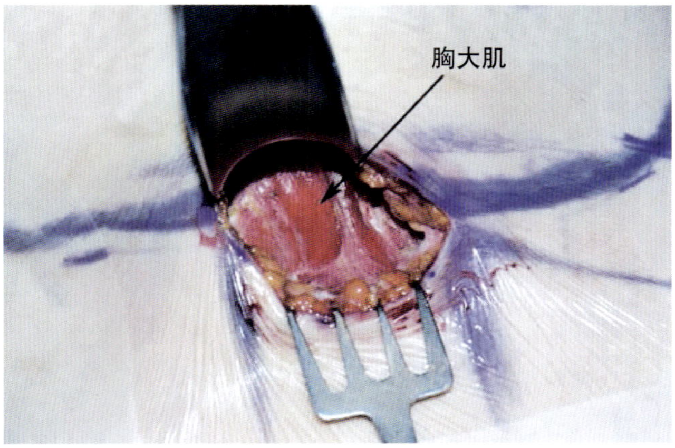

图 5.5 胸大肌与肋间肌的鉴别。用牵开器夹持乳腺及皮下组织，将胸大肌向前提，对于识别胸大肌下外侧起点有很大帮助。

使用锋利工具。传送带有利于将假体挤入腔隙，避免假体外壳和凝胶的损伤，并防止任何来自术者手或周围组织表面对假体的污染。

假体植入后，检查假体的方向和位置，尤其是解剖型假体。观察假体前表面的标记线确保没有倒置或旋转。IMF 切口初次隆乳术通常不需要引流。

5.关闭切口

缝合 IMF 切口是另一项基本操作。多层缝合技术可将切口锚定在新 IMF 水平的胸壁上，而不发生任何向上或向下的移位。

切口按 3 层缝合：第 1 层缝合使用 2–0 Vicrgl 缝线做三点深层缝合。

在切口中央、内侧、外侧进行三点深层缝合，为了扩大视野，中央深层缝合先不打结，当内侧和外侧缝线打结后，中央缝线再进行紧密打结。缝线紧紧固定住筋膜结构是关键，这样就不会切割软组织。当然，也不要缝合太深以避免胸膜损伤。第一层深层牢固缝合后，切口张力减小，切缘以外翻方式对合。

第二层缝合为浅层脂肪组织和真皮层的缝合，目的是进一步对合切缘，形成脊状隆起。使用可吸收的长单丝反角缝线如 3-0 PDS 缝线，可以持续时间更长，降低真皮层的张力(图 5.6)。

第三层是皮肤缝合。可以使用不可吸收缝线连续缝合或皮肤胶带。这层缝合的目的是充分对合真皮浅层和表皮层。

6.包扎

使用束胸带压迫乳房上部，以限制胸大肌不必要的早期活动。如果使用毛面假体，压迫上极也有助于假体与组织的贴合，如果下极狭窄还可以促进下极组织扩张。有时，建议患者佩戴上极束胸带 1 个月。

术后护理和预期效果

术后当天麻醉恢复后可以出院，也可以住院一晚。拆除皮肤缝线后，可使用皮肤减张胶带或硅酮贴数月，以减少瘢痕增生，建议伤口涂抹淡色霜防止炎症后色素沉着。

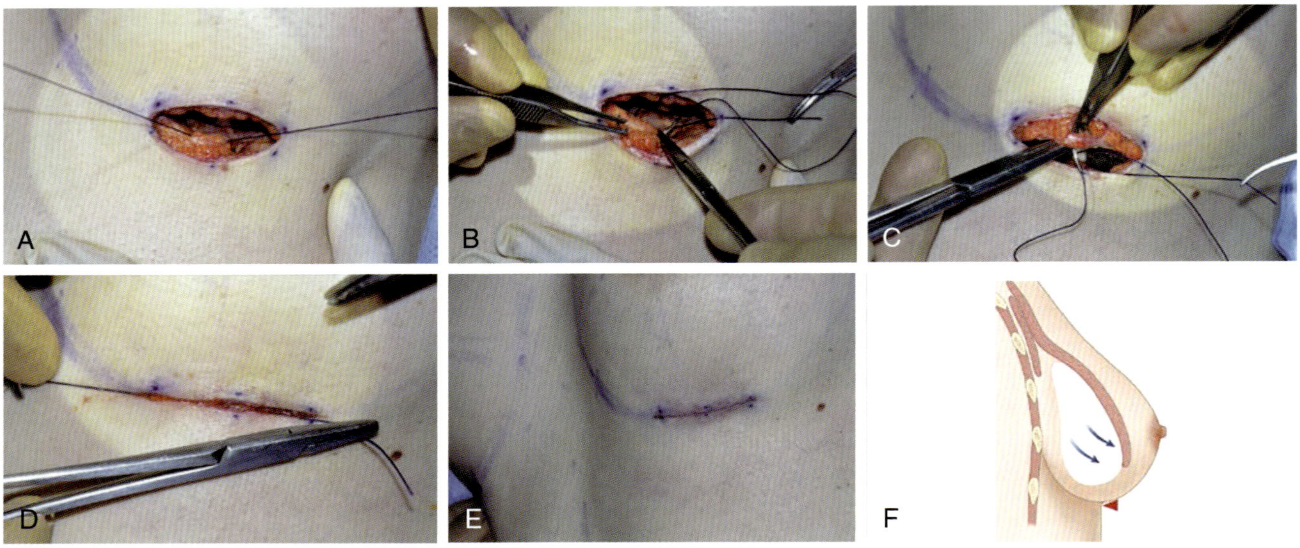

图 5.6 下皱襞切口 3 层缝合。(A)深层缝合筋膜。(B)由深至浅，缝合切口下唇的浅筋膜。(C)由深至浅，缝合切口上唇的浅筋膜。(D)打结收紧以足够减张。(E)下皱襞固定对于防止假体膨出、促进下极扩张非常重要。(F)下皱襞固定允许下极的可控性扩张，防止假体触底膨出。(© Hong-Ki Lee.)

病例分析

病例 5.1

32 岁女性，下皱襞切口入路，术后 1 年随访。(A，D)正位图、(B，E)斜位图和(C，F)侧位图。(A~C)术前下皱襞明显。两侧采用 290mL 的圆形毛面假体。切口瘢痕位于乳房下阴影区的新下皱襞位置(D~F)。

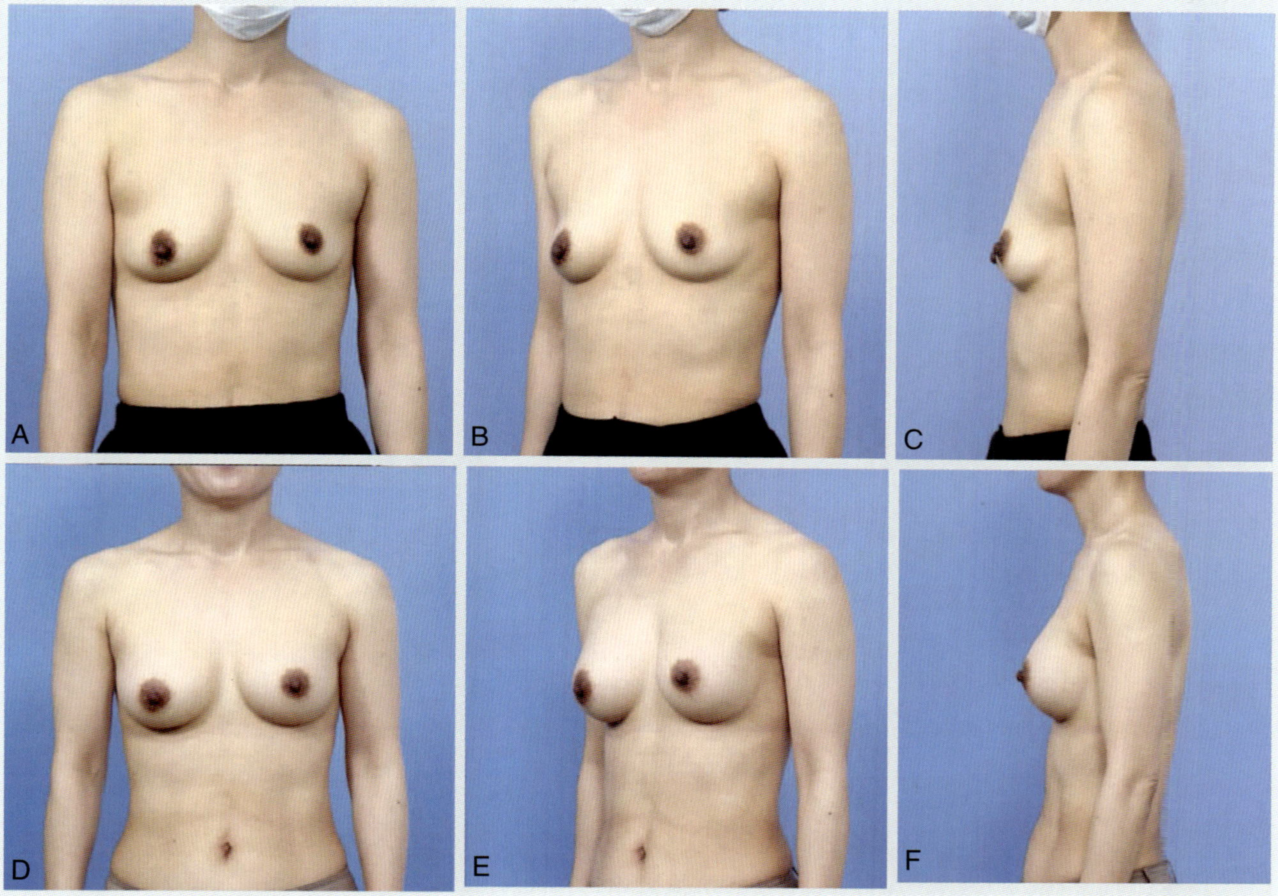

病例 5.2

42岁女性，下皱襞切口入路，术后1年随访。(A,D)正位图、(B,E)斜位图和(C,F)侧位图。术前下皱襞不明显，乳房松垂，哺乳后皮肤非常松弛。双侧采用270mL圆形毛面假体。切口瘢痕位置明确，色素沉着轻微，与乳头乳晕色素相似。

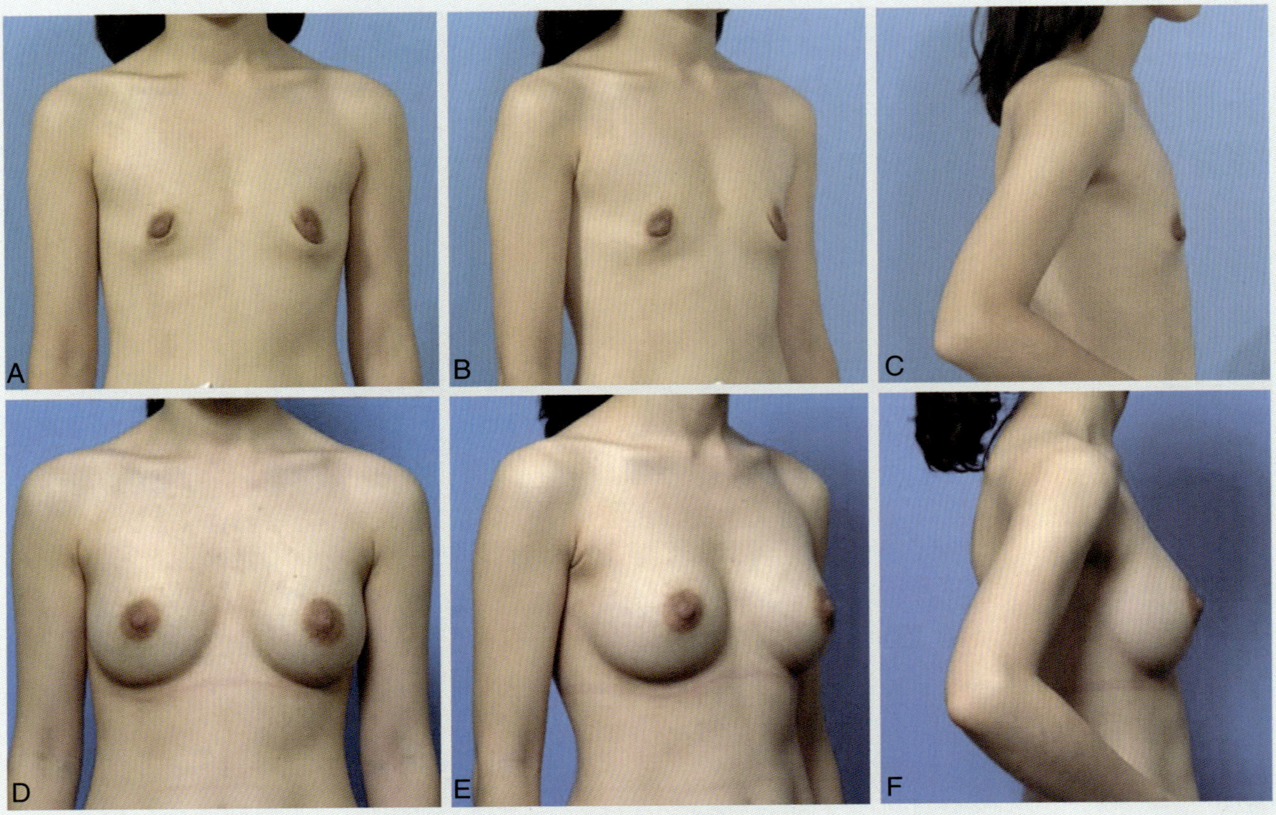

并发症处理

IMF切口常见并发症是切口瘢痕，包括色素沉着和瘢痕增生(图5.7)。炎症后色素沉着(PIH)是由炎症引发了真皮和表皮交界的基底层内黑色素细胞释放过多的黑色素体所造成的。根据作者的经验，术前乳头乳晕色深或身体其他部位有色素性瘢痕的患者，术后IMF切口色素沉着风险较高。这些病例应避免采用IMF切口，或者术前知情同意时充分告知患者，作为术前宣教的重要内容。瘢痕增生是由于皮肤创伤和切口张力过大引起的。为预防及治疗色素沉着，自术后1个月起应联合应用激素和对苯二酚至少3~4个月。为预防及治疗增生性瘢痕，可在1个月后贴硅酮贴1年。术后6个月内注射长效糖皮质激素，可导致凹陷性瘢痕萎缩。作者建议术后1年再考虑注射类固醇。

其他并发症包括IMF切口位置不正确，没有设计在新IMF线上。可能位于上方的乳房表面，也可能位于切口下方的上腹壁(图5.8)。切口位于下方是因为腔隙下方剥离不够，或者浅筋膜与深筋膜固定过多。浅筋膜与肋间筋膜或肋软骨必须固定牢靠，同时避免深筋膜与上腹壁之间的剥离，这样可以避免光面假体下移。切口处凹陷性瘢痕粘连的原因是真皮与深筋膜的粘连。在缝合浅筋膜与深筋膜时，只悬挂浅筋膜和深部脂肪，而不悬挂真皮。这样切口下有浅表脂肪衬垫，就不会形成粘连凹陷，切口外观轮廓就会更平滑(图5.9)。

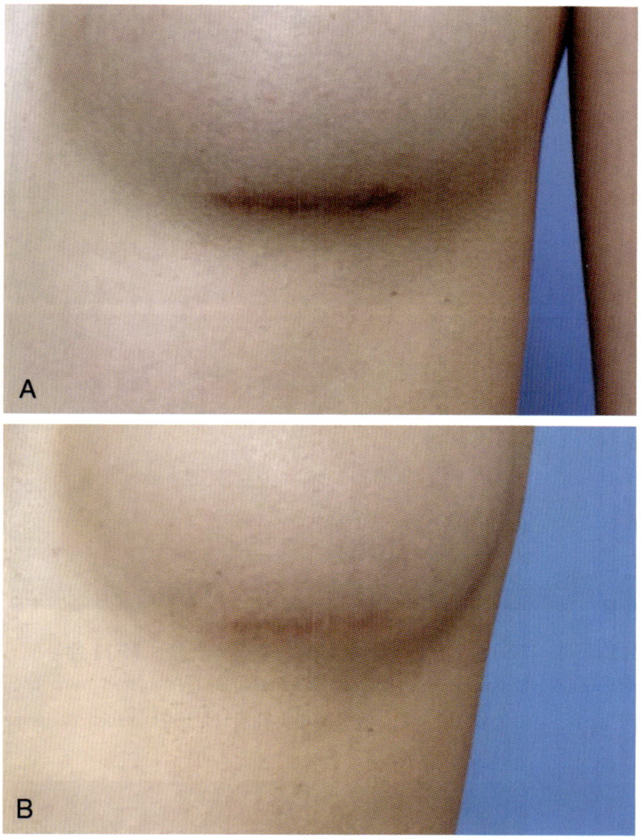

图 5.7　下皱襞切口瘢痕色素沉着增生反应。可能是术中牵拉损伤导致切口瘢痕色素沉着、增生。(A)术后 1 年。(B)术后 3 年。

内镜辅助经腋窝入路胸肌下平面隆乳术

内镜设备及技术的发展和改进，可以实现腔隙的可视化操作，更精准地剥离胸肌起点，极大地提高腋窝隆乳的准确性。内镜下腋窝入路的优点是乳房表面没有瘢痕且不损伤乳腺和腋窝淋巴管[1]。解决了传统腋窝隆乳术钝性剥离、出血多和不精确的问题。

手术相关解剖结构

乳腺是包含在浅表脂肪层中的外胚层结构。腋筋膜是皮下深层筋膜的一部分，延伸至胸肌筋膜和臂筋膜，覆盖臂丛神经和腋窝动静脉等重要结构。腋窝区域软组织由浅至深分别为皮肤、SAT、ML、DAT 和腋窝筋膜(图 5.10)。如果腋窝入口保持在 ML(浅筋膜)上剥离，一直到胸大肌外侧缘，就不会破坏臂丛、腋窝血管、肋间臂神经、前臂内侧皮神经分支和淋巴管，因为这些结构都位于剥离平面深处(腋窝筋膜下方)。

另一个重要结构是第 4 肋间神经外侧皮支，它是乳头乳晕最重要的感觉神经分支[11]。表 5.3 总结了乳头乳晕感觉神经支配。当上臂外展平卧时，这条神经

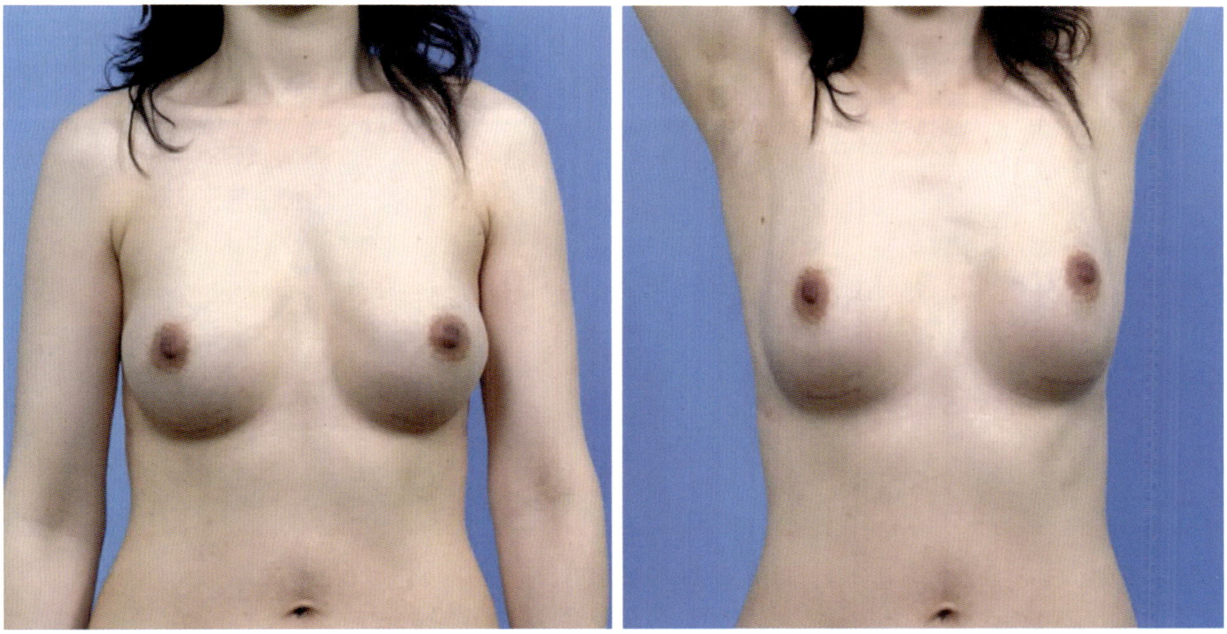

图 5.8　切口位置不正确，切口瘢痕未隐藏在下皱襞内。可能是胸壁浅筋膜与深筋膜固定不牢靠，特别是使用光面假体和微毛面假体。图片显示术后 1 年的瘢痕。

术前标记

腋窝入路的术前标记与IMF入路相同，只是切口位置不同。腋窝切口瘢痕隐蔽，最好设计在腋窝最深处的毛发区域内，切口最前方位于胸肌外侧缘后。切口长度根据器械和假体尺寸，一般为4~6cm。瘢痕最后愈合效果及切口对假体的损伤程度，远比切口长度更重要。

手术过程

1.患者体位

体位对于腋窝的暴露至关重要，应最大限度避免手臂过伸导致的臂丛和感觉神经牵拉损伤。手臂外展不应>90°。

2.皮肤切口

切开前注射血管收缩剂（如含肾上腺素的利多卡因）可减少皮肤出血。切口两侧的横向标记有助于缝合时精确对位皮缘。切开皮肤进入真皮中层后，改用单极针式电刀垂直切开真皮深层和浅层脂肪至浅筋膜层。

3.沿浅筋膜平面向胸大肌外缘剥离

浅筋膜层是位于浅层脂肪组织和深层脂肪组织之间的膜性结构，切开皮肤深度<1cm。即可到达浅筋膜层，沿该筋膜平面平行向内侧和前方剥离，一直到胸大肌外侧缘，剥开胸大肌外侧缘上深层疏松脂肪层，确认胸大肌与胸小肌之间的腔隙，可以将风险降至最低（图5.13）。

4.进入胸大肌下腔隙

确认胸大肌外侧缘后，用Metzenbaum剪刀沿肌纤维方向做一个4cm长入口，穿过胸大肌外侧缘上的深层脂肪和胸肌筋膜，进入胸大肌下腔隙。再次确认下面的胸小肌及胸大肌与胸小肌之间的腔隙，进入胸肌下平面疏松的网状组织，可以用手指很轻松地分离，注意需要分离出内镜牵开器的空间，不能分离过大以避免出血（图5.14）。

5.置入内镜设备

置入内镜牵开器后，全部操作需要在内镜下直视进行，不能再使用手指或钝性剥离。

6.形成胸大肌下植入腔隙

胸大肌下腔隙外侧和上方，只有疏松网状组织和少量肌纤维附着在胸廓上，而内侧和下方，从胸骨向下至肋骨存在肌肉起点，从上到下呈条状附着。牵开器将胸大肌向上提起，在内镜下用电凝分离这些肌束，同时可以将烟雾吸出。在牵开器牵拉肌纤维的情况下，外科医生可以在切断血管之前先找到并凝固血管，称为预止血，防止血液沾染组织，减少炎症反应，减轻术后疼痛。

如前所述，分离时应绕开并保护第4肋间神经外

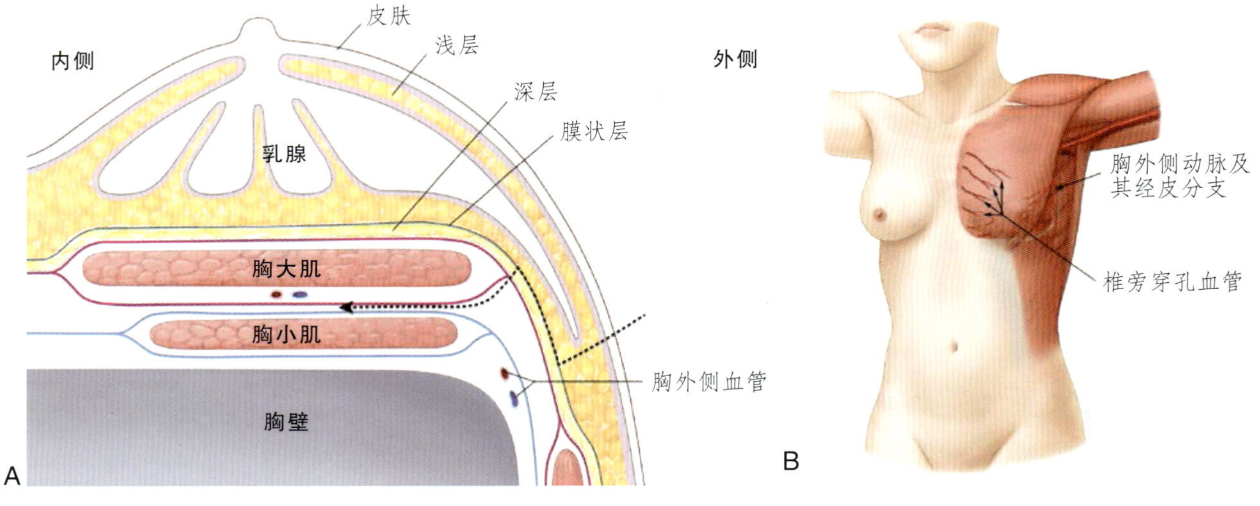

图5.13 腋窝剥离路径及腋窝区域的重要结构关系。（A，箭头所示）沿膜状层剥离到达胸肌浅筋膜外侧缘，进入胸大肌和胸小肌之间的腔隙。（B）胸外侧动脉走行于胸小肌下方和外侧缘。剥离胸小肌下方会有造成胸外侧动脉及其经皮穿支损伤的风险，也会大量出血产生血肿。

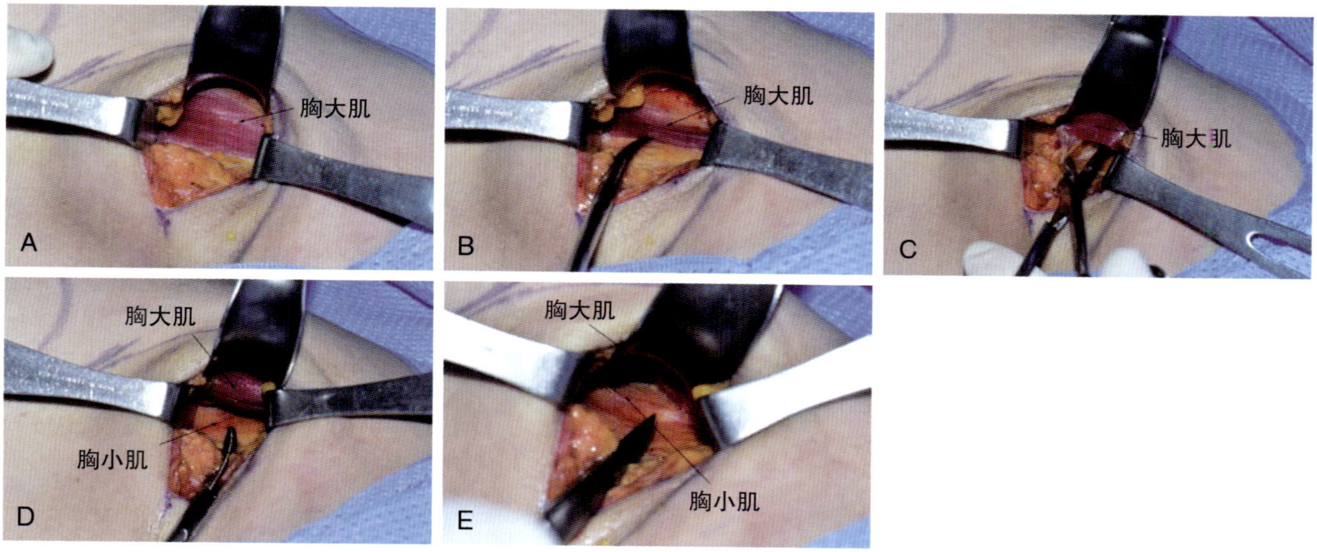

图 5.14　分离至胸肌筋膜外侧缘，做一个进入胸肌下腔隙的开口。确认胸大肌外侧缘后，用 Metzenbaum 剪刀在深层脂肪和胸肌筋膜上做 4cm 开口，进入胸大肌下腔隙。检查深层胸小肌并确认胸大肌和胸小肌之间的空间。

侧皮支。先向内，然后再向下，而不是直接向下分离。

根据术者习惯，剥离顺序可由上至下、由内向外或相反方向。乳房间距离≥3cm，避免在距离中线外1.5cm 区域内做任何剥离，防止意外损伤内侧穿支血管和内侧肋间神经。第 2 肋间水平中线外侧 1.5~2.5cm 通常可以看到大静脉，应该禁止在该区域剥离以防止损伤。

千万不要在腔隙内侧胸大肌胸骨起点进行任何剥离，即使最轻微的剥离，也会损失乳房内侧的软组织覆盖，增加假体边缘显露、波纹征和并乳畸形的风险。内侧可以沿胸大肌胸骨起点分离肌肉主体外侧羽状肌起点，保护肌肉的内侧附着部分。

在剥离胸大肌下极肋骨起点时，注意沿 IMF 走行的一些较大的穿支动脉和静脉。离断胸大肌起点后，可以看到浅层胸肌筋膜或皮下脂肪。尤其应该完全离断胸大肌外侧缘呈长带状的部分（腹外斜肌头），使下外侧腔隙得到充分地扩张。

在剥离外侧腔隙时，应明确皮下组织与前锯肌和胸小肌之间的分界，防止意外剥离这些肌肉。

从内向外完全离断胸大肌起点后，可根据具体情况决定剥离双平面的程度。在内镜牵开器张力下拉起离断的肌纤维下缘，用电凝由下向上逐渐剥离胸肌下缘，暴露腺体后腔隙，创建双平面层次。如果乳房下极紧缩，可以尽量剥离使肌肉更多地向上回缩，更多地暴露乳腺后腔隙，这样可以通过假体使乳房下极得到扩张，即可以做出 Tebbetts 医生描述的Ⅱ型或Ⅲ型双平面。

腋前线在乳头水平以下部分，肌纤维较少，第 5~6 肋间神经外侧皮支可通过此区域支配乳房下极。术者应尽可能保护所有的感觉神经。但在某些情况下，这些神经太偏向内侧，妨碍了腔隙下外侧容纳假体的空间。这样就需要把神经游离出来或切断，将神经埋入肌肉中防止后期接触假体引起刺激。有些患者术后会出现轻微的皮肤麻木感，随着时间推移可以逐渐恢复。

7.检查双侧腔隙

腔隙剥离完成后，仔细检查腔隙所有区域，再次仔细止血并清除微小出血点，检查 IMF 确保位置正确，肌肉起点完全充分剥离。根据所选假体的尺寸，采用假体模型测试剥离腔隙是否合适。

8.放置引流管并冲洗腔隙

确认腔隙没有出血后，作者主张放置负压引流管，并用稀释抗生素溶液或聚维酮碘冲洗腔隙，直到冲洗液变得清澈。

9.假体植入

假体植入方式与 IMF 入路相同，佩戴无粉手套用传送带“无接触”技术植入假体（图 5.15）。然后，伸入示指指尖检查假体的方向是否正确，尤其对于解剖型假体。可在假体背面触摸标记点以确保没有旋转或翻转。

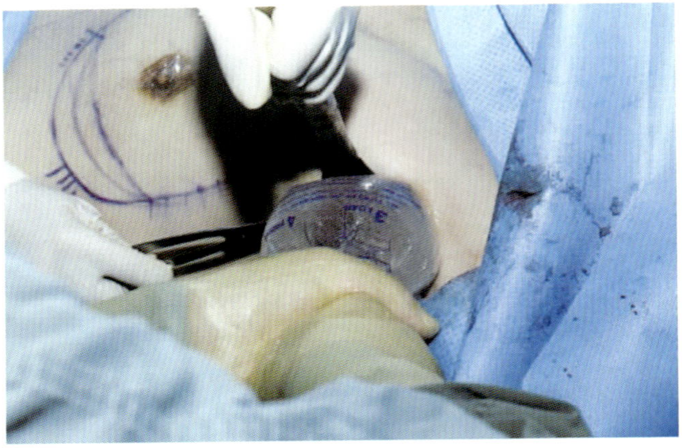

图 5.15 用传送带将假体植入腋窝入路腔隙。

10.关闭切口

两层缝合以关闭切口。皮下筋膜层采用 5-0 可吸收缝线缝合,可防止切口处形成凹陷。真皮深层用 5-0 Vicryl 缝线减张缝合,皮肤使用皮肤黏合胶,无须缝合。

11.敷料和包扎

腋窝入路与 IMF 入路不同,需要将浅筋膜固定到深筋膜以防止假体下移。束胸带加压可替代内缝合固定,相当于将浅筋膜与深筋膜固定在一起,维持 1~2 个月。加压衣早期起到控制下极扩张的作用,同时可以将假体支撑在新 IMF 位置(图 5.16)。如果不这样处理的话,腋窝入路剥离距离应该比 IMF 入路减少 5~7mm,尤其是在浅筋膜与深筋膜剥离后没有内缝固定的情况下。应该根据假体重量和表面类型,酌情考虑采用此设计方法。

术后护理和预期效果

住院 1 天观察引流情况及限制手臂活动。每天每

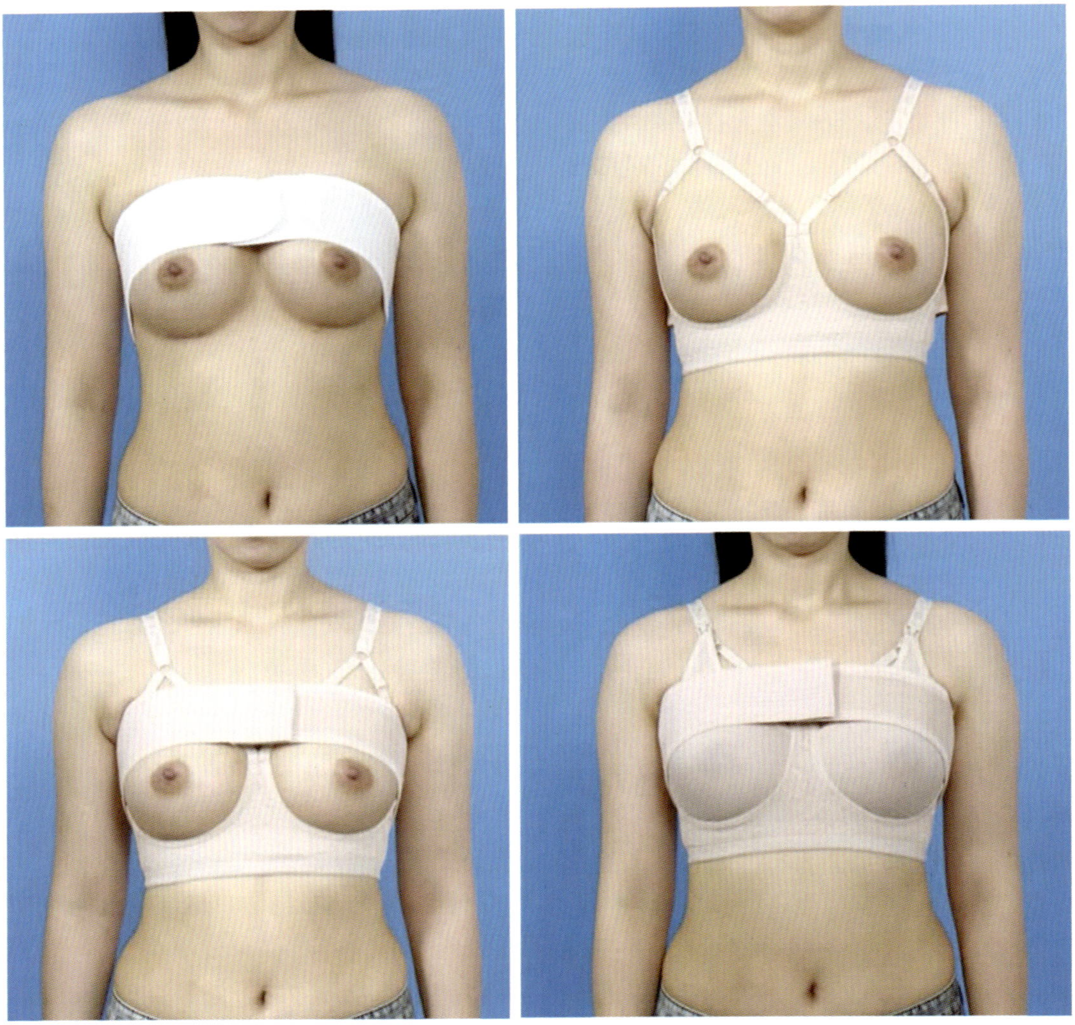

图 5.16 不同类型的塑身衣,通过束胸加压带将浅筋膜与深筋膜固定到胸壁上。

病例 5.3

23岁女性，腋窝切口入路隆乳，术后1年随访。(A,D)正位图、(B,E)斜位图和(C,F)侧位图。患者胸壁凹陷不对称，乳头位置稍高。下皱襞线不清晰，患者不希望在乳房上有切口瘢痕。植入：毛面解剖型假体；右：MF295；左：FM270。

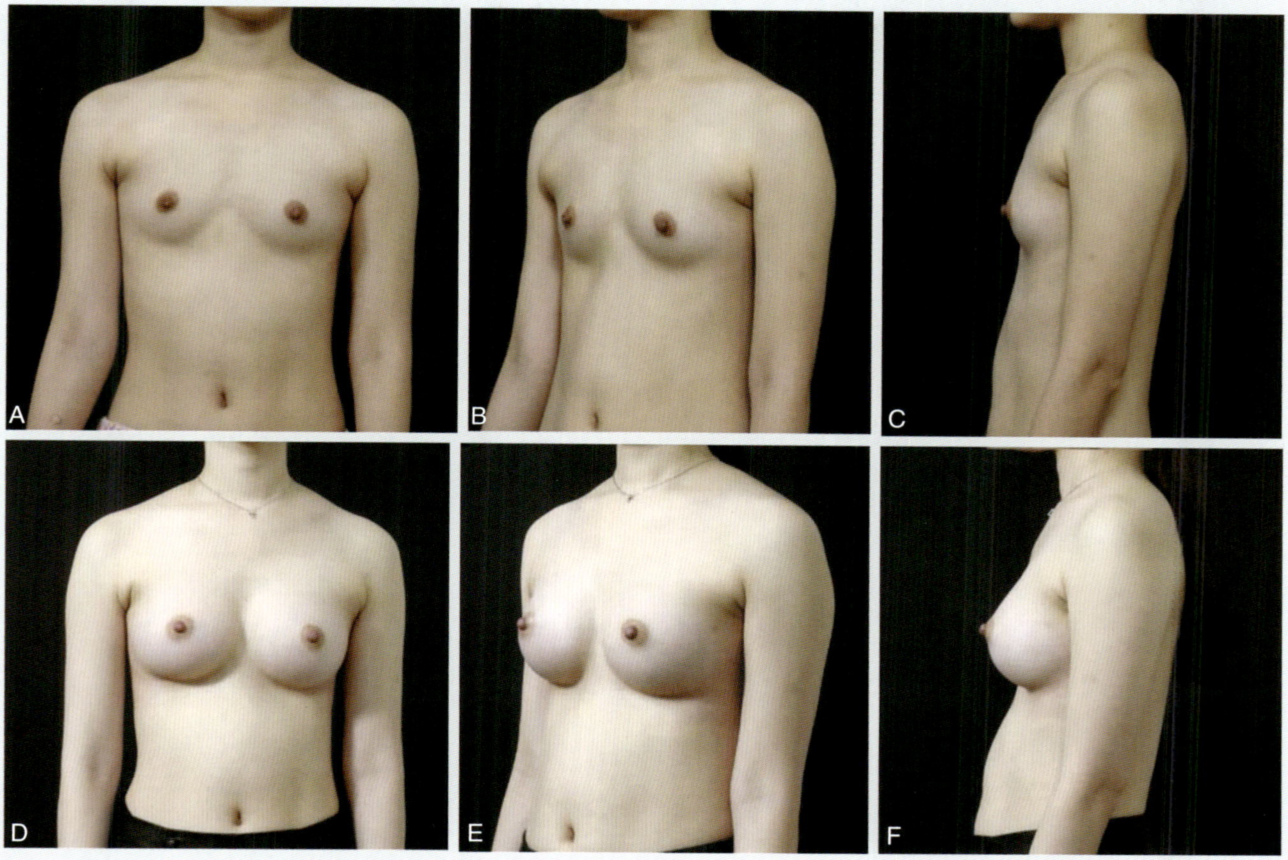

病例 5.4

49岁女性，腋窝切口入路隆乳，术后1年随访。(A,D)正位图、(B,E)斜位图和(C,F)侧位图。患者乳房轻度不对称，上极容量不足，腺体下垂，患者不希望在乳房上留有切口瘢痕。植入：解剖型毛面假体；右：FM310；左：FM335(Allergan Style 410)。

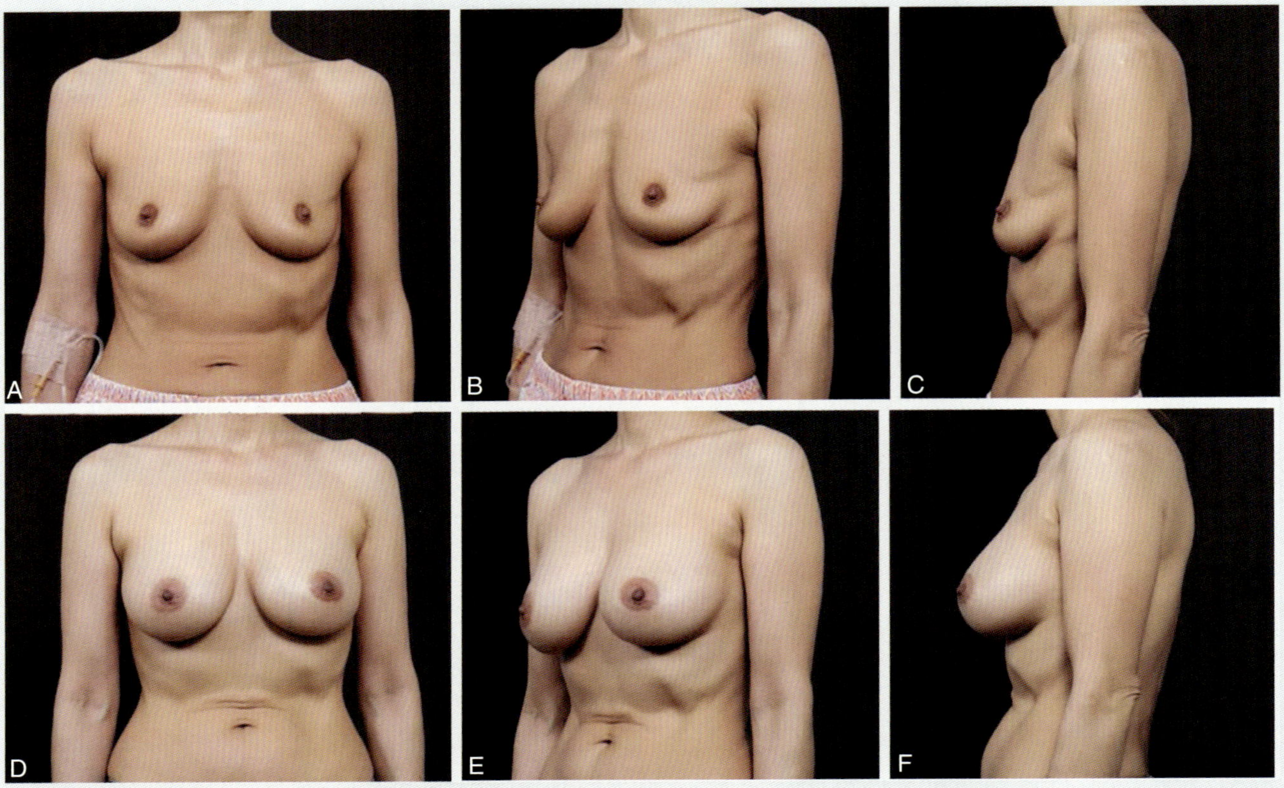

侧的引流量应<30mL，可于次日拔除引流管。当切口完全愈合后，可使用祛色霜或硅酮贴减少瘢痕增生和色素沉着。

并发症处理

腋窝切口常见的并发症是由于无法固定IMF使假体位置不准确。有时是因为包膜挛缩或下极剥离不足所产生的假体位置偏高，有时则会出现假体下移。自从内镜隆乳应用以来，假体上移现象相对少见，但由于胸大肌过度剥离所产生的假体下移，比之前更常见。

内镜下剥离应谨慎进行，应按照术前设计的假体腔隙，避免过度剥离。为了使胸壁浅筋膜与深筋膜更好粘连，除精细剥离外，还可选择适合的术后塑身衣，在新IMF位置进行1~2个月的环形加压。这种塑身衣常用于解决腋窝入路无法进行IMF缝线内固定的问题。

作者建议植入假体前换用高质量无粉手套，内镜下可视化剥离是减少组织创伤的重要手段。作者不主张术后按摩，无论光面还是毛面假体都不是必须的。

二次手术

出现包膜挛缩可以通过IMF切口进行全包膜切除术和假体置换。如果包膜后壁过薄或与肋骨和肋软骨粘连，可以在包膜浅层胸肌下剥离新腔隙，重新植入假体来解决包膜挛缩和假体移位的问题[12](图5.17)。

当组织不足伴假体移位时，可采用脱细胞真皮基质补片在包膜内修复，或在包膜前新剥离腔隙内修补，来解决组织覆盖不足产生的假体移位情况。

如果出现假体下移或外移，但无包膜挛缩的情况。

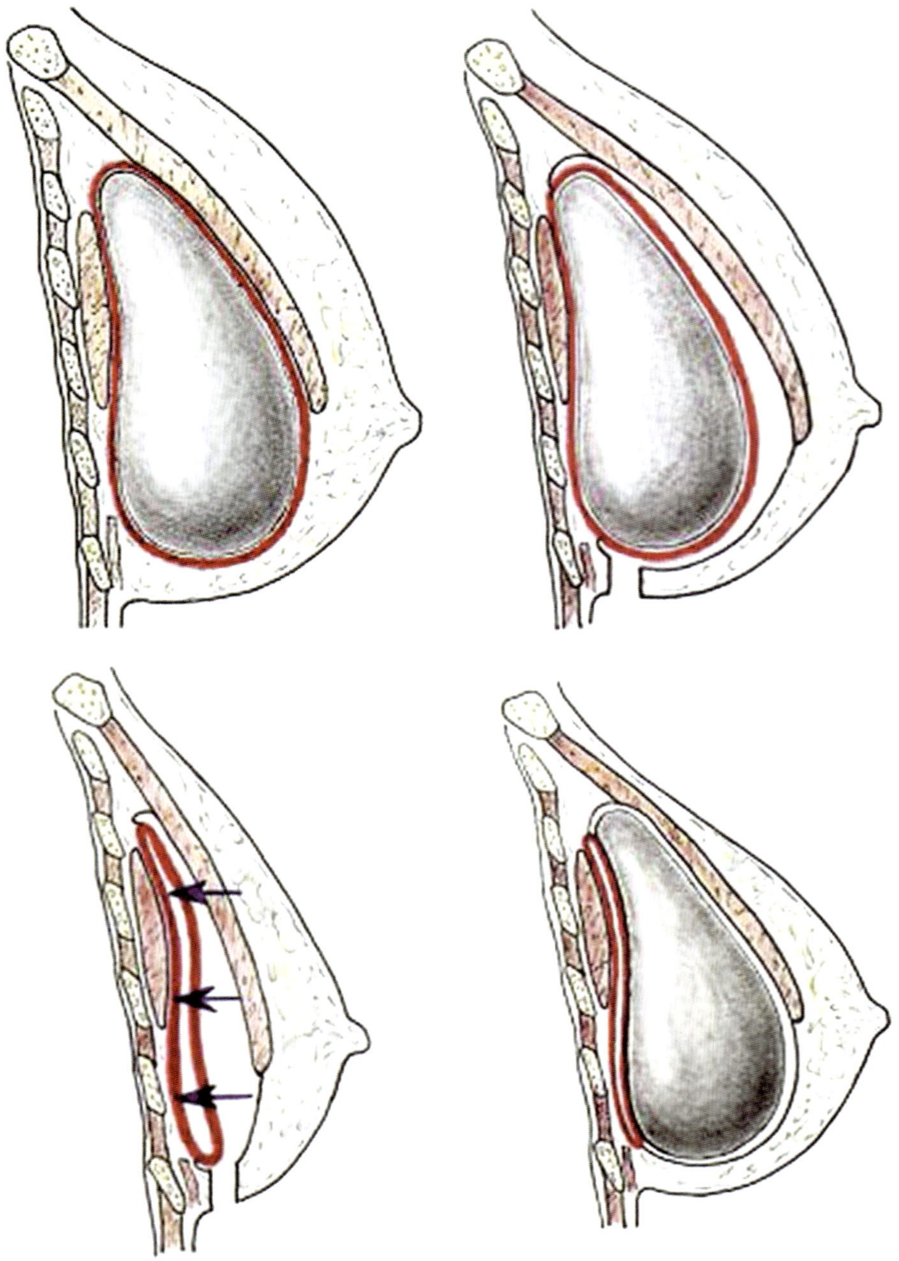

图 5.17 包膜浅层胸肌下新腔隙，重新植入假体可以解决包膜挛缩和假体错位的问题。

可在内镜辅助下用双极电凝对扩张的包膜进行物理收缩（"爆米花"式包膜紧缩术）。该技术可以矫正假体轻度向下或向外侧移位，包膜面积缩小后腔隙空间相应也会缩小。

结论

亚洲人隆乳术切口位置对长期理想效果并无影响。

内镜设备和技术的发展及完善能够显著提高经腋窝隆乳的准确性。

对于隆乳术来说，IMF 入路和内镜辅助腋窝入路都是很好的手术方式。两种方法均可为亚洲人群提供安全、稳定、可预测和满意的结果，两者没有差异。根据本文所述的具体情况和患者的特殊需求，这两种方法都是很好的选择方案。

手术成功要点

- 准确的设计是下皱襞切口瘢痕正好位于新下皱襞位置的第一步。
- 亚洲人选择下皱襞入路隆乳，准确的切口位置、无色素沉着、无增生性瘢痕、切口无粘连凹陷是最重要因素。
- 切口微创和减张是防止色素沉着和增生性瘢痕的关键。
- 在下皱襞入路手术中，将浅筋膜与深筋膜缝合固定至下皱襞位置，是使术后切口瘢痕隐蔽在新下皱襞中而不出现凹陷粘连的关键。
- 对于不希望乳房上切口存在瘢痕的患者，内镜辅助腋窝入路是一个很好的选择。
- 腋窝区域沿浅筋膜剥离可以避免损伤腋筋膜下的重要结构。
- 在打开胸肌筋膜下方切口时，应绕过第 4 肋间神经外侧皮支的穿出点，可以保护乳头乳晕感觉神经不受损伤。
- 与下皱襞入路一样，腋窝入路对新下皱襞的确定也至关重要。除了小心剥离操作以外，术后塑身衣环形加压支撑可以起到固定浅筋膜与深筋膜的作用。

（关几梦 刘旺 夏泽楠 付苏 译
郑丹宁 陈育哲 校）

参考文献

1. Weck Roxo, A.C., Aboudib, J.H., De Castro, C.C., et al., 2011. Evaluation of the effects of transaxillary breast augmentation on sentinel lymph node integrity. Aesthet. Surg. J. 31 (4), 392–400.
2. Wiener, T.C., 2008. Relationship of incision choice to capsular contracture. Aesthetic. Plast. Surg. 32 (2), 303–306.
3. Lancerotto, L., Stecco, C., Macchi, V., et al., 2011. Layers of the abdominal wall: anatomical investigation of subcutaneous tissue and superficial fascia. Surg. Radiol. Anat. 33 (10), 835–842.
4. Nakajima, H., Imanishi, N., Minabe, T., et al., 2004. Anatomical study of subcutaneous adipofascial tissue: a concept of the protective adipofascial system (PAFS) and lubricant adipofascial system (LAFS). Scand. J. Plast. Reconstr. Surg. Hand. Surg. 38 (5), 261–266.
5. John, B., 2010. Tebbetts Augmentation Mammaplasty. Mosby Elsevier.
6. Hedén, Per, 2010. The Aesthetic and Reconstructive Surgery of the Breast. Saunders Elsevier, pp. 357–386.
7. Hammond, D., 2009. Atlas of Aesthetic Breast Surgery. Saunders Elsevier, pp. 39–81.
8. Randquist, C., Gribbe, O., 2010. The Aesthetic and Reconstructive Surgery of the Breast. Saunders Elsevier, pp. 339–355.
9. Tebbetts, J.B., 2006. Dual plane breast augmentation: optimizing implant-soft-tissue relationships in a wide range of breast types. Plast. Reconstr. Surg. 118, 84.
10. Handel, N., 2013. The double-bubble deformity: cause, prevention, and treatment. Plast. Reconstr. Surg. 132 (6), 1434–1443.
11. Schlenz, I., Kuzbari, R., Gruber, H., et al., 2000. The sensitivity of the nipple-areola complex: an anatomic study. Plast. Reconstr. Surg. 105 (3), 905–909.
12. Lee, H.K.1., Jin, U.S., Lee, Y.H., 2011. Subpectoral and precapsular implant repositioning technique: correction of capsular contracture and implant malposition. Aesthetic. Plast. Surg. 35 (6), 1126–1132.

第 6 章

自体脂肪移植隆乳术

Jeng-Yee Lin，Lee L.Q. Pu

引言

过去 10 年里，自体脂肪移植隆乳术越来越受欢迎。与假体隆乳术相比，其优点在于可避免异物植入及包膜挛缩，这对于那些想用自体组织隆乳的人群很有吸引力。虽然，最初乳房脂肪移植的安全性和有效性受到了质疑。然而，2009 年美国整形外科医师学会脂肪移植工作组的一份文件给出了结论，脂肪移植隆乳可以用来改善自身胸部条件不足或矫正既往乳房手术造成的缺陷[1]。

一些文献也主张乳房脂肪移植安全、有效[2-4]，关于乳房脂肪移植对放射学的影响，有限的数据表明，脂肪移植对乳腺癌筛查的干扰很小。此外，近年来脂肪移植概念和技术的进步也促进了这一手术的普及。选择好适应证是自体脂肪移植隆乳获得满意效果的关键。

本章作者描述了脂肪移植隆乳术独特的技术，包括患者选择、术前咨询和几种技术以确保最佳的结果。此外，还介绍了合理处理脂肪移植隆乳术后脂肪坏死的方法。

适应证和禁忌证

自体脂肪移植隆乳术的最佳适应证是自身拥有大量体脂，且乳房具有足够松弛或柔韧的皮肤，可容纳足够体积的脂肪移植物。此外，每次脂肪移植增加的体积容量是有限的，乳房体积增加 120~150mL 是合理的。脂肪移植隆乳无绝对禁忌证。那些没有足够脂肪可取或乳房皮肤紧致且面积小（图 6.1），以及不愿意接受内部或外部扩张的患者，均不太适合该手术。框 6.1 总结了初次脂肪移植隆乳患者的条件。

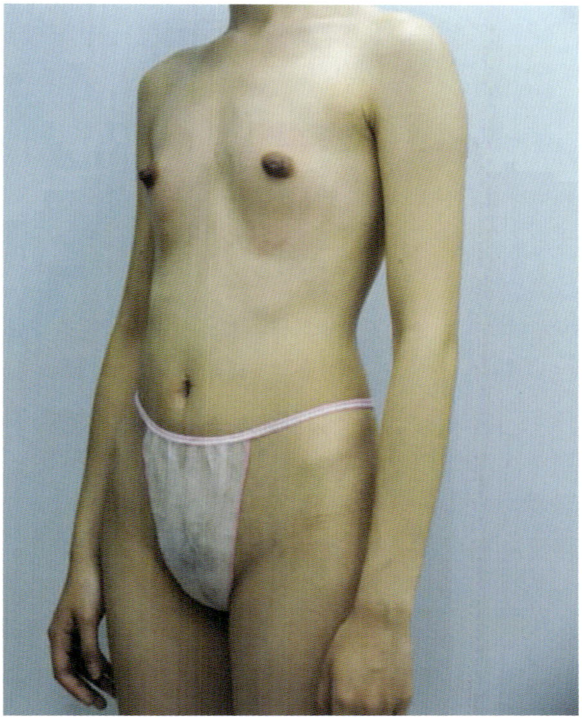

图 6.1 典型小乳症患者，皮肤紧致，接受了 6 周约外扩张。如图所示，术前预扩张效果较差。

框 6.1 初次脂肪移植隆乳良好适应证

- 皮下脂肪丰富，可吸脂
- 乳房皮肤柔韧性好、弹性好
- 乳房组织和容积较大

术前评估和特殊注意事项

应告知有乳腺癌家族史的患者，初次脂肪移植隆乳的长期安全性尚未在这类患者中得到证实，而且乳腺组织内脂肪坏死可能会导致钙化，术后可能需要额外的乳腺癌监测。脂肪坏死可引起身体或心理不适，并可能使乳腺癌监测复杂化，应将其作为一种风险告知患者。

在术前咨询和计划中，患者自身可用脂肪体积是一个重要指标，根据患者期望测算获取用于单次或多次移植的脂肪量。通过手掌测量法可以方便地估计可取身体脂肪的体积，根据术者手掌大小，一只手掌面积为 180~200cm²。脂肪厚度可以用挤捏法测得[5]。可取脂肪体积由面积乘脂肪厚度来计算[体积=手掌面积(200cm²)×挤捏脂肪厚度]。一般情况下，双侧大腿可抽吸 700~1000mL 的脂肪（婴儿除外），对大多数患者来说，这个量是足够的。

通过拉伸乳房皮肤是否可以毫无阻力地从胸壁上离开，来测试乳房松弛度。特别要注意乳房下极皮肤弹性，需要通过扩张的方式来塑造乳房轮廓外形。如果小乳房伴皮肤紧致，则需要组织扩张来松解紧张的皮肤以达到理想的体积和形状。可以是外部扩张也可以是内部扩张。

如果要求增加 2 个以上罩杯，应告知患者需要多次脂肪移植才能实现。对于要求脂肪移植置换之前假体的患者，需要先识别乳房畸形或不对称（如包膜挛缩）。如果有包膜挛缩，应同时进行包膜切开术（Baker Ⅰ~Ⅱ级）或包膜切除术（Baker Ⅲ~Ⅳ级），以获得平整的乳房轮廓（框 6.2）。

框 6.2 初次脂肪移植隆乳术前评估

- 通过手掌面积和皮肤挤捏法测试评估皮下可用脂肪量
- 通过拉伸乳房下极皮肤来检查乳房皮肤的柔韧性
- 术前使用内部或外部扩张法对紧致的皮肤进行预扩张
- 如果预期增加 2 个以上罩杯，则需要多次移植来实现
- 脂肪移植置换乳房假体，应进行包膜切开术或包膜切除术

手术方法

手术相关解剖结构

脂肪移植隆乳术前先了解该区域相关解剖结构，以保证手术的安全性和有效性。脂肪注射在不同深度：皮下、乳腺组织、乳腺下、胸肌内和胸肌下。胸大肌下有肋间肌和胸腔，注射时不能过深，防止刺破胸膜造成气胸（图 6.2）。乳房组织血供良好，有来自各个方向的血液供应，主要来自乳内动脉穿支。使用钝头针轻柔推注可以最大限度地减少血管损伤，避免出现严重血肿。

吸脂供区选择

上下腹部、侧腹部、臀部、下肢内侧和外侧、膝关节等均匀分布大量脂肪适合作为脂肪移植供区。一般来说，选择的吸脂供区应能改善身体轮廓，且仰卧位时容易操作。不同供区的脂肪细胞活性被认为是相同的，但下腹部和下肢内侧的脂肪源性干细胞（ADSC）浓度较高[6]，可以作为脂肪移植的首选供区[7,8]。

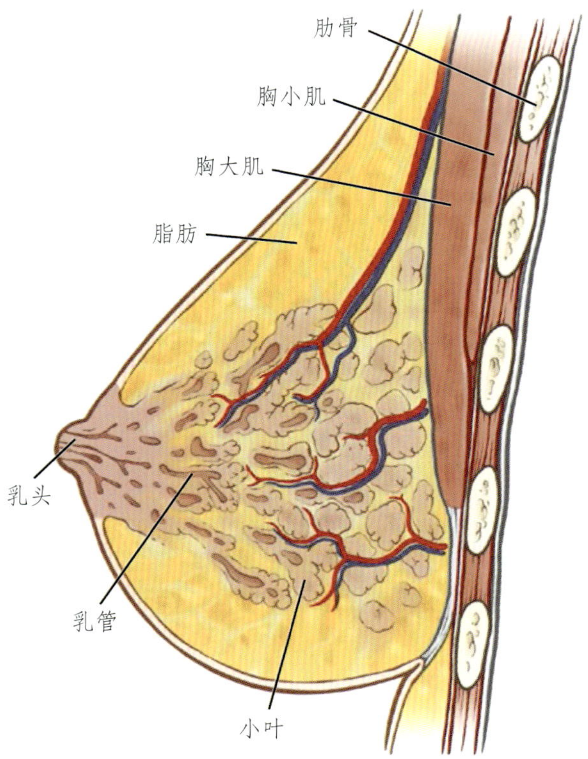

图 6.2 乳腺解剖示意图，注意乳房的解剖层次。

麻醉

手术一般在全身麻醉或静脉镇静下进行。吸脂时可以将静脉镇静与局部麻醉联合使用。含有镇痛和止血的肿胀液内应含有最低浓度的利多卡因，高浓度利多卡因可能对脂肪细胞的活性有影响[7]。在全身麻醉下，作者通常使用 0.01%~0.02%的利多卡因乳酸林格液。肿胀液中含 1:20 万肾上腺素。肾上腺素可以使血管以收缩减少出血、血肿和淤青，也可以避免脂肪进入动脉。

脂肪移植提取

使用 11 号刀片切开皮肤，切口长度约 3mm，切口位置的选择应隐蔽，以便于隐藏。使用肌腱切开术扩张皮下组织，通过切口插入套管并注射肿胀液。10~15 分钟后进行脂肪抽吸，这样产生的创伤更小，更容易抽吸。最后，抽出脂肪混合液比约为 1:1，以使每次脂肪提取更有效。吸脂机压力设定为−60~−70cmH_2O。脂肪组织被收集到一个 2L 的罐子里，罐子底部有带开关的排水管（图 6.3）。沉淀后，从罐子底部排出液体。然后，通过管道将脂肪部分转移到不同尺寸的注射器中，以备离心。

脂肪移植过程

为去除抽吸液中液体和细胞碎片，获得更浓缩的脂肪组织，离心是处理的首选方法。最近研究表明，适当的离心不仅可以浓缩脂肪液中的脂肪细胞和 ADSC，还可以浓缩脂肪液中的促血管生长因子[9–11]。

作者选择 50mL 螺口注射器来收集大容量脂肪组织。通过软管将脂肪组织转移至 50mL 注射器中，然后，将注射器螺口孔用塞子锁紧（图 6.4）。将装有脂肪的 50mL 注射器放入离心机，以 3000rpm（约 1200g）的速度离心 3 分钟（图 6.5）。不建议采取过大离心力或过长的离心时间，因为会对脂肪细胞产生影响。

根据作者的经验，离心后纯脂肪组织会达到 60%。因此，700~1000mL 的脂肪混合液，经离心后浓缩成 400~600mL 的纯脂肪。脂肪处理过程首选“无接触”法，避免脂肪组织暴露在空气中造成污染。离心后脂肪液分为三层：上层为油脂，中层为脂肪组织，底层为液体部分（图 6.6）。上层油脂要倒出，残留油脂使用棉条或棉签去除。排出底部的液体后，将 50mL 注射器中的浓缩脂肪转移至 10mL 注射器中（作者推荐脂肪移植隆乳的首选尺寸）（图 6.7 和图 6.8）。去除注射器内的气泡，可以精确地记录脂肪注射量。

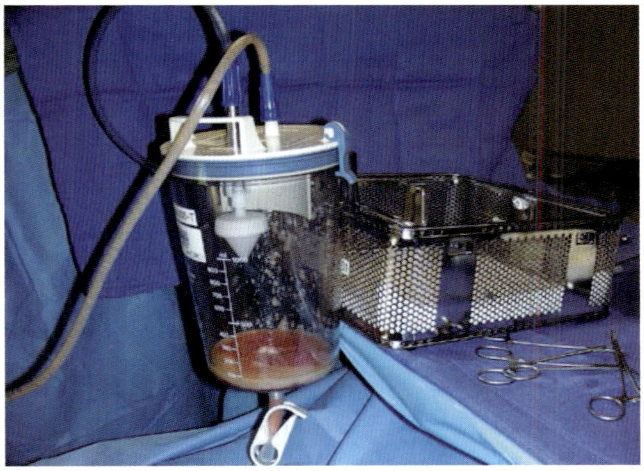

图 6.3　用于收集脂肪混合液的大容量（2~3L）圆筒，底部有排水管，便于收集脂肪。

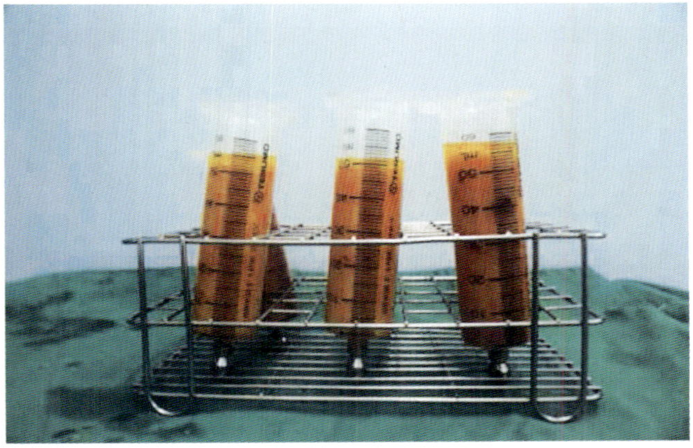

图 6.4　脂肪混合液沉淀后，收集脂肪部分至 50mL 注射器中。

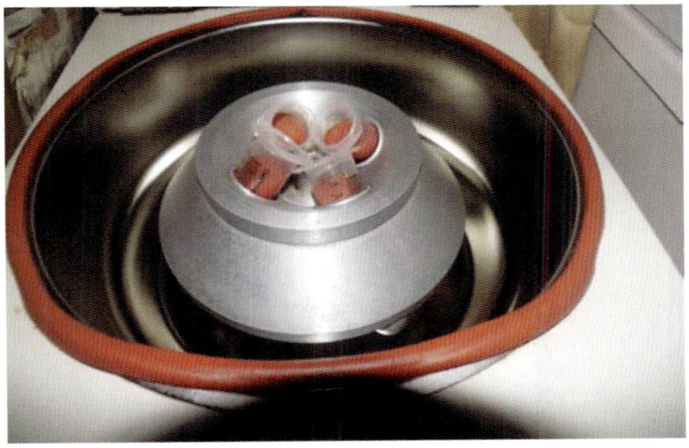

图 6.5　用于大量脂肪移植的离心机。

预扩张紧致乳房的皮肤

对乳房皮肤紧致的患者，根据具体情况进行选择，术前采取多种预扩张法包括外扩张或假体扩张法。外扩张法使用 Brava 系统，通过佩戴扩张杯罩在乳房皮肤上产生持续负压。外扩张需要患者长期配合，对患者的教育很重要。作者更倾向使用假体或组织扩张器进行内扩张，这样可以提供稳定可靠的乳房皮肤扩张，尤其在乳房下极。可以将假体/组织扩张器放置在胸大肌下以获得更大的乳房，手术原理与假体隆乳术相同。隆乳后 1~3 个月，可取出假体/组织扩张器，同时将脂肪移植至乳房内。

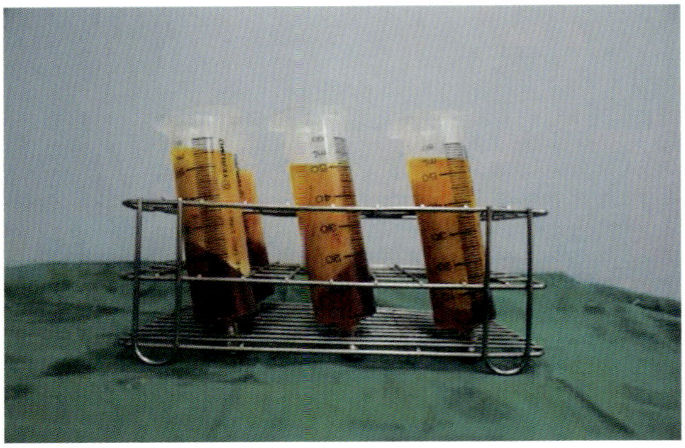

图 6.6　离心后，50mL 注射器中的吸脂液被分为三部分，这三层分别是油脂、脂肪和水。

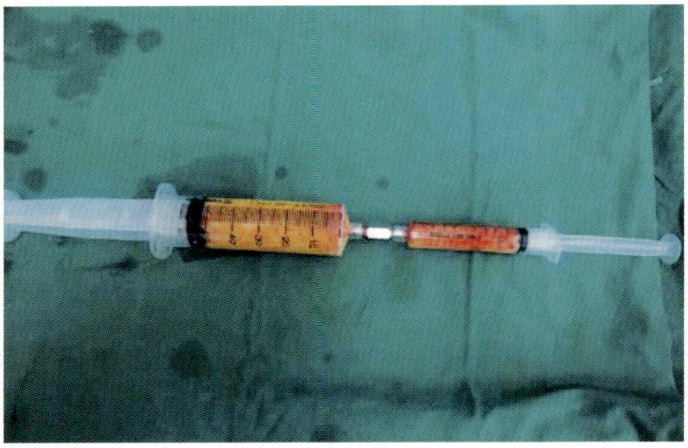

图 6.7　将 50mL 注射器中的脂肪转移至 10mL 注射器中。

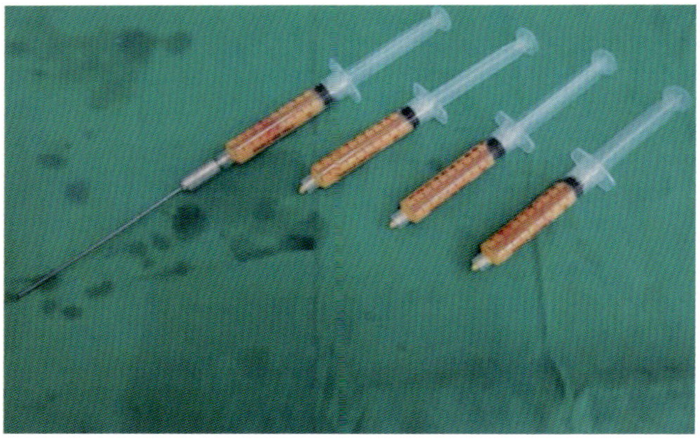

图 6.8　10mL 注射器中准备注射用的提纯脂肪。

脂肪移植的注射方法

脂肪移植成功的关键是移植脂肪在受区均匀分布。少量移植脂肪可以获得更好的效果，避免大体积脂肪移植带来的纤维化、油囊肿、钙化甚至感染等并发症。因此，每次脂肪推注量不应>1mL。注射时，采用 15cm/12 号注射头连接 10mL 含有脂肪移植物的注射器，注射开口位于乳房边缘下方和外侧，以及乳晕边缘上方和内侧，放射状缓慢推注，使注射脂肪在乳房内均匀分布（图 6.9 和图 6.10）。注射开口避免在 12 点钟和乳房边缘内侧处，这些位置容易形成增生瘢痕，也不隐藏（图 6.11）。

脂肪移植的层次为乳腺上层、乳腺内部和乳腺下层（图 6.12）。具体来说即注射到皮下层、乳腺内部或后方、肌肉内和胸肌后方（肌肉近端较厚部分）。采用多通道、多隧道、多个平面内、边退出边少量推注。避免同一腔隙重复注射的方法是，针头插入组织可感受到阻力。也可以在乳腺超声引导下进行精确注射（图 6.13）。注

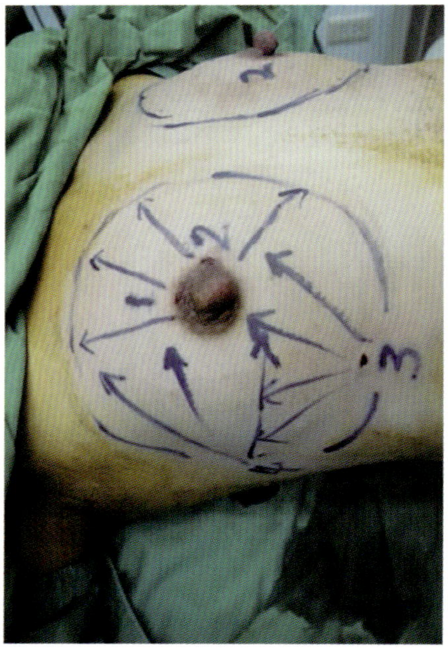

图 6.9　注射点位于乳房下缘和外缘及乳晕上缘和内侧缘。

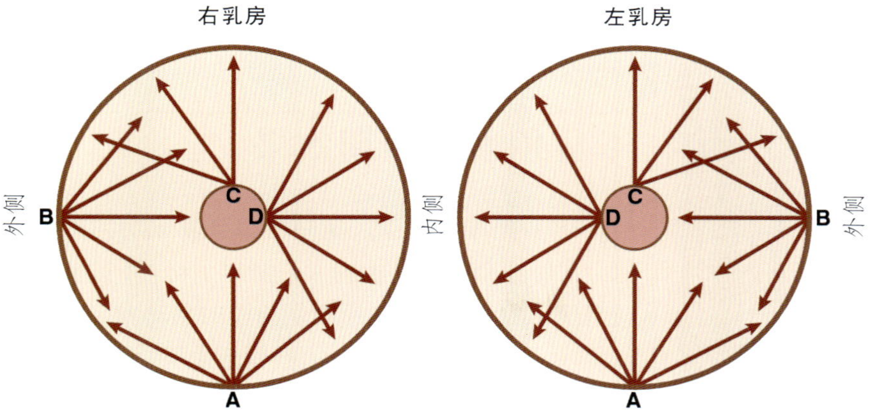

图 6.10　注射脂肪隆乳入口部位示意图。(A)下乳缘。(B)侧乳缘。(C)乳晕上缘。(D)乳晕内侧缘。

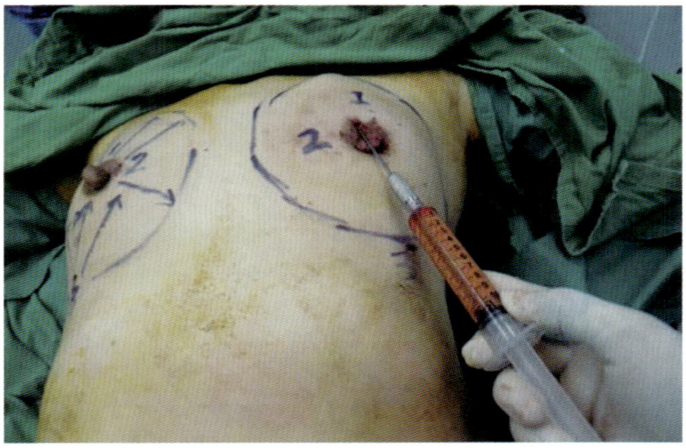

图 6.11　脂肪注射通过多隧道、多层次、多通道放射状进行。

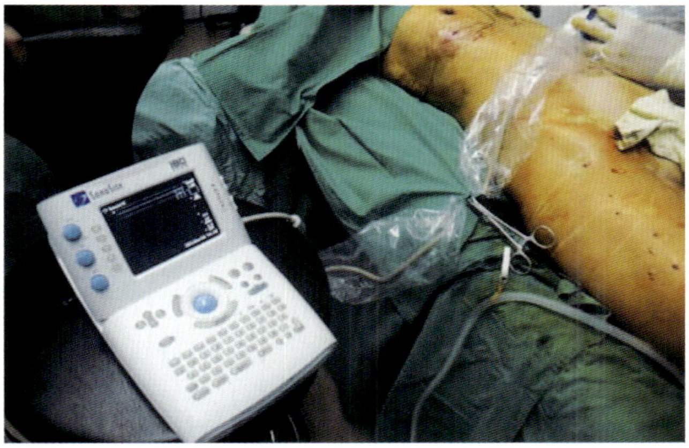

图 6.13　在乳房超声引导下进行脂肪注射移植。

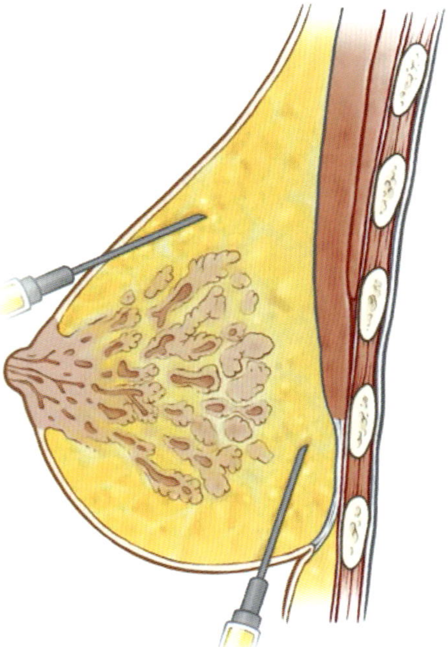

图 6.12　示意图显示脂肪注射的层次。将脂肪少量、均匀地注入乳房组织各层次。

射时应尽量轻柔，避免损伤血管或神经。注射压力过大会增加产生并发症的风险。停止注射移植的标志是判断脂肪填充是否引起皮肤张力过大。根据原乳房尺寸，每侧注射浓缩脂肪 150~250mL。术前应先预扩张紧致的乳房皮肤。

如果使用假体/扩张器进行预扩张，取出假体/扩张器后，避免将脂肪注射在包膜腔内，因为腔内脂肪无法成活，最终会发生大量坏死。如果从乳晕缘或 IMF 切口取出假体，就可以在直视下(图 6.14)将脂肪注射至包膜浅层。如果出现包膜挛缩则需要进行包膜切开术或包膜切除术，以恢复皮肤良好的轮廓。Ⅰ~Ⅱ级包膜挛缩行包膜切开术，Ⅲ~Ⅳ级包膜挛缩行部分包膜前壁切除术，以保证皮下空间充分扩张，尤其是乳房下极，最大限度地填充脂肪。

过度矫正

为了移植脂肪“更好”的存活，不建议“过度矫正”，因为缺乏科学依据。过度矫正会增加脂肪坏死及

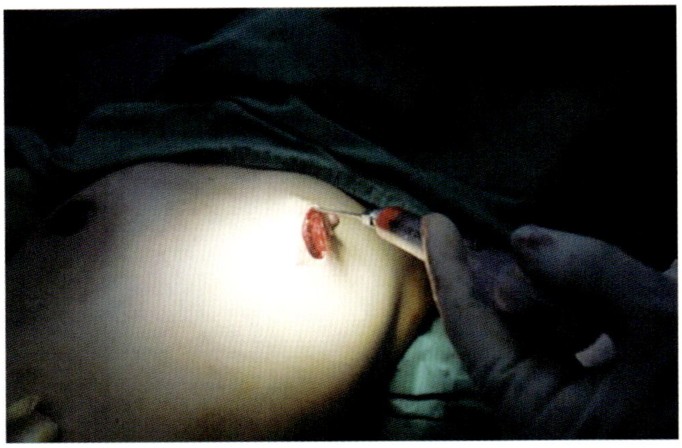

图 6.14 脂肪移植替换乳房假体，注意避免注射在假体包膜腔内。从乳晕切口取出假体时，可以在直视下进行注射。

钙化，甚至严重感染的可能，尤其在大体积脂肪移植隆乳术中，不建议使用。

术后护理和预期效果

术后护理也是保证脂肪移植隆乳成功的重要因素。术后 3 个月内禁止胸大肌剧烈运动。不能紧密压迫乳房或穿紧身衣物。原因是脂肪的移动和受压会破坏新生血管的形成和受区的微循环血供。术后肿胀会持续 1~2 周，乳房在最初的几周会变硬。应告知患者这是正常恢复过程。文献中关于脂肪移植长期存活率有不同的报道[11-14]。根据作者的经验，长期存活率可达 50%~60%，即 100~120mL 的脂肪可以长期维持。

病例分析

病例 6.1

26 岁亚洲女性，接受脂肪移植隆乳。皮肤拉伸试验证实患者乳房皮肤柔软。从腹部、下肢内侧和外侧分别获取脂肪。每侧乳房约注射 200mL 脂肪。术后 1 年效果满意，移植脂肪长期效果良好。(1A)术前正位照片。(1B)术后 6 个月正位照片。(2A)术前左侧位照片。(2B)术后左侧位照片。(3A)术前右侧位照片。(3B)术后右侧位照片。

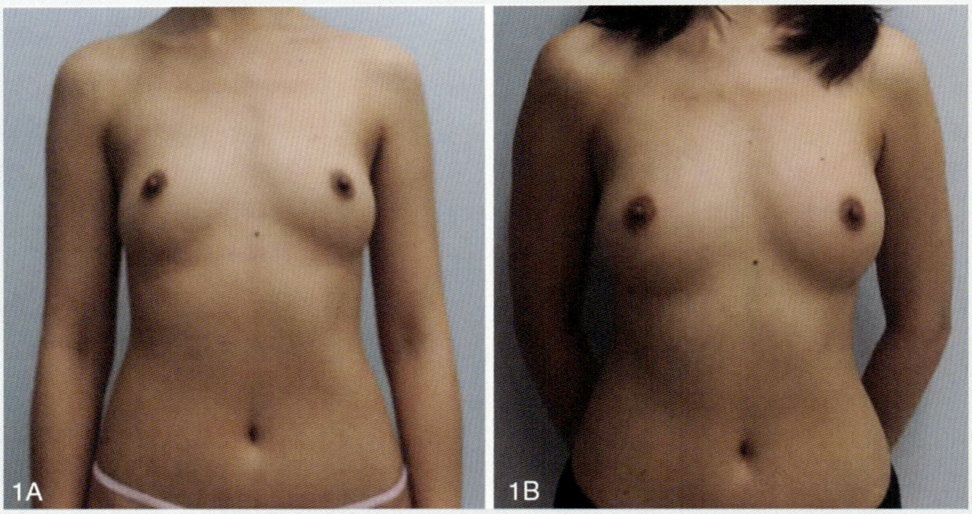

（待续）

病例 6.1（续）

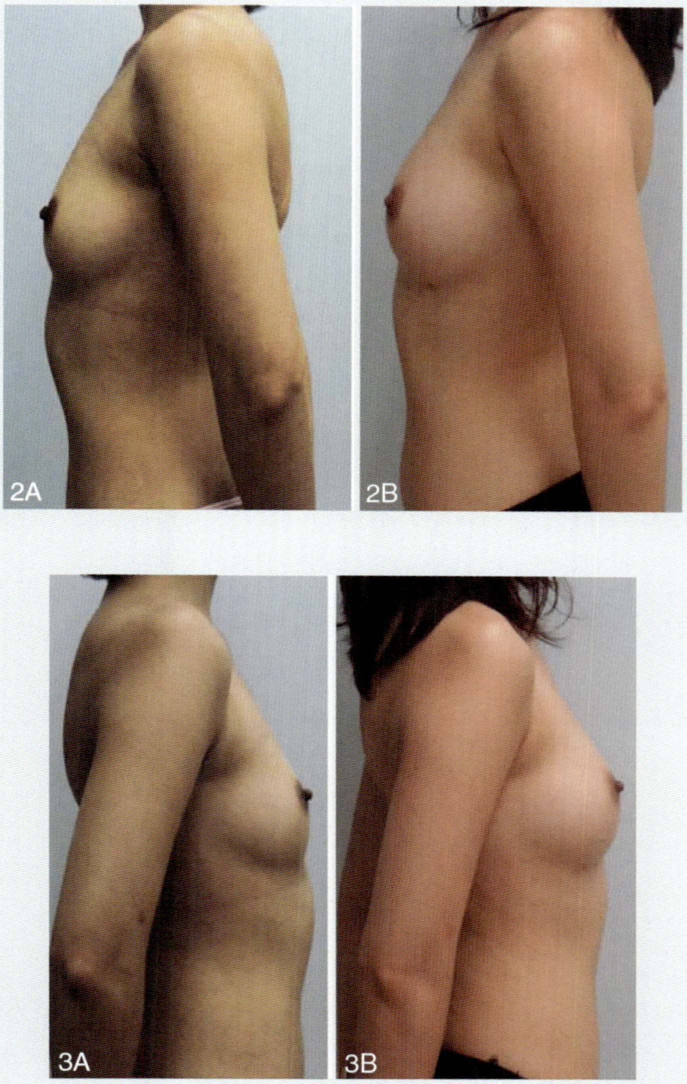

病例 6.2

22 岁亚洲女性，希望使用大容量脂肪移植隆乳。腹部和下肢脂肪堆积，可通过吸脂术来塑形。乳房皮肤相对柔软。第 1 次脂肪移植每侧乳房注射 220mL 脂肪。术后 6 个月效果很满意，希望进一步增大乳房。于是，进行第 2 次脂肪移植，每侧乳房注射 180mL 脂肪，术后 1 年患者对手术效果满意。(1A)术前正位照片。(1B)术后 6 个月正位照片。(1C)第 2 次手术后 1 年正位照片。(2A)术前左侧位照片。(2B)第 1 次手术后 6 个月左侧位照片。(2C)第 2 次手术后 1 年左侧位照片。(3A)术前右侧位照片。(3B)第 1 次手术后 6 个月右侧位照片。(3C)第 2 次手术后 1 年右侧位照片。

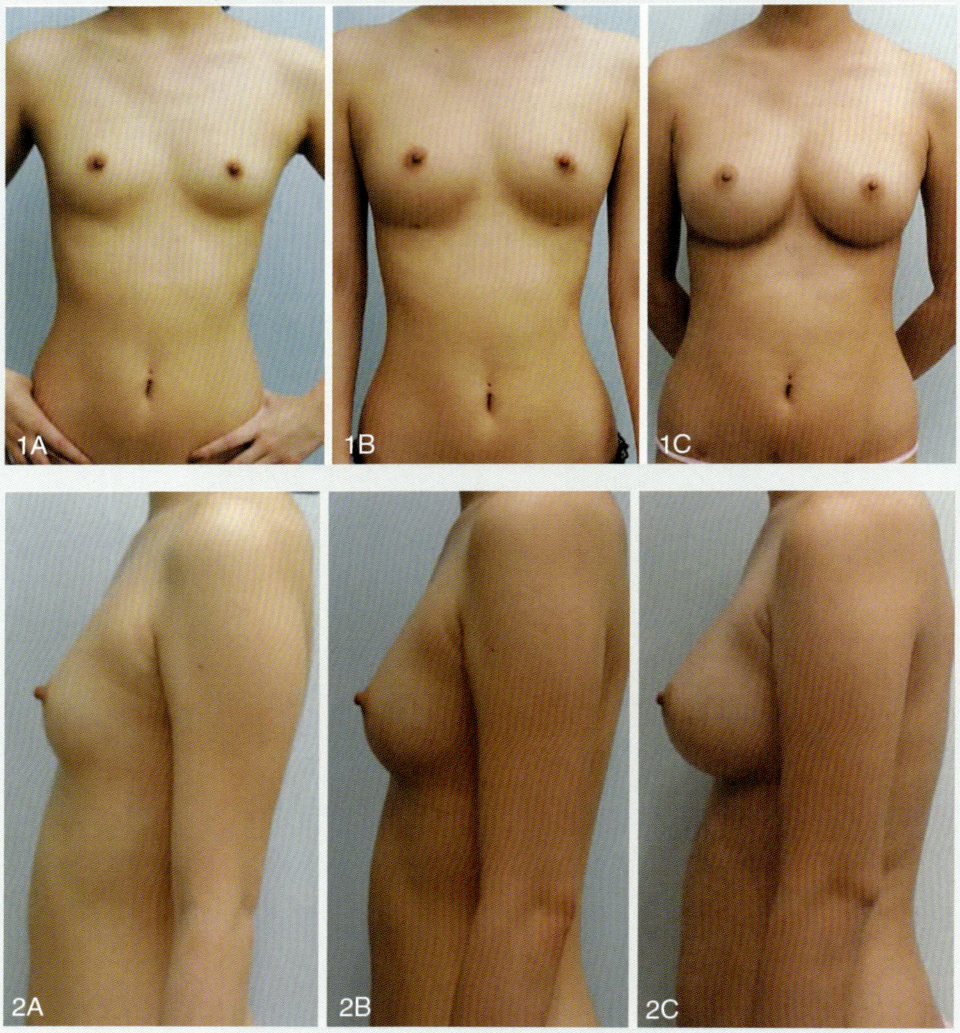

（待续）

病例 6.2(续)

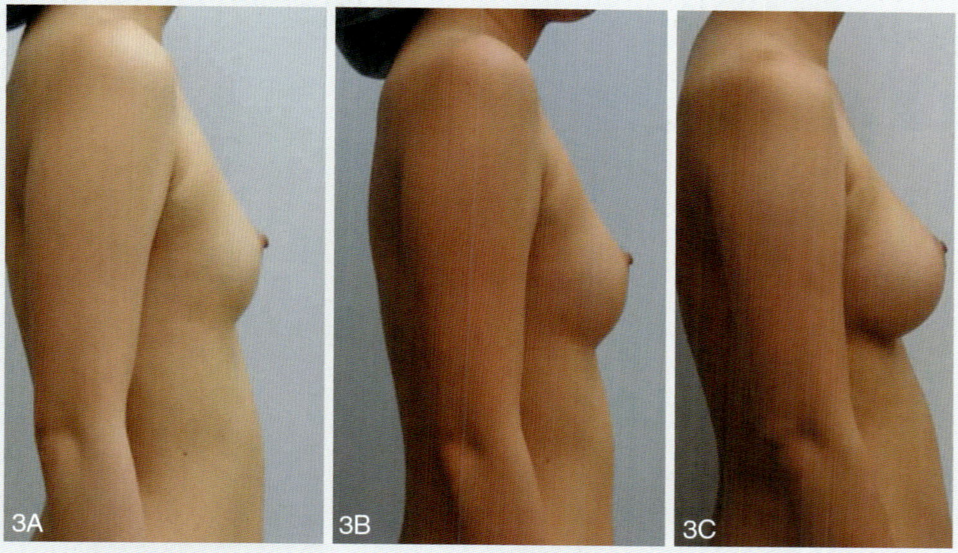

病例 6.3

33岁亚洲女性，主诉妊娠后乳房萎缩。妊娠期间乳房过大导致皮肤松弛，为脂肪移植提供了良好的空间。每侧乳房注射220mL脂肪。随访1年，患者对乳房大小和形态满意。(1A)术前正位照片。(1B)术后1年正位照片。(2A)术前左侧位照片。(2B)术后1年左侧位照片。(3A)术前右侧位照片。(3B)术后1年右侧位照片。

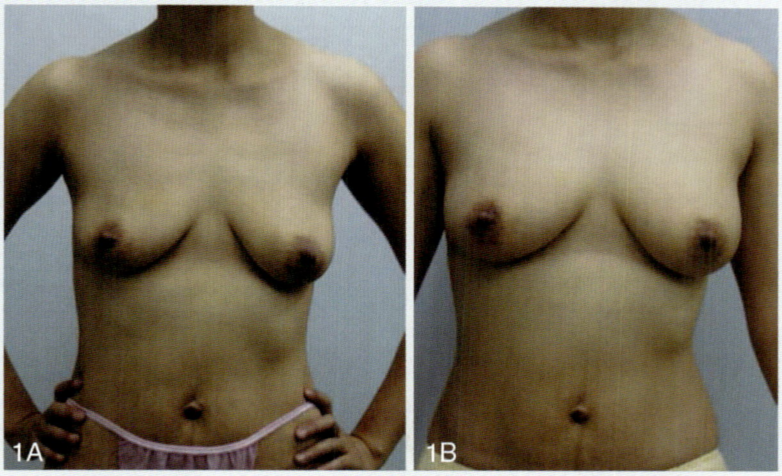

(待续)

病例 6.3(续)

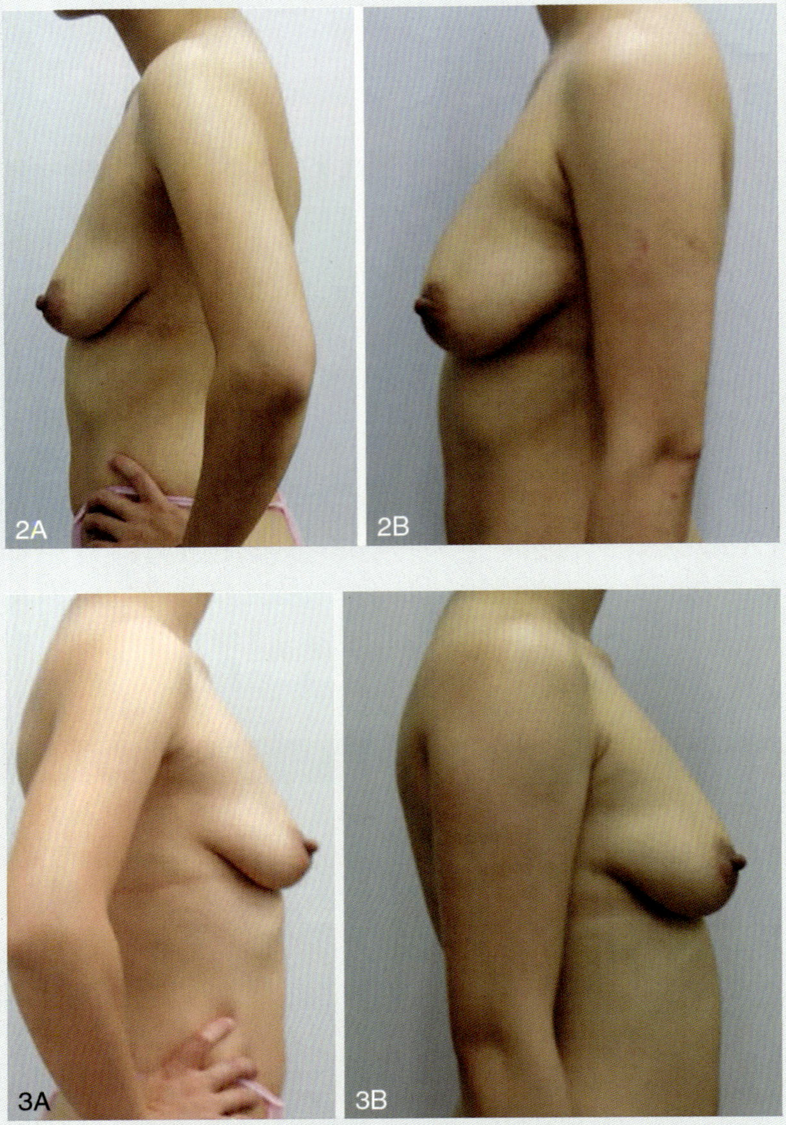

病例 6.4

35 岁亚洲女性，根据术前皮肤拉伸试验证实两侧乳房皮肤非常紧致，希望至少增加 2 个罩杯。术前做了乳房预扩张处理，每侧植入 250mL 盐水假体并保留 6 周。取出假体后，立即向每侧乳房注射 250mL 脂肪。第 1 次脂肪移植术后 6 个月左右，行第 2 次脂肪移植，每侧乳房注射 200mL 脂肪。第 2 次脂肪移植隆乳术后 1 年，下极丰满度良好，外形自然，体积增大。(1A)术前正位照片。(1B)假体隆乳预扩张术后 3 个月正位照片。(1C)取出假体后，进行 2 次脂肪移植隆乳(第 1 次 250mL，第 2 次 200mL)正位照片。(2A)术前左侧位照片。(2B)假体隆乳预扩张术后 3 个月右侧位照片。(2C)取出假体并进行了两次脂肪移植隆乳术后左侧位照片。(3A)术前右侧位照片。(3B)假体隆乳预扩张术后 3 个月右侧位照片。(3C)取出假体并进行了 2 次脂肪移植隆乳术后右侧位照片。

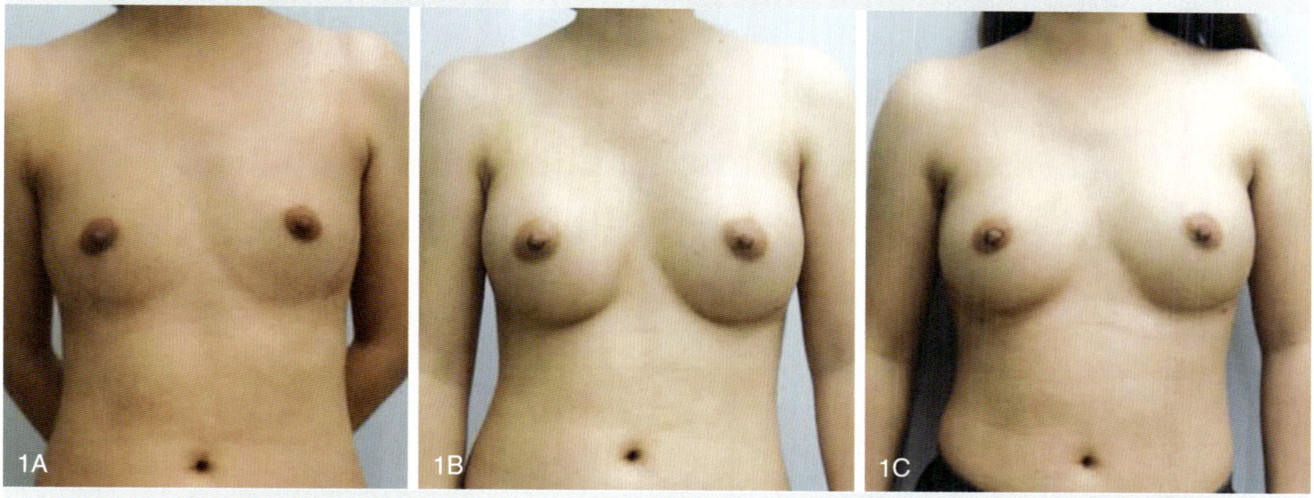

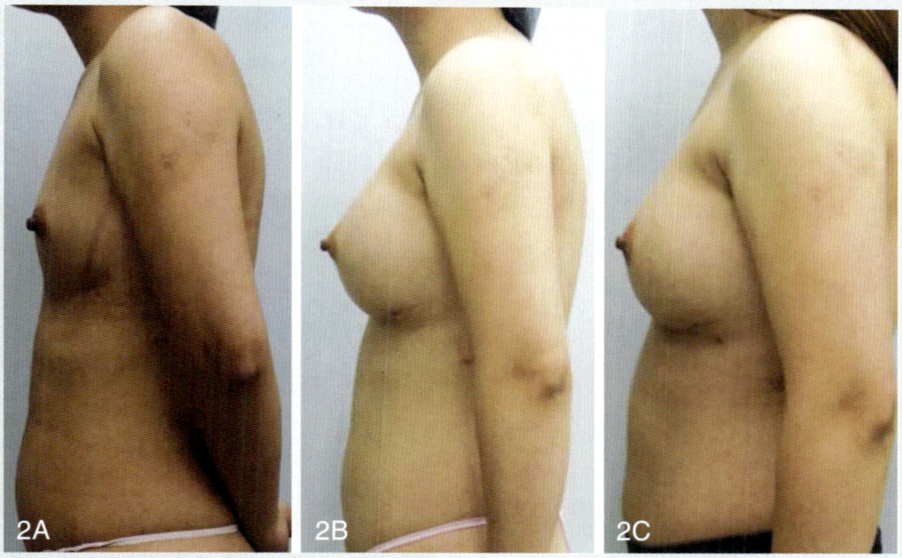

(待续)

病例 6.4(续)

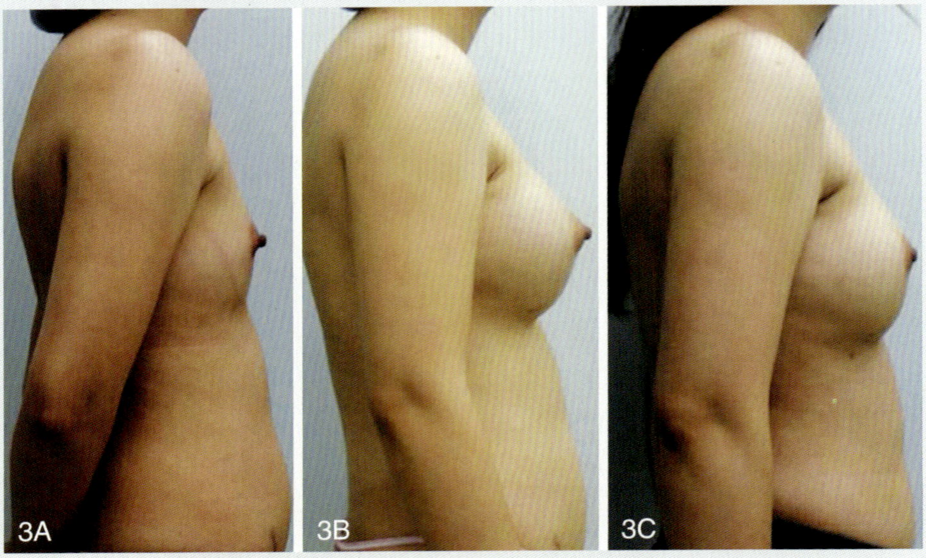

并发症处理

使用钝性针头轻柔、细致地进行注射操作,出现血肿的概率极低。如果发生血肿,压迫处理即可。健康患者很少出现术后感染,一旦发生感染,就需要积极进行抗生素、连续清创和充分引流处理。

脂肪移植隆乳最常见的并发症是脂肪坏死。亚洲患者出现脂肪坏死常常以油囊肿、硬结和钙化瘤形式存在,可引起触痛、皮肤收缩、皮炎及炎症后的色素沉着。虽然没有科学数据表明,脂肪坏死相关的瘢痕和钙化可能会干扰乳腺癌监测,但可能会使常规乳房 X 线检查复杂化。因此,脂肪注射隆乳出现脂肪坏死应及时妥善处理。

作者建议,术后发现任何可触及的肿块都应进行乳腺影像学检查,如相对快速且无创的乳腺超声(图 6.15),以排除恶性肿瘤。位于表面的油囊肿可以用 18 号针头进行抽吸。坚硬的纤维化或钙化结节(图 6.16)可通过皮肤切口切除。手术切口小,愈合满意。作者发明了一种处理脂肪坏死的流程(图 6.17)。

二次手术

有些患者术后需要在局部区域进行二次脂肪移植手术,以进一步改善乳房的形状和体积。无科学研究证实二次脂肪移植的最佳时机。脂肪移植后最初几周内很难评估手术效果。一般而言,乳房体积与肿胀程度和恢复时间有关。随着时间的推移,移植脂肪体

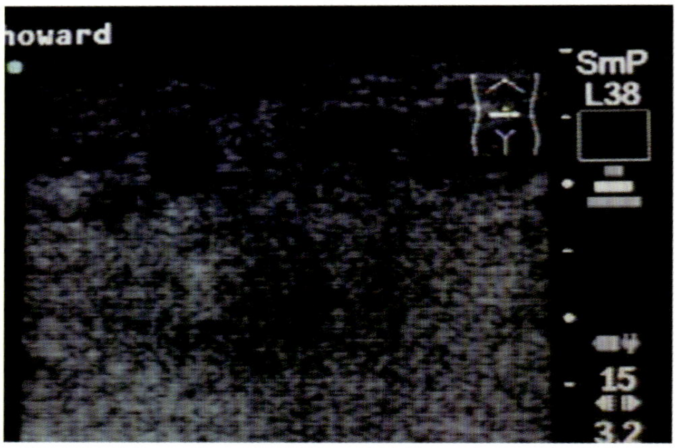

图 6.15 乳腺超声下典型的油囊肿图像。

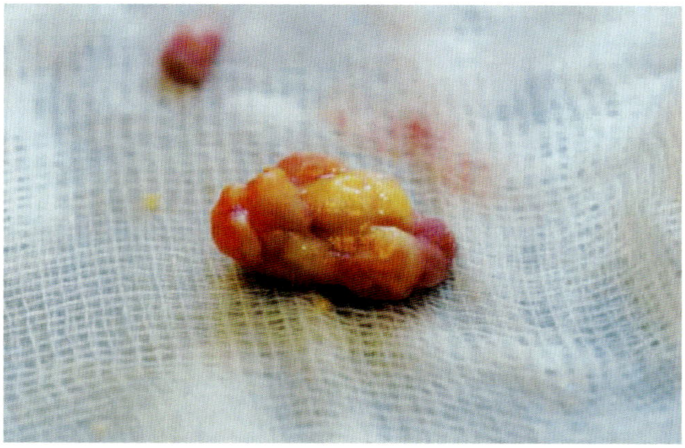

图 6.16 从乳腺组织中切除的脂肪坏死引起的钙化和纤维化结节。

积逐渐变小，如果顺利，通常术后3个月才会变得稳定。因此，二次脂肪移植应至少术后3个月再进行。

结论

脂肪移植隆乳术是一种有效的隆乳方式。全面了解自体脂肪移植原理后，术者还要熟练掌握合适的器械进行手术，选择最佳适应证患者并遵循本文的所有原则，就可以安全地实施这种微创脂肪移植手术，并能获得良好的效果，并发症也最少。

手术成功要点

- 选择最佳适应证患者是获得满意结果的关键。
- 理解手术原则并结合良好的技术，适量获取、处理和注射脂肪至关重要，可以获得移植脂肪的长期存活并避免出现并发症。
- 先预扩张紧致的皮肤，特别是乳房的下极，以获得良好的乳房形状。
- 各层次均匀注射，避免高压注射或过度矫正可以降低脂肪坏死的风险。
- 如果希望增加2个以上罩杯尺寸，需要进行后续的脂肪移植手术。
- 术后护理也是良好效果不可或缺的一部分。

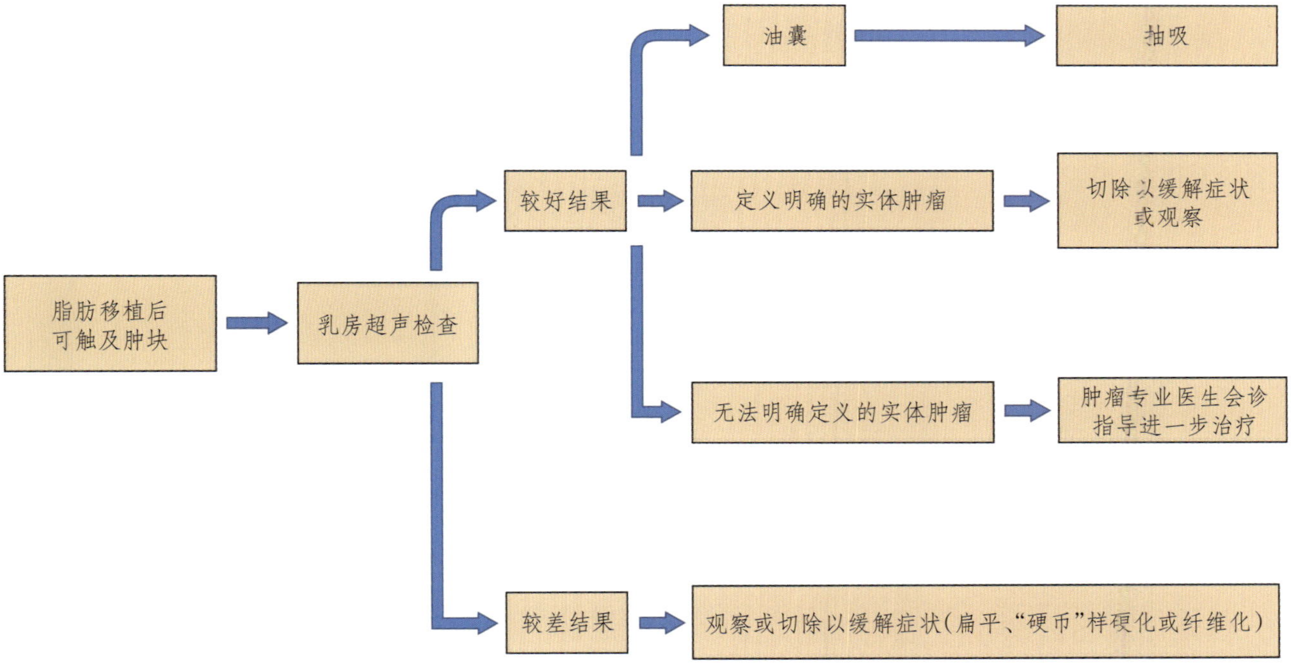

图 6.17 在作者实践中用于处理脂肪坏死的流程。

(关几梦 刘宏伟 郑丹宁 译 陈育哲 校)

参考文献

1. Gutowski, K.A., 2009. Current applications and safety of autologous fat grafts: a report of the ASPS Fat Graft Task Force. Plast. Reconstr. Surg. 124, 272–280.
2. Coleman, S., Saboeiro, A.P., 2007. Fat Grafting to the breast revisited: safety and efficacy. Plast. Reconstr. Surg. 119, 775–785.
3. Zheng, D.N., Li, Q.F., Lei, H., Zheng, S.W., Xie, Y.Z., Xu, Q.H., et al., 2008. Autologous fat grafting to the breast for cosmetic enhancement: experience in 66 patients with long-term follow up. J. Plast. Reconstr. Aesth. Surg. 61, 792–798.
4. Illouz, Y.G., Sterodimas, A., 2009. Autologous fat transplantation to the breast: a personal technique with 25 years of experience. Aesth. Plast. Surg. 33, 706–715.
5. Khouri, R.K., Rigotti, G., Cardoso, E., Khouri Jr., R.K., Biggs, T.M., 2014. Megavolume autologous fat transfer: part ii. Practice and techniques. Plast. Reconstr. Surg. 133, 1369–1377.
6. Padoin, A.V., Braga-Silva, J., Martins, P., et al., 2008. Sources of processed lipoaspirate cells: influence of donor site on cell concentration. Plast. Reconstr. Surg. 122, 614–618.
7. Yoshimura, K., Suga, H., Eto, H., 2009. Adipose-derived stem/progenitor cells: roles in adipose tissue remodeling and potential use for soft tissue augmentation. Regen. Med. 4, 265–273.
8. Keck, M., Zeyda, M., Gollinger, K., et al., 2010. Local Anesthetics have a major impact on viability of preadipocytes and their differentiation into adipocytes. Plast. Reconstr. Surg. 123, 1500–1505.
9. Kurita, M., Matsumoto, D., Shigeura, T., et al., 2008. Influences of centrifugation on cells and tissues in liposuction aspirates: optimized centrifugation for lipotransfer and cell isolation. Plast. Reconstr. Surg. 121, 1033–1041.
10. Pallua, N., Pulsfort, A.K., Suschek, C., Wolter, T.P., 2009. Content of the Growth Factors bFGF, IGF-1, VEGF, and PDGF-BB in freshly harvested lipoaspirate after centrifugation and incubation. Plast. Reconstr. Surg. 123, 826–833.
11. Lin, J.Y., Wang, C., Pu, L.L.Q., 2015. Can we standardize the techniques for fat grafting? Clin. Plast. Surg. 42, 199–208.
12. Mu, D.L., Luan, J., Mu, L.H., Xin, M.Q., 2009. Breast augmentation by autologous fat injection grafting: management and clinical analysis of complications. Ann. Plast. Surg. 63, 124–127.
13. Hyakusoku, H., Ogawa, R., Ono, S., Ishii, N., Hirakawa, K., 2009. Complications after autologous fat injection to the breast. Plast. Reconstr. Surg. 123, 360–370.
14. Petit, J.Y., Lohsiriwat, V., Clough, K.B., et al., 2011. The oncologic outcome and immediate surgical complications of lipofilling in breast cancer patients: a multicenter study—Milan-Paris-Lyon experience of 646. Plast. Reconstr. Surg. 128, 341–346.

第 7 章 复合隆乳术

Obaid Chaudhry，Daniel Del Vecchio

引言

脂肪隆乳在过去 12 年里不断发展。根据美国美容整形外科学会的数据，与 2016 年相比，脂肪隆乳术量大幅增长了 41%，而且增幅似乎没有下降趋势[1]。单纯应用脂肪隆乳增加乳房容量，尽管潜力巨大，但由于患者和医生不愿意使用 BRAVA 预扩张，以及单次脂肪隆乳增大容量的限制，目前并没有被广泛接受[2-6]。

单纯假体隆乳术的修复率很高，不是假体的问题，大多数由于缺乏足够的软组织覆盖而外观欠佳。脂肪移植兴起后，医生们希望单纯依靠脂肪隆乳来增加乳房实际容量；然而，脂肪隆乳原理类似于“沙丘”理论，乳房容量越大基底越宽，越会抵消隆乳的最后效果。而脂肪隆乳的这个“缺陷”反而创造了一种新概念，即将假体尺寸、突度作为核心与表面脂肪柔软度和自然度结合起来，可以产生最佳的效果。此观点为初次隆乳术提供了最理想的解决方案。

基于该理论，很多医生包括作者本人，尝试通过假体隆乳实现核心体积充填，然后在周围填充脂肪，可以获得两者结合的最佳效果——复合隆乳术[3,5,8]。

后来，复合隆乳术流行起来，广泛用于各种各样的乳房美容和重建手术。本章将集中讨论复合隆乳术在脂肪与假体比例方面的演变过程，以及在临床实践中的意义。

适应证和禁忌证

适合复合隆乳术的最佳群体是乳房较小，同时软组织不足以覆盖理想假体的患者。如果进行单纯假体隆乳，遵循经典的 Tebbetts/Adams“high five”原则，外科医生面临要么选择不合适的小假体，要么突破软组织的限制来建立良好的乳沟[9]。复合隆乳术可以解决这种困局，通过一个直径较窄的小假体，同时采用脂肪移植来实现乳沟间隙的过渡。

复合隆乳术的禁忌证与脂肪移植隆乳术相似，包括有显著乳腺癌家族史、对假体隆乳大小和形状有不切实际的预期、不愿意接受后期脂肪移植增容和修补乳沟间隙者。另外，那些由于包膜挛缩或假体相关并发症需要取出假体的患者可能更适合假体取出同时联合脂肪注射（SIEF），而不是复合隆乳术。

术前评估和特殊注意事项

大多数初次隆乳的患者都适合复合隆乳术（图 7.1）。假体提供核心容量突度，脂肪提供宽度和过渡并解决不对称问题。与其他复合手术不同，假体和脂肪相互依赖。理想的适应证是软组织不足和身体瘦弱。可以用脂肪来解决形态过渡，而不需要用解剖型假体来实现 45:55 的最佳比例。乳房外形完美又具备足够软组织厚度的患者最适合单纯假体隆乳，但并不包括所有患者。第三类患者是希望乳房更大，但不喜欢使用假体。她们想要更大的乳房但不接受“异物”隆乳。其中一些人就希望单纯通过脂肪来增大乳房。

有 3 种不同类型的复合隆乳术。1 型：腺体下或筋膜下初次复合隆乳术；2 型：胸大肌下初次复合隆乳术；3 型：复合修复隆乳术（表 7.1）。作者习惯进行筋膜下复合隆乳，可以防止动态畸形和侧方移位。对于 3 型术式，需要使用 BRAVA 进行预扩张，增加第

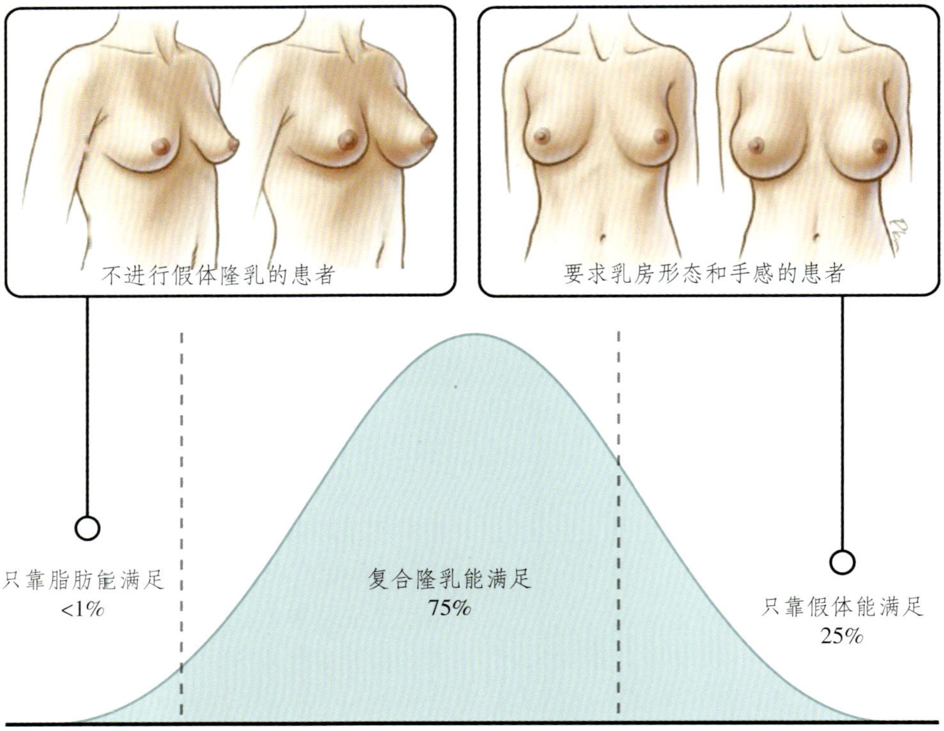

图 7.1 从图中可以看出，单纯依靠脂肪实现增大核心体积的患者很少。单纯依靠假体隆乳满意的患者仅占 1/4。大多数人都适合进行复合隆乳术。

表 7.1 基于假体层次的 3 种复合隆乳方法[a]

假体层次	注射层次	第 3 间隙容量	可移植容量	移植部位
腺体下	皮下浅层脂肪	低	50~100	外周，主要是上边界
筋膜下	皮下脂肪到筋膜	中	50~200	外周
胸大肌下	皮下脂肪、筋膜、肌肉	高	50~500	假体表面全覆盖

[a] 根据假体植入层次和脂肪移植特点分为 3 种复合隆乳方法。每种方法因能够移植的脂肪量不同而不同。一般来说，假体层次越深，能够接受移植脂肪的空间容量就越大。

Reproduced from Auclair, E., Blondeel, P., Del Vecchio D.A., 2013. Composite breast augmentation: soft-tissue planning using implants and fat. Plast. Reconstr. Surg. 132(3), 558-568(Table 2, p. 565). Del Vecchio 即本章作者。

3 间隙移植区空间，通常可以扩张软组织体积的 2~3 倍。

脂肪移植隆乳分为 3 大类：BRAVA 预扩张脂肪移植、SIEF 和复合隆乳术 各有其适应证[3-6,10,11]。其中，复合隆乳术是最常见的脂肪移植隆乳术（见图7.1）。

初次隆乳适合单纯脂肪移植，其患者仅占 1%（见图 7.1）。然而，脂肪类似于“沙丘”，难以提供有效的突度，随着 BRAVA 预扩张的应用可以提供更多的移植脂肪，但是如果乳房核心缺少坚实的突度，仍然会导致乳房基底过宽（图 7.2）。尽管如此，对于重度先天性不对称、乳房缩窄或乳房上提术恢复体积的患者，单纯脂肪移植还是有一定作用（图 7.3 至图 7.7）[3]。重点在于向乳房下极充填脂肪，可以不用解剖型假体也能达到 Mallucci 提出的乳房上、下极 45:55 的理想美学比例（图 7.8）[12]。

有时假体隆乳后的畸形可能是软组织不足，而不是假体移位造成的。在这种情况下，可以通过修整软组织而非更换假体来改善（图 7.9）。当所有方法都失败后，就必须移除假体。本章节第二作者在 2012年

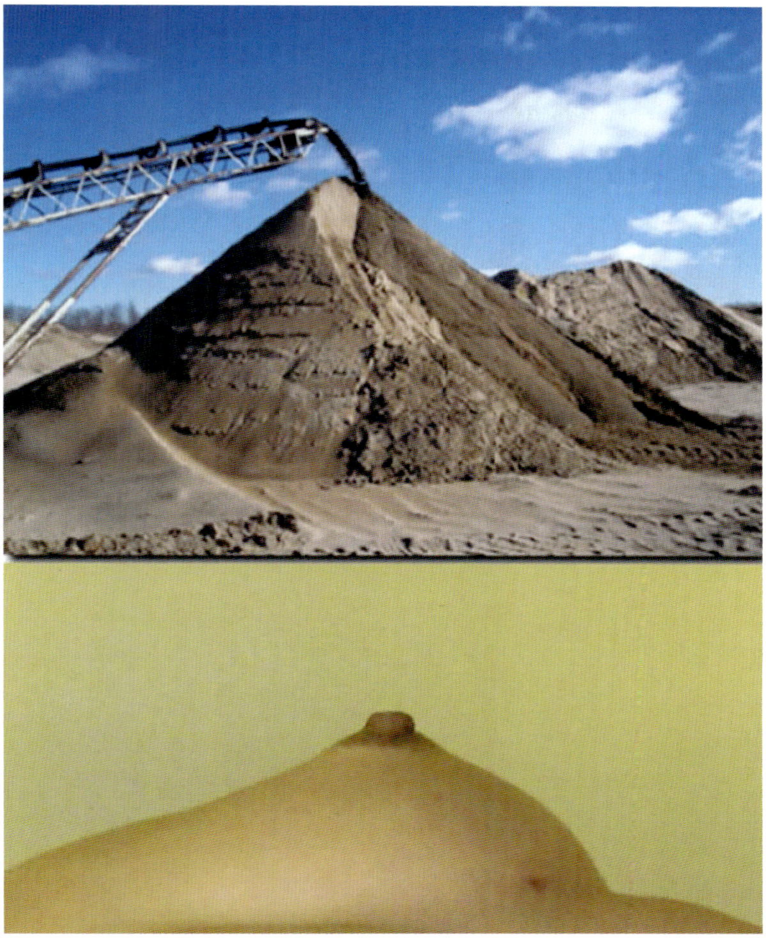

图 7.2 利用脂肪填充核心体积是可靠的但不稳固。这里将脂肪比作“沙丘”。脂肪最显著的局限性是不能提供核心体积的突度。

提出的 SIEF，为假体移除提供了一种可行的选择[10]。目前的方法是移除假体之前需进行预扩张，增加乳房第 3 间隙空间，为脂肪的移植提供一个独立的平面，可以帮助解决因包膜挛缩或假体移位导致的乳房畸形和不对称问题（图 7.10）[3,6-8,11,13-16]。

约 25%的患者不缺乏软组织覆盖，单纯假体隆乳就可以提供完美的乳房形态。然而，大多数隆乳患者需要进行假体脂肪复合隆乳术。2013 年首次报道，在局部麻醉下进行的复合隆乳术被认为是两全其美的方法——在移植脂肪自然外观下放置假体。该论文发表以来，复合隆乳术已经广泛用于乳房重建和美容整形[3,6-8,11,13-16]。

在 2013 年 Auclair 等最初发表的复合隆乳论文中[3]，作者采用 80~100mL 脂肪和 300mL 假体进行复合隆乳，在内上象限区域的乳沟处皮下间隙注射脂肪以达到柔化手感。而 Del Vecchio 采用脂肪/假体相同体积的复合隆乳。上述两种方法的脂肪/假体比例分别为 1:3 和 1:1。第三种方法，脂肪/假体比例为 2:1。假体提供突度，脂肪提供自然外形。与其他复合方法不同，复合隆乳中脂肪和假体植入物是相互依赖的，脂肪体积的维持对成功的效果至关重要。通过不同的脂肪/假体比例可提供最好的结果——假体的突度与脂肪的自然外观（图 7.11）。

实际上，复合隆乳可以有不同的脂肪/假体比例。本章第一作者更倾向 2:1 的比例，一般不推荐比例小于 1:2。在 1:3~2:1 的比例范围内，都能实现良好的美学效果。低于或高于这一范围分别可造成脂肪不足或脂肪过多（图 7.12）。

如图 7.12 所示，脂肪/假体比例应在 1:3~2:1 范围内，而不是仅仅植入假体或仅仅注射脂肪。然而，比例只是个参数，还要看最终的效果。比例不是手术的决定因素。举个汽车加油的例子。司机事先并不会考虑多少加仑能装满一箱汽油。而是先把油箱加满，最后看加仑数和价格。同样道理也适用于复合隆乳术，手术效果是目的，比例只是参考而已。注射脂肪的目的是将假体保持在软组织包被内，以及改善乳沟间隙。

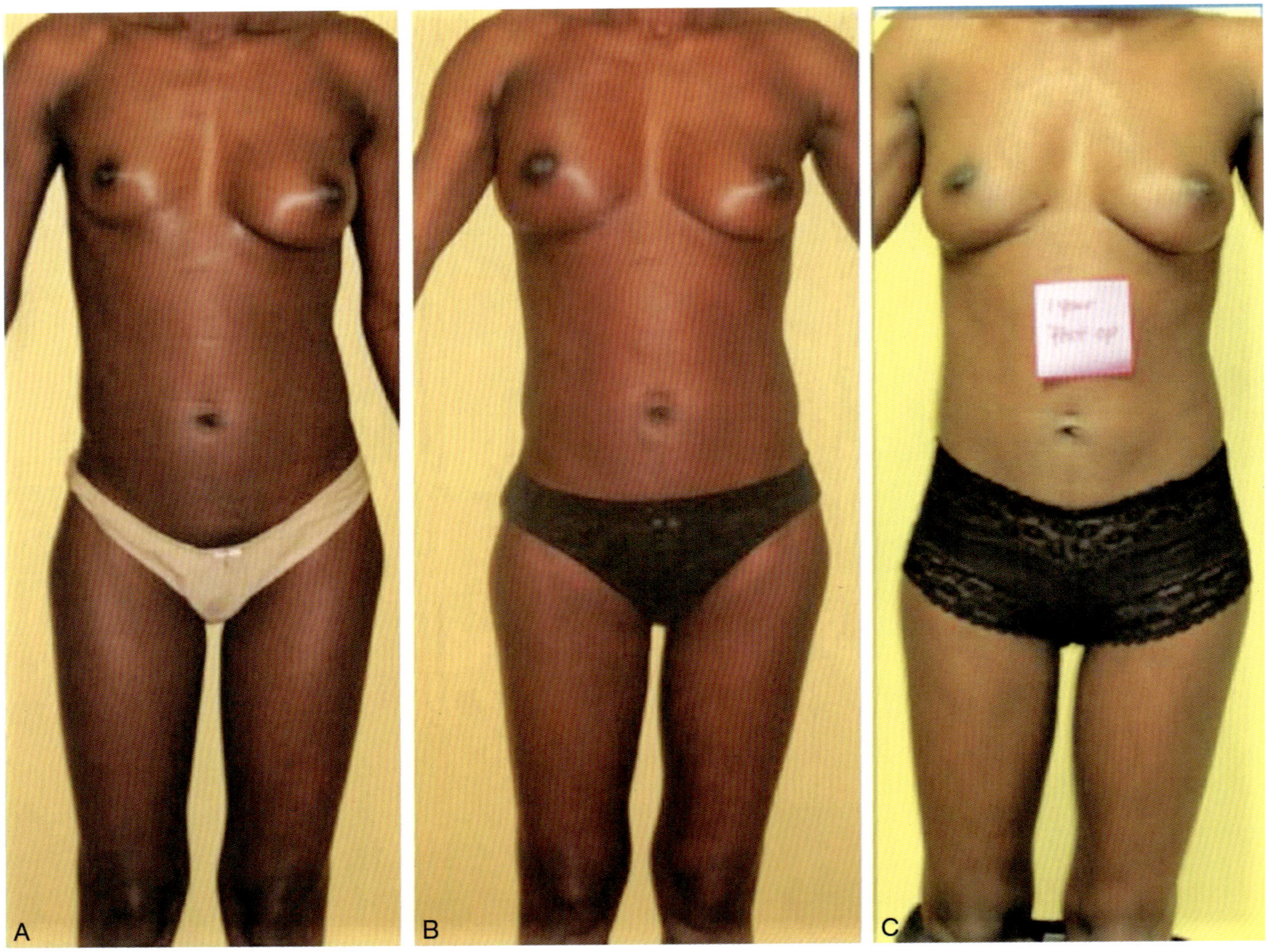

图 7.3 脂肪移植填充以矫正严重的乳房先天性不对称(术后 1 年)。(A)术前。(B)术后 1 个月。(C)术后 1 年。

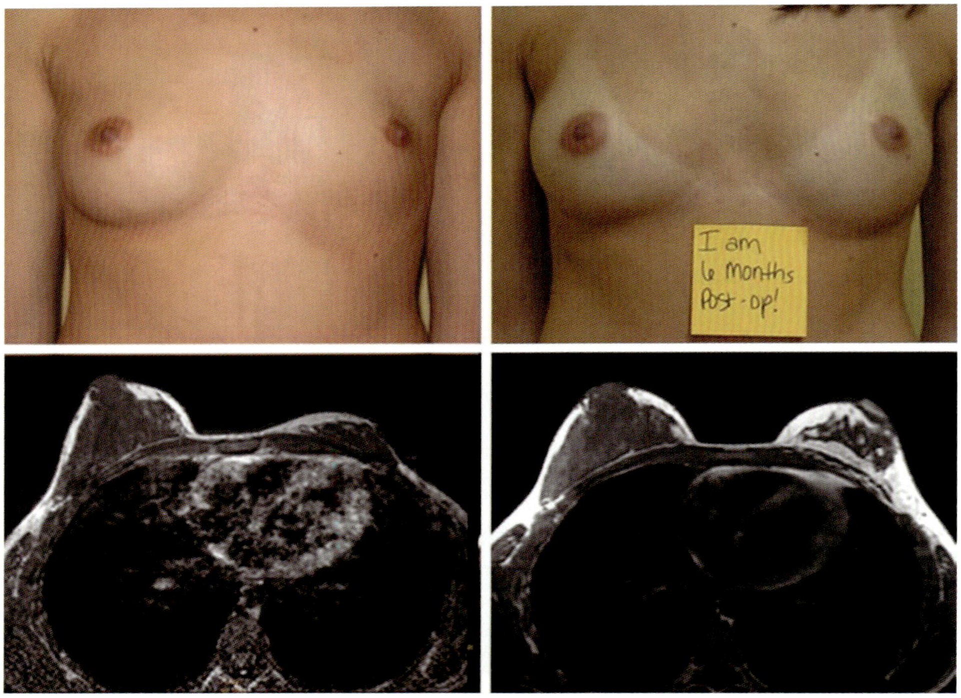

图 7.4 脂肪移植提供容量以治疗严重的先天性不对称,术后 6 个月效果。

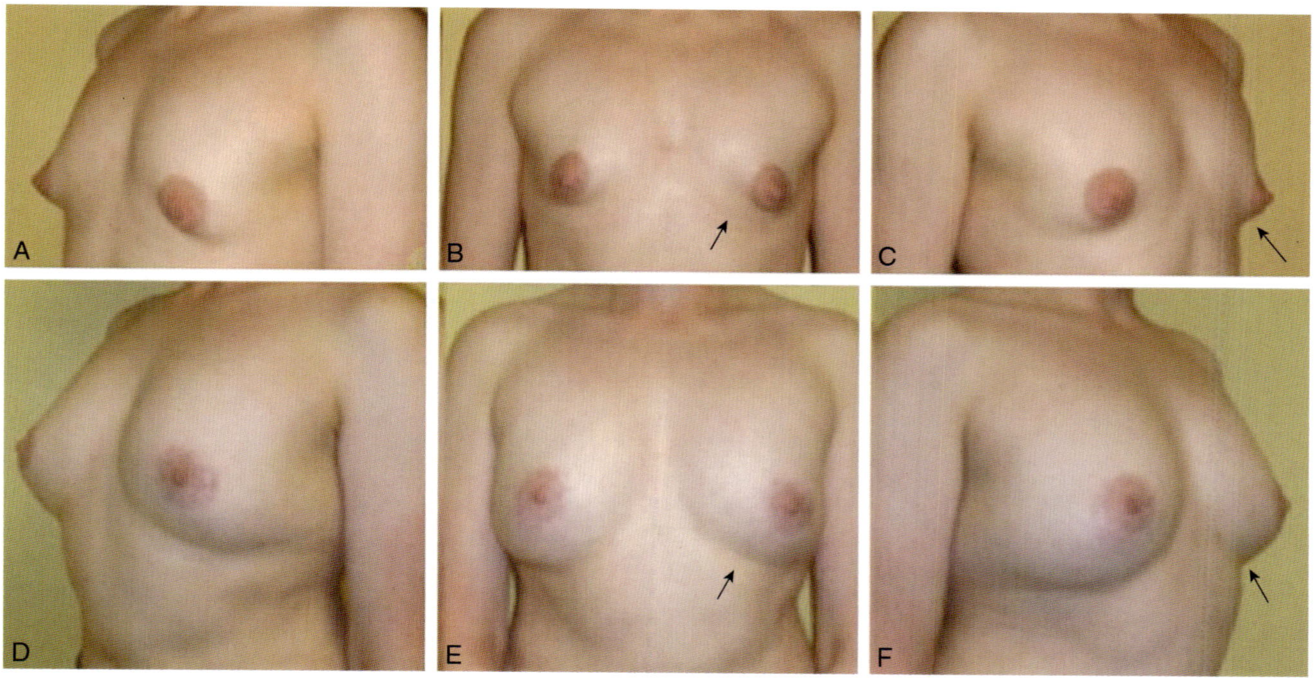

图 7.5　重度筒状乳房患者注射总脂肪量为 600mL。箭头所示为手术后扩张的乳房下极。(A~C)术前。(D~F)术后 1 年。

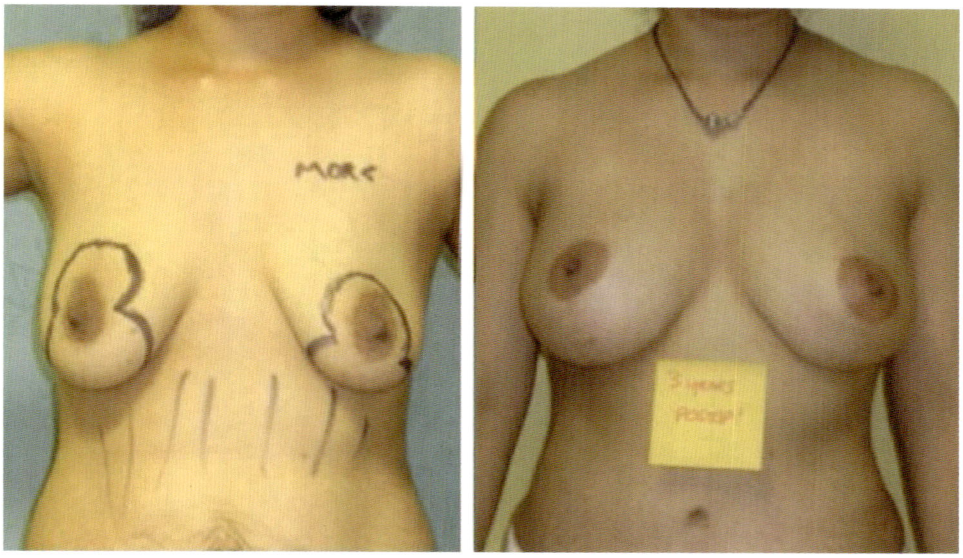

图 7.6　乳房上提术联合脂肪移植 400mL，术后 3 年效果。为了避免下垂，可以使用脂肪移植代替假体。

手术方法

全面检查必须包括评估乳头高度、IMF 水平、体积、胸壁不对称及侧弯。根据乳房基底直径或“high five”技术选择假体。必须记住，假体宽度不能超出乳房基底，破坏乳房基底会导致假体或乳房自身的并发症。

可以选择局部麻醉或全身麻醉进行手术，技术操作都是类似的。根据术者偏好配制肿胀液；然而，作者在使用全身麻醉时，肿胀液只使用肾上腺素，可避免利多卡因中毒风险，根据先前的研究，利多卡因可能没有术后长时间的镇痛作用[17]。

根据脂肪需求量在腹部和身体其他部位浸润注射肿胀液(SST)[18-20]，可提供一种无出血的脂肪抽吸术。

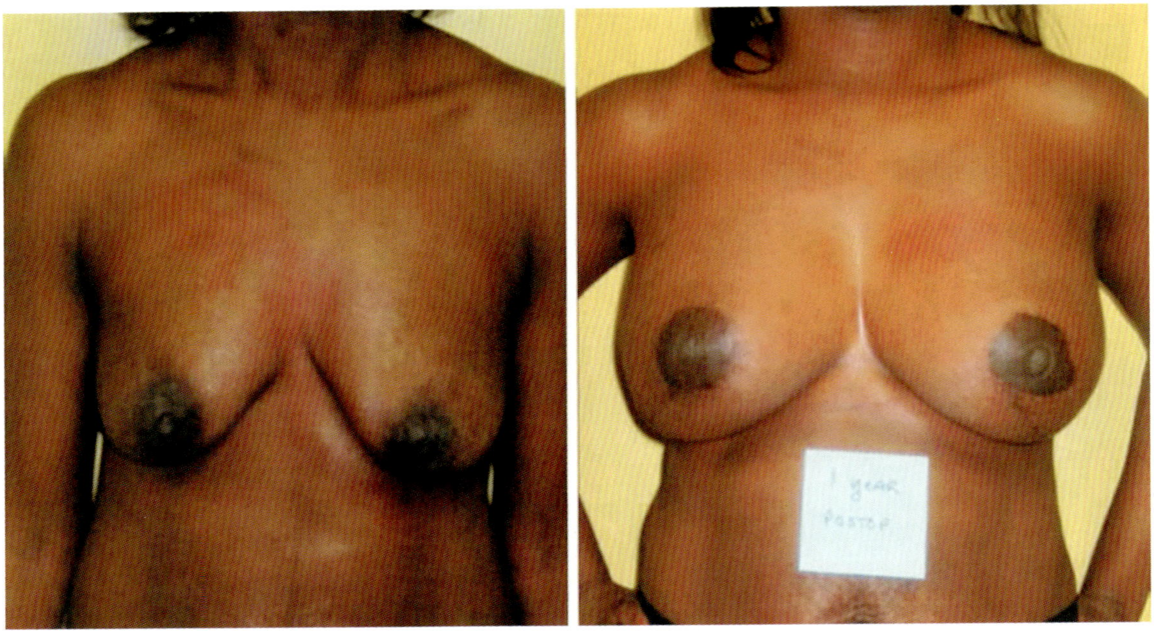

图 7.7 乳房上提术联合脂肪移植，术后 1 年随访效果。乳房上提不仅是乳头复位，还需要恢复体积。如果采用脂肪移植，就不会发生上提联合假体相关的并发症。

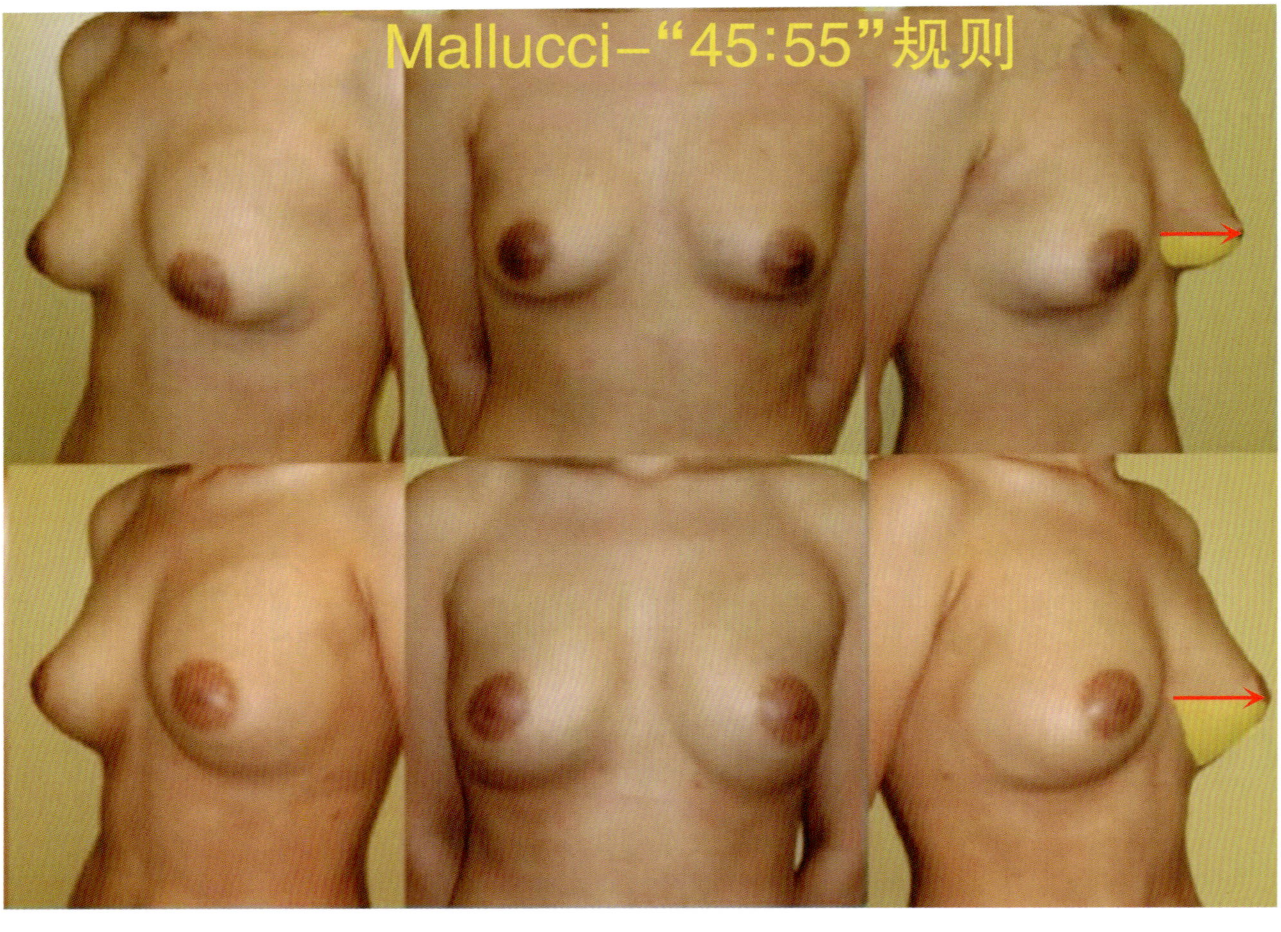

图 7.8 脂肪移植用于提供容积，可以获得 Patrick Mallucci 描述的乳房上下极 45:55 的美学比例。箭头所示是已经扩大的乳房下极。

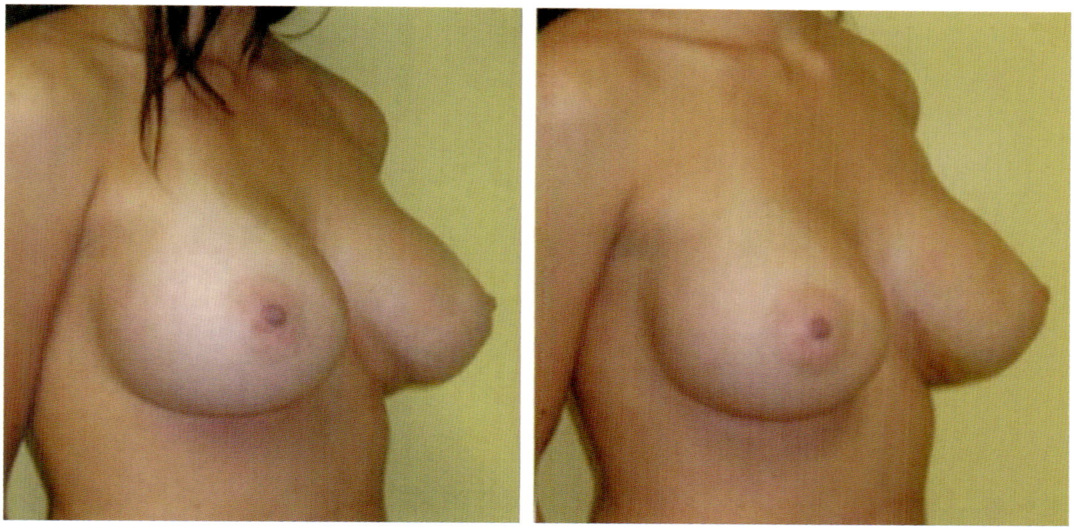

图 7.9　左侧乳房下极可见明显畸形（双泡）。这不是假体移位造成的，不需要更换假体，可以在假体浅层软组织进行脂肪移植矫正，以创建一个自然美观的下极。这也是复合隆乳术的基本作用之一。

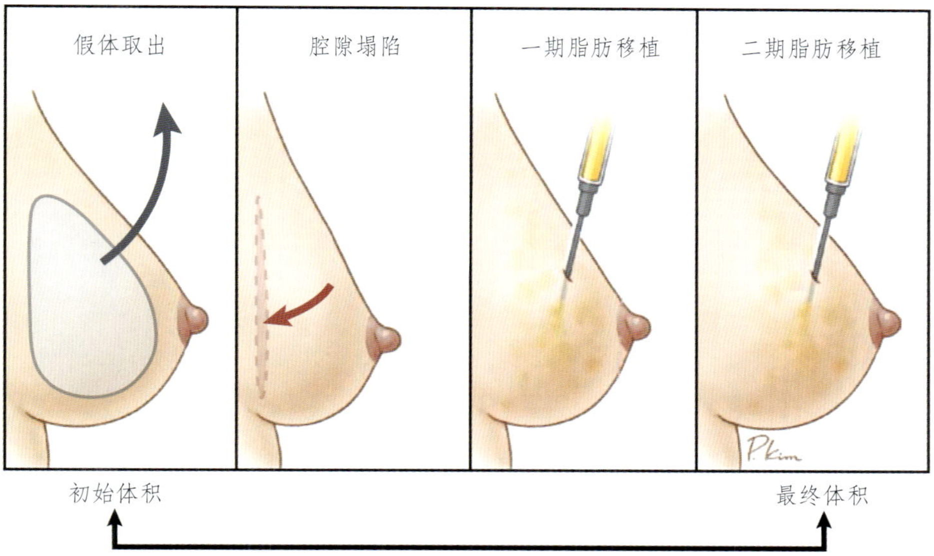

图 7.10　假体取出同期联合脂肪注射，之前已经进行了 BRAVA 预扩张。图示为取出假体同时在第 3 空间分两期进行脂肪注射。

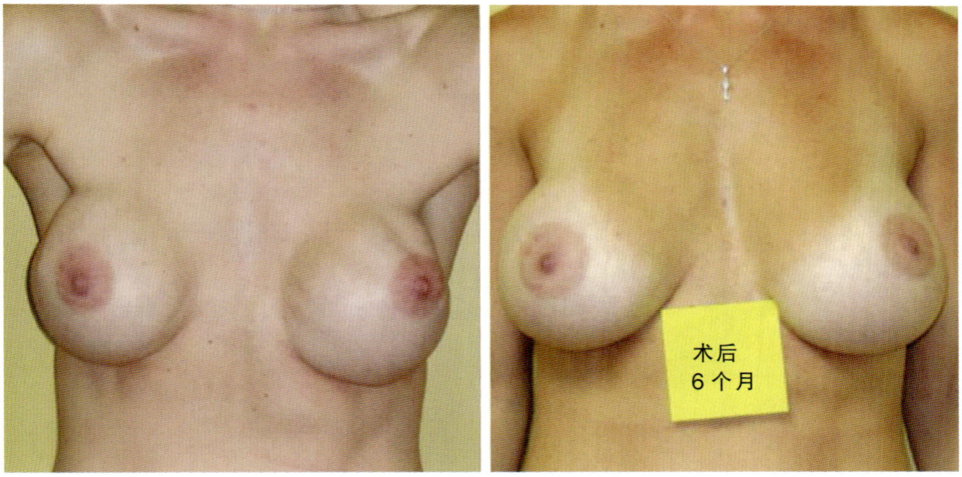

图 7.11　复合隆乳术也可用于假体修复。图示患者为软组织覆盖不足、波纹征和乳沟过宽。按照脂肪/假体 1:1 进行脂肪移植，术后 6 个月显示有明显改善。乳沟及波纹征均得到改善。

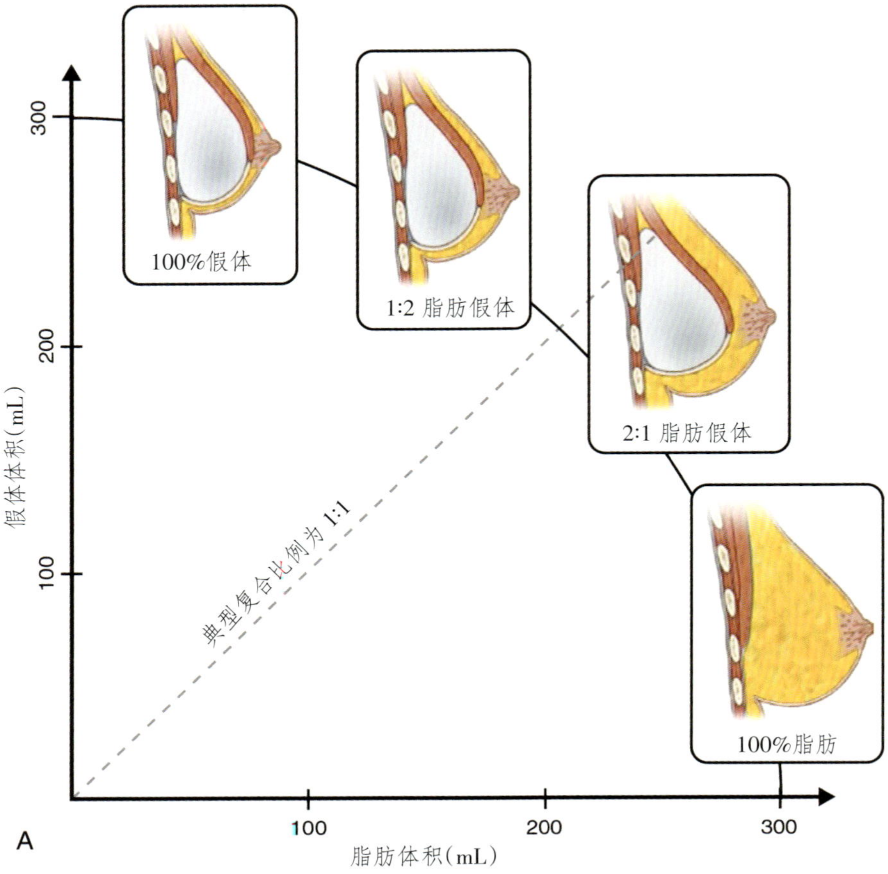

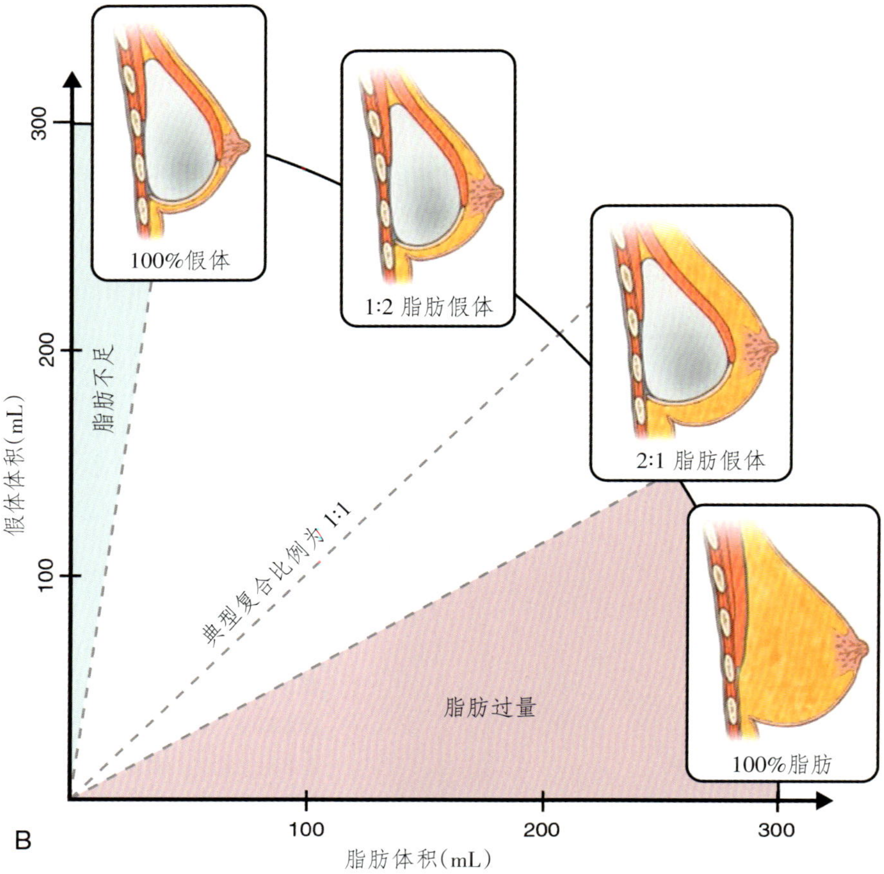

图 7.12 (A,B)显示移植脂肪量与假体体积比例的图谱。虽然该比例没有规定数值,但复合隆乳术脂肪与假体的比例一般为 1:3~2:1。该范围的两个端点仅使用脂肪移植做容量填充,或者缺乏脂肪仅植入假体。应该认识到,比例只是一个参考,重要的是最后的效果。手术决策不应该局限于固定的比例。

也可在腺体下间隙注射肿胀液，有助于减少脂肪填充过程中的出血。

吸脂区域通常首选躯干脂肪明显的部位，能达到复合隆乳的美学效果。作者倾向于采用机械负压抽吸。切口位于双侧腹股沟褶皱处，脐上切口可以进入乳房。应尽量避免供区畸形的并发症以免影响手术效果。可以使用 Wall 和 Lee 所述的 SAFELipo 方法，最后再使用锐针处理以减少吸脂部位的不平整，类似于用工具压平一个沙堆[19,20]。

使用无菌罐收集脂肪，通过静置使其与肿胀液分离，不进行洗涤或离心。一旦吸脂量足够充填且吸脂区外观平整，就可以开始准备脂肪注射了。

先进行假体隆乳，在 IMF 创建 4cm 长切口，注射肿胀液后，选择胸肌筋膜下腔隙入路，根据术前标记和假体尺寸进行剥离。检查腔隙无出血，开始准备进行脂肪移植。在假体植入前注射脂肪可以防止注射针头损伤假体。根据术前标记进行脂肪注射，主要注射区域为乳房内上侧过渡区的皮下脂肪层。最近，作者使用蠕动泵代替注射器进行脂肪推注。

完成脂肪注射后，用三联抗生素溶液冲洗腔隙。植入假体前也需要浸泡在三联抗生素溶液中。注意需遵循前文列出的 14 点原则，采用非接触技术，使用 Keller 漏斗[21]。假体体积通常为 200~300mL；假体大小取决于软组织特性。不使用假体模型。即使两侧为不对称的乳房也选择相同大小的假体，可以用脂肪来调整不对称。植入后，选择可吸收缝线闭合伤口，筋膜用 3-0 Vicryl 缝线，真皮深层和皮下皮肤用 3-0 Monocryl 缝线。吸脂供区采用 3-0 可吸收缝线缝合。吸脂部位穿着弹力衣，乳房不需要包扎。

脂肪移植的层次根据假体腔隙而发生变化。对于全胸肌下假体植入，可以移植更多容量的脂肪以形成很好的覆盖。如果是筋膜下或腺体下植入假体，用于覆盖假体边缘的移植脂肪总量相对会减少。

根据组织特征和假体体积不同，术前可预估所需的脂肪量。假设假体是个半球体，可以根据假体半径测量来计算所需的脂肪量（图 7.13）。如果获得术前和术后 3D 图像，就可以测算出成活脂肪的量，公式如下：

术后乳房总体积－术前乳房总体积－假体体积＝存活脂肪体积

脂肪存活率＝存活脂肪体积/移植脂肪总体积

术后护理和预期效果

复合隆乳术属于日间手术，术后观察数小时即可回家。3 周内不能佩戴胸罩，局部不加压以减少对移植脂肪的影响。本文作者倾向于腺体下植入假体，术后 7~10 天可以恢复运动和提重物。乳房和吸脂区均不放置引流管。可以用阿片类药物或非处方非甾体抗炎药止痛。因为假体较小没有超出乳房基底宽度且在腺体下植入，所以乳房疼痛比较轻。吸脂区域应使用腹部绷带或弹力衣。

腺体下假体隆乳联合脂肪移植，术后恢复快且无痛。可以获得更加自然的外观及手感，患者满意度一般较高。

复合隆乳中移植脂肪的存活率一般高于单纯脂肪移植隆乳[2,3]。因为在复合隆乳术中受区张力下降，为脂肪存活提供了理想的环境。脂肪体积占用假体容量空间，相当于皮下移植模式[3]。脂肪和假体的独特性可以容量互补，医生可以根据不同个体来确定乳房尺

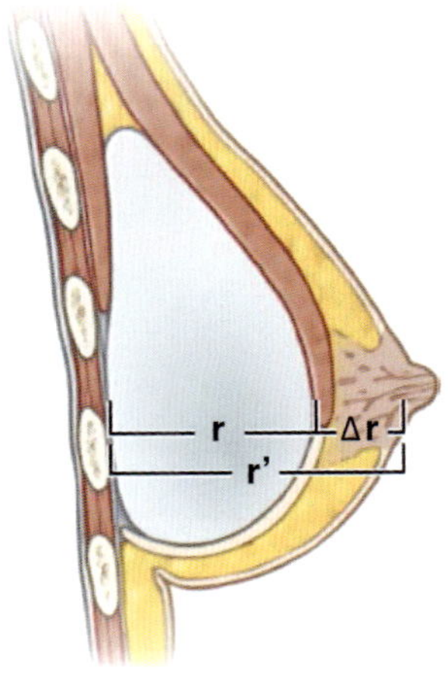

$V_0 = 4/3\pi\, r'1 \times r'2 \times r'3$

$V_1 = 4/3\pi\, r1 \times r2 \times r3$

$V_{覆盖} = V_0 - V_1$

假体体积	增加覆盖厚度所需要的脂肪体积（Δr）		
	1 cm	1.5 cm	2 cm
300 mL	151 mL	239 mL	337 mL
325 mL	168 mL	261 mL	363 mL
350 mL	168 mL	264 mL	370 mL
375 mL	177 mL	278 mL	387 mL
400 mL	177 mL	280 mL	394 mL
450 mL	193 mL	304 mL	425 mL

图 7.13　根据假体体积和增加的软组织厚度，计算出需要的脂肪体积。此处不考虑脂肪吸收的体积。[Redrawn from Auclair, E., Blondeel, P., Del Vecchio, D.A., 2013. Composite breast augmentation: soft-tissue planning using implants and fat. Plast. Reconstr. Surg. 132 (3), 558-568 (Figure 7, p. 567). Author (Del Vecchio) is same as chapter author.]

寸和形状，不像之前只能采用切除组织或选择不同尺寸假体的手段。外科医生可以通过假体提供容量增加，上面用脂肪覆盖来做出自然的效果。

复合隆乳术的缺点是学习曲线较长。假体植入术容易掌握，脂肪移植隆乳的技术性更强，脂肪存活率因医生技术和熟练度而存在差异。另一个让医生和患者担心的是脂肪移植后良性钙化的问题，可引起对影像学检查的担忧。然而，Cameron 等[22]证明复合隆乳术是安全的，平均 29 个月随访期内不影响乳房 X 线检查。

病例分析

病例 7.1

29 岁女性，接受了脂肪与假体比例为 1:2 的复合隆乳术，图示为(A)术前和(B)术后即刻效果。375mL 硅胶假体，左侧脂肪 210mL，右侧脂肪 275mL。

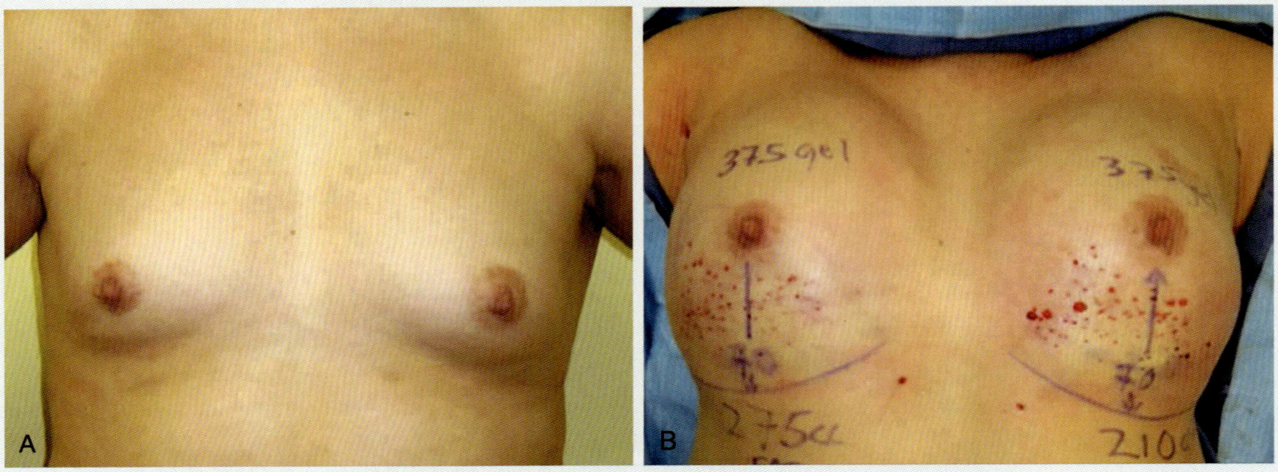

病例 7.2

35 岁女性，接受了脂肪与假体比例为 1:1 的复合隆乳术，图示分别为术前、术中和术后 3 年效果。随着组织间隙的改善，脂肪得到了长期的维持，假体提供乳房突度，最后获得了外观和手感自然的效果。

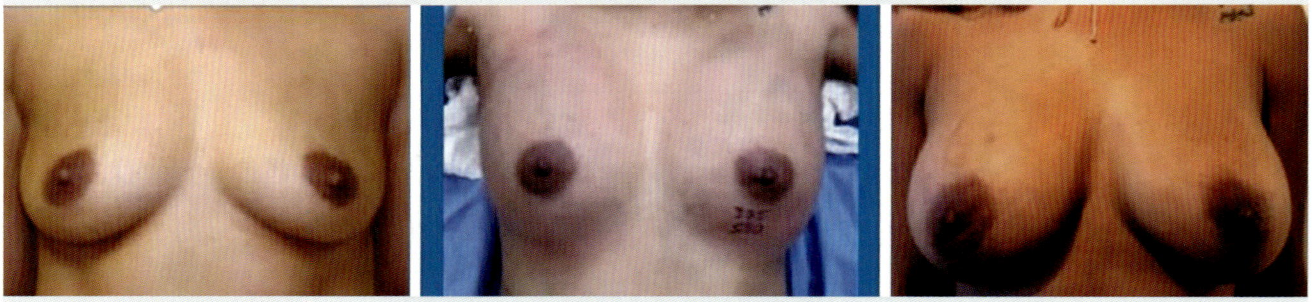

病例 7.3

25 岁女性，接受了脂肪与假体比例为 2:1 的复合隆乳术，胸肌筋膜下植入假体 180mL 并移植脂肪 350mL，图示为(A，B)术前和(C，D)术后效果。

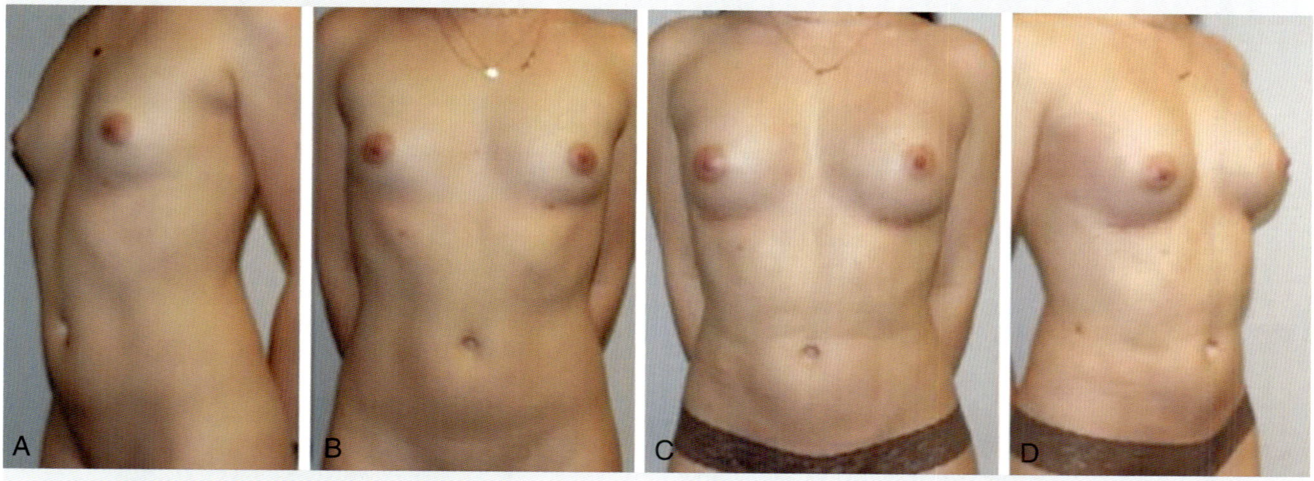

并发症处理

复合隆乳术并发症不常见，与其他常规隆乳术类似，包括血肿、假体移位和包膜挛缩。如果出现出血需要立即引流，假体移位可采用手法复位。然而，如果血肿严重则需要二次手术。包膜挛缩很少见，需要进行包膜囊松解术或包膜囊切除术。包膜挛缩的最佳治疗方法是预防，包括无接触技术、手术过程污染最小化或零污染，以及预防性止血。据查证，没有证据表明复合隆乳和常规假体隆乳术包膜挛缩率有差异。

常见供区并发症包括血清肿和轮廓不平整。血清肿可以用细针引流，轻度不平整可以通过按摩处理。如果超过 6 个月无改善或较为严重，需要二次手术修复。

二次手术

如果出现脂肪吸收，可以根据患者意愿，评估后进行“二次填充”。如果患者较瘦，前次供区没有多余的脂肪可取，可以在下肢和上肢等部位吸脂。为了防止二次充填，可以在初次手术中进行过量移植，不单纯考虑移植的脂肪体积，而是要看最后的效果。

供区畸形可以通过积极的按摩进行保守治疗。如果没有改善可以 6 个月后进行再次修复。

结论

自从 2013 年发明复合隆乳术以来，不仅是简单的脂肪移植隆乳，它代表了 3 个不同比例(1:2、1:1 和 2:1)的复合隆乳技术。可以在局部麻醉下根据不同情况采用不同解决方案。大多数初次隆乳可以采用复合隆乳，使用假体提供乳房突度，脂肪提供了乳房自然的外观和手感。复合隆乳术将在未来继续发展，以解决假体植入出现的各种问题和挑战。

手术成功要点

- 以脂肪与假体比例作为指导，不应该规定具体移植的脂肪量。最终要看手术效果而不是具体数字。
- 假体直径不要超过乳房基底宽度，基底直径很重要。
- 使用肿胀技术和吸脂后找平技术，减少出血和供区畸形。

(待续)

手术成功要点(续)

- 腺体下假体隆乳术的疼痛较轻,术后不会出现动态畸形。
- 如果脂肪量有限,首先填充内上极和乳沟间隙。不要填充假体表面,因为这不是必要的,假体周围的填充很重要。
- 术后3周内不要压迫乳房。
- 二次脂肪移植很罕见,但可能是必要的,事先应该与患者交代清楚。

(关几梦 高超 张文超 付苏 郑丹宁 译 陈育哲 校)

参考文献

1. American Society of Aesthetic Plastic Surgeons, March 2017. 2016 Cosmetic surgery national data bank statistics. Available at: https://www.surgery.org/sites/default/files/ASAPS-Stats2016.pdf. [Accessed 20 February 2019].
2. Del Vecchio, D.A., Del Vecchio, S.J., 2014. The graft-to-capacity ratio: volumetric planning in large-volume fat transplantation. Plast. Reconstr. Surg. 133 (3), 561–569.
3. Auclair, E., Blondeel, P., Del Vecchio, D.A., 2013. Composite breast augmentation: soft-tissue planning using implants and fat. Plast. Reconstr. Surg. 132 (3), 558–568.
4. Khouri, R.K., Rigotti, G., Cardoso, E., Khouri Jr., R.K., Biggs, T.M., 2014. Megavolume autologous fat transfer: part I. Theory and principles. Plast. Reconstr. Surg. 133 (3), 550–557.
5. Khouri, R.K., Rigotti, G., Cardoso, E., Khouri Jr., R.K., Biggs, T.M., 2014. Megavolume autologous fat transfer: part II. Practice and techniques. Plast. Reconstr. Surg. 133 (6), 1369–1377.
6. Del Vecchio, D.A., Bucky, L.P., 2011. Breast augmentation using preexpansion and autologous fat transplantation: a clinical radiographic study. Plast. Reconstr. Surg. 127 (6), 2441–2450.
7. Auclair, E., Anavekar, N., 2015. Combined Use of Implant and Fat Grafting for Breast Augmentation. Clin. Plast. Surg. 42 (3), 307–314.

7a. Cameron JA, Auclair E, Nelson M, et al. Radiologic evaluation of women following cosmetic breast augmentation with silicone implants and fat grafting. Plast Reconstr Surg 2014;134(4 Suppl 1):91–2.

8. Kerfant, N., Henry, A.S., Hu, W., Marchac, A., Auclair, E., 2017. Subfascial Primary Breast Augmentation with Fat Grafting: a review of 156 cases. Plast. Reconstr. Surg. 139 (5), 1080e–1085e.
9. Tebbetts, J.B., Adams, W.P., 2005. Five critical decisions in breast augmentation using five measurements in 5 minutes: the high five decision support process. Plast. Reconstr. Surg. 116, 2005–2016.
10. Del Vecchio, D.A., 2012. "SIEF": simultaneous implant exchange with fat: a new option in revision breast implant surgery. Plast. Reconstr. Surg. 130 (6), 1187–1196.
11. Katzel, E.B., Bucky, L.P., 2017. Fat Grafting to the Breast: Clinical Applications and Outcomes for Reconstructive Surgery. Plast. Reconstr. Surg. 140 (5S Advances in Breast Reconstruction), 69S–76S.
12. Mallucci, P., Branford, O.A., 2015. Shapes, Proportions, and Variations in Breast Aesthetic Ideals: the definition of breast beauty, analysis, and surgical practice. Clin. Plast. Surg. 42 (4), 451–464.
13. Bravo, F.G., 2015. Parasternal infiltration composite breast augmentation. Plast. Reconstr. Surg. 135 (4), 1010–1018.
14. Maione, L., Caviggioli, F., Vinci, V., et al., 2018. Fat Graft in Composite Breast Augmentation with Round Implants: a new concept for breast reshaping. Aesthetic. Plast. Surg. 42 (6), 1465–1471.
15. Maione, L., Caviggioli, F., Vinci, V., et al., 2019. Fat Graft in Composite Breast Augmentation with Round Implants: A New Concept for Breast Reshaping. Aesthetic. Plast. Surg. 43, 552–553.
16. Kerfant, N., Marchac, A., Auclair, E., 2019. Fat Grafting in Composite Breast Augmentation with Round Implants: a new concept for breast reshaping. Aesthetic Plast Surg. 43 550–1.
17. Danilla, S., Fontbona, M., de Valdés, V.D., et al., 2013. Analgesic efficacy of lidocaine for suction-assisted lipectomy with tumescent technique under general anesthesia: a randomized, double-masked, controlled trial. Plast. Reconstr. Surg. 132 (2), 327–332.
18. Del Vecchio, D., Wall Jr., S., 2018. Expansion Vibration Lipofilling: a new technique in large-volume fat transplantation. Plast. Reconstr. Surg. 141 (5), 639e–649e.
19. Wall, S.W., 2010. SAFE circumferential liposuction with abdominoplasty. Clin. Plast. Surg. 37, 485–501.
20. Wall Jr., S.H., Lee, M.R., 2016. Separation, aspiration, and fat equalization: SAFE liposuction concepts for comprehensive body contouring. Plast. Reconstr. Surg. 138, 1192–1201.
21. Deva, A.K., Adams Jr., W.P., Vickery, K., 2013. The role of bacterial biofilms in device-associated infection. Plast. Reconstr. Surg. 132 (5), 1319–1328.
22. Cameron, J.A., Auclair, E., Nelson, M., et al., 2014. Radiologic evaluation of women following cosmetic breast augmentation with silicone implants and fat grafting. Plast. Reconstr. Surg. 134 (4 Suppl 1), 91–92.

第 2 部分

隆乳术后修复

第 8 章

隆乳术后修复——更换不同类型的乳房假体

Mark L. Jewell

引言

接受隆乳术的女性会伴随乳房假体多年，隆乳术为其带来生活品质的提升，她们特别希望能长期维持这种效果。通过最新的假体技术，修复手术可以维持或改善隆乳术后长期的效果。隆乳术不是一次性手术，必要时需要进行维护。维护性手术有一些较好的技术选择，可以让患者在未来几年内保持良好的效果。

对于远期效果良好且没有并发症的患者，将腔隙中的假体更换为新型凝胶假体非常简单。对于存在假体或软组织相关问题的患者，手术计划要包括假体更换和纠正潜在疾病。对于取出假体时，是否同时进行其他辅助手术（例如，乳房上提固定术或自体脂肪移植，以恢复取出假体后的乳房体积损失），这一话题不在本章讨论范围之内。目前的硅胶假体已经变得高度差异化。有多种类型的高填充凝胶假体可供选择，这些假体具有各种尺寸、形状及不同的凝胶类型。

数百万老旧的乳房假体需要接受维护性手术，对于整形外科医生来说，是一个巨大的机会。帮助患者通过维护性手术使隆乳保持长期的效果。手术只是整个过程的一部分，医生应该对术前准备、患者期望的管理及术后护理采取谨慎和重视的态度。

适应证和禁忌证

置换不同类型假体的适应证主要有两种：①具有良好或优良效果的患者要求进行维护性手术；对于远期临床效果良好的患者，只需单纯将腔隙中的假体更换为较新的凝胶假体，该手术简单易行。②已发生假体或软组织相关问题的患者要求进行维护性手术；对于这类存在假体或软组织相关问题的患者，手术计划必须包括假体更换和潜在问题的纠正。

术前评估和特殊注意事项

女性乳房是一个动态变化的结构，在女性的一生中，乳房会自然而然地发生变化，植入假体后乳房也会继发变化。成功的维护性手术所遵循的操作流程应该与初次隆乳术相似，并考虑一些特殊注意事项。患者评估模板（图 8.1）有助于记录测量结果、患者资料、假体参数及手术计划。

对于具有良好术后远期效果且无相关问题的患者，单纯将假体更换为新型凝胶假体是很简单的。而对于已发生假体或软组织相关问题的患者，手术计划必须包括假体更换和潜在疾病的纠正。这些操作增加了手术的复杂性和风险。假体隆乳术的美学效果不会永久持续，因此，了解出现的问题是必须的。患者和医生都要了解乳房自身和手术所引起的风险，对于已发生假体或软组织相关问题的患者，可以有很多方法进行改善。

硅胶填充乳房假体已经高度差异化。有多种类型的高填充率凝胶假体可供选择，这些假体的尺寸、形状规格及凝胶规格各不相同。如果第一次手术用的是

假体隆乳术后再次手术

患者：________________

年龄：________________

身高/体重：________________

胸罩尺寸：________ 内衣：________

产次：________ 哺乳________

病史：________________

手术史：________________

用药史：________________

过敏史：________________

吸烟史：________________

乳腺病变/乳腺病史：________________

乳腺造影/DUS/MR：________________

乳腺癌病史：________________

隆乳术日期：________________

手术医生：________________

假体尺寸/品牌：________________

日期：________________

评估和手术计划：

乳房类型：________________

大乳房：________________

下皱襞水平：________________

身高：________________

胸围：________________

VECTRA 成像(是/否)：________________

假体植入位置：________________

切口：________________

Baker 分级

右	Ⅰ	Ⅱ	Ⅲ	Ⅳ
左	Ⅰ	Ⅱ	Ⅲ	Ⅳ

DVS 筛查：________________

假体褶皱：________________

治疗方式：________________

特殊注意事项：________________

____

____

监护人：________________

医保付费方式：________________

手术计划：________________

____

____

____

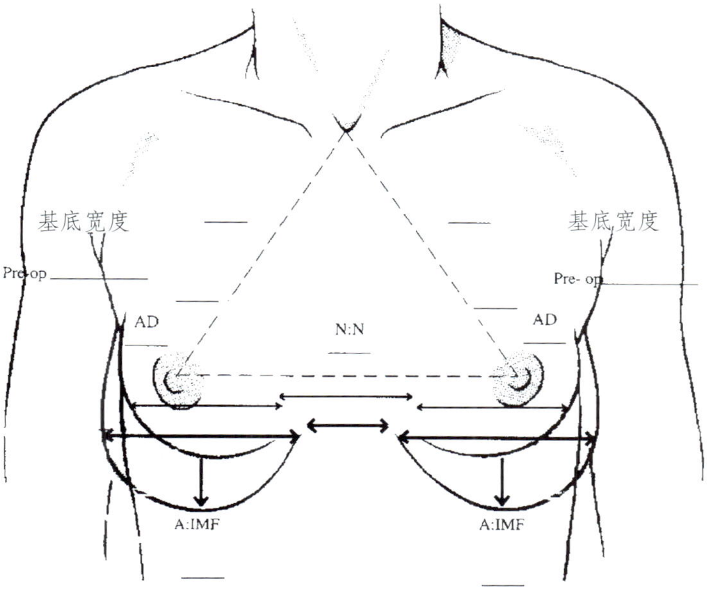

假体隆乳术后二次手术

图 8.1　患者资料模板。

圆形假体，做一个简单的假体置换计划即可。如果之前是高内聚解剖型假体，那么，既可以继续使用解剖型假体也可以更换成圆形假体。如果置换为解剖型假体，术中需要进行包膜全切术，然后制造出一个严密的腔隙以防止解剖型假体旋转。

第一次隆乳术和维护性手术（择期或紧急，例如，盐水假体渗透）最好在同一家医疗机构进行，这样可以获得第一次手术情况、假体类型与植入位置及患者病史等相关信息。如果维护性手术是在其他机构进行，由于缺乏假体植入及病史相关信息，处理起来就比较棘手。

即使了解之前的假体情况，手术之前也要通过诊断性超声（DUS）来确定假体的完整性、是否有积液、包膜钙化或包膜外凝胶渗透等情况。有很多假体是1992 年之前生产的，假体内填充了液态凝胶。这类假体如果发生凝胶渗出、包膜钙化及凝胶游走等情况，需要做包膜全切术并清除包膜外游走的凝胶。在这种情况下，就需要进行更复杂的修复手术，所以，术前 DUS 很重要，有助于制订精准的手术计划。

图 8.1 是用于记录体格检查、胸部手术史信息及手术计划的有用模板。

术后效果很好甚至极好需进行的假体维护性手术

对于术后效果良好甚至极好的（例如，Baker Ⅰ级或Ⅱ级）情况，只需要将现存腔隙（成熟包膜）中的假体置换为新一代凝胶假体，此类置换假体手术的效果会非常好。手术也比较简单，实质上只需更换一个假体，不需要对包膜进行修复。

如果是盐水假体发生渗漏，及时更换为新一代凝胶假体也会有较好的美学效果，同时可避免出现波纹征和波动感。随着时间推移，盐水假体腔隙会随着盐水渗漏而变小。所以，一定要先测量腔隙尺寸并测量盐水假体重量，避免选择的假体植入狭窄的腔隙。事先用假体模型测试腔隙尺寸来判断假体的大小。不能用置换的假体代替模型进行测试，以避免增加污染腔隙的风险。

如果腔隙狭窄或需要较大假体时，需要进行包膜切开术。用游标卡尺测量乳房基底直径（BD）可以发现腔隙狭窄的迹象。如果乳房 BD 小于假体 BD，说明假体渗漏或包膜挛缩，假体腔隙已经发生狭窄。此时需要采取包膜切开术以扩大腔隙增加容量。

很容易找到与之前假体规格相似的替换假体，但是容量上会存在微小差异（增加或减少）。如果替换为较大假体，就需要进行包膜切开术。新一代高充盈度圆形硅胶假体可以纠正盐水假体的波纹征和不自然的手感。唯一需要提醒的是，一定要谨慎选择与腔隙宽度一致的替换假体，以避免出现假体翻转。如果患者要求更换较小的假体，使用电刀进行“爆米花”式包膜紧缩术，可以在一定程度上减少腔隙的容量（图 8.2）。

手术计划和方法：单纯假体更换

单纯假体置换的操作简单易行，可以在静脉镇静和局部麻醉下进行。可利用原来的 IMF 切口。作者个人的经验是，IMF 切口预先进行局部麻醉，使用乳头保护贴，切开 IMF 切口瘢痕。阶梯式向下分离至包膜，这样有助于术后关闭切口。使用电刀可以轻易地进行包膜切开术进而显露出假体。如果采用原来的腋窝或乳晕缘切口，可能会造成明显的软组织畸形，所以，作者建议在 IMF 采取新的切口进行。

从新切口取出原有假体并更换。大多数原有假体标识中有品牌和型号信息，如果缺乏早期手术记录，假体上这些信息就很有用。有些假体取出后，需要测量 BD 和称重。如果假体破裂，也尽量在假体外壳上找到产品标识。

植入假体需要进行标准化操作技术以预防细菌生物膜污染[如更换手套、无接触技术、抗感染药物（抗生素和聚维酮碘）及传送带]，尽量一次性完成新假体的植入。如果腔隙尺寸变化或实施了包膜切开

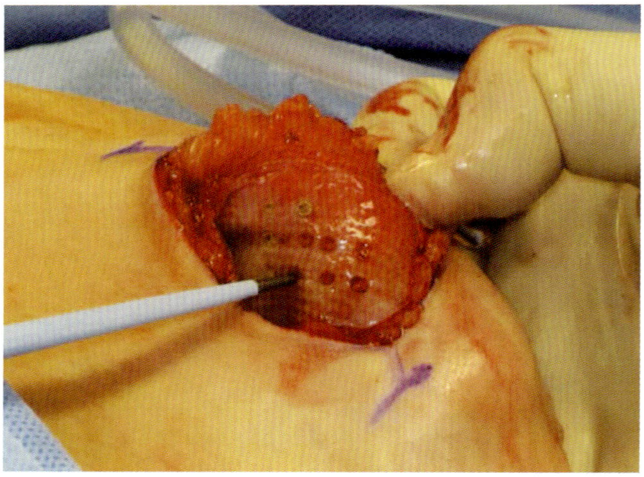

图 8.2　“爆米花”式包膜紧缩术。

术,则应该先使用假体模型测试腔隙尺寸。使用可吸收单丝缝线进行伤口缝合,使用皮肤黏合剂完成缝合的最后步骤。除非手术中对包膜操作较多,否则不需要放置引流管。

框 8.1 和框 8.2 总结了单纯假体置换的手术计划。

框 8.1　术后远期效果良好要求置换同尺寸假体

- 获取乳房解剖学测量值及诊断性超声检查结果(假体、包膜和乳腺实质)
- 获取之前的手术记录或假体尺寸信息
- 根据现有假体尺寸选择替换的假体
- 圆形假体替换为圆形假体是对包膜改动最小的手术
- 圆形假体替换为解剖型假体,需要包膜切开术以扩大包膜腔空间
- 解剖型假体替换为圆形假体,需要包膜全切术及更换尺寸更大的假体(最复杂;需要使用解剖型假体模型确认腔隙匹配度)
- 手术计划:采取 IMF 入路
- 手术方法:取出之前的假体并测量腔隙尺寸;需要使用假体模型测试腔隙容量
- 采取无接触技术植入假体;使用聚维酮碘(必达净)灌洗腔隙,更换手套并插入套管
- 通常不需要引流

病例分析

假体置换手术从同一腔隙中简单的假体置换到更为复杂的手术,必须采取其他步骤来纠正假体或软组织的相关问题。下面展示了 5 个典型案例,手术复杂性依次增加。病例 8.1 和病例 8.2 有手术步骤展示。

框 8.2　术后远期效果良好要求更换更大或更小的假体

- 获取乳房解剖学测量值及诊断性超声检查结果(假体、包膜和乳腺实质)。
- 获取之前的手术记录或假体尺寸信息
- 根据原有假体尺寸选择替换的假体:为了比之前乳房大,应该选取突度较大的假体,该假体将会和腔隙相配;为了比之前乳房小,选择突度较小的假体
- 圆形假体替换为圆形假体是对包膜改动最小的手术
- 解剖型假体替换为圆形假体,需要包膜切开术以扩大包膜空间适应较大的假体
- 圆形假体替换为解剖型假体,由于腔隙尺寸较大及有旋转的风险,可能不太可行
- 手术计划:使用 IMF 入路
- 手术方法:取出之前的假体并测量腔隙尺寸;需要使用假体模型测试腔隙与假体的匹配性。当需要缩小腔隙尺寸时,可以考虑使用“爆米花”式包膜紧缩术以减小腔隙尺寸
- 使用无接触技术植入假体;使用聚维酮碘(必达净)灌洗腔隙,更换手套并插入套管
- 通常不需要引流

病例 8.1

46岁女性，双平面盐水假体隆乳术后13年。假体为Inamed Style 68，300~330mL。右侧乳房出现了假体部分渗漏。使用Allergan Inspira SRF 345mL假体进行替换，不需要包膜改造，只是简单的假体置换。手术步骤如图所示，分别为：(A)切皮前。(B)进行包腹切开术。(C)摘除现有的盐水填充假体。(D)检查假体腔隙尺寸。(E)使用漏斗形传送带植入新的凝胶假体。(F)确认对称性及缝合包膜层。(G)缝合皮肤及使用皮肤黏合剂。(H)假体置换操作结束(圆形凝胶假体替换盐水假体)。盐水假体渗漏伴右侧乳房容积缺失的典型例子。(I,J)显示假体置换前后效果。经检查发现假体存在阀门失效和部分渗漏。

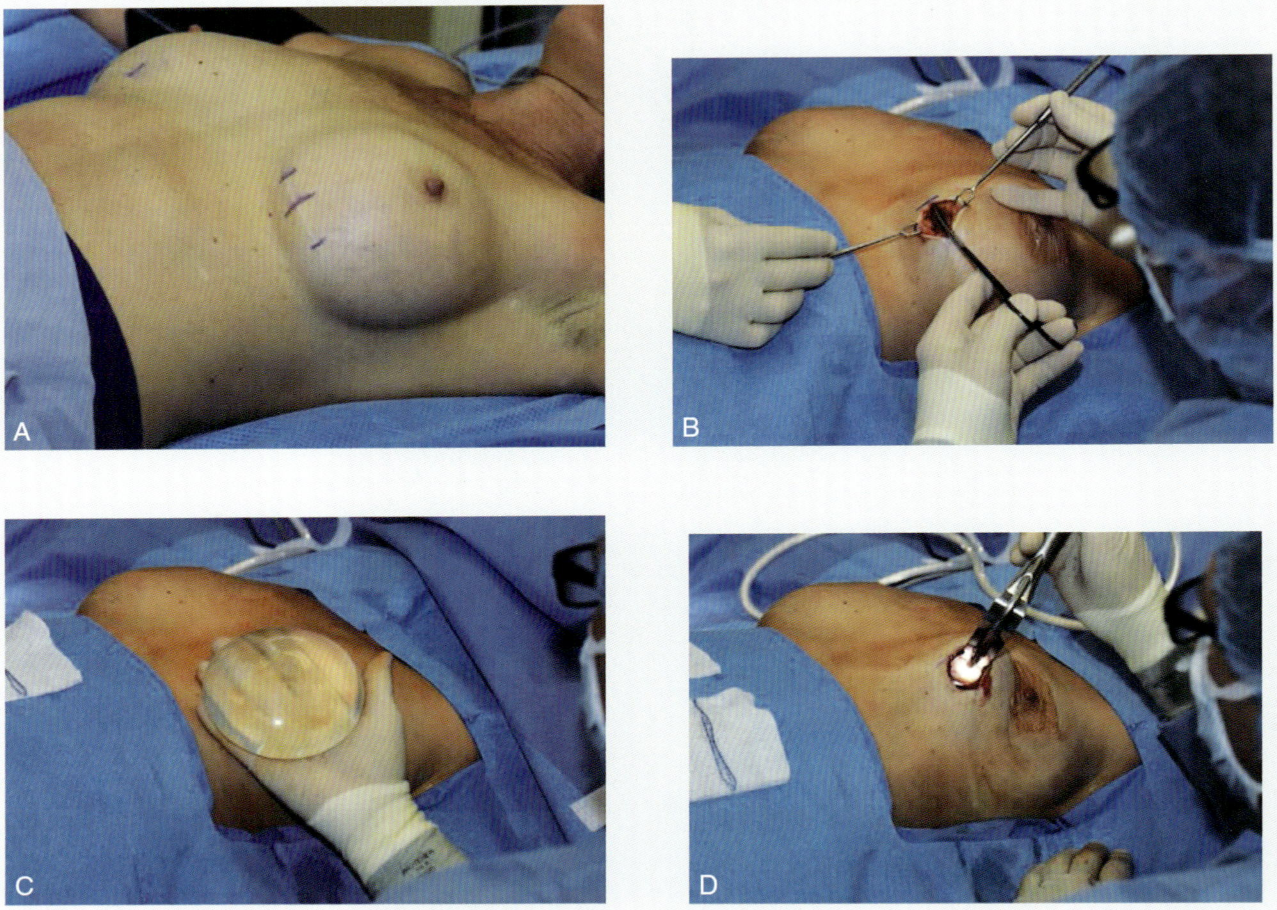

(待续)

病例 8.1(续)

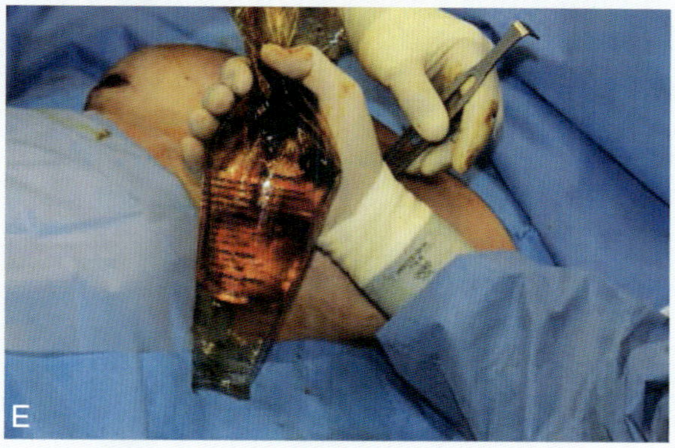
E

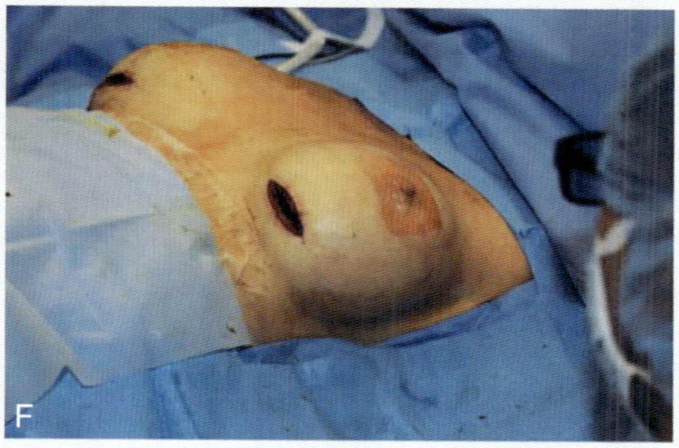
F

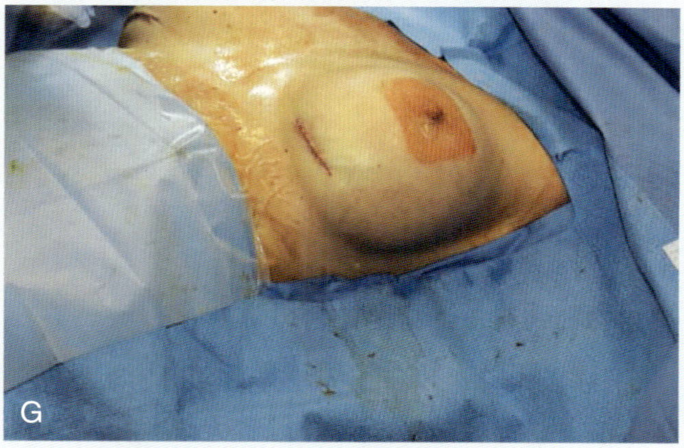
G

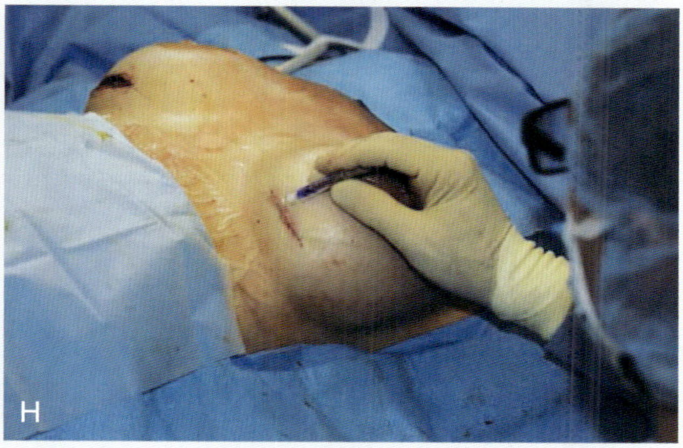
H

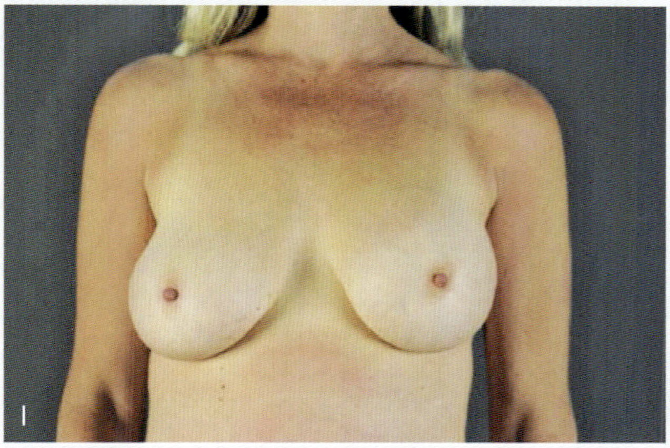
I

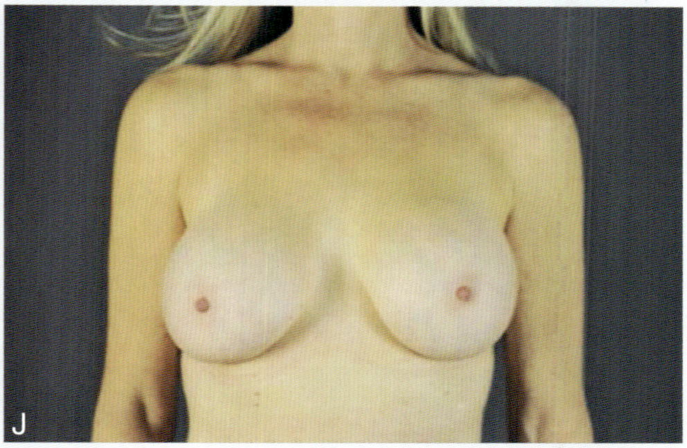
J

病例 8.2

34岁女性，腺体后假体隆乳术后8年。假体为Allergan Style 410，FM 350mL。假体发生了显而易见的弯曲变形，患者很苦恼。患者希望获得更加圆润的乳房上极及更大的乳房尺寸。作者选取了Allergan Inspira SSF 415mL假体，该假体内凝胶具有更大内聚强度，可以提升乳房上极的饱满度。手术较为复杂，需要包膜切开术使腔隙容量从350mL增加至415mL，术中使用415mL假体模型测试腔隙容积。一次性操作植入假体，不能用假体进行测试。手术步骤展示如下：(A)初始切口。(B)在IMF稍偏上的区域进行包膜切开术。(C)取出解剖形假体。(D)进行上方包膜切开术以扩大腔隙。(E)使用假体模型测试腔隙容积。(F)使用漏斗形传送带植入假体——无接触技术。(G)使用可吸收单丝缝线缝合包膜层。(H)皮肤缝合。(I)假体更换结束(圆形凝胶假体更换为解剖型假体)。(J)取出的解剖型假体。(K,L)显示术前、术后乳房的效果。在术前照片中圆圈所示为假体弯曲变形的位置。(K)由术前的Allergan 410假体更换为Inspira假体。(L)随访照片。

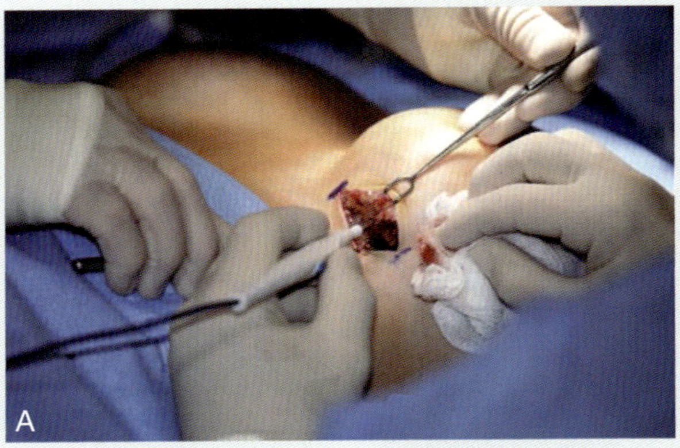
A

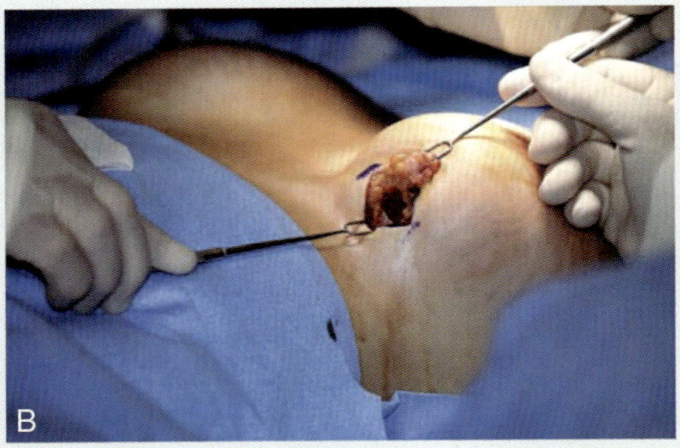
B

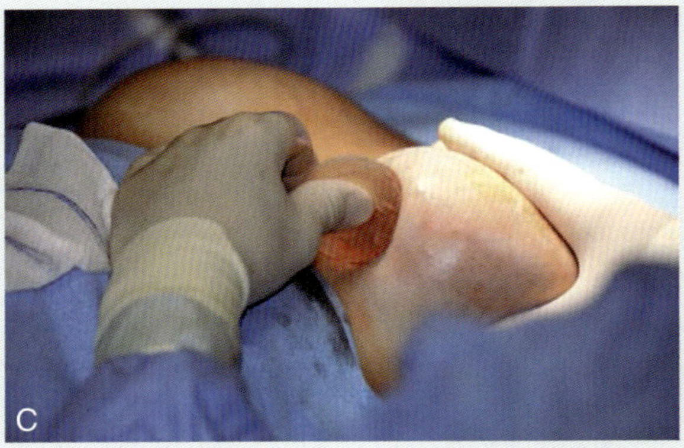
C

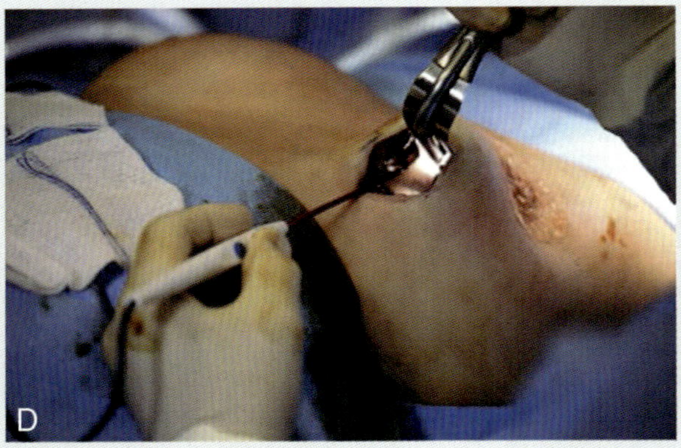
D

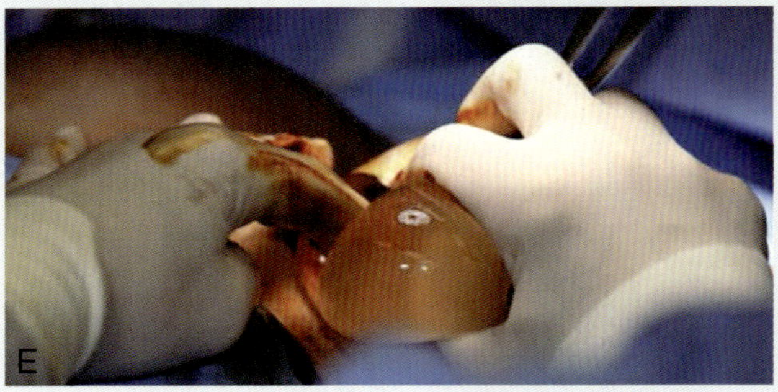
E

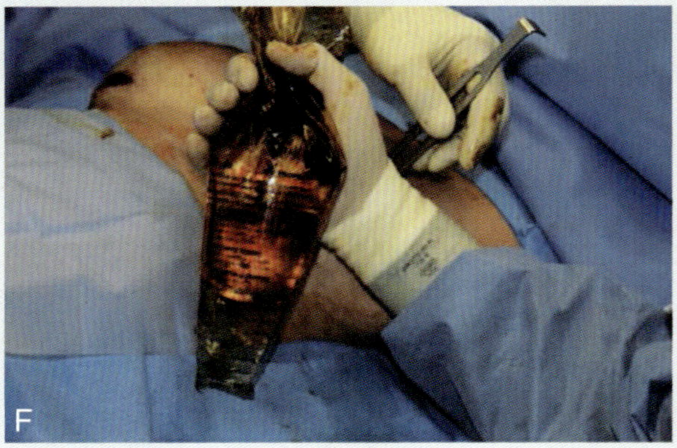
F

(待续)

病例 8.2(续)

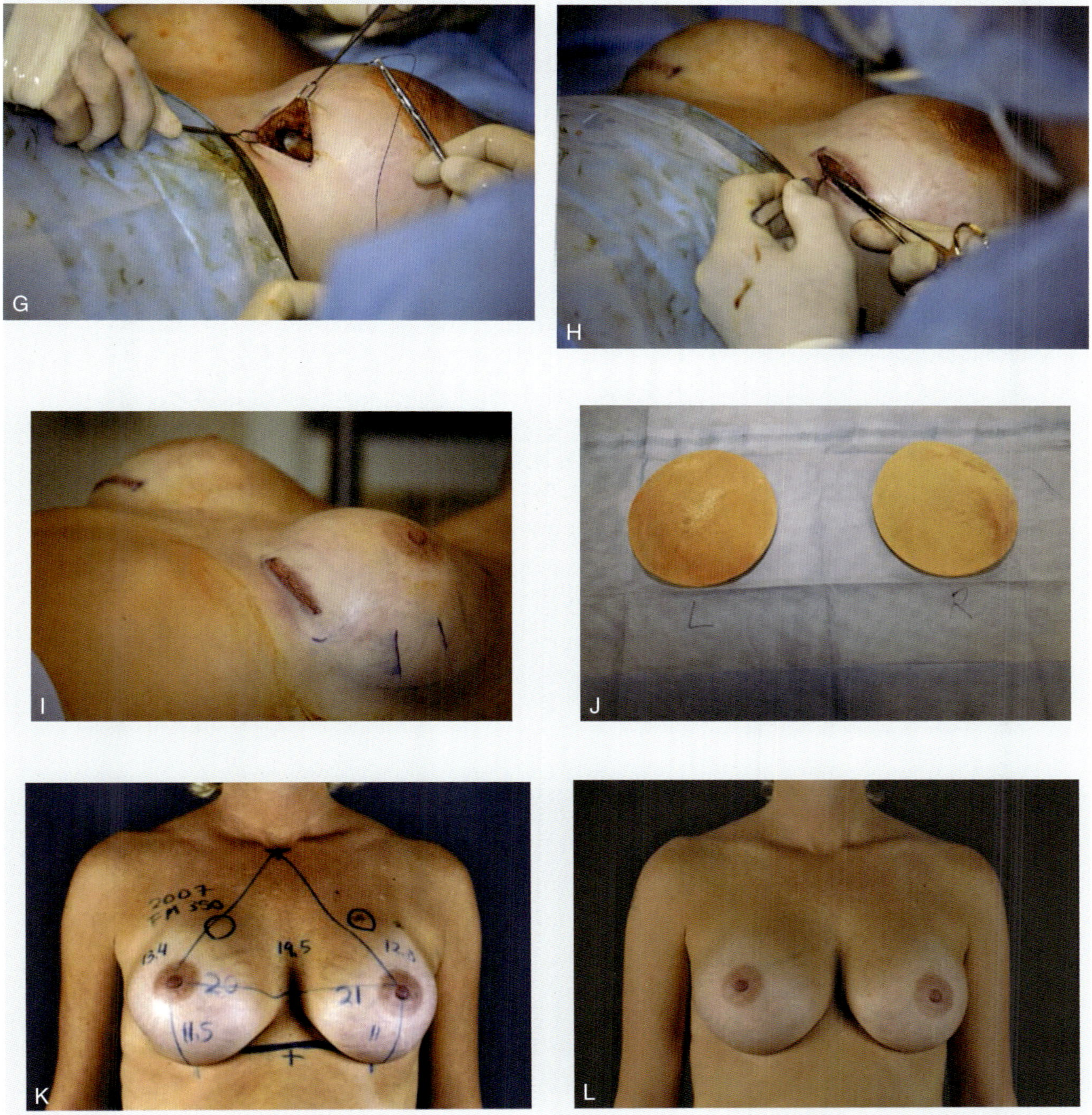

病例 8.3

33 岁女性,2002 年使用 Mentor 公司的盐水假体经乳晕缘切口进行双平面假体隆乳术。假体为 Style 1600,容量为 350mL 且有 50mL 过度充注。在就诊前 2 个月,左侧乳房出现了完全的塌陷。患者对现有 34D 乳房大小是满意的,要求采用新一代内聚性更高的凝胶假体,因为该假体能产生更圆润的乳房上极。体格检查显示左侧乳房体积丧失及右侧乳房假体无错位,右侧乳房柔软度为 Baker I 级。

该手术十分简单,即在同一腔隙中更换假体,如果尺寸相当的高突假体不能与现有腔隙完全相配,则需要将右侧乳房进行包膜缩紧操作(热包膜紧缩术)。尽管,中突假体尺寸和该患者 Mentor Style 1600 假体相似,但是,作者认为这种假体不能获得圆润的乳房上极。

考虑到左侧乳房渗漏,只能在手术时再测量腔隙尺寸。作者的经验是,盐水假体渗漏时腔隙会变小,需要进行包膜切开术或包膜切除术。

关于切口选择,是采用 IMF 切口还是原来的乳晕缘切口,作者与患者交换了意见。

右侧乳房(未发生渗漏)取出重 400g 完整的盐水假体。左侧乳房取出发生渗漏的重 30g 的假体外壳,以及少量残余盐水。测量右侧腔隙宽 13cm,左侧腔隙宽 11cm,较小。

作者将 Allergan Natrelle Inspira SRF 415mL 假体模型植入右侧腔隙后发现有些松动。然后对右侧腔隙进行了热包膜紧缩术以缩小腔隙容积,再次植入假体模型后感觉匹配度满意。

左侧乳房包膜看似正常,其实该包膜狭窄,需要扩大以适应 415mL 的假体。采用长 Colorado 针式电刀围绕边缘(从 12 点钟至 6 点钟位置及从 3 点钟至 9 点钟位置)进行包膜切开术以扩大腔隙。这样就足以增加腔隙空间以适应 415mL 的假体模型。采用无接触技术——Keller 漏斗形传送带将 Allergan Natrelle Inspira SSF 415mL 假体植入腔隙。

下列图片显示术前和术后的患者及假体。(A,B)术前/术后假体置换照片(盐水假体更换为圆形凝胶假体,假体完全渗漏的左侧乳房)。(C)完全渗漏的左侧盐水假体;完整的右侧假体。

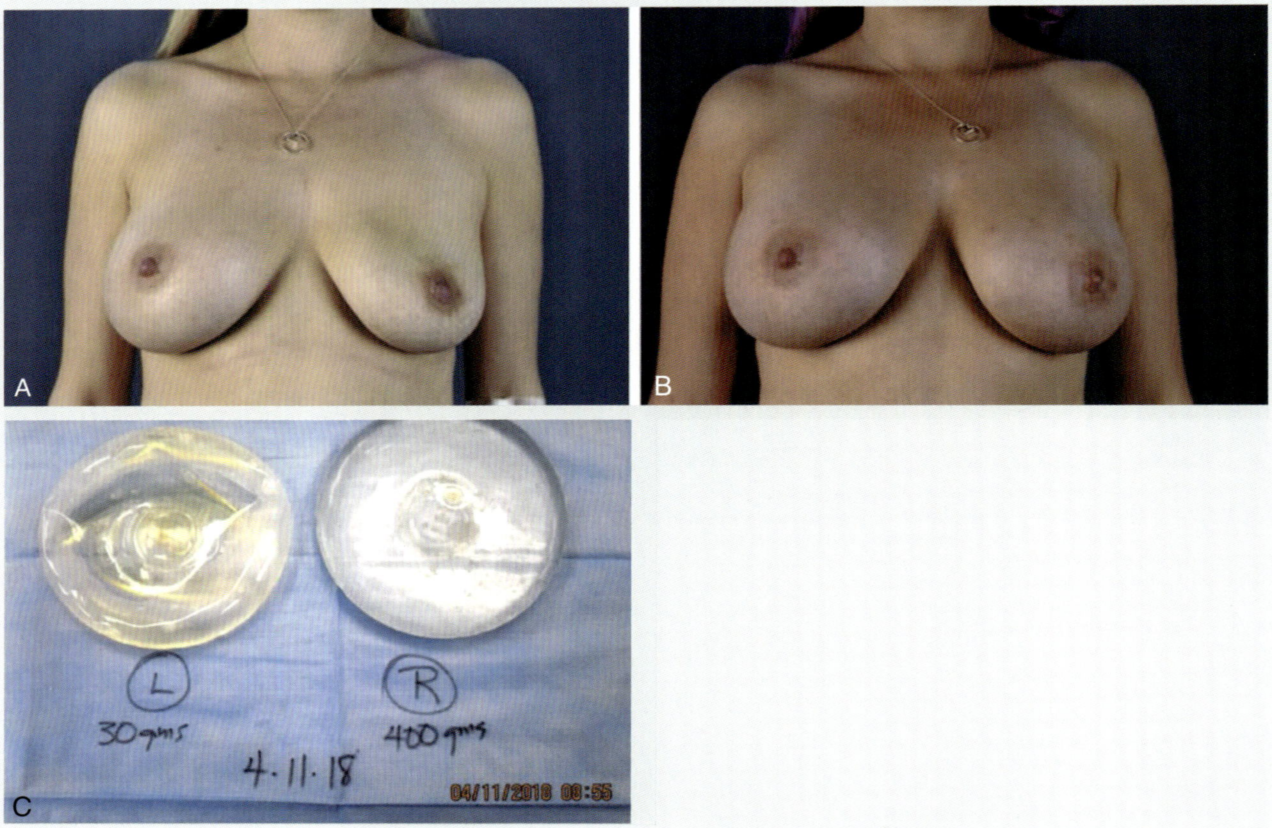

病例 8.4

44 岁女性，采用 Mentor Style 1600 350mL 盐水假体进行双平面假体隆乳联合乳房固定术（该手术由其他医生完成），术后 12 年。该患者不喜欢盐水假体的触感（可触摸到水波纹且没有自然乳房上极突度）。要求更换新一代凝胶假体及纠正向下错位和动态畸形。

体格检查发现，假体向下错位的程度左侧大于右侧，以及可触摸到盐水假体水波纹。右侧乳头至皱襞的距离为 10.5cm，左侧为 11.5cm。该患者在收紧胸大肌时，会出现明显的动态畸形。

乳房组织较薄，尤其乳房下极，这是盐水假体的“水垂”效应导致的，使乳房下极组织变薄且假体下移错位。治疗策略是采用包膜缝合术联合可吸收补片（GalaFLEX）治疗假体下移错位，以及剥离胸骨起点的胸大肌下缘。

术中可见完整的盐水假体，重约 370g。假体下移错位，左侧 IMF 比右侧 IMF 低约 1cm。双侧胸大肌剥离不彻底导致动态畸形。采用长 Colorado 电针松解胸大肌下缘，然后用 2.5cm×10cm 的 GalaFLEX 补片，采用 2-0 PDS 缝线进行线结埋藏式包膜缝合术。

作者的经验是，在包膜缝合术中使用线结可以阻止组织与补片接触。使用 3-0 PDS 缝线间断缝合及使用带倒刺的 3-0 PDS 缝线进行连续缝合使补片可靠固定。在仰卧位和半坐位时使用 415mL 假体模型测试来确定包膜缝合术的效果。植入 Allergan Natrelle Inspira SSF 415mL 假体。

（A~F）下列图片为患者术前和术后的照片。（A，B）假体置换术前/术后（盐水假体更换为圆形凝胶假体）正位照片；松解胸大肌下缘以纠正动态畸形。（C，D）术前/术后左侧位照片。（E，F）术前/术后右侧位照片。由于出现假体下移错位，修复手术不仅需要松解胸大肌下缘以纠正动态畸形，还需进行包膜缝合术及异体补片支持，假体置换过程比较复杂。

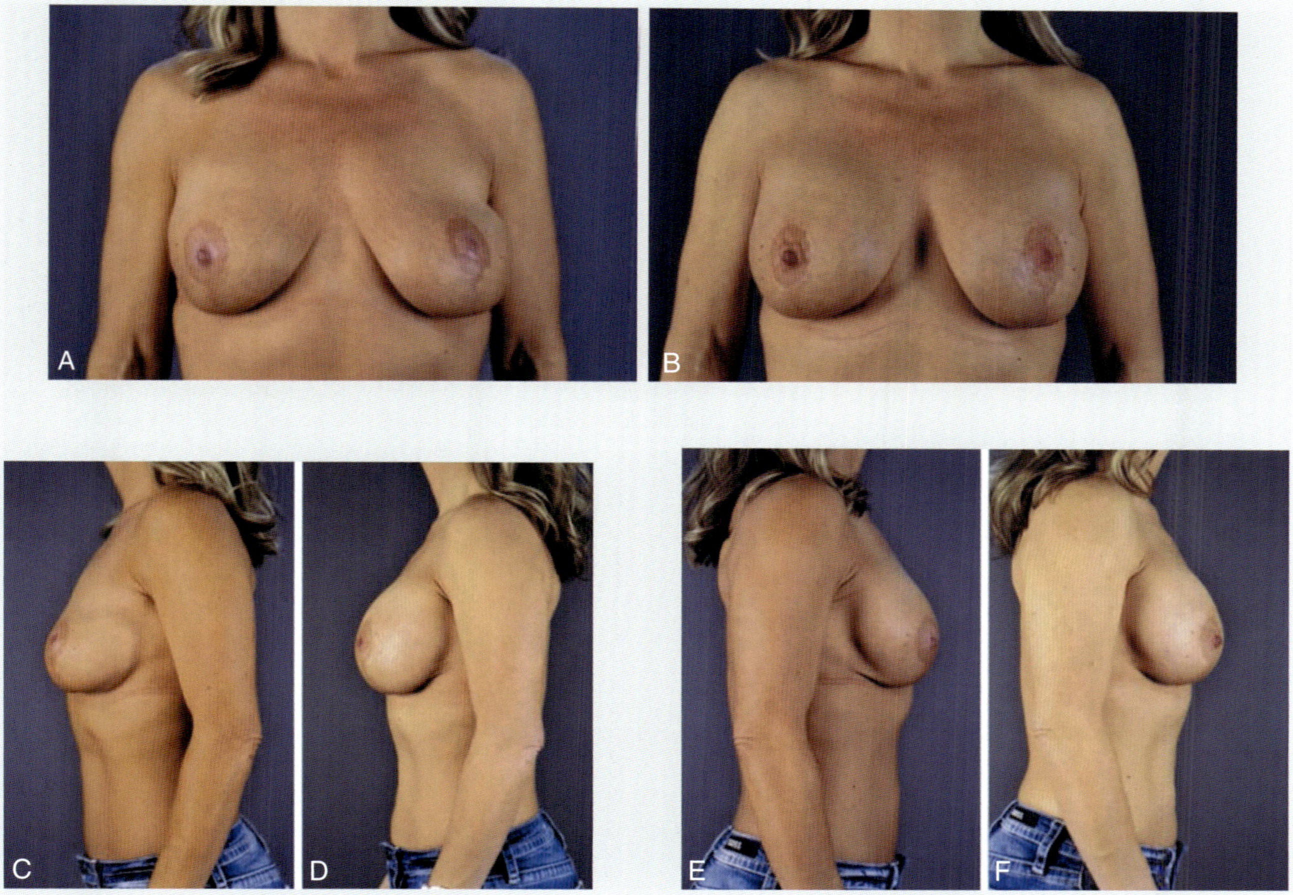

病例 8.5

36岁女性，接受435mL凝胶假体(Sientra)的双平面假体隆乳术(由其他医生完成)和环乳晕乳房固定术后3年。要求获得更圆润的乳房上极及更大尺寸的假体。患者不喜欢双平面层次，因为会产生动态畸形。

双侧乳头至下皱襞长度均为12cm。乳房下极有多余的皮肤。乳房上极软组织夹捏厚度是48mm，表明有足够的软组织覆盖，适合假体层次的改变。双侧IMF水平一致。该患者的双侧乳房柔软度为Baker I级。

患者要求使用更大的新型凝胶假体，以产生更圆润的乳房上极并同时消除乳房下极多余的皮肤。手术策略是改变假体植入层次，假体植入乳腺后-筋膜下层次，通过IMF切除乳房下极多余的皮肤。进行热包膜紧缩术以缩紧乳房下极包膜。

首先，取出原来的435mL假体并改变假体植入层次。使用两把Allis钳夹取胸大肌边缘及包膜开始剥离，使用长平刀型电刀在乳腺后面剥离出1.5cm的包膜及胸大肌，立即使用3-0 PDS缝线以间断缝合方式将包膜和胸大肌固定于下面的胸壁，缝合起于胸骨前区，向外侧延伸缝合。在新的腔隙剥离完成后，立即使用带倒刺的3-0 PDO进行第二次缝合。根据作者的经验，将胸大肌和包膜可靠固定于胸壁，并使用纤维光导牵开器进行反牵拉，这种技术是有利于腔隙剥离的。在乳腺后-筋膜下向上进行剥离，形成13.5cm宽的新腔隙。

进行热包膜紧缩术以缩紧下部包膜。使用Allergan Natrelle Inspira 520mL假体模型确定腔隙容量。接下来，植入Allergan Natrelle Inspira SSF 520mL假体。使用2-0 PDS缝线缝合包膜后，在双侧乳房的IMF水平，切除宽约1.5cm的新月形皮肤。使用3-0 Monocryl缝线进行间断和皮内缝合，完成切口闭合。

(A~F)下列图片显示患者术前、术后效果，(A,B)假体置换术前/术后(圆形凝胶假体更换为圆形凝胶假体)正位照片。(C,D)术前/术后右侧位照片。(C)术前/术后左侧位照片。为了纠正垂直方向多余的皮肤，在IMF区使用蓝线标注需要去除的皮肤量。采用新型凝胶假体，去除多余皮肤并矫正动态畸形后，患者获得了很好的纠正效果，乳房上极更加饱满。该病例展示了新型较大假体隆乳术后进行修复的复杂情况，这种情况不适合单纯的假体置换，还需要矫正其他的软组织问题。

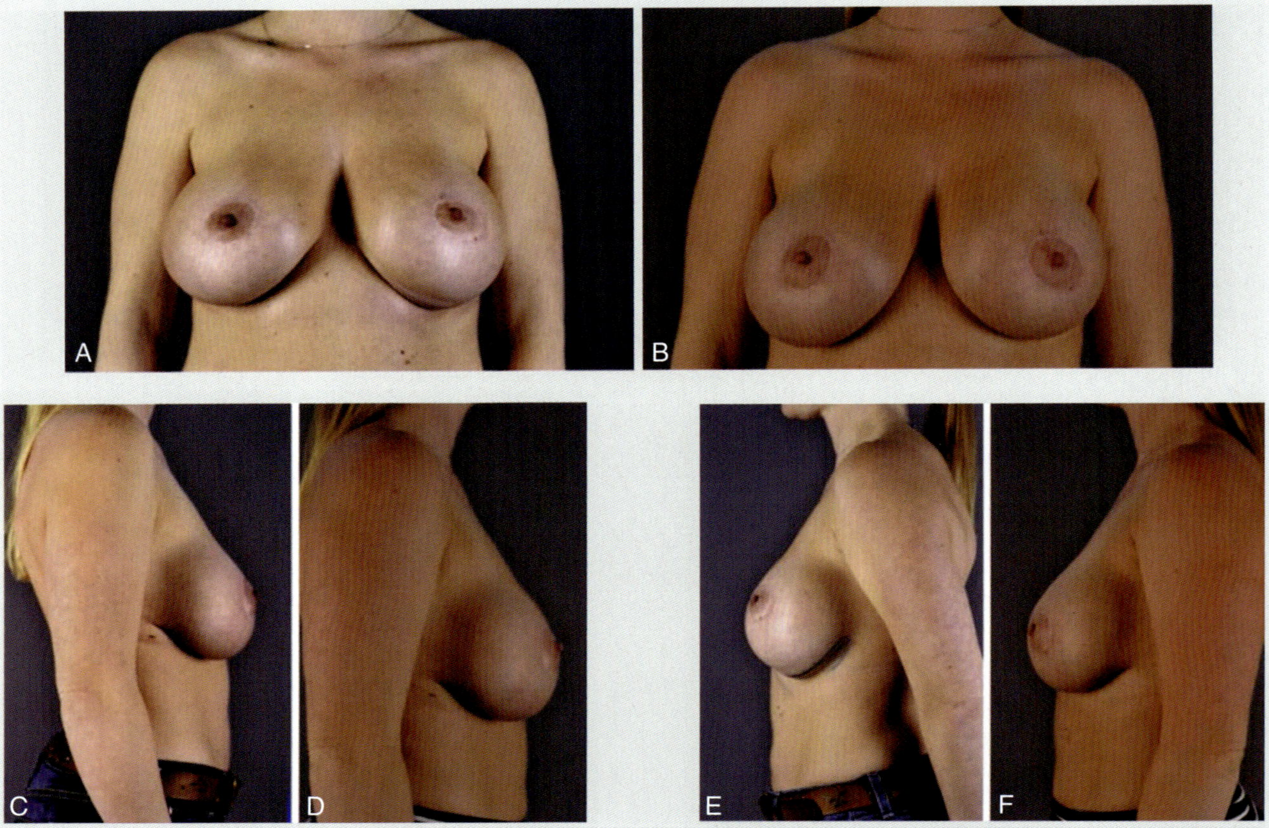

已发生假体或软组织相关问题要求进行维护性手术

隆乳术后会发生各种各样的假体和软组织相关问题。修复手术之前应谨慎判断发生的问题(有时会发生多个问题)。如果是自己之前的患者,已知假体信息和临床诊断,手术计划比没有假体信息的患者更简单。

作者强调术前计划模板、体格检查、测量、乳房组织和假体影像学检查都很重要。DUS 影像学检查可以评估假体完整性、包膜钙化、包膜外凝胶及假体周围积液情况。如果出现上述情况,修复手术过程比单纯置换假体更加复杂,耗时更长且需要更多的规划。

框 8.3 和框 8.4 总结了针对软组织和假体相关问题的手术策略。

假体置换时发生与假体和软组织相关问题的手术策略

假体周围积液(PPF):需要超声引导下针吸抽取。评估以确定病因:培养、细胞学检查、CD30 检测(BIA-ALCL)。根据已发表的 PPF 方法进行相应处理(参考 BASPI 及 Jewell 的文章)(图 8.3)[1]。

在假体置换时,经常发现较老型号假体出现凝胶渗漏/包膜钙化。DUS 检查可以发现包膜钙化。对于凝胶渗漏和包膜钙化,需要进行包膜切除术(图 8.4 和图 8.5)。

凝胶假体破裂(包膜内):进行包膜切除和凝胶/假体外壳取出。作者发现注射肿胀液可以减少出血并有助于剥离,使分离包膜更易于操作。如果层次不清或瘢痕致密阻碍剥离时,可以使用负压连接较粗的吸引管和 Toomey 注射器,尽量将凝胶吸出。然后,就很容易通过 Allis 钳牵拉包膜进行操作。如果凝胶发生了乳化(凝胶和体液混合成为半液体状态),就很难取出。可以使用异丙醇清除器械和术野的凝胶,但是,注意异丙醇易燃,切记避免使用电灼器械。在肋骨上剥离包膜时应避免发生气胸。如果存在包膜外凝胶也应尽可能去除干净(图 8.6)。

对于双包膜及假体旋转,应该更换为光面圆形凝胶假体。如果包膜薄且柔软,可完整保留。否则,需要进行包膜切除。将解剖型假体更换为光面圆形假体时,在很多情况下,先前假体会在原位留下一个常规包膜,需要纵行或同心式包膜切开以适应圆

框 8.3　伴有软组织相关问题并要求假体置换同时进行软组织修复

- 获取乳房解剖学测量数据及诊断性超声检查结果(假体、包膜和乳腺实质)
- 获取既往的手术记录或假体尺寸信息
- 确定软组织的问题(例如,乳房下垂、牵拉水波纹、软组织覆盖不足;假体错位、包膜挛缩、双泡畸形、过度动态畸形和包膜内假体起皱/弯曲变形)
- 根据现有假体尺寸选择替换假体:如果希望比之前乳房更大,则选取突度较高的假体,可以和腔隙相匹配;如果希望比之前乳房更小,则选择突度较低的假体
- 圆形假体替换圆形假体是包膜改动程度最小的手术
- 解剖型假体替换圆形假体,需要包膜切开术扩大空间以适应较大的假体
- 圆形假体替换解剖型假体,需要包膜全切术并植入更大的假体以假体和腔隙紧密匹配(此手术最复杂)
- 手术计划:IMF 入路;确定软组织矫正步骤和替换假体的先后顺序
  - 乳房下垂:先进行假体置换,然后进行乳房固定术
  - 包膜挛缩:先进行包膜切除术,可能用到脱细胞真皮基质(ADM)补片,之后进行假体置换
  - 双泡畸形:先进行包膜下极缝合术以恢复 IMF 支撑,使用假体模型测试腔隙后,进行假体置换
  - 假体错位:先纠正假体错位,使用假体模型测试腔隙尺寸后,考虑使用 ADM 或可吸收补片,之后进行假体更换
  - 牵拉波纹征:先确定腔隙尺寸并进行“爆米花”式包膜紧缩术,之后将假体更换为内聚性更高/更强的光面圆形假体,需要同时进行自体脂肪移植
  - 动态畸形:将假体层次变更到乳腺后
  - 包膜内假体存在起皱/弯曲变形:先进行包膜切开术以增加腔隙尺寸,然后用假体模型测试,考虑是否用内聚性更强的凝胶假体,最后更换假体
- 手术方法:取出假体并测量腔隙尺寸;需要使用假体模型测试腔隙容量
- 采用无接触技术植入假体:使用聚维酮碘(必达净)灌洗腔隙、更换手套并插入套管
- 如果进行了包膜切除术,通常需要引流

框 8.4 伴有假体相关问题并要求行假体置换术

- 获取乳房解剖学测量数据
- 获取先前手术记录或假体信息；获取 MRI 检查或诊断性超声检查结果以确定假体完整性/包膜情况/包膜外凝胶情况及乳房实质厚度
- 确定假体问题（例如，假体破裂、包膜外凝胶、盐水填充假体渗漏、包膜钙化/凝胶渗出、包膜肿块、双包膜、解剖型假体旋转及假体周围积液）
- 确定软组织问题是否存在，并制订治疗计划
- 根据现有假体尺寸选择替换假体：如果希望比之前的乳房更大，则选择突度较高的假体，以适配当前腔隙；如果希望比之前的乳房更小，则选择突度较低的假体
- 圆形假体替换圆形假体可能是包膜改动程度最小的手术
- 使用解剖型假体更换圆形假体，需要包膜切开术扩大包膜空间以适应较大假体
- 手术计划：乳房下皱襞入路；确定软组织矫正步骤和更换假体的先后顺序
  - 对于破裂的凝胶假体，先进行包膜切除，去除凝胶和包膜，然后更换假体
  - 对于包膜外凝胶，先使用 MRI 或超声定位；进行包膜切除，去除包膜外凝胶，然后进行假体更换
  - 对于包膜钙化/凝胶渗出，先进行包膜切除，随后进行假体更换
  - 对于盐水假体渗漏，先去除盐水假体/外壳后，如果需要扩大腔隙，进行包膜切开，然后植入新的凝胶假体或盐水假体；如有包膜挛缩，需要行包膜切除
  - 对于包膜肿块，先进行活检，然后进行假体置换
  - 对于双包膜，先摘除毛面假体，然后更换为光面圆形假体
  - 对于解剖型假体旋转，先取出假体，然后更换为光面圆形假体
  - 如果存在假体周围积液，术前进行相关检查先排除感染、恶性肿瘤或假体相关性间变大细胞淋巴瘤（BIA-ALCL）
    - 感染：取出假体，使用抗菌药物/抗感染药物灌洗腔隙，置入引流管。给予抗生素以抗感染治疗。观察 6 个月后，进行假体更换
    - 恶性渗液：请乳腺外科医生会诊
    - BIA-ALCL：同肿瘤科医生讨论后决定包膜全切术伴或不伴假体置换
  - 如有假体皱褶或弯曲变形，先进行包膜切开以增加腔隙空间，然后植入假体模型，最后更换假体
- 手术方法：移除先前假体并测量腔隙尺寸。需要使用假体模型测试
- 无接触技术植入假体；使用聚维酮碘（必达净）灌洗腔隙、更换手套并插入套管
- 如果进行了包膜切除术，通常需要放置引流管

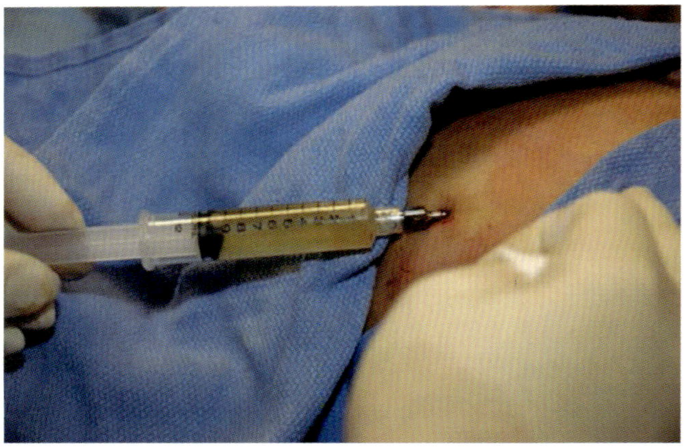

图 8.3 假体周围积液。

形假体。建议使用假体模型测试腔隙容量（图 8.7 和图 8.8）。

为了纠正包膜挛缩，手术计划应包括包膜切除和假体置换。在某些情况下，还需要改变植入层次（假体植入新的腔隙）。使用脱细胞真皮基质（ADM）治疗包膜挛缩是一种有效的方法。

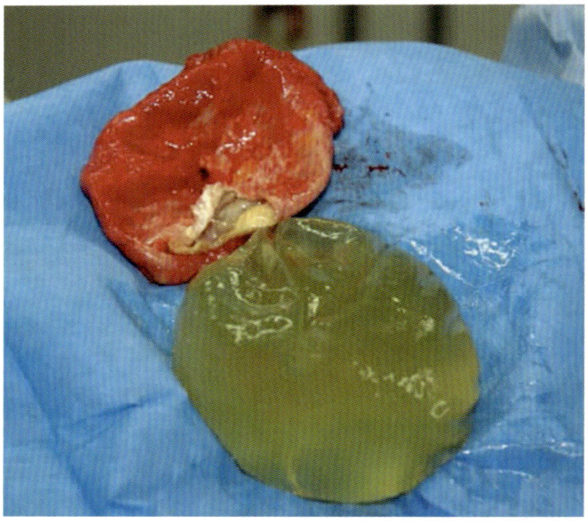

图 8.4 30 年前的假体出现凝胶渗出。

通过包膜紧缩术和收紧包膜的技术（使用电刀技术的“爆米花”式包膜紧缩术）来纠正假体移位。假体移位可以是多个方向（例如，向下、向外侧），应该提前准备好预案。对于盐水假体，在很多情况下，向下移位

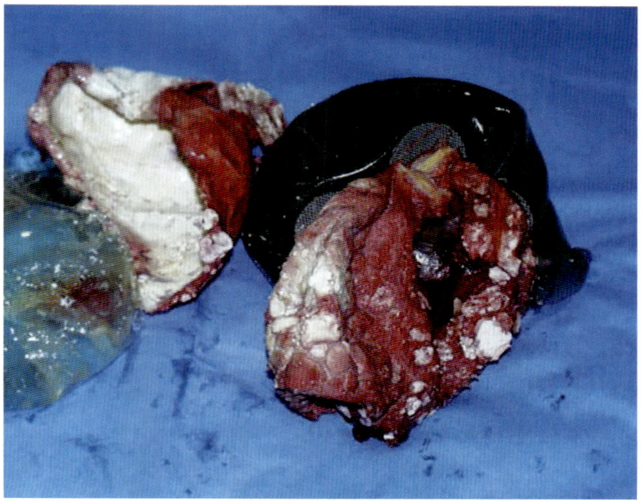

图 8.5 钙化的包膜。

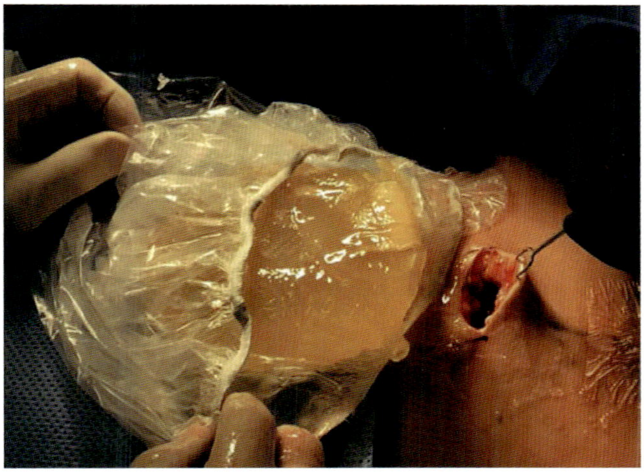

图 8.6 假体破裂伴有包膜外凝胶渗出。

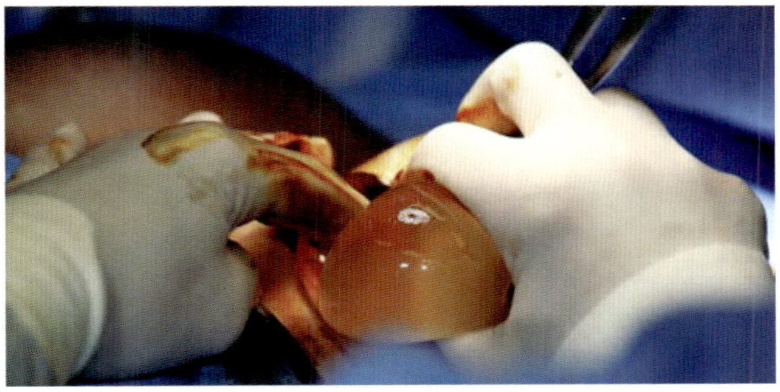

图 8.7 在植入假体前，对腔隙容量进行假体模型测试。

是“水垂”效应导致的，临床可见乳头至下皱襞距离增加及乳房上极凹陷。使用包膜下极紧缩术来纠正，同时，将硅胶假体植入同一腔隙。根据作者的经验，连乳畸形通常需要使用包膜瓣技术。可能需要使用 ADM

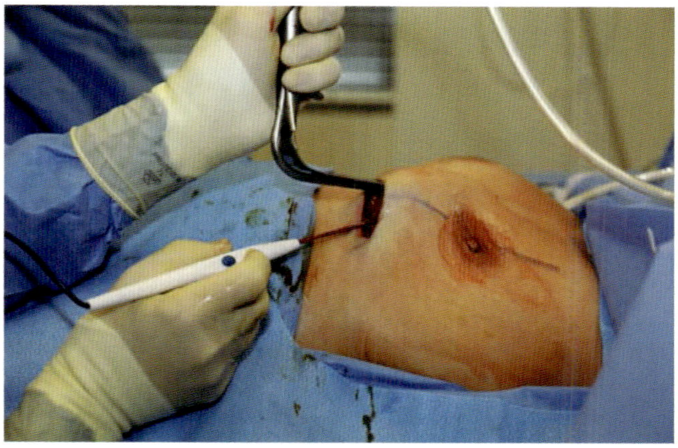

图 8.8 用于扩大腔隙尺寸的包膜切开术。

或可吸收补片来加固包膜。

假体隆乳术后，可能会发生乳腺组织从假体上脱落下垂(瀑布畸形)，或者假体和乳腺组织均下垂的情况。通常需要乳房固定术(乳晕缘及垂直切口或 Wise 模式)。如果同时存在假体或其他软组织相关问题，例如，包膜挛缩或错位，手术时会出现血供下降或组织变薄，发生严重不良事件[皮肤和(或)乳头乳晕坏死]的风险将会增加。对于这些高风险情况，可以谨慎选择两期手术方式。对于全肌肉下隆乳，肌肉收缩会挤压假体向锁骨方向上移，产生乳腺组织相对下垂的现象。除乳房固定术外，还需要将假体层次改为乳腺后筋膜下以纠正上述情况(图 8.9)。

双泡畸形可通过包膜缝合术和松解原 IMF 来纠正。在某些情况下，可能需要改变为乳腺后层次以改善乳房下极形态。采用可吸收补片(GalaFLEX)可加强包膜缝合效果(图 8.10)。

过小的腔隙会导致假体包膜出现皱褶或弯曲变形。皱褶会成为磨损点使假体外壳过早被破坏。毛面假体出现皱褶和弯曲变形可能会产生双包膜或包膜钙化。矫正皱褶和弯曲变形包括包膜切除和扩大腔隙，并将原假体更换为内聚性更强的凝胶假体。如果存在包膜肿块应一并切除并送组织病理学检查(图 8.11)。

盐水假体易发生波纹征及边缘皱褶，尤其当过度填充时。可以采用“爆米花”式包膜紧缩术及植入更高内聚性或高填充的新一代凝胶圆形假体进行治疗。对于组织非常薄的患者，需要自体脂肪移植以增加组织厚度。如果植入假体过小，需要使假体 BD 和腔隙宽度相配(紧密匹配)，以避免假体过小而发生

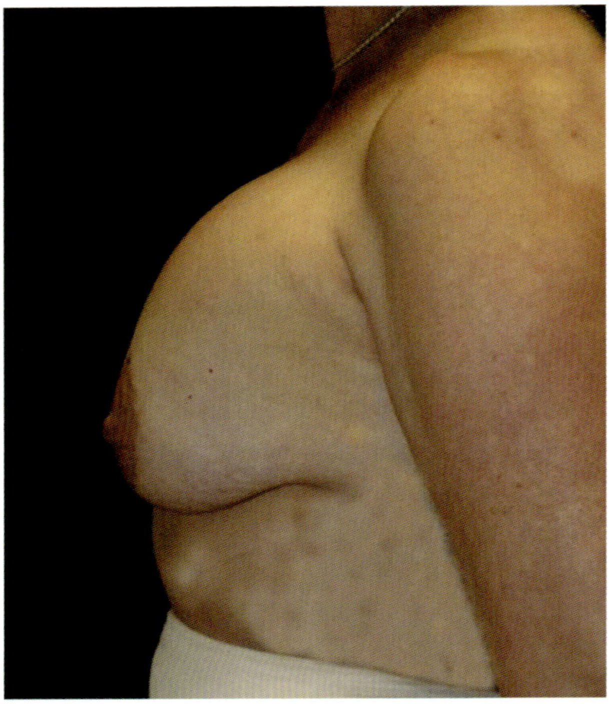

图 8.9 瀑布畸形/下垂。

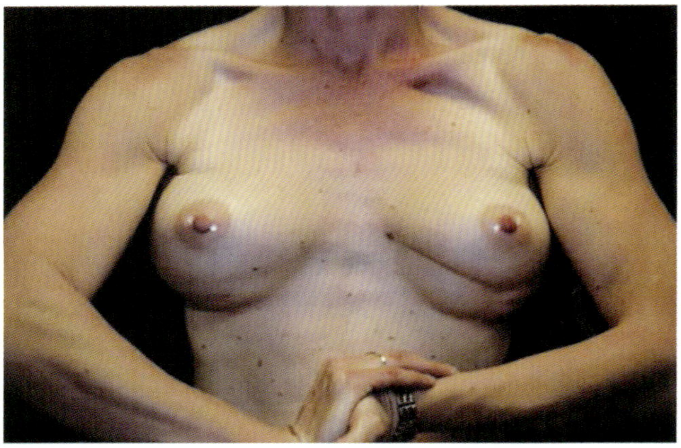

图 8.10 举重训练引起的双泡畸形(健美运动者)。

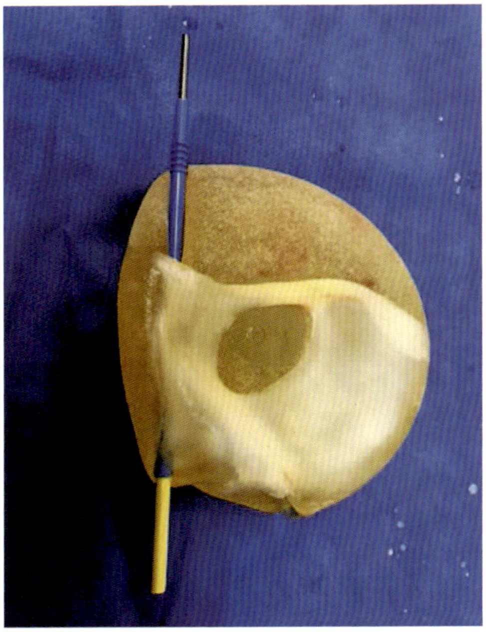

图 8.11 发生皱褶/弯曲变形和双包膜的毛面假体。

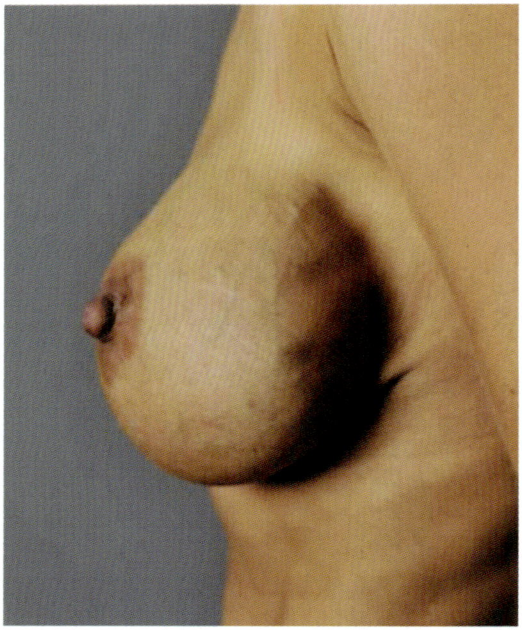

图 8.12 过度填充的盐水假体出现明显的波纹征/边缘皱褶。

翻转。波纹征和假体下移常与盐水假体并存,因为“水垂”效应导致了假体下移并加剧了波纹征(图 8.12 和 8.13)。

如果假体腔隙过大,可以使用“爆米花”式包膜紧缩术收紧包膜(见图 8.2),也可以采用包膜缝合紧缩术或包膜瓣技术。

如果假体腔隙过小(例如,患者要求更换较大的假体),需要行纵向和局部环周切开(保留 5 点钟至 7 点钟较低位置的包膜完整)。现有的包膜实际上发挥了内部胸罩的作用,有助于维持假体位置。根据作者的经验,过度切开包膜下极会导致假体失去支撑,随后使假体向下移位(见图 8.13)。

当软组织覆盖不足时,可行自体脂肪移植来增加乳房上极或下极厚度。软组织厚度增加可能需要多次注射来实现。

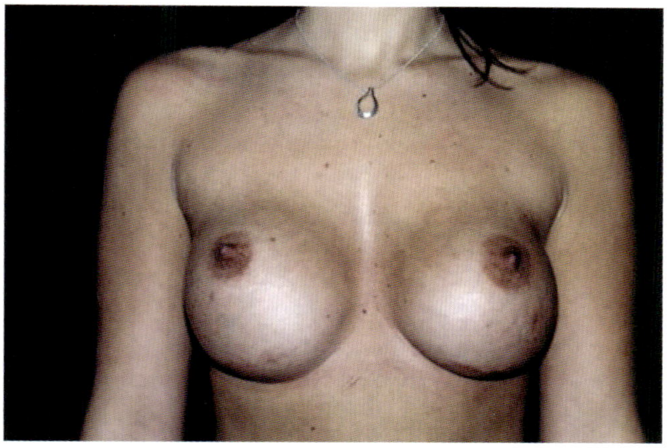

图 8.13　盐水假体产生的“水垂”效应。

大毛面假体相关二次手术

很多大毛面假体(圆形或解剖型)的患者担心发生 BIA-ALCL,要求进行维护性手术或更换新一代光面圆形假体。关于无症状患者对大毛面假体的担忧及手术相关问题,之前业界没有讨论过。有些患者担忧大毛面假体会产生不明确的系统性疾病(假体相关疾病),会选择摘除这类假体和包膜。

对于大毛面假体患者要求修复手术的情况,作者的方法包括常规体格检查、测量并询问假体相关病史,以及包膜和假体的 DUS 检查。因为 DUS 有助于制订置换手术方案,作者认为 DUS 对这类患者非常有用,可以识别异常情况如假体破裂、双包膜、积液或钙化,这些情况会影响手术计划、手术时间/费用。将大毛面假体更换为光面圆形假体的过程十分复杂,需要进行术前规划、术中决策以解决潜在的假体错位并进行 IMF 复位。

如果包膜正常且无其他异常情况,可以将大毛面假体更换为光面圆形假体,该方法简单有效。如果更换更大的假体,需要调整包膜腔隙如进行包膜切开术。所有置换手术,作者都会用聚维碘酮原液对腔隙进行冲洗,更换新无菌手套并使用漏斗形传送带。

当发现包膜挛缩、包膜钙化、假体破裂伴凝胶乳化或包膜异常时,需要进行包膜切除术。在包膜全切除后,如果乳房组织较薄则需要异体真皮修补和(或)改变植入层次,创新性使用可吸收带倒刺缝线在乳房下区域塑形。有些患者需要乳房固定术来处理松弛的皮肤。双平面层次植入假体后,无法完全摘除与肋骨和肋间肌粘连的包膜组织,可以将双平面改为乳腺后层次。包膜切除后需要固定 IMF 并纠正过大的腔隙。

将大毛面假体更换为新一代光面圆形假体时,应记录术中发现。异常的包膜应送组织病理学检查并拍摄标本照片。

术后护理和预期效果

术后护理很简单,限制活动并避免进行对手术部位造成压迫的活动。作者建议患者术后一直佩戴氨纶管状胸褡或内置式无杯胸罩的胸褡(紧身背心),直到患者可佩戴钢托式胸罩并感觉足够舒适为止。假体置换手术通常不需要引流,并且恢复过程比初次隆胸更舒适。术后 6 周,绝大多数患者能够恢复所有正常活动。如果考虑到更复杂的修复手术(例如,双泡畸形或错位纠正),恢复期较长,应避免压迫乳房内部缝合后的包膜。

并发症处理

假体置换手术的并发症很罕见。细致的手术操作、彻底止血及细菌生物膜污染控制措施对于预防并发症非常重要。精确使用假体模型可预防假体在腔隙中发生翻转。

二次手术

二次/三次手术操作非常少见。作者通常切除初次手术瘢痕后,在新的创口进行操作,而不是切开瘢痕后,再修复瘢痕。

结论

初次隆乳如果操作到位,可以获得长达数年的满意效果。患者在假体隆乳多年后,常常会要求更换新一代凝胶假体以维持长期效果。假体置换术可以将旧假体置换为最新型假体,并且纠正初次隆乳术后出现的问题。因为第二次手术的复杂性各不相同,必须谨慎地制订手术计划。术前需获得初次手术信息、体格检查、测量结果及 DUS 检查结果,可以帮助医生进行假体置换并补充手术信息以提供最佳效果。

手术成功要点

- 关于体格检查、测量、患者病史及DUS结果记录模板系统，有助于制订假体置换手术方案。
- 假体置换手术操作的策略和精细度应该和初次手术保持一致（即乳头保护贴、抗感染、手套更换及插入套管）。
- 避免使用原乳晕缘和腋窝切口。最好采用新的IMF切口。
- 如果存在假体相关问题，如包膜内凝胶破裂或凝胶渗出/包膜钙化，则需要包膜切除术。
- 谨慎评估假体周围积液以排除感染、原发性乳腺恶性肿瘤及BIA-ALCL。
- 对于包膜挛缩，ADM补片是一种有用的辅助治疗措施。
- 假体移位通常发生在多个方向上。做好假体置换同时纠正移位的准备。
- 假体置换的同时纠正下垂会有皮肤及乳头乳晕坏死的风险。同时进行乳房外部和内部手术的风险高于单独进行乳房固定术或乳房包膜/假体相关的手术。吸烟患者不应接受这类手术。
- 进行包膜修补时，使用5cm×10cm的可吸收补片（GalaFLEX）是有帮助的。确保线结埋藏于包膜缝合线之下，可以允许补片和包膜接触。
- 植入层次从胸大肌下改为乳腺后时，将包膜和肌肉从乳腺后剥离出约1.5cm后，将其缝合在胸壁上。这样有助于在光导牵开器下使用电刀精确剥离腔隙（牵拉-抗牵拉）。
- 熟悉各类假体凝胶手感及物理特性。不管假体怎么推销宣传，当选择替换假体时，应根据假体的物理测试结果确定凝胶的性能。
- 关于孟鲁司特的使用，每天10mg，见用药说明书，可以减少初次隆乳或隆乳修复（包膜切除术）后的包膜挛缩发生率。根据同行评审的学术文献的结论，该药似乎可以降低包膜挛缩的复发率。作者推荐常规使用该药物至少1年。

（王谊 郝永生 郑丹宁 译 陈育哲 校）

参考文献

1. William, P., Adams, M.D., Bradley, P., et al., 2004. Decision and management algorithms to address patient and food and drug administration concerns regarding breast augmentation and implants. Plast. Reconstr. Surg. 114 (5), 1252–1257.
2. Michael, R., Schwartz, M.D., 2014. Algorithm and techniques for using Sientra's silicone gel shaped implants in primary and revision breast augmentation. Plast. Reconstr. Surg. 134, 18S–27S.
3. Jewell, M.D., Scott, L., Spear, M.D., et al., 2011. Anaplastic large T-Cell lymphoma and breast implants: a review of the literature. Plast. Reconstr. Surg. 128, 6651–6661.
4. Handel N. Secondary mastopexy in the augmented patient: a recipe for disaster. Plast. Reconstr. Surg. 118(7S), 152–163.
5. Jewell, M.L., et al., 2011. Late periprosthetic fluid collection after breast implant working group. managing late periprosthetic fluid collections (seroma) in patients with breast implants: a consensus panel recommendation and review of the literature. Plast. Recon. Surg. 128 (1), 1–7.
6. Adams Jr., W.P., Culbertson, E.J., Deva, A.K., et al., 2017. Macrotextured breast implants with defined steps to minimize bacterial contamination around the device: experience in 42,000 implants. Plast. Reconstr. Surg. 140 (3), 427–431.
7. Jewell, M.L., Adams, W.P., 2018. ASJ special topic: betadine and breast implants. Aesthet. Surg. J. 38 (6), 623–626.
8. Jewell, M.L., Bengtson, B.P., Smither, K., Nuti, G., Perry, T., 2019. Physical properties of silicone gel breast implants. Aesthet. Surg. J. 39 (3), 264–275. https://doi.org/10.1093/asj/sjy103.
9. Atlan, M., Nuti, G., Wang, H., Decker, S., Perry, T., 2018. Breast implant surface texture impacts host tissue response. J. Mech. Behav. Biomed. Mater. 88, 377–385.

第 9 章

隆乳术后修复——假体移位的矫正

Mitchell H. Brown

引言

隆乳术是最常见的美容外科手术之一。仅在美国，自 2005 年以来，估计有超过 300 万个假体用于初次假体隆乳术[1]。人们认识到，乳房假体不是终身产品。多个研究报告显示，再次手术或二次手术高达 36%[2-7]。由于隆乳再次手术的数量增加，所有参与假体美容或再造手术的医生，了解隆乳再次手术技术很重要。女性在假体隆乳术后的一生中，至少需要接受一次以上更换或取出假体的手术。

明确和细致的术前设计方案对减少隆乳术后再次手术很重要。多项研究描述了旨在最大限度提升手术效果并减少并发症和修复手术的方法[8-11]。决策方案应基于优化早期和远期效果并预防出现的问题，重点包括 4 个主要方面：患者教育[9]、术前规划和假体选择[8]、精确的手术技术和清晰明确的术后护理流程[12]。

再次手术的常见原因包括：包膜挛缩、假体移位、不对称、更换假体尺寸及更新一代产品。根据研究结果，上述各种原因的发生率稍有不同[4,5,7]。再次手术的原因分为三大类，已将其总结于框 9.1。这些原因从本质上分为：①与手术操作相关的问题；②与软组织改变相关的问题；③与假体相关的问题。了解产生问题的根本原因，对制订恰当的治疗计划至关重要。本章重点讨论再次手术的常见原因：假体移位。

框 9.1 再次手术原因分类

与手术操作相关
- 初次术式选择不当(假体/提升术)
- 假体选择不当
- 未最大限度减少假体污染
- 未优化软组织覆盖
- 腔隙剥离过度/剥离不足
- 肌肉松解过度/松解不足
- 剥离腔隙创伤大
- 医源性假体损伤
- 术后积液

与软组织改变相关
- 组织变薄
- 进行性下垂
- 乳房下极拉伸
- 组织萎缩
- 乳房组织/腺体肥大

与假体相关
- 破裂
- 包膜挛缩
- 假体移位
- 褶皱
- 边缘显露
- 可触及
- 旋转
- 血清肿
- 双包膜

适应证和禁忌证

如果有合理的预期,绝大多数患者均可以进行隆乳修复术。既往手术造成的软组织损伤和畸形可以得到改善,但不能完全恢复正常。如前所述,任何修复手术都可能引起并发症,会使原来的问题持续存在或出现新的问题。患者必须做好心理准备并理解手术不能保证一定成功。

体格检查重点放在与假体及软组织相关的异常上。既往的瘢痕及软组织改变会增加感染、延迟愈合及组织坏死的风险。手术之前患者应处于健康状态,任何合并症都应在术前得到治疗。因为是择期手术,应排除吸烟患者,在任何修复手术之前需要向患者说明戒烟的重要性(图 9.1 和图 9.2)。

软组织受损的乳房最好先取出假体,而不同时取出包膜,因为取包膜手术会显著增加软组织损伤和血运障碍,尤其是假体位于乳腺后层次的患者。可以在后期进行二次修复手术包括假体更换、乳房提升或自体脂肪隆乳。图 9.3 为一例 4 次包膜挛缩手术的患者,第 5 次包膜挛缩又复发后,选择了取出假体,随后进行了两次负压外扩张和自体脂肪移植。

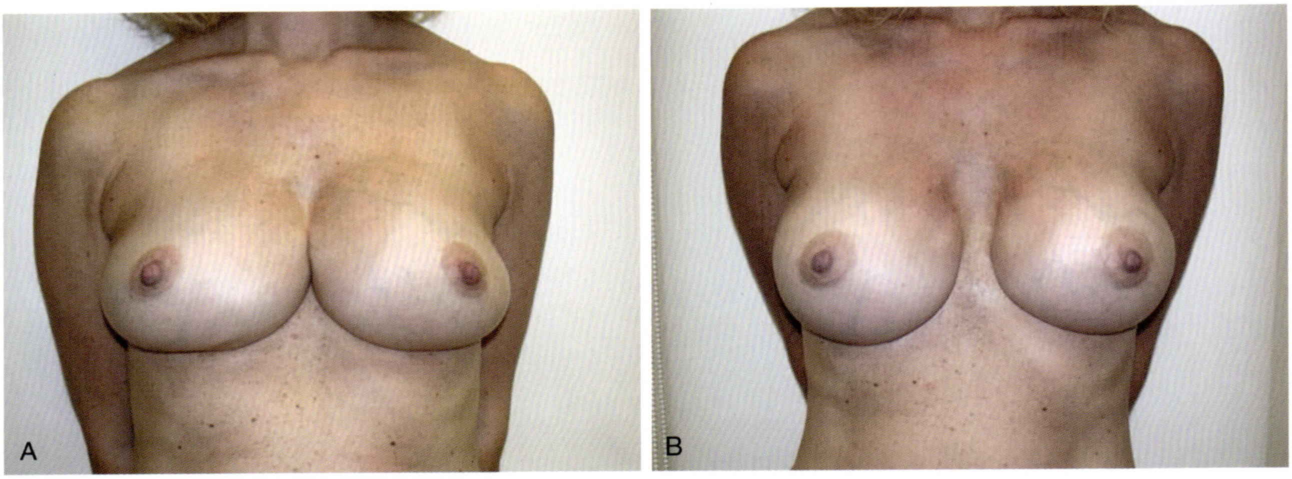

图 9.1 (A)胸大肌后植入假体且过度剥离胸大肌内侧缘,造成乳房贯通或假体内侧移位。(B)通过减小假体尺寸并剥离新的胸大肌后腔隙进行矫正。

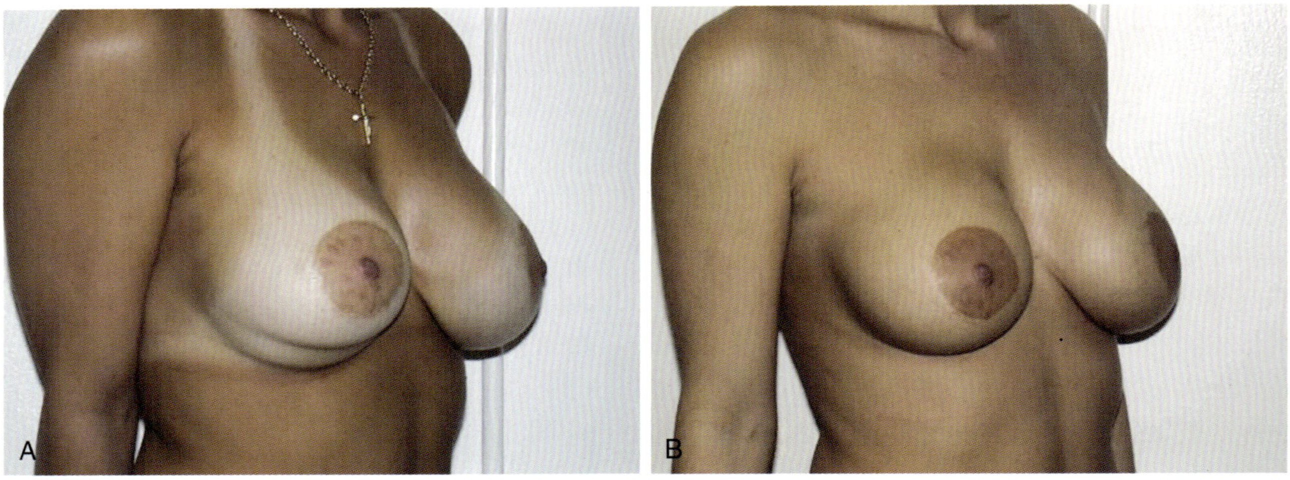

图 9.2 (A)过度松解胸肌下方起点同时行环乳晕切口提升术,术后出现乳房下级假体移位。乳房提升术产生的前部压力可能会造成假体移位。(B)通过下缘包膜固定术、缝合修复和乳晕瘢痕修复。

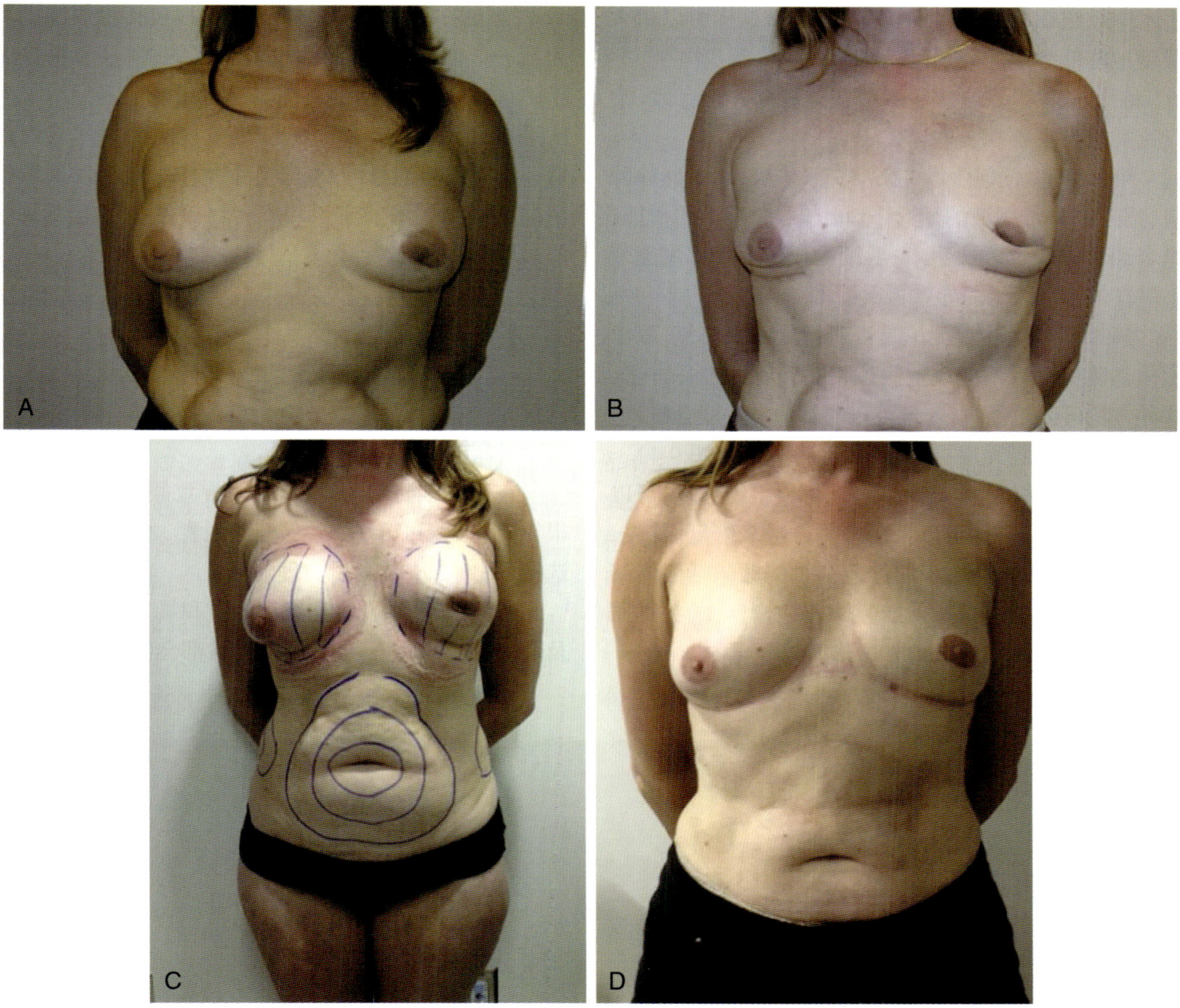

图 9.3　(A)第 5 次复发性包膜挛缩。(B)双侧假体取出且包膜切除术后。(C)外扩张后即刻状态并准备行脂肪移植。(D)两次脂肪移植后。

术前评估和特殊注意事项

假体移位正迅速成为再次隆乳术最常见的原因之一[5-7]。假体移位是指假体位置错误或位置不恰当。虽然导致假体移位的原因很多，但主要是剥离腔隙问题，腔隙过大、过小或位置错误，仔细判断原因非常重要。不是所有乳房形状异常都是假体移位造成的，软组织下垂也会导致与假体上移同样的表现，如果假体位于 IMF，则不是假体移位的原因，只需要进行软组织上提即可。另外，包膜挛缩可以让假体移动至阻力最小的区域，在这种情况下，假体可能会发生移位，但根本原因是发生了包膜挛缩。

术前必须了解患者的顾虑和预期。医生看到的乳房畸形、不对称或其他异常，与患者感觉到的异常可能不一致。医生不应该只靠自己的感觉去决定矫正的问题，举一个常见的例子，医生认为患者希望解决包膜挛缩而得到柔软的乳房，术后患者却对乳房缩小和上极不饱满而感到失望。所以，术前需要了解患者的顾虑、目的和预期并进行详细的沟通来避免出现这些问题。

一般来说，修复手术最好避免与前一次手术相同的操作，其原则是：如果计划 A 无效，就不要重复计划 A。在复杂的修复手术前，最好先了解清楚前一次

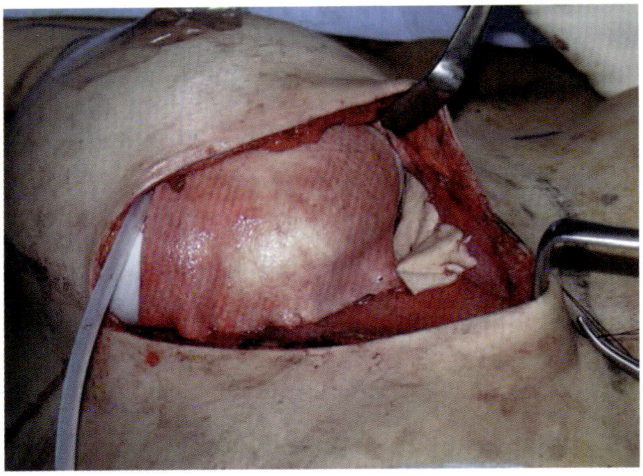

图 9.7 使用 ADM 完全重建假体腔隙。假体模型用于精准定位。

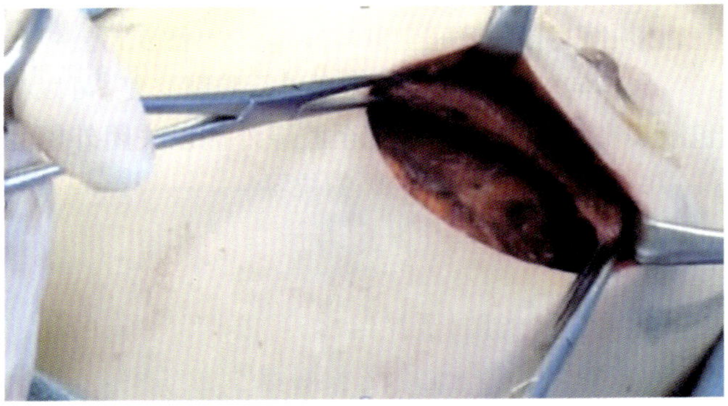

图 9.8 腔隙位置从乳腺后更换到胸大肌下。

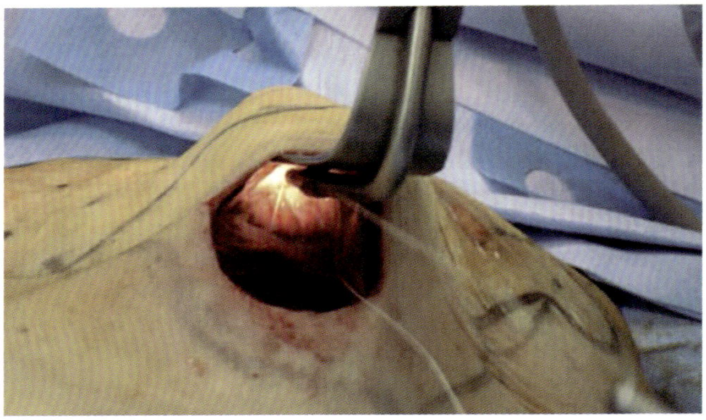

图 9.9 通过缝线关闭原乳腺后腔隙。

要增厚，可以使用包膜瓣或补片。

假体在胸大肌下层次，如果有足够软组织覆盖，可以将假体置换至乳腺后或胸大肌筋膜下。但这种条件少见，最好还是保持在胸大肌下层次。可以在包膜浅层进行剥离，将假体仍然放置在胸大肌下腔隙内[14]，再贯穿缝合封闭原腔隙，该技术能有效处理假体下移和内侧移位。

当胸大肌下剥离时，在 IMF 处肌肉松解不充分或采用全胸肌下层次时，会发生一种有趣的移位类型——假体上移，当伴随一定的软组织下垂（瀑布畸形）时，这种移位就变得特别明显。这种情况需要不同类型的更换腔隙方法：从肌肉下更换到双平面。在乳房下极胸大肌浅面剥离，到乳晕下缘水平时，在包膜与胸大肌深层进行分离。最后，将假体植入该双平面腔隙内。

可能需要其他手术来解决导致假体移位的因素。如处理包膜挛缩需要进行包膜切除术，伴有乳房下垂或不对称时，需要进行软组织修复。

术后护理和预期效果

术后护理包括对手术区域的有效支撑、患者教育和常规随访。关于术后塑身衣的使用，目前还没有达成共识，但应该强调的是，不合适的塑身衣会直接导致假体移位。出院前应检查塑身衣的穿戴位置，并在常规随访时再次评估。可以偶尔使用束胸带来支撑乳房下极，尤其是下极比较紧绷或胸大肌紧绷的情况。

术后常规流程的管理很重要，尤其修复手术涉及软组织、假体或两者兼有，因而更为复杂。每种手术都会有不同的要求和注意事项。大多数二次手术都会使用引流管，需要指导患者如何护理引流管以确保不会因血凝块而堵塞。在引流口周围放置无菌敷料并指导患者如何护理敷料，尽量不造成引流部位感染。患者需口服抗生素直至引流管移除。

在进行矫正假体移位术后护理时，需要使用特殊绷带来固定假体位置。例如，矫正乳房贯通的术后护理需要在胸骨上放置绷带或棉垫来固定内侧修复。许多医生建议患者术后 4~6 周使用支撑内衣以固定腔隙内的假体，防止移动。应根据手术方式调整术后活动限制，如矫正假体移位尤其是胸大肌下层次，就需要尽量减少胸肌活动直至假体周围形成新的包膜。

当使用光面假体时，需要常规进行按摩训练，术后几天内开始，建议每天进行数次。必须向患者示教如何进行按摩，因为绝大多数患者都很谨慎，按摩动作往往过于轻柔。解剖型假体或毛面圆形假体术后禁止按摩。

病例分析

病例 9.1

患者既往接受过乳腺后隆乳术，修复手术将假体置换至胸大肌下层次，同时联合胸大肌下缘松解和乳房提升术。现在表现为左侧假体下极移位。经检查发现，双侧假体都是柔软且可移动的，右侧假体位置正确，左侧假体下移超过原 IMF 6cm。胸大肌在乳晕上方可触及，这表明胸大肌过度松解。

修复方案为取出假体并在正确解剖位置重建假体腔隙。对于下极假体移位，作者的手术方式包括下极条状包膜切除加缝合修复、包膜缝合术或包膜瓣腔隙修复术。具体到此患者，肌肉下极已经过度松解，需要加强固定并消除两侧不对称。最终方案是下极包膜条状切除加 ADM 补片联合修复。ADM 上缘缝合至胸大肌下缘作为胸大肌的延伸，补片下缘缝合至新 IMF 上以支撑固定位置。(A,B)图片显示患者术前和术后 1 年的外观。(A)左侧假体下极移位的术前照片，近期手术将乳腺后腔隙变为胸大肌下腔隙。(B)通过 ADM 补片作为胸大肌延伸，为假体创建一个完整的胸大肌+ADM 腔隙，以改进下皱襞的清晰度。

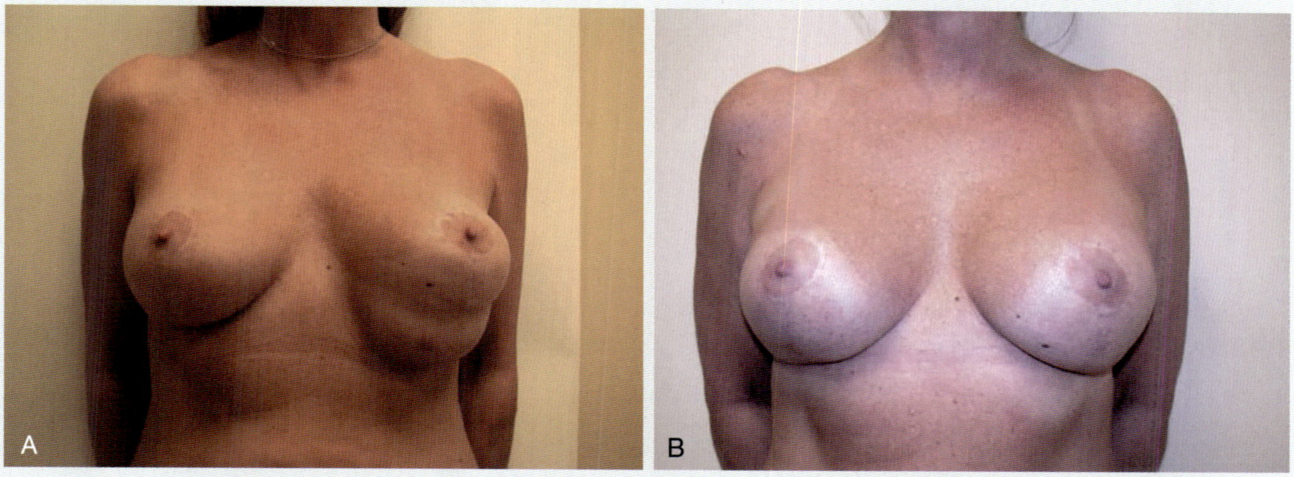

病例 9.2

该患者 10 年前接受过胸大肌下隆乳术和乳房提升术。目前发现乳房上极长期饱满和自身乳房组织下垂。测量数据：双侧 SN–N 为 22.5cm，N–IMF 右侧为 7cm、左侧为 8cm。双侧假体柔软且可移动，无包膜挛缩的迹象。

此例诊断为假体上移，不能有效填充乳房下极。假体上移原因可能有几种解释，最可能的原因是胸大肌松解不充分。可以通过将胸大肌下转换为双平面进行矫正。具体可以先在包膜浅层剥离，从 IMF 一直剥离至乳晕下缘，离断胸大肌下缘后，肌肉往上回缩，假体自然向下落入新的乳腺后腔隙，假体上极仍保留在胸大肌下的旧腔隙中，以此形成双平面的效果。此病例重新放置假体后同时进行了乳房提升术，(A~D)下列图片为患者术前和术后 6 个月的照片。(A，B)术前照片，胸大肌下端起点松解不充分导致假体上移，还经常发生软组织下垂。(C，D)通过将胸大肌下转换为双平面腔隙同时行乳房提升术进行修复。

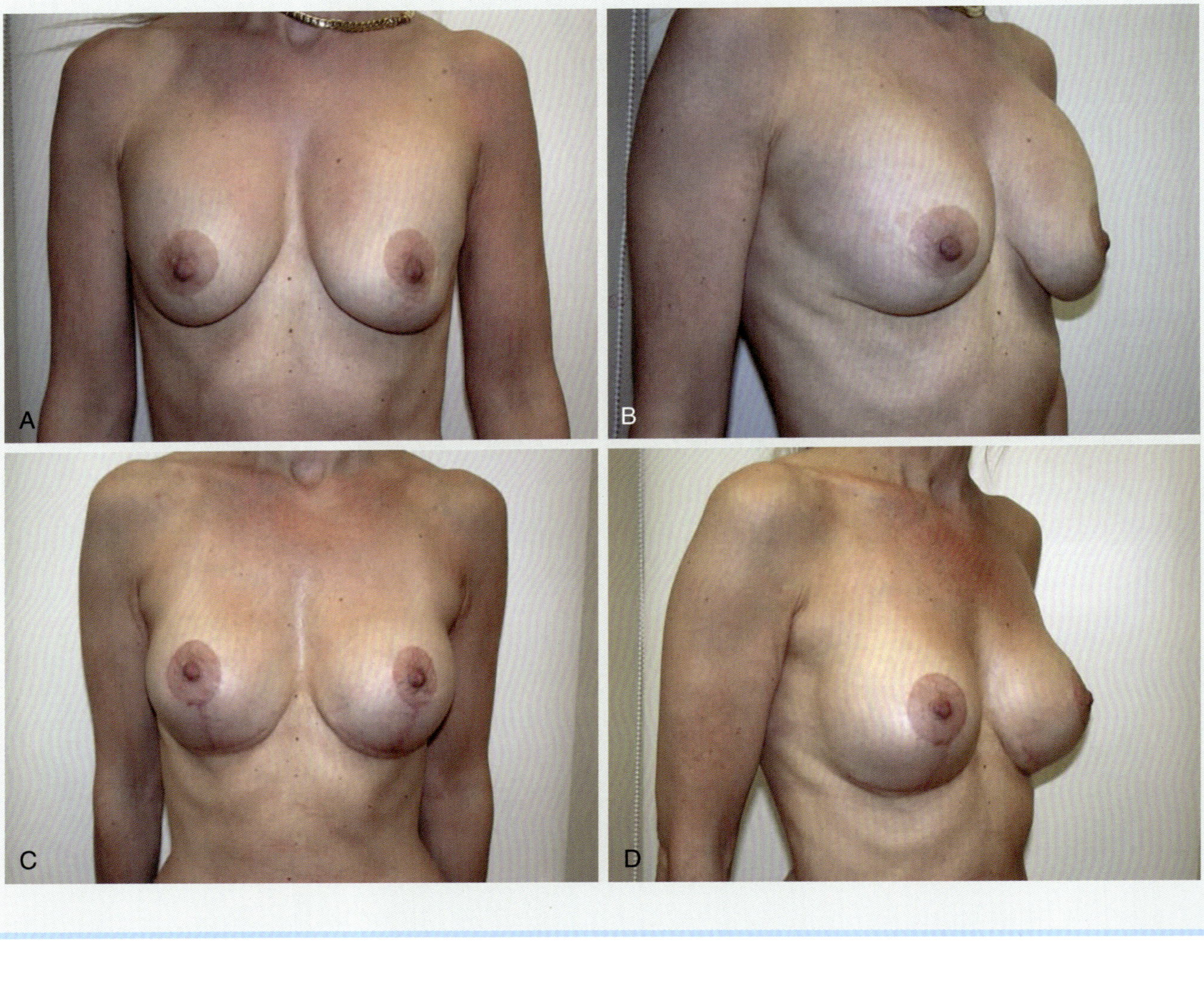

病例 9.3

此例为多次修复手术，非常复杂且修复困难。患者从第一次乳腺后隆乳术开始，经历了 7 次手术，多次出现包膜挛缩和假体移位，假体层次包括胸大肌上和胸大肌下。其中一次为了矫正假体下移，接受了右侧 IMF 部分皮肤切除，最近一次手术是在 18 个月前进行的。检查发现，右侧假体位于乳腺后，未触及胸大肌，左侧假体部分位于胸大肌下，双侧 BakerⅢ级包膜挛缩，右侧假体向下和内侧移位，假体移位造成右侧乳头乳晕向外侧移位。患者自述术前乳头乳晕是对称的，测量数据：SN–N 右侧为 17cm、左侧为 23cm；N–IMF 右侧为 14cm、左侧为 8cm。肌肉骨骼检查正常。

作者建议患者取出假体，日后再重新放置。患者要求一次性完成乳房不对称的矫正，也愿意承担这种复杂修复术带来的重大风险。针对这种情况，制订两侧乳房不同的手术方案。右侧乳房取出假体并进行包膜切除术，由于缺乏可利用的胸大肌，故在新的腔隙内采用 ADM 补片内置以修复连乳畸形，再用一块 ADM 补片修复乳房下极以支撑新的 IMF。左侧乳房进行包膜切除术，将残留的胸大肌向下推进，联合 ADM 补片作为胸大肌的补充，向下延伸作为新假体的支撑，原来的假体置换为两个小的圆形假体。(A，B)下列图片显示患者术前和术后 1 年的情况。(A)复杂修复病例的术前照片，存在多方向的假体移位。既往乳腺后和胸大肌下腔隙都植入过假体，目前存在 Baker Ⅲ级包膜挛缩、右侧假体向下和内侧移位、皱褶和乳头不对称。(B)采用包膜切除术、ADM 补片辅助腔隙再造术及假体置换术来治疗。两侧乳房柔软，没有包膜挛缩复发。假体位置稳定，内侧和下极移位问题得到了很好的矫正。乳头乳晕复合体还有轻微偏外，但患者拒绝进行进一步的修复手术。

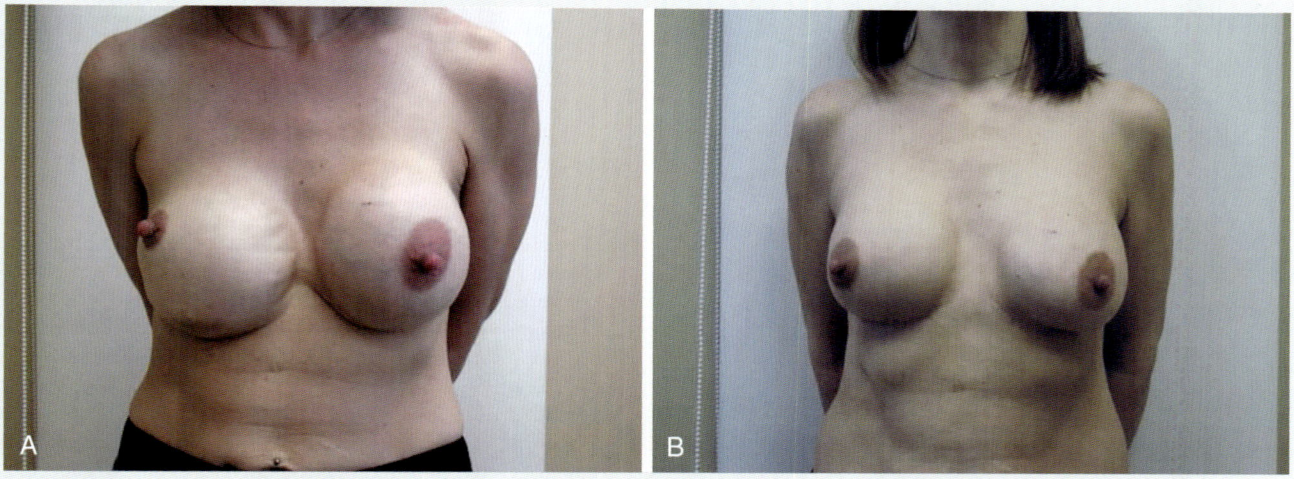

并发症处理

修复病例的手术预期结果取决于具体案例及修复手术的复杂性。与初次手术相比，修复手术的愈合时间会更长。在初次隆乳术后需要 6 个月至 1 年的时间，手术效果才能稳定，因为瘢痕需要愈合、软组织需要重新覆盖和软化及假体位置需要稳定。修复手术需要更长时间才能达到稳定期，至少 1 年以后才能判断手术是否成功。而对于包膜挛缩来说，甚至术后多年，也随时可能复发。

对于患者来说，术前期望值会影响其对结果的认知，患者的期望值必须切合实际，这样有助于患者对手术结果的评估，尤其对修复手术更应该如此。

再次手术的并发症与初次手术相似。修复手术中有一项特殊风险需要特别说明，即乳头乳晕血供可能会受损，这种风险随着手术次数和复杂程度的增加而增高，医生必须考虑既往手术假体的位置和血管蒂的变化。如果需要同时进行假体修复术和软组织重塑,应考虑分期手术。再次手术后需要进一步修复的可能性大于初次隆乳,提前和患者沟通进一步手术的费用也很重要。每种手术都有其特有的方法,事先设定好基本规则有助于减少事后的窘迫和挫败感。

所有的潜在风险更有可能发生在二次手术中。谨慎选择患者、明确的手术计划、精准的技术和后续护理有助于将这些并发症降至最低。

二次手术

是否需要二次手术取决于修复手术的成功与否。需要对术后效果有不同的思考,修复手术分阶段进行也是很常见的。

常见的分阶段手术是乳头乳晕的修复。表现为乳头内陷、乳头位置不对称、乳晕形状或直径不对称。当复杂的修复病例合并乳头乳晕修复时,尤其术中需要包膜切除时,由于担心血运受损,就要避免对乳头和乳晕进行较大的手术,在这种情况下,乳头乳晕的修复是次要的。

修复手术患者的乳房经常出现软组织损伤和萎缩。植入假体后,经常会出现轮廓不规则、假体可触及、褶皱或不对称。在这种情况下,自体脂肪移植已经成为非常有价值的方法。可以在乳房周围注射脂肪以帮助纠正不对称。在包膜(或 ADM)与皮肤之间注射脂肪,可以减轻假体可触及和褶皱的问题。注射的脂肪量应符合容量比,避免脂肪坏死和瘢痕。采取负压抽吸一段时间的预扩张方法可增加空间容量,也可以增加脂肪的注射量。

结论

因为隆乳术数量巨大,所以,二次或修复手术不可避免。首先且重要的是,医生应该遵循最佳实践的预防策略,最大限度地减少并发症和二次手术。应遵循以下流程:准确诊断问题、引导患者合理的期望值,最后设计方案来解决假体、软组织及不对称问题。

手术成功要点

- 乳房假体手术遵循一个明确的流程将有助于防止二次手术,流程包括谨慎选择患者、术前患者教育、手术规划、细致的手术操作及标准化的术后护理。
- 在进行修复手术前,重要的是全面了解患者的预期、软组织变化、假体特征及假体腔隙关系等相关问题。
- 所有的修复手术都有一个风险/收益平衡的问题。因为总有可能会留下更严重的问题,所以,对轻微问题的修复应该持谨慎态度。
- 获取既往所有手术记录(如有)。
- 假体移位是假体腔隙的问题。需要对现有腔隙进行调整或新建腔隙。
- 对于盐水假体应考虑术前将盐水排空以评价软组织和不对称性。
- 当需要对假体和软组织同时进行手术时,应先调整假体,然后在新假体周围再调整软组织。

(王谊 汪灏 李不知 译 汪海滨 陈育哲 校)

参考文献

1. American Society of Plastic Surgeons. Plastic Surgery Procedural Statistics. Available at: http://www.plasticsurgery.org/news/plastic-surgery-statistics.html. Accessed March 30, 2015.
2. Cunningham, B., McCue, J., 2009. Safety and effectiveness of Mentor's MemoryGel implants at 6 years. Aesthetic. Plast. Surg. 33, 440–444.
3. Jewell, M.L., Jewell, J.L., 2010. A comparison of outcomes involving highly cohesive, form-stable breast implants from two manufacturers in patients undergoing primary breast augmentation. Aesthet. Surg. J. 30, 51–65.
4. Hammond, D.C., Migliori, M.M., Caplin, D.A., Garcia, M.E., Phillips, C.A., 2012. Mentor Contour Profile Gel implants: Clinical outcomes at 6 years. Plast. Reconstr. Surg. 129, 1381–1391.
5. Spear, S.L., Murphy, D.K., Allergan Silicone Breast Implant U.S. Core Clinical Study Group, 2014. Natrelle round silicone breast implants: core study results at 10 years. Plast. Reconstr. Surg. 133, 1354–1361.
6. Namnoum, J.D., Largent, J., Kaplan, H.M., Oefelein, M.G., Brown, M.H., 2013. Primary breast augmentation clinical trial outcomes stratified by surgical incision, anatomical placement and implant device type. J. Plast. Reconstr. Aesthet. Surg. 66, 1165–1172.
7. Stevens, W.G., Harrington, J., Alizadeh, K., et al., 2012. Five-year followup data from the U.S. clinical trial for Sientra's U.S. Food and Drug Administration-approved Silimed brand round and shaped implants with high-strength silicone gel. Plast. Reconstr. Surg. 130, 973–981.

8. Tebbetts, J.B., Adams, W.P., 2006. Five critical decisions in breast augmentation using five measurements in 5 minutes: The high five decision support process. Plast. Reconstr. Surg. 118 (Suppl), 35S–45S.
9. Adams Jr., W.P., 2008. The process of breast augmentation: four sequential steps for optimizing outcomes for patients. Plast. Reconstr. Surg. 122, 1892–1900.
10. Somogyi, R.B., Brown, M.H., 2015. Outcomes in primary breast augmentation: a single surgeon's review of 1539 consecutive cases. Plast. Reconstr. Surg. 135, 87–97.
11. Lista, F., Ahmad, J., 2013. Evidence-based medicine: augmentation mammaplasty. Plast. Reconstr. Surg. 132, 1684–1696.
12. Adams Jr., W.P., Mallucci, P., 2012. Breast augmentation. Plast. Reconstr. Surg. 130, 597e–611e.
13. Brown, M.H., Somogyi, R.B., Aggarwal, S., 2016. Secondary breast augmentation. Plast. Reconstr. Surg. 138, 1.
14. Maxwell, G.P., Birchenough, S.A., Gabriel, A., 2009. Efficacy of neopectoral pocket in revisionary breast surgery. Aesthet. Surg. J. 29, 379–385.

第 10 章

隆乳术后修复——假体移位和波纹矫正

Michael C. Edwards

引言

治疗并发症的最好方式是避免并发症。

——某专家医生哲言

隆乳术是常见的美容外科手术，仅在美国就有 500 万~1000 万女性植入过乳房假体[1]。术前，医生应在知情同意书上告知患者，手术可能会存在短期和长期潜在的风险和并发症，其中最重要的是告知患者，应该做好心理准备，在余生中可能再次接受修复手术，以获得满意的效果。

要求隆乳修复术的情况多种多样。很多术后多年、效果良好的患者，要求原来的医生更换新的假体，也有哺乳后复诊的患者，希望自己的乳房变得更年轻。还有些患者在其他医院接受过 10 次修复手术，乳房出现各种问题：如组织像纸一样薄，伴有条纹状/纵向的皮肤褶皱，或者乳腺后假体过大及乳房下垂等，很多患者不切实际地要求仍采用与上次相同的乳晕缘切口入路，且不接受乳房提升手术。每一位修复术患者都有其独特的症状，试图恢复乳房美学外观和柔软度是医生的挑战。

本章将重点阐述评估和治疗乳房修复的两个常见原因：假体移位和波纹。我将回顾假体移位和波纹的评估及手术方法、随访事项和术后护理要点。

术前评估和特殊注意事项

医生通过问诊了解患者的乳房发育史及完整详细的手术治疗史至关重要。尽量多获知一些患者信息，尤其是那些可能影响术中操作和术后护理的信息。医生掌握的既往乳房手术信息越多(包括切口、解剖技术、血管蒂情况及假体特征)，就能更好地制订修复手术方案。尽可能地获取患者既往乳房手术的医疗记录。

检查应包括标准的乳房测量及软组织覆盖情况的评估，并拍摄一套完整乳房照片(包括仰卧位、动态视图及诱发症状视图，如能显现波纹、褶皱及假体被覆软组织变薄的视图)。盐水假体更有可能同时引起错位和波纹/褶皱。同时还应拍摄一张后位照片以判断是否存在肩部高低不对称或脊柱侧凸。DUS 对确定假体完整性、包膜囊外凝胶集聚、钙化、可能的假体翻转、双包膜及假体周围积液都很有意义，故应列入常规检查。

乳房修复术前的体格检查固然重要，但通常只有术中将假体取出后，直接检查腔隙和胸壁情况，才能完全判断假体移位的程度，术中评估才能最终确定修复方案。作者常在术中发现假体腔隙比预期的更大。尽管假体包膜(“内部胸罩”)可能有利于修复，如果出现病理异常(例如，钙化)，则需将包膜部分或全部切除。

应尽量多了解既往手术的情况，如瘢痕、假体层次及假体尺寸、型号和类型。作者曾多次通过查阅既往手术记录得知患者肌肉下的假体已经被更换至乳腺后层次，这些信息改变了原来的手术计划，至少让手术设计变得更加复杂。作者会先让患者进行直立位检查，然后仰卧位再次进行检查。由助手进行测量并记录结果，在诱发动作（例如，运动、弯腰或躺下）下充分展示乳房的状况。术前发现这些问题要比术中发现好得多。

如果术前无法确定植入假体的尺寸、型号和类型，应根据测量结果准备多种假体尺寸，确保从中选出能满足患者需求的假体。如果有可能查阅到既往的手术记录也会很有帮助。选择合适的假体模型同样有利于手术顺利完成，这样可以让医生在术中再选择合适的假体。

在修复手术中，使用不同型号、不同凝胶类型的假体非常常见，这进一步增加了手术的复杂性，尤其是新假体基底宽度比原来假体更窄时，情况更加复杂。相比于上一代硅胶假体或盐水假体，新一代的高聚凝胶假体更不容易发生波纹和皱褶。

假体移位的分类和治疗

向下移位

当假体位置低于预期的 IMF 位置时，称为向下移位。如果是 IMF 入路，切口会骑跨在乳房下极上。无论选择哪种切口都可能发生向下移位，会造成乳房下极组织变薄，导致“望星畸形”（图 10.1）、不对称，以及由于拉伸乳房下极使上腹壁组织变薄，增加假体的可见性并易于触及（图 10.2）。双泡畸形是向下移位的一种特殊情况（图 10.3）。在筒状乳房及缩窄型乳房手术下移 IMF 时，松解不彻底会导致双泡畸形。

修复双泡畸形的手术通常包括原位 IMF 的重建，或放射状切开乳腺实质来松解紧致的 IMF。通常还需要打开腔隙上半部包膜获得额外空间来适应 IMF 上移带来的假体上移。尽管双泡畸形常出现在肌肉后间隙，作者并不推荐修复手术时改为乳腺后腔隙。

应该将下极拉伸和假体下移加以区别。IMF 位置不变，下极软组织张力减弱时会发生下极拉伸，导致乳头至 IMF 距离变长。可适当切除 IMF 处皮肤缩短乳头至 IMF 的距离来修复下极拉伸。下极拉伸和向下移位可能并存，但修复方法不同。

假体下移的修复包括上移 IMF 使乳头居于乳房中心。除非之前是腋窝或乳晕缘入路，作者更倾向经 IMF 入路，因为 IMF 入路能提供更清晰的视野进行包膜切除，更有利于采用人工补片或 ADM 来加强下极支撑。如果需要乳房上提，采用棒棒糖切口可以提供非常好的视野。

医生必须在术前确定 IMF 上移的位置。如不更换假体，可以向上推假体直到乳头乳晕居于乳房中心，来估计 IMF 上移的位置，做好标记后，测量与乳头之间的距离。如患者要求更换为较小假体，除了术前测量，最好是术中采用假体模型来确定 IMF 的最终位置。IMF 切口应设计在乳房中线偏外侧。

以往文献描述过 4 种上移 IMF 技术：①包膜缝合术；②Maxwell 和 Gabriel 所介绍的重新剥离胸大肌下腔隙[2]（图 10.4）；③包膜瓣技术（见图 10.7）；④切除一条包膜，将粗糙的边缘严密缝合。由于包膜本身已经非常脆弱，故不推荐最后一种技术。

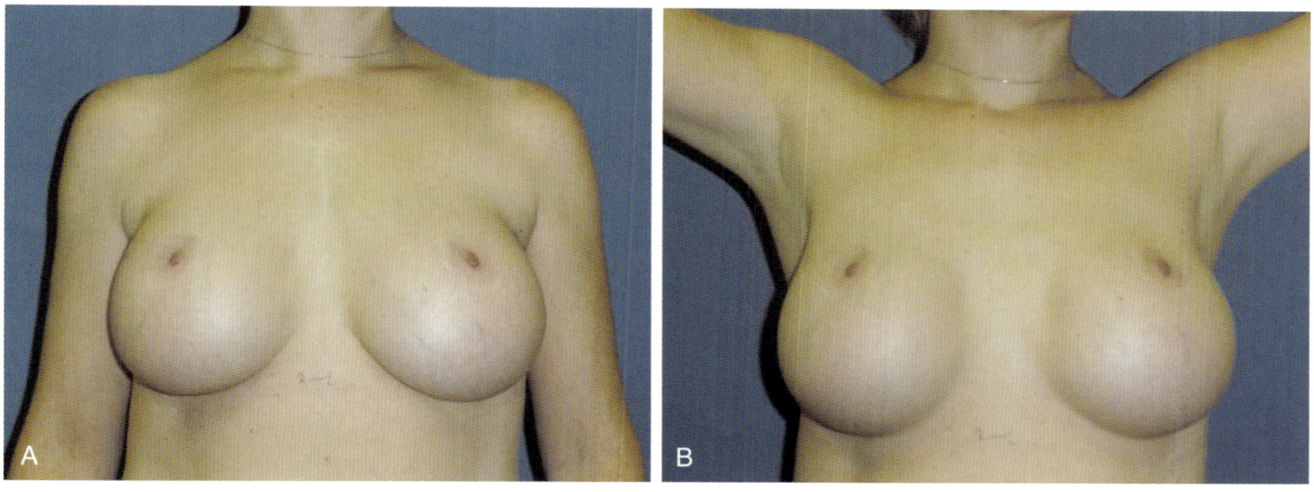

图 10.1 患者 35 岁，通过半乳晕缘切口行隆乳术，植入大体积盐水假体，患者出现“望星畸形”（眼睛向上仰望星空；将乳房比作整个眼球，将乳头乳晕比作虹膜和瞳孔。仰望星空时眼球向上转动，虹膜和瞳孔位于较高位置，下极露出大量巩膜）。

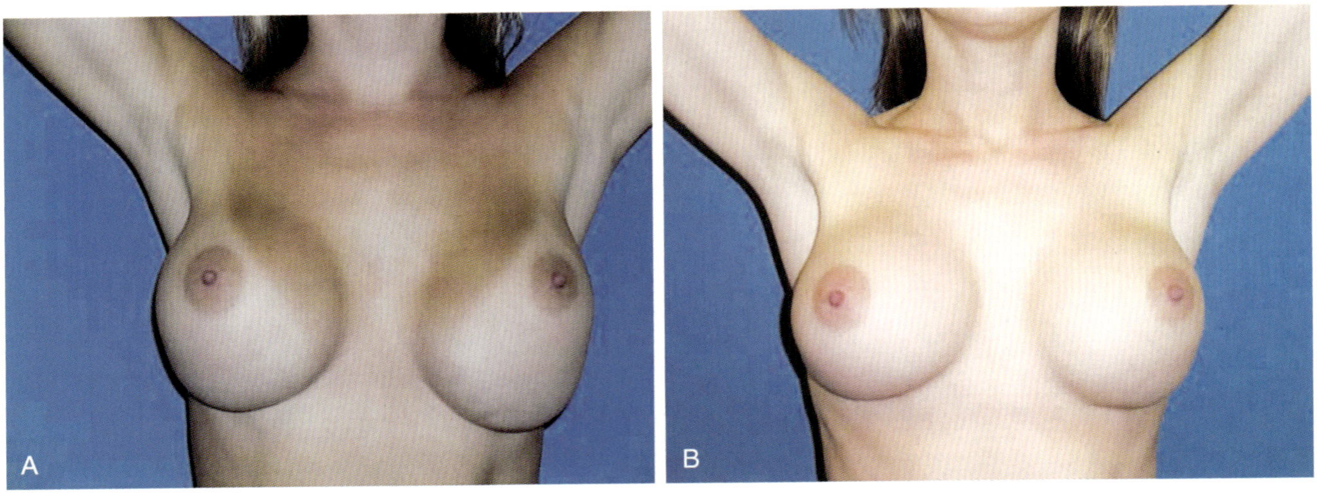

图 10.2 28 岁女性患者，双侧假体下移，经 IMF 切口行包膜缝合修复术，术前和术后 4 年的情况。请注意观察术前乳房下极组织变薄及上腹壁皮肤。

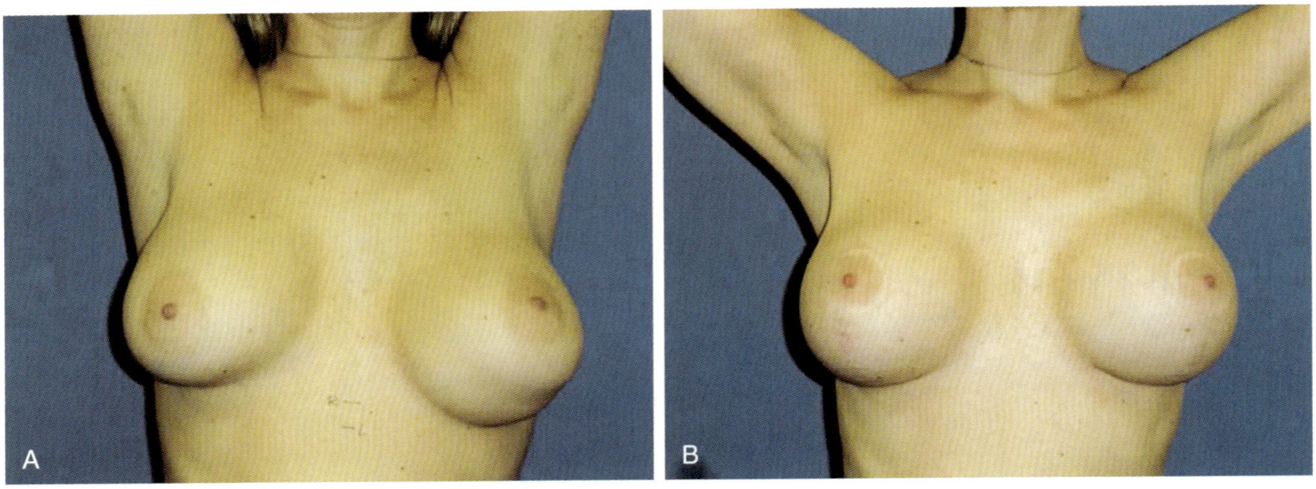

图 10.3 38 岁女性患者，通过下外侧包膜缝合术、乳房提升术联合 475mL 硅胶假体植入来修复双泡畸形合并假体下移，术前和术后 14 个月的情况。

如果只是单纯假体下移，在 6 点钟位置先用 3-0 Ethibond 缝线将包膜后壁间断缝合 3 针固定在胸壁上，在下移包膜腔内用电刀灼烧包膜使表面积收缩并促进粘连愈合[3]，然后植入假体模型测试上移效果并评估是否需要扩大上极腔隙以确保下极张力不会过大。最后使用不可吸收缝线，将包膜前壁向后缝合在后壁甚至骨膜上以获得更牢靠的固定效果。在缝合包膜腔时，作者倾向于更柔软的编织缝线，如 3-0 Ethi-bond 缝线。在乳房组织较薄的情况下应该避免出现凹陷或褶皱。在包膜缝合到达终点后，立即反向再缝合一次以获得更牢固的固定。植入假体模型观察位置及组织平滑度。

在缩小包膜腔空间时，可以通过双手触诊来确定切开和固定包膜腔的位置，以允许假体有一定程度的移动性并保持柔软度。缩小包膜腔时，通常还会进行第 3 和第 4 排缝合以保证固定牢靠。术中可以让手术台处于直立位，患者双手下垂来观察新 IMF 是否扁平或是过度矫正。最后，冲洗腔隙更换手套，最好使用传送带植入假体，并使用可吸收单丝缝线分 3 层缝合切口。

可以选择倒刺缝线缝合下皱襞切口。有文献报道该技术优于传统的缝合技术，其优势包括：缝合速度快、更好地控制组织、张力沿缝线均匀分布及无张力表皮闭合[4]。在一项关于倒刺缝线缝合切口的并发症研究中，倒刺缝线术后多发生一些轻微伤口并发症，

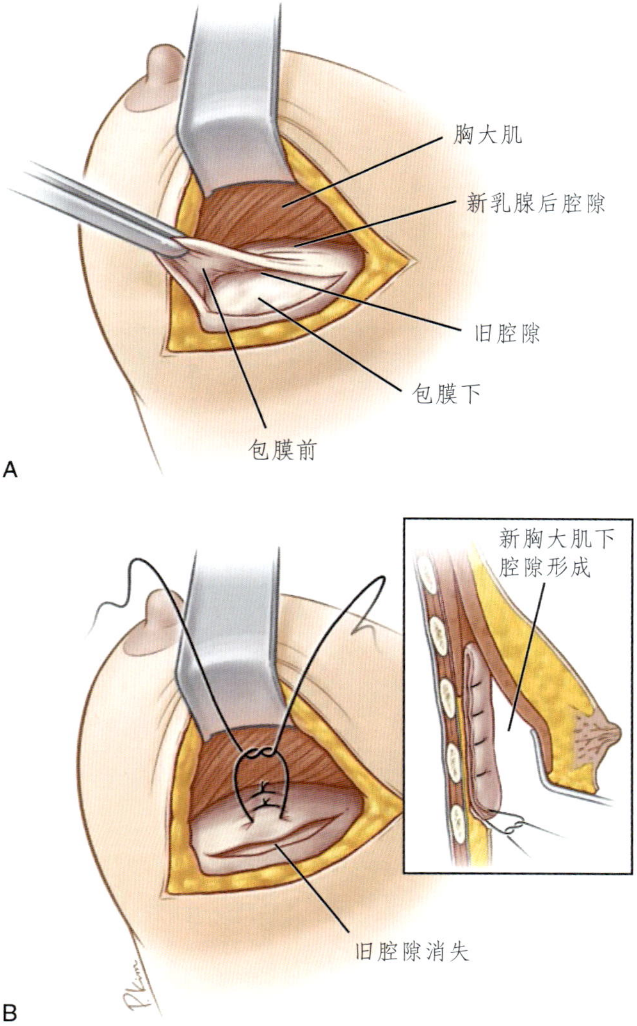

图 10.4 分离新胸大肌下腔隙的图解（Maxwell-Gabriel）。(Maxwell GP Gabriel A The neopectoral pocket in revisionary breast surgery Aesthet Surg J 2008;28:463 - 467.)

特别使用双层缝合技术时更是如此[5]。建议读者采用新技术前，应该充分了解该技术的风险、收益及潜在并发症等。

如果遇到既往修复失败且组织已经变得薄弱的情况时，可以选择 ADM 或可吸收人工补片（GalaFLEX）以起到支撑作用。不论使用何种材料，医生都应该事先掌握该材料的特点、使用方法及术后护理。可以在包膜腔内直接使用这些材料，如果包膜部分或全部切除后形成新的创面，就更有可能植入上述材料进行修复（图 10.5）。

术后 6 周内患者应始终佩戴支撑性术后胸罩。术后 4 周内切口避免浸泡，并根据医生的建议限制身体活动。早期恢复阶段，医生应时常随访患者以便指导

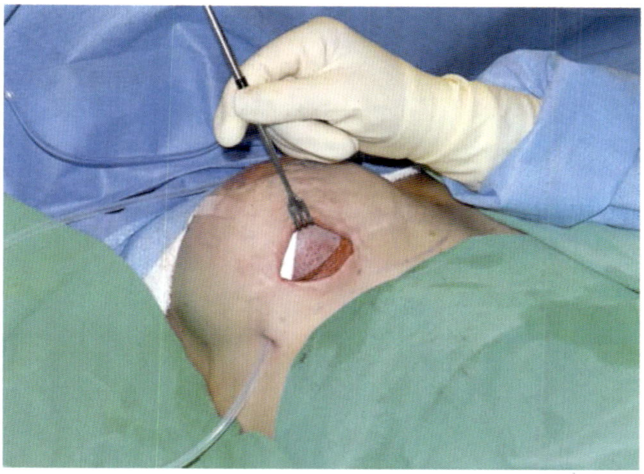

图 10.5 完全切除包膜并变更植入层次后采用 Strattice 脱细胞真皮基质修复。

患者进行恢复性按摩，检查患者术后胸罩佩戴情况，并鼓励患者有限度地运动。作者只使用光滑圆形假体进行修复，同时建议在拔除引流管 2 天后开始推动假体。这些措施在修复手术各个方面至关重要。

假体外移

术前仰卧位观察以检查假体是否外移，否则在术中可能会有意外发现（图 10.6）。假体外移的主要原因是初次隆乳外侧过度剥离。假体尺寸和体积选择不当也会导致假体向外过度扩张。初次隆乳术中外侧剥离必须保守进行，没有必要超出腋前线位置。当假体模型或假体植入腔隙后，需要剥离外侧腔隙时也要用电刀小心或用手指温和钝性剥离。而过大或过宽的假体，会使外侧腔隙受到严重挤压。

尽管很多高水平医生通过腋窝入路能做出满意的隆乳术效果，但作者发现很多需要修复假体外侧移位的病例是腋窝入路。如果是腋窝入路隆乳术，应该在术后 6 个月仰卧位观察是否发生假体外侧移位。

很多隆乳修复手术都同时存在假体外侧和下侧移位。选择新的假体至关重要，过宽的假体会挤压周围组织带来过大的张力。

同修复假体下移一样，无论是单纯假体外侧移位还是合并假体下移，包膜囊缝合术都是一种很好的方法。作者发现，当外侧包膜缝合固定在胸壁上时，可以将胸小肌外侧缘作为缝合的界限。如果组织过于薄弱，可以使用 ADM 或人工合成补片来加强组织支撑。

单包膜瓣或双包膜瓣技术最初由 Parsa 等提出[6]

（图 10.7），这项技术可用于治疗假体内侧或外侧移位;原包膜必须足够柔软且具备足够强度以对抗张力。首先标记出新假体预期位置,然后掀起内侧包膜瓣,使其稍短于事先标记的位置,包膜本身会有一定程度的延展。为了降低风险,最好选用更小的假体。

Maxwell 和 Gabriel 等介绍了新胸大肌下腔隙技术(见图 10.4)[2],允许假体仍放在双平面层次,新腔隙剥离范围应保守一些,因为组织本身也会有适当的伸展。该技术禁忌证包括:过于薄弱的包膜、严重的硅胶渗漏和污染、钙化的包膜或过于肥厚需要切除的包膜。上述技术另一关键点是:通过褥式缝合将之前的腔隙完全闭合(见图 10.4B)。

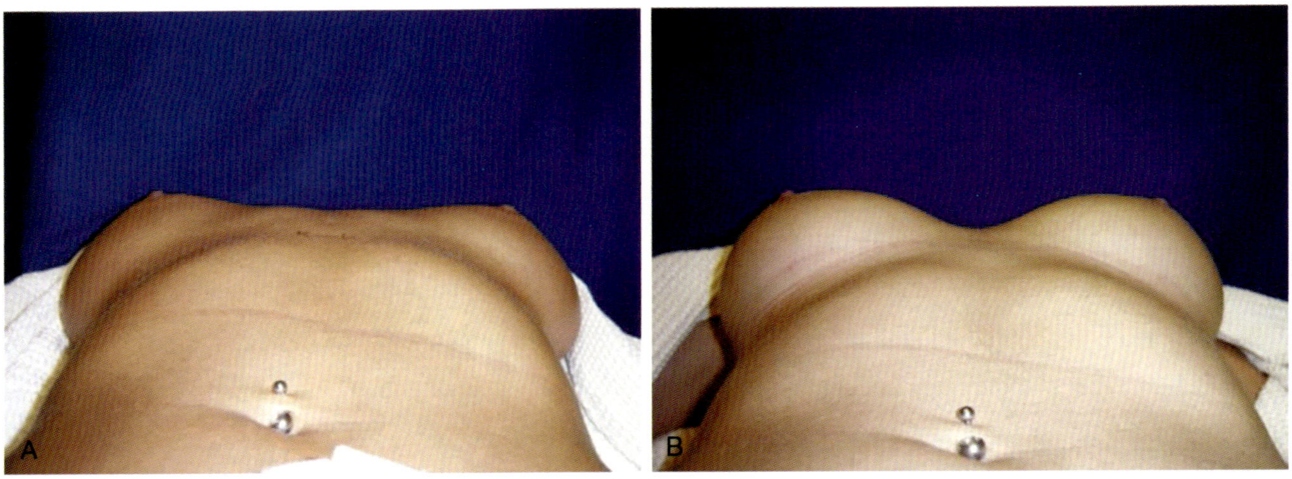

图 10.6 28 岁女性患者,1 年前经腋窝入路行假体隆乳术,此次更换同尺寸 375mL 光面圆形硅胶假体,并实施外侧包膜缝合术,术前和术后 1 年的情况。

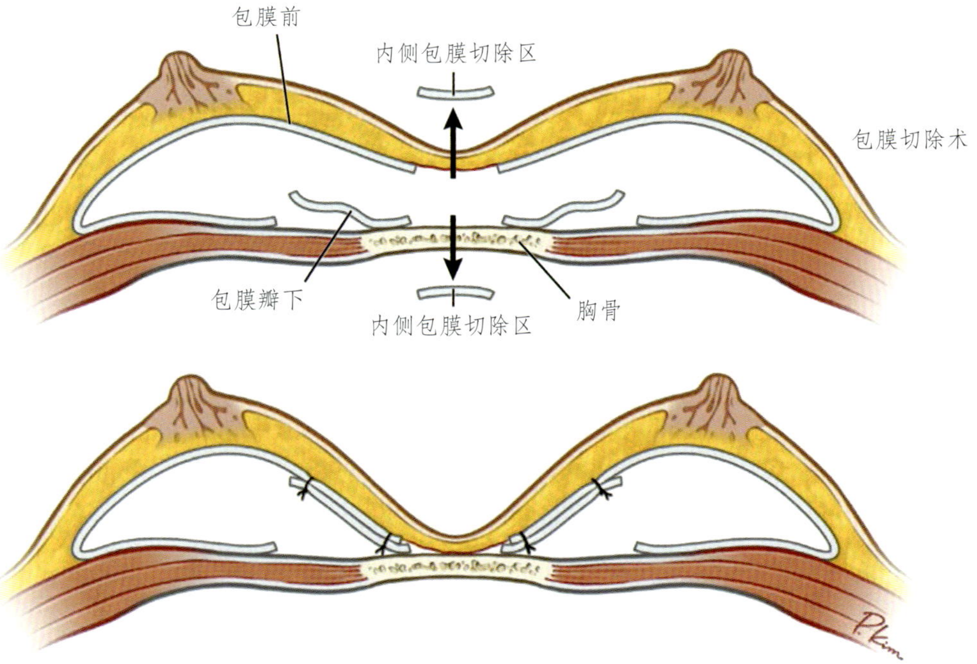

图 10.7 包膜瓣技术治疗连乳畸形图示，该方法也可用于治疗假体外侧移位。[Redrawn from Parsa, F.D., Koehler, S.D., Parsa, A. A., Muraiu, D, Daher, P., 2011. Daher, P. Synmastia after breast augmentation. Plast. Reconstr. Surg. 127（3）, 63e–4e, Fig. 10.1 and 10.2(correspondence).]

假体内移（连乳畸形）

内侧内移最难修复，幸好不多见。还是那句话：最佳治疗方法是避免其发生。先天性连乳是指乳房在胸骨附近先天性发育过于饱满，术前就类似连乳假象，这种情况应在术前告知患者。对于这种情况，从仅有的文献报道看，除了抽脂或直接切除外，没有更好的治疗方法。在 Spear 等的报道中[7]，20 例连乳畸形患者有 18 例假体在胸大肌下腔隙。18 例患者有 8 例修复失败及 10 例接受多次修复。另外，他们还报道在 20 例患者中，有 12 例是假体过大或过宽。

正如 Jewell 的总结[8]，初次隆乳有一些简单的做法就可以降低连乳的发生。如果假体基底宽度超过乳房基底宽度，除了在内侧破坏胸骨肌肉筋膜附着外，假体还会向外侧移位。而且，假体过大也会对腔隙造成不良影响。医生在术前必须考虑假体宽度，也要了解不同型号假体的参数，从中选出与患者软组织特征、乳房尺寸及患者需求相匹配的假体[9]。图 10.8 为患者向作者提供的照片，可以看到在修复手术中显示假体对乳房来说过大，在没有出现包膜挛缩的情况下假体出现皱褶。

如果术后早期发现连乳，最好是等包膜成熟后再进行手术治疗，因为修复手术中需要利用成熟的包膜。在等待修复期间可以佩戴连乳畸形专用丁字形胸罩，但不能单独按照这一方法纠正连乳畸形。手术方式包括使用或不用补片或 ADM 加强的包膜缝合术、改变假体层次或使用包膜瓣技术进行腔隙重建。

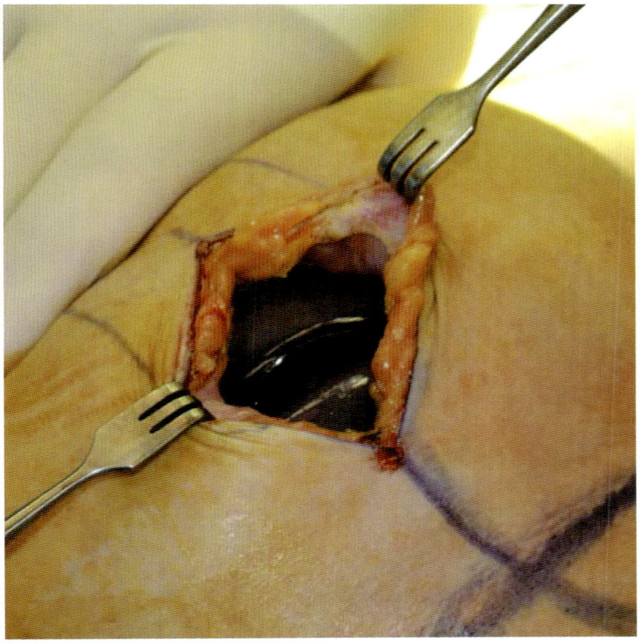

图 10.8　术中可见假体折叠，包膜不厚。

应用现代技术如 TouchMD（美国，犹他州，锡达城）和 Canfield 3D 成像（美国，新泽西州，帕西帕尼）为患者提供良好的术后预期（图 10.9）。术前充分沟通和了解有助于恢复过程，让患者知道术后恢复需要一定的等待时间。

包膜缝合术也可用于连乳畸形的矫正。首先标记出胸骨中线，缝合位置应选在胸骨中段，中线旁 1.5cm 处。如果假体在胸大肌下，作者会在右侧乳房 2 点钟或 3 点钟位置或缺陷出现处开始进行包膜缝合。在体外标记引导下，将前包膜牢靠缝合固定在软骨膜或骨膜上。助手应仔细观察皮肤表面是否出现凹陷或褶皱，并及时调整缝线。内下方腔隙的修复最具挑战性，而此处不需要太多缝合就可以使其平整，以获得良好的外观。如果同时合并假体下移，可以在下方连续缝合，到达反折点后再按原路返回加固缝合。缝合完成后，如果包膜前壁张力过大会导致乳房扁平。可以在张力过大区域采取可控的包膜切开术，不仅能改善乳房形状，也能释放张力。如果医生能游刃有余地使用包膜瓣技术，就可以为防止复发提供额外的保障。

新胸大肌下腔隙技术（见图 10.4）可以更准确地重新定位内侧界限。仔细测量新假体腔隙范围并用假体模型测试剥离是否到位。对于包膜较薄或脆弱、无法支撑新假体的患者，就需要采用其他技术或使用 ADM 及人工补片进行修复。

假体上移

无论假体位于胸大肌上还是胸大肌下层次，如果后包膜下极粘连于胸肌筋膜上，假体上移更常见于包膜挛缩（图 10.10）。在这种情况下，治疗是为了解决包膜挛缩，在处理下极和外侧时必须谨慎小心，以免引起新的移位。手感正常的假体上移几乎都是因为胸大肌下缘肋骨附着剥离不到位、不彻底及 IMF 处肌肉未离断，张力未完全释放导致。这种情况通常发生在盲视下腋窝入路隆乳术，内下区域未充分剥离松解，尤其在双平面层次，导致假体无法下沉至预定位置。无论是缝合封闭上极腔隙还是更换假体层次，都需要闭合腋窝的腔隙使假体下沉到新剥离的下极腔隙处。

处理假体上移时需要对下极粘连进行剥离，像双平面操作那样离断胸大肌肋骨的附着。采取假体模型在直立位观察松解腔隙后的效果，然后决定是否缝合

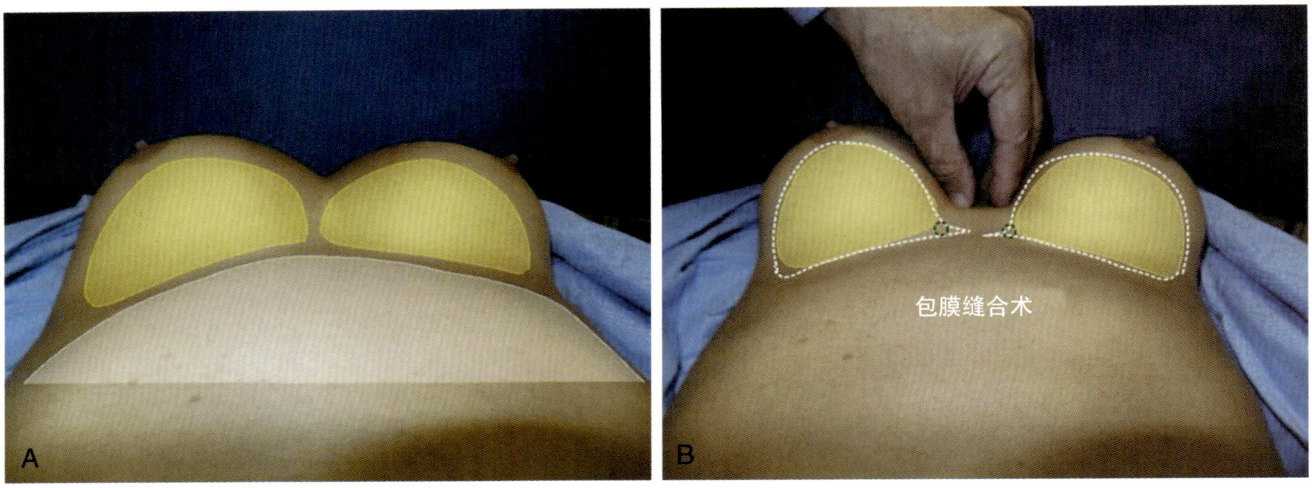

图 10.9 使用 TouchMD 技术对连乳畸形进行修复模拟，作者发现此图示对患者术前教育很有帮助，可用来向患者说明移位情况和修复方式。

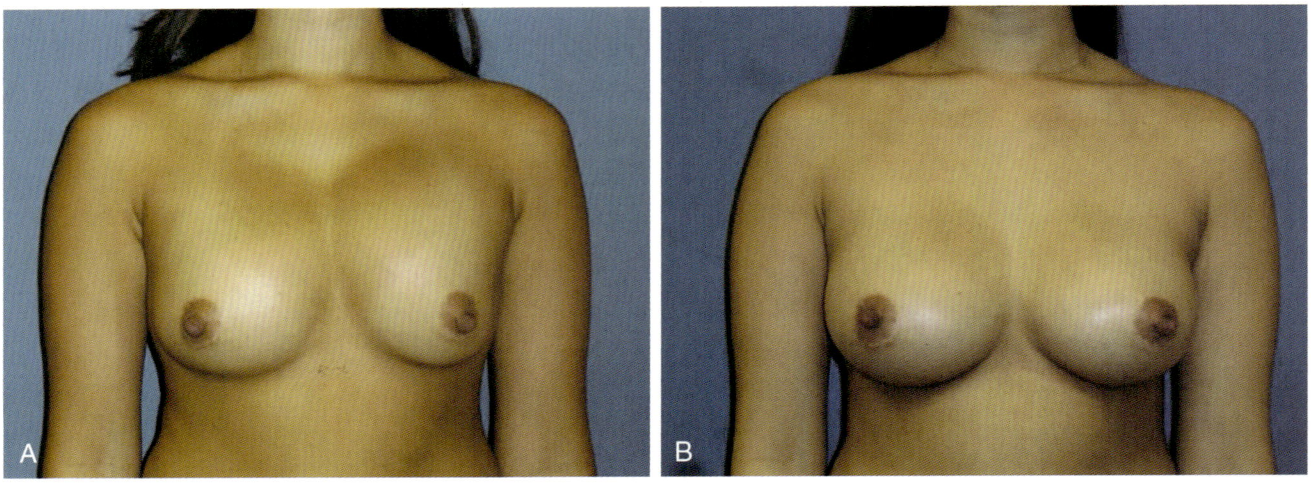

图 10.10 (A)31 岁女性患者，胸骨上部连乳，接受了假体置换、内侧包膜缝合术及局部包膜切开术，术前和术后 6 个月对比情况。初次手术为乳晕下缘切口 375mL 假体。(B)修复手术为下皱襞切口，更换为 450mL 高突假体，注意下极外观和连乳畸形的改善。

关闭腋窝处腔隙(图 10.11)。但是需要注意，单点缝合可能会造成假体压迫损伤甚至破裂，应避免使用。

治疗假体移位的其他技术

新胸大肌下腔隙

Maxwell 和 Gabriel 等人介绍了新胸大肌下腔隙技术(见图 10.4)[2]，假体放置在双平面层次，新腔隙剥离范围应该保守一些，要考虑到组织本身会有一定的延展性。该技术禁忌证：包膜过于薄弱、严重的硅胶渗漏和污染、包膜钙化或包膜过于肥厚需要切除。该技术还有一个关键点是褥式缝合原包膜腔使其完全闭合(见图 10.4B)。

其他术后护理还包括：使用合适的术后胸罩以保持至少 6~8 周的外部支撑，适当限制运动。在术后 2 个月或更长时间内，建议睡眠时穿着柔软但有支撑力的运动内衣。

更换假体植入层次

更换假体植入层次(图 10.12)是作者经常采用的方法，因为很多修复手术存在如下问题：假体位于乳腺后、乳房表面可见皱褶、软组织薄、缺乏覆盖。更换植入层次可能的好处包括：软组织覆盖得到改善、乳房获得一定动感(像初次手术中胸大肌后隆乳那样)、乳房上极和内侧外观更自然、包膜挛缩风险降低及可

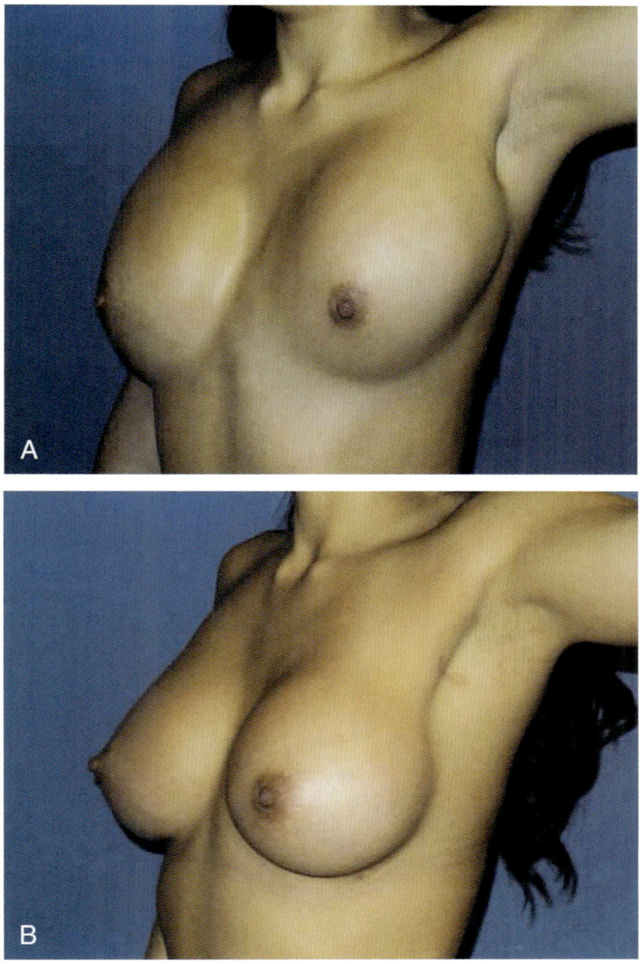

图 10.11　(A)27 岁女性患者，曾在外院接受腋窝入路隆乳，假体向上移位并接受修复手术，术前及术后 1 年效果。该病例胸肌肋骨附着处并未剥离。(B)术后形态和柔软度均得到改善。

见褶皱的改善。

切除或保留包膜取决于诸多因素。如果发生囊壁增厚的包膜挛缩或包膜内假体破裂使硅胶溢出，则建议将包膜全部取出。如果能保留包膜，可以利用成熟包膜与胸大肌残端缝合来闭合移位的腔隙(如果可能的话)，从而提高修复的稳定性。确认 IMF 位置后，在 IMF 上方 1cm 处开始，剥离出一个由胸骨至腋前线的胸大肌下腔隙，外侧提高并携带前锯肌筋膜来支撑侧面也是至关重要的(图 10.13)。

如果胸大肌浅面的包膜很薄，需要以“棋盘”样切开包膜，可以使肌肉得到充分舒展，避免肌肉扩张因包膜受到限制而形成“弓弦”畸形。当然，切除包膜的方法更简单，可以完全不影响肌肉顺利舒展。最后，将胸大肌舒展开，在保持最小张力情况下，将胸大肌残端固定包膜缘或乳房实质上。根据不同切口，可以在

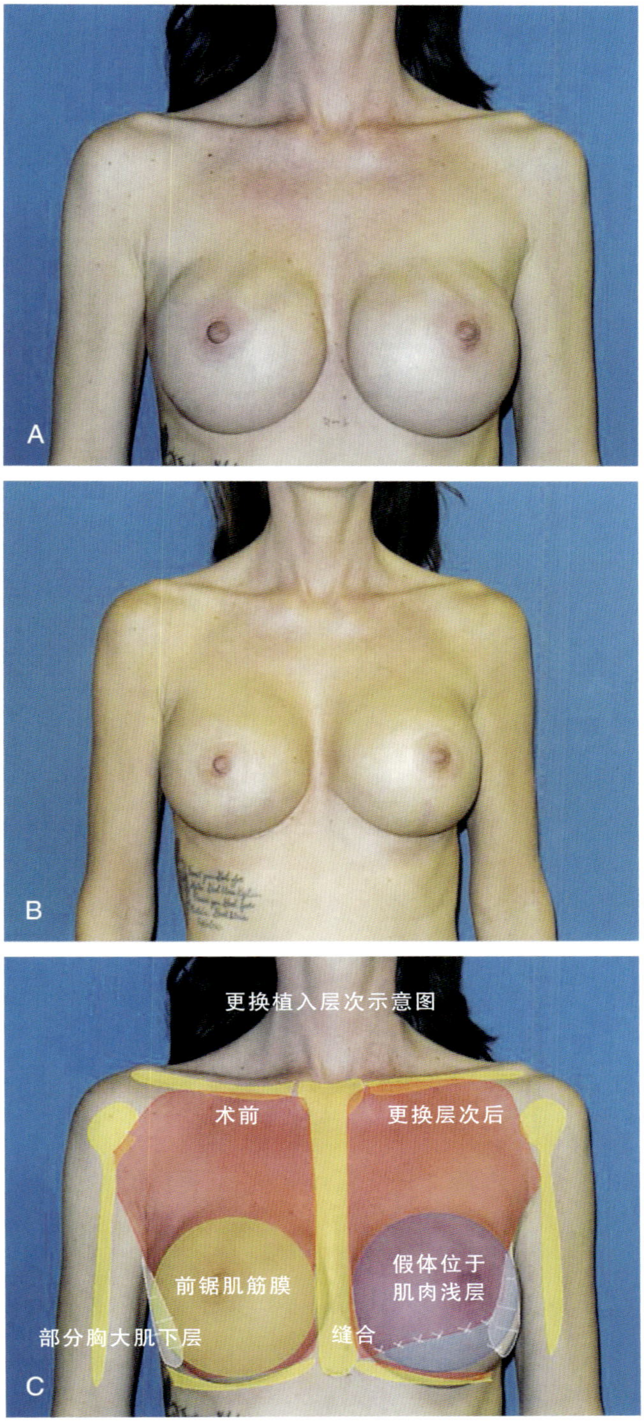

图 10.12　46 岁女性，接受假体置换、下极包膜缝合、更换植入层次及乳房固定术，术前和术后 1 年。将 450mL 盐水假体更换为 550mL 高突硅胶假体后，乳房上极内侧形态和轮廓得以改善。尽管医生建议使用较小假体，但作者所在地区的患者，常要求更大的假体。(A)术前盐水假体渗漏表现。(B)术后 1 年。(C)使用 TouchMD 技术对需要更换植入层次的患者进行术前教育。

植入假体模型后缝合。或者做好标记，取假体模型后根据标记进行缝合，每 1~1.5cm 间断缝合。作者不建

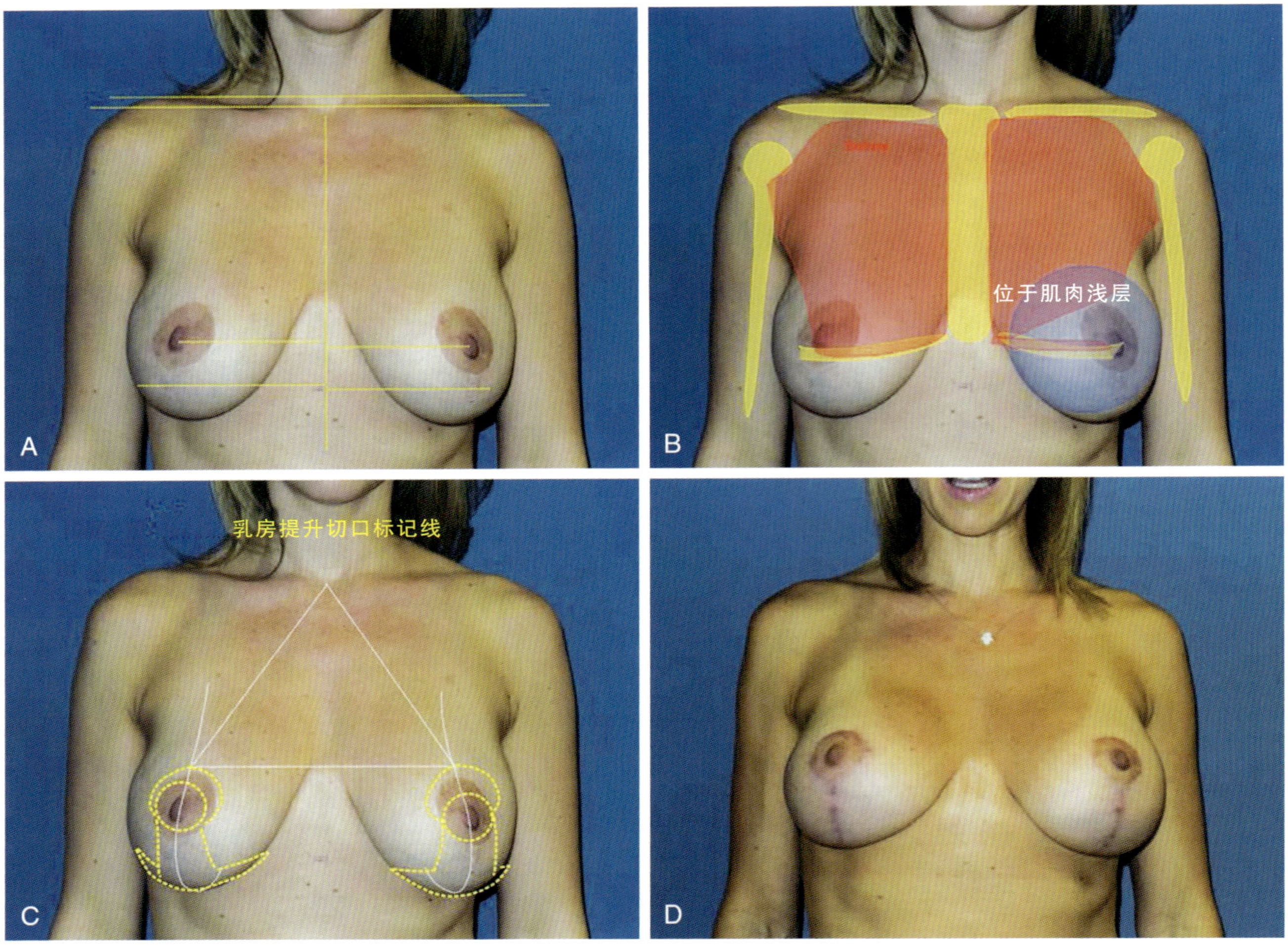

图 10.13 使用摄影技术和 TouchMD 进行术前评估、记录、设计、患者教育及病例记录。

议连续缝合，因为软组织较薄，连续缝合可能会形成束带状畸形。

最后一项操作是外侧剥离，植入假体模型后，沿前锯肌筋膜进一步松解外侧边界。最好使用长的、扁平的且坚固的牵开器（Tebbetts 扇形乳房牵开器，Spiral Surgical，美国，亚利桑那州，斯科茨代尔）将假体模型拉向内侧，不要过度剥离外侧，以保证胸大肌外侧缘和前锯肌筋膜的连续性。完成这步操作后再去做其他辅助手术，如乳房固定术（如果需要的话），并放置引流管。建议术后 2 个月内根据患者情况佩戴运动胸罩，也可以佩戴舒适的传统钢圈胸罩。

软组织的影响

无论假体位于肌肉上方还是肌肉下方，胸部软组织越薄越可能发生假体触及或显形的情况。因此，选择假体时应该从尺寸、体积及硅胶黏性等方面来考虑。文献和作者个人经验都证明：与胸大肌下植入相比，乳腺后或筋膜下更容易出现假体波纹或牵拉皱褶的并发症。作者建议对于软组织覆盖较差的患者，不仅要考虑术后早期效果或操作难易程度，还要考虑假体对软组织的长期影响及组织自然衰老过程。

ADM 补片或自体脂肪移植

当乳房外下侧出现假体波纹时，需要辅助手术治疗如 ADM 或自体脂肪移植（AFG）。尽管作者在修复手术中经常同时使用 ADM，但是建议术后 3~6 个月再进行二期脂肪移植。乳房修复和重建术中使用 ADM 作用很大。在植入 ADM 一段时间后，ADM 和软组织之间形成一个平面，可以为脂肪移植提供一个成活空间。应告知患者，为了移植脂肪充分血管化，每次移植量是有限的，移植后部分脂肪不能存活，再次移植至少要等 3~6 个月后，这样可以确保移植具有更高的成活率。

术后护理和预期效果

手术当晚,蓬松纱布覆盖乳房用柔软的前扣式胸罩固定,弹性包裹住乳房。术后首次复诊时,取下敷料观察恢复情况,然后覆盖少量的敷料用棉质胸罩固定。除 Steri-Strips(免缝胶带)外,勿使用胶带以避免水肿引起张力性水疱。

术后护理包括引流和使用支撑性敷料以帮助恢复。术后可用束胸带辅助固定确保假体下沉至正确位置。作者的经验:术后 6 周内应避免体育活动。

术后护理包括佩戴合适的胸罩以给予外部支撑至少 6~8 周,并限制活动。鼓励睡眠时佩戴有支撑作用的运动胸罩至少 2 个月,如果患者愿意可以延长佩戴时间更有助于恢复。

除非联合其他面部手术或身体手术,否则所有乳房修复术都在门诊完成。鼓励患者每天至少 3 次下床活动、补水及进行肺活量检测,术后按时常规复查。

病例分析

病例 10.1

39 岁患者,要求进行修复手术。该患者于 22 岁通过 IMF 入路初次行双平面层次假体隆乳术,350mL 硅胶假体。之后因包膜挛缩行二次手术,IMF 入路置换 425mL 假体,术后出现假体下移。患者佩戴 34DD 胸罩,很难找到合适的胸罩。要求改善乳房外观并增大罩杯。体格检查发现"望星畸形"。乳头至 IMF 距离为 13.5cm,乳头至 IMF 的瘢痕距离为 9.5cm,修复手术选择原切口入路。包膜为 Baker Ⅱ级,不硬,仅有假体下移。作者认为将 IMF 切口瘢痕恢复到新 IMF 褶皱中,可以改善乳房外形和体积。在全身麻醉下取出假体,在腔隙上极用电刀在肌肉后间隙剥离,右侧从 4 点钟至 7 点钟位置缝合腔隙下极包膜(缝合技术)。

植入假体模型取直立位观察乳头位于正确位置后,再进行第三道缝合和第四道连续缝合,最后用人工补片悬吊来加强包膜缝合术效果。同法修复左侧乳房。

患者术后 1 年复诊,佩戴 34DDD 胸罩,对手术效果满意。

(A,B)假体下移修复病例,置换 475mL 硅胶假体,采用下极包膜缝合技术,并通过补片加强修复效果,术前及术后 1 年的照片。

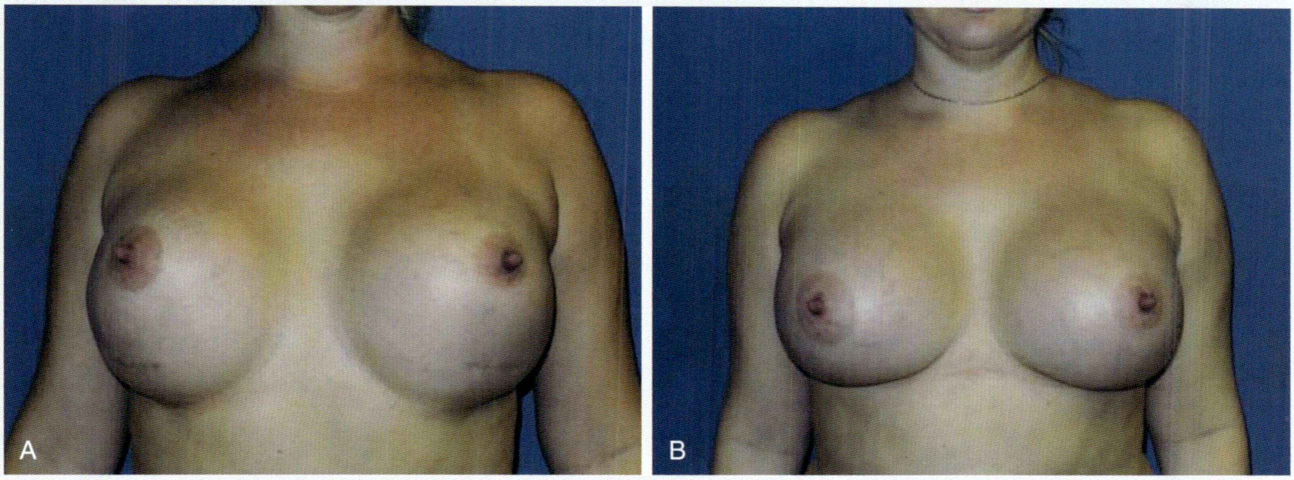

病例 10.2

43岁未育女性患者,要求进行修复手术。10年前通过腋窝切口行双平面假体隆乳术,放置168型盐水假体(容积440~460mL),充注450mL。患者主诉右侧假体渗漏使乳房变小,目前仅佩戴34DD胸罩。患者要求进行修复手术以改善乳房形态、位置及对称性,并增大乳房罩杯。(C)展示了该患者胸部凹陷及不对称情况,增加了假体外移的风险。仰卧位显示假体向外侧移位达到腋后线,术前设计时将假体推至理想位置,然后进行测量。术中在距离乳头4cm的IMF位置实施包膜缝合术。在左乳房2点钟至7点钟位置进行包膜囊缝合术,7点钟至9点钟位置行包膜囊切开术,完成第三道和第四道连续缝合,植入475mL光面圆形高突硅胶假体,术后形态和位置均获得明显改善。

患者术后2个月内除了淋浴一直佩戴具有支撑作用的胸罩。鼓励患者尽可能长时间佩戴承托式胸罩,以减轻IMF包膜缝线张力并起到稳固IMF的作用。患者术后14个月复诊,佩戴34DD胸罩,效果满意。(A,C)修复术前照片。(B,D)术后14个月及平卧效果。

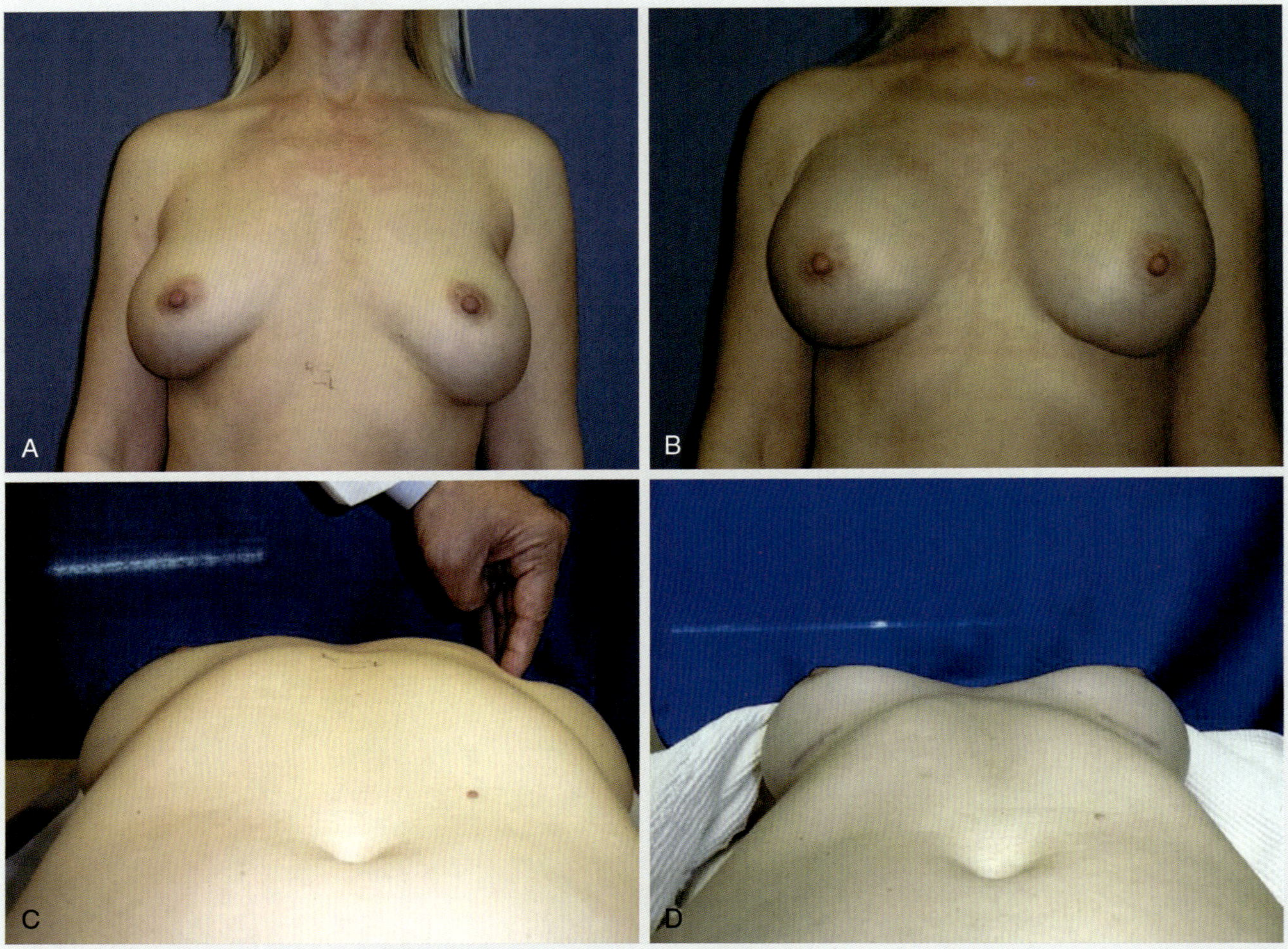

病例 10.3

37 岁未育且身体强壮的健康女性，就诊要求行隆乳修复手术。

患者 9 年前通过 IMF 切口行双平面隆乳，右侧 375mL、左侧 320mL 硅胶假体。病历记录显示该患者先后做过 4 次修复并发症的手术，最后一次手术在右侧植入 700mL 假体，左侧植入 650mL 假体。两个假体的基底宽度分别为 14.4cm 和 14.8cm，而乳房基底宽度测量值为 13cm。

目前，患者乳房大于预期，特别是存在连乳畸形。患者术前佩戴 34DD 胸罩，要求调整乳房间距、改善乳房形态并缩小乳房尺寸。

体格检查发现双侧包膜为 Baker Ⅱ 级，伴有胸骨中线处皮肤变薄及局部膨出。仰卧位可观察到明显的胸壁不对称。与患者进行充分沟通后，手术方案为经 IMF 切口取出假体，通过双手触诊探查乳房连通范围和胸壁畸形情况。标记出胸骨中线，在胸骨中线两侧 1.5cm 处分别行包膜缝合术。

首先修复右侧乳房，从胸骨中线外侧开始缝合包膜，从上到下绕乳房底部呈 180°至 7 点钟位置结束，同法进行左侧操作。由于胸骨存在一定倾角，在胸骨中央处折叠缝合比较困难，连续缝合固定时需要非常小心。完成包膜缝合后原包膜空间会缩小，需要适当切开对侧包膜以释放假体张力。放入盐水假体模型观察仰卧位和手臂下垂半坐位情况，然后右侧植入 600mL 光面圆形高突硅胶假体，左侧植入 550mL 假体。患者术后 1 年复诊，切口外用硅酮瘢痕贴，她现在佩戴 34D 胸罩很舒适，对手术效果始终满意，已经恢复了健身锻炼。

(A~C)术前假体移位情况。(D)在 TouchMD 的协助下，展示模拟修复情况和胸壁不对称情况。(E)术后 2 年的效果。

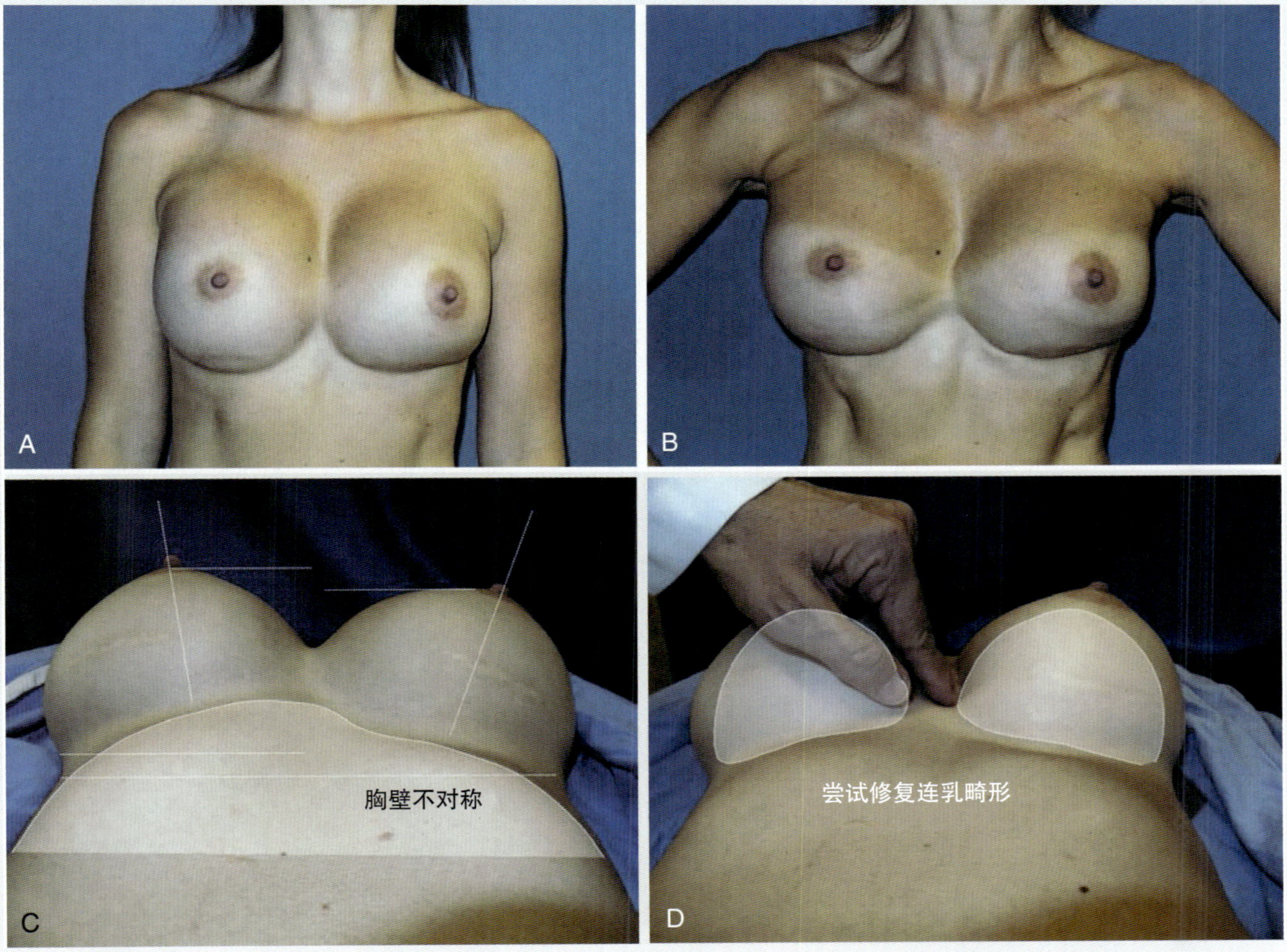

（待续）

病例 10.3(续)

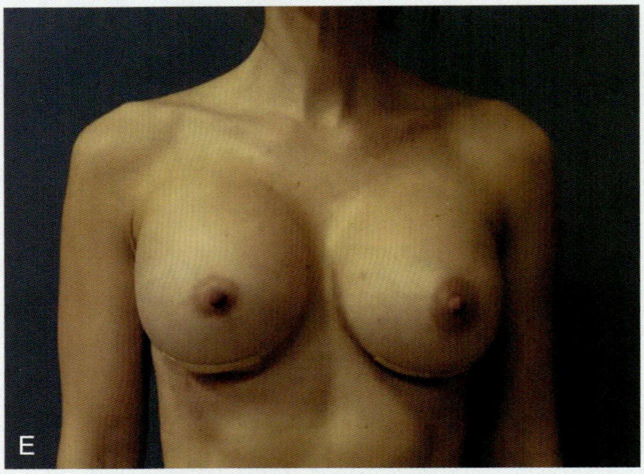

病例 10.4

44岁女性,2年前通过腋窝切口行胸大肌下隆乳,植入304mL光面圆形硅胶假体。

患者主诉假体位置过高且乳房间距过大,想改善外形,增大体积。患者目前佩戴36C胸罩,要求改善乳房形态、位置、对称性并增加胸罩尺寸。

(A)2年前的外院隆乳术后出现假体上移和外移。患者身体健康,术前测试把假体向内下方推移可获得良好外观。原IMF切口进入,取出假体后观察假体腔隙结构并进行评估。发现腋窝植入假体未下沉到正确位置。在假体模型的引导下向内侧扩大腔隙,然后采用作者常用的技术:缝合上外侧包膜,放入假体模型,仰卧位和直立位观察假体模型位置,最后植入425mL光面圆形硅胶假体。(B)患者术后1年复诊,佩戴32D胸罩。

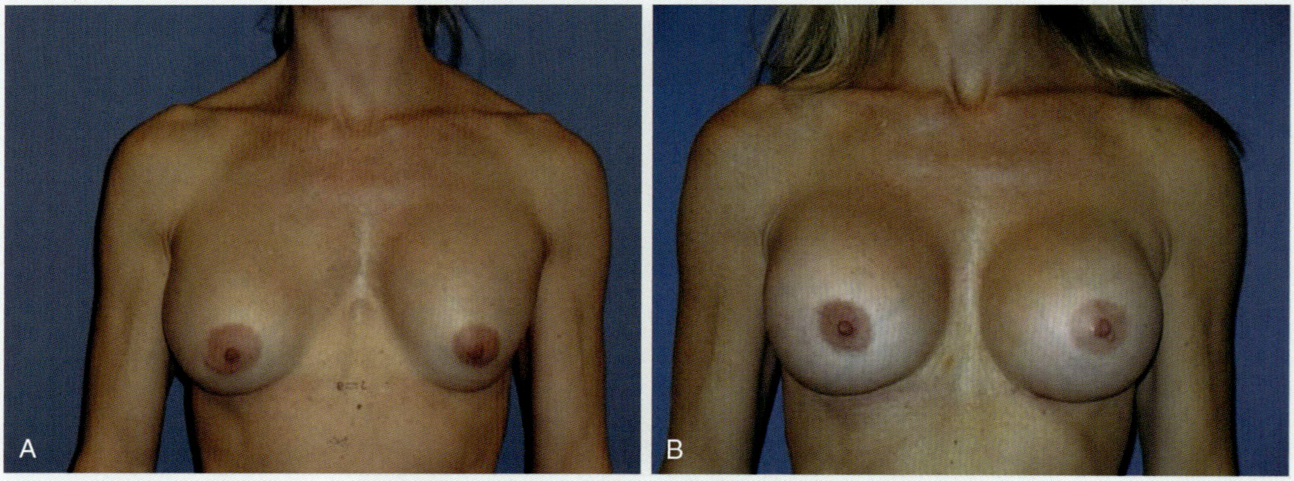

并发症处理

应向患者说明，所有修复手术都可能会出现再次修复的情况，不一定将其视为并发症。例如，术后瘢痕可能会出现增生情况，需要注射皮质类固醇或进行瘢痕修复手术。乳头和乳晕高度可能也会不一致，可以通过门诊手术处理。有的罕见血肿（幸好是罕见）可能需要重返手术室处理，还包括包膜过紧，这点往往不被重视。图 10.14A 和图 10.14B 是假体移位矫正手术，包括外下侧包膜缝合术、假体取出和置换、改变植入层次及乳房固定手术，术后第一天发现淤青和褶皱明显，送回手术室再次行包膜张力释放，术后 6 个月的稳定结果如图 10.14C 所示。

二次手术

即使在最好情况下，仍可能需要再次手术。对于复发性包膜挛缩的病例，作者发现使用 ADM 补片有助于打破这种反复手术的恶性循环。

结论

诊断和治疗假体移位、褶皱和波纹是整形医生都应该掌握的技能。当然，预防并发症最好方法是避免其出现。很多患者之前的医生不在本地或已经退休，需要修复手术医生对患者进行术前教育，以正确认识修复手术。值得庆幸的是，很多患者对手术预期是合理的，只有少数患者的预期不合理，如果医生觉得无法满足患者的要求，最好不要接待这个手术，并祝她们一切顺利。作者希望读者从本章中获得一些启发，也能意识到还有很多方法可以达到目标。

手术成功要点

- 完整详细的术前评估至关重要。
- 如果可能，回顾之前的病历记录。
- 问诊过程不应仓促敷衍。
- 确保完整详细的知情同意。
- 强调符合现实的预期。
- 术中经常使用假体模型。
- 照片记录存档。
- 精细操作。
- 强调随访。

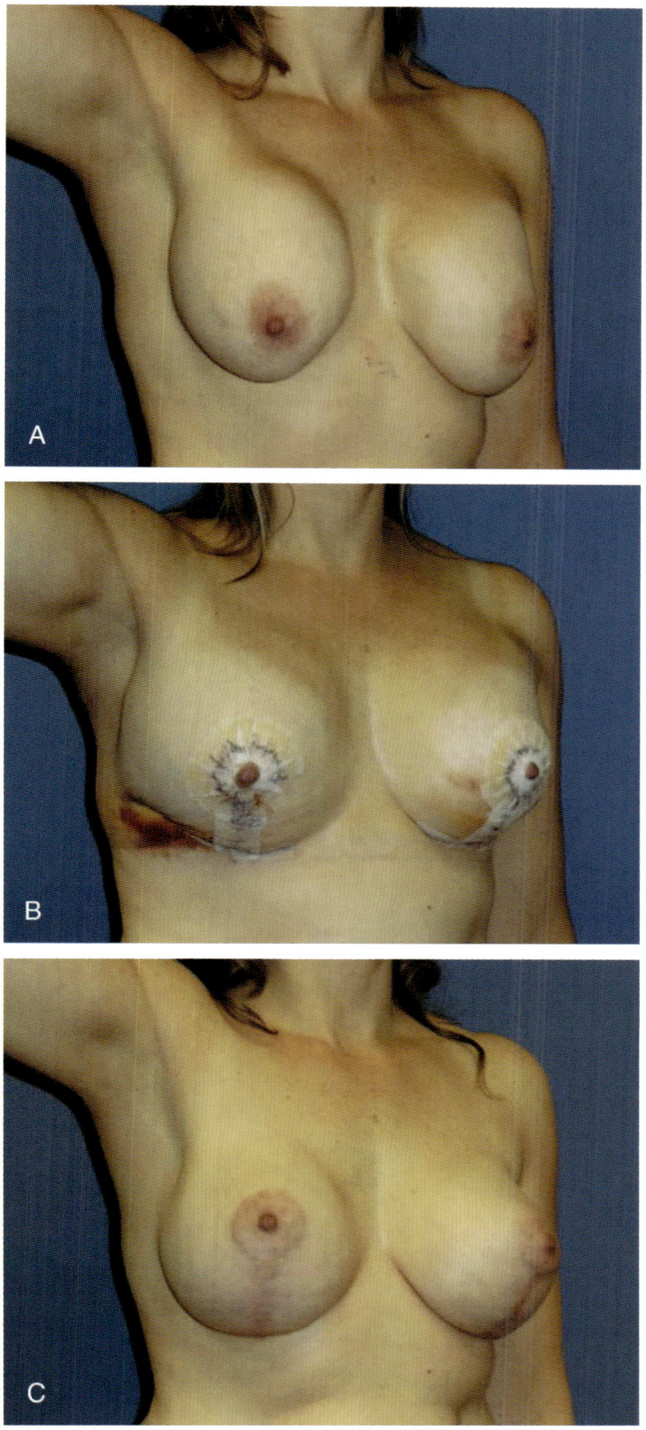

图 10.14　（A，B）下外侧包膜缝合术、假体取出及置换、更换植入层次及乳房固定术。观察发现淤青和褶皱明显，送回手术室再次行包膜张力释放。（C）术后 6 个月，效果稳定。

（王谊　李健　曾立　译　汪海滨　陈育哲　校）

参考文献

1. Cosmetic Surgery National Databank Statistics, 2017. Aesthet. Surg. J. 37 (Suppl. 2), 1–29.
2. Maxwell, P.G., Birchenough, S.A., Gabriel, A., 2009. Efficacy of neopectoral pocket in revisionary breast surgery. Aesthetic. Surg. J. 29 (5), 379–385.
3. Harris, R., Raphael, P., Harris, S.W., 2014. Thermal capsulorrhaphy: a modified technique for breast pocket revision. Aesthet. Surg. J. 34 (7), 1041–1049.
4. Atiyeh, B.S., Chahine, F.M., 2016. Comments on "Four-Layer Wound Closure Technique with Barbed Sutures for Stable Reset of the Inframammary Fold in Breast Augmentation". Aesthet. Surg. J. 36 (9), NP291–NP292.
5. Cortez, R., Lazcana, E., Miller, T., et al., 2015. Barbed sutures and wound complications in plastic surgery: an analysis of outcomes. Aesthet. Surg. J. 35 (2), 178–188.
6. Parsa, F.D., Koehler, S.D., Parsa, A.A., Muraiu, D., Daher, P., 2011. Synmastia after Breast Augmentation – correspondence. Plast. Reconstr. Surg. 127 (3), 63e–64e.
7. Spear, S.L., Bogue, D.P., Thomassen, J.M., 2006. Synmastia after breast augmentation. Plast. Reconstr. Surg. 118 (7S), 168S–171S.
8. Jewell, M., 2006. Synmastia after breast augmentation – discussion. Plast. Reconstr. Surg. 118 (7S), 172S–174S.
9. Tebbetts, J.B., Adams, W.P., 2006. Five critical decisions in breast augmentation using five measurements in 5 minutes: the high five decision support process. Plast. Reconstr. Surg. 118 (7S), 35S–45S.

第 11 章

隆乳术后修复——包膜挛缩

M. Bradley Calobrace, Chet Mays

引言

几十年来，包膜挛缩已经是乳房美容和乳房重建手术最常见的并发症[1,2]。虽然准确的机制或原因仍不清楚，但其牵涉很多原因，最可能的原因包括瘢痕增生、感染或两者皆有。瘢痕增生理论认为，假体周围的血液或积液会导致包膜挛缩，一些学者认为是肌成纤维细胞在这个过程中发挥作用[3,4]。感染理论拥有最多的证据并成为主流观点，该理论涉及低浓度细菌感染和假体周围生物膜的形成[5,6]。包膜挛缩准确的原因可能是多方面的[7]，这一病理过程非常重要，因为包膜挛缩一直是乳房假体修复手术的主要指征，发生率为 15%~30%，每年有近 5 万台修复手术[1,2,8]。

已确诊包膜挛缩患者的治疗，可能包含一些非手术的方法，但如果治疗无效，通常还是需要手术治疗[9]。已经有很多推荐的治疗方法，但大数据表明更换假体和新建腔隙对减少复发非常重要[10]。对包膜的治疗包括包膜切开、包膜全切、次全切或部分包膜切除、将腔隙由乳腺后更换到胸大肌下、新建胸大肌下腔隙，以及伴或不伴包膜切除的假体取出，陈旧性或顽固性包膜挛缩使用 ADM 补片有利于降低复发率[11]。

在本章中，作者将描述他们常用的方法，伴或不伴假体腔隙更换的包膜切除，新建胸大肌下腔隙（旷置的包膜腔位于假体下方），以及选择性使用 ADM 补片。

适应证和禁忌证

包膜挛缩是根据症状和体格检查做出的临床诊断。早期包膜挛缩定义为发生在术后 1 年内。大多数包膜挛缩发生于术后 1 年内，但长期的乳房假体数据证实，基于多种原因包括远处感染或假体泄漏，都会使假体植入后的任何时间发生包膜挛缩。包膜挛缩通常使用 Baker 分级进行分类（表 11.1）[12]。

Baker Ⅲ级和Ⅳ级的包膜挛缩通常需要手术干预，因为其具有明显的乳房外观畸形及潜在的不适和疼痛[3]。

在包膜挛缩发生的早期，适当的非手术治疗可能是有效的。包括手法复位和按摩、口服白三烯抑制剂（孟鲁司特钠）和（或）维生素 E，以及使用体外超声治疗。一旦挛缩完全形成，这些非手术治疗效果就会降低。

最好在包膜挛缩稳定后进行手术干预。在包膜挛

表 11.1 包膜挛缩 Baker 分级

Ⅰ级	乳房柔软且外观自然
Ⅱ级	乳房稍硬，外观自然
Ⅲ级	乳房视觉、触觉坚硬
Ⅳ级	乳房坚硬、疼痛，外观异常

Reproduced from Spears, S.L, Baker Jr., J.L., 1995. Classification of capsular contracture after prosthetic breast reconstruction. Plast. Reconstr. Surg. 96, 1119–1123.

缩发展阶段进行手术干预是不明智的,因为炎症反应会使手术难度加大及复发风险增加。如果可能的话,应该在包膜挛缩稳定3个月后进行手术。如果乳房畸形和相关疼痛无法等待,可能会使手术提前进行,但炎症反应会使手术更具有挑战性。

术前评估和特殊注意事项

治疗包膜挛缩的方法由许多影响因素决定。首先需要了解症状持续时间和包膜挛缩进展史。尝试非手术治疗并确定何时手术干预成功的机会最大。

矫正方法是多样的,但通常从决定是否保留包膜开始。很多医生已经成功运用保留包膜的包膜切开术进行治疗,但复发率较高[13]。如果认为感染理论是包膜挛缩的罪魁祸首,那么保留包膜感染源是令人担忧的。另一种保留包膜的方法是新建胸大肌下腔隙,将新的腔隙和可能污染的包膜腔有效地隔离。最常用的方法是包膜全切或某些特殊情况下的部分包膜切除,因为在有些情况下,尤其是包膜与下层胸壁粘连时,切除整个包膜的手术十分困难和危险。

此外,确定新假体的植入腔隙也很重要。当原假体位于乳腺后时,通常会被置换到胸大肌下新的腔隙。胸大肌下腔隙包膜挛缩发生率低,可能是由于提供了额外的软组织覆盖,可以减轻来自乳腺组织的生物体污染。对于所有修复手术,作者制订了一个流程图来指导如何确定疑难情况下植入腔隙(图11.1)。

最后,术前计划中必须包含如何处理乳房假体。虽然有些医生选择保留假体,但大数据支持更换假体可以改善治疗效果[10]。如果只是进行包膜切开,则可能不需要更换假体。作者认为新建腔隙并更换假体,是成功治疗包膜挛缩的关键。不管是光面还是毛面假体,既往都有成功案例,可以根据个人喜好来选择。与低内聚力假体相比,第5代光面或毛面假体因其高内聚力和高填充度可在上极保持形态稳定。作者经常使用毛面假体,因为毛面假体包膜挛缩率低(尤其在乳腺后腔隙),在不稳定腔隙内(尤其是包膜切除后)可以保持假体位置并减少软组织牵拉(框11.1)。

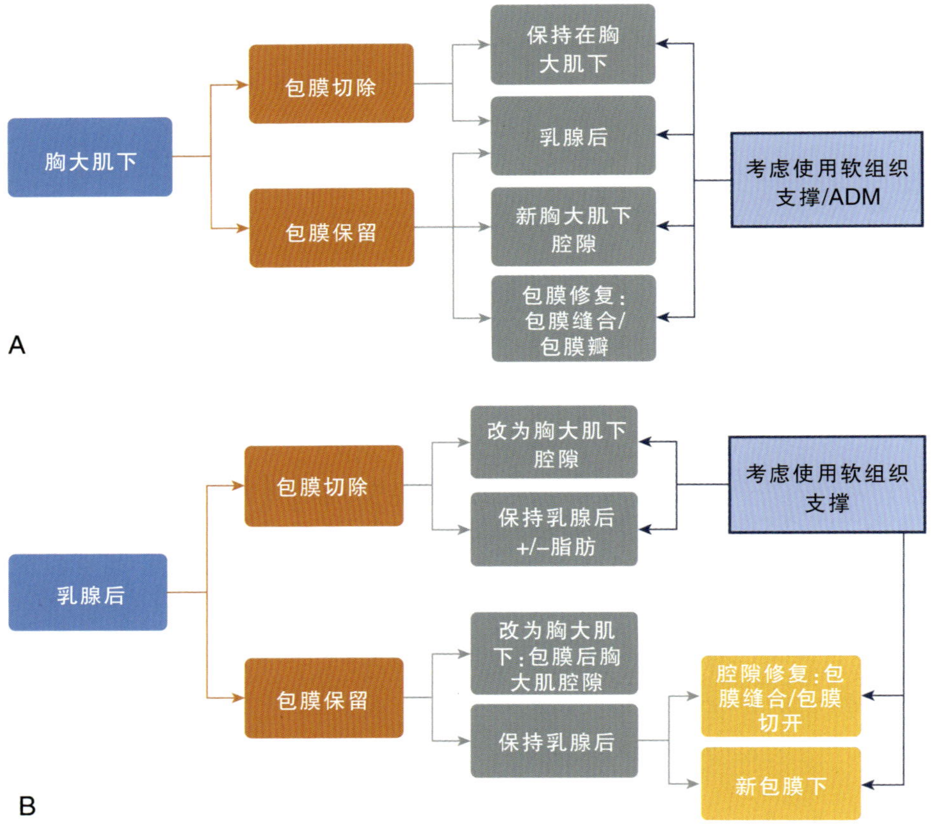

图11.1 腔隙选择的流程图。

框 11.1　与减少下极拉伸相关的因素

- 毛面假体
- 内聚力假体
- 解剖型假体
- 硅胶盐水假体
- 低突度假体
- 较小的假体
- 乳房皮肤紧致

手术方法

手术相关解剖结构

发生包膜挛缩的乳房都会发生一些改变。假体与紧绷的包膜通常伴随软组织变薄和萎缩。如果包膜挛缩长期未处理及假体过大，这种情况更为严重。乳房有多个血供来源，包括胸廓内动脉穿支、胸外侧动脉、胸肩峰动脉及前外侧肋间穿支与前内侧肋间穿支[14]。既往的手术可能会损伤乳房的血供包括隆乳瘢痕位置、取活检瘢痕、乳房提升术后和假体植入位置。如果包膜挛缩修复手术同时进行乳房提升手术，一定要事先了解乳房血供情况，以避免离断血管及造成乳头乳晕坏死。

术前标记

站立位标记正中线和 IMF 位置。包膜挛缩时假体上移会使 IMF 升高。单侧包膜挛缩时，标记患侧新 IMF 位置应该与健侧高度相同。如果为双侧包膜挛缩，新 IMF 位置应该根据所选假体的数据进行计算[15]。虽然有很多种方法，作者会采用公式来确定新 IMF 位置，根据假体突度和高度来计算，在皮肤放松和拉伸状态下测量 IMF 的位置[15]。确定理想 IMF 位置的具体公式如下：

最大拉伸状态下 N−INF=$^1/_2$假体突度+$^1/_2$假体高度

在距正中线 1.5cm 处，标记内侧剥离范围。这样保留 3.0cm 的乳房间距，可以避免内侧过度剥离及假体向内侧移位（图 11.2）。

术中标记

患者麻醉后，手术前再次确认所有标记，必要时可以重新标记。确认切口位置和长度。如果是原下皱襞或乳晕缘切口，就沿原瘢痕标记。如果原切口在乳晕缘，修复手术在下皱襞切口，需要在新 IMF 上标记切口线。

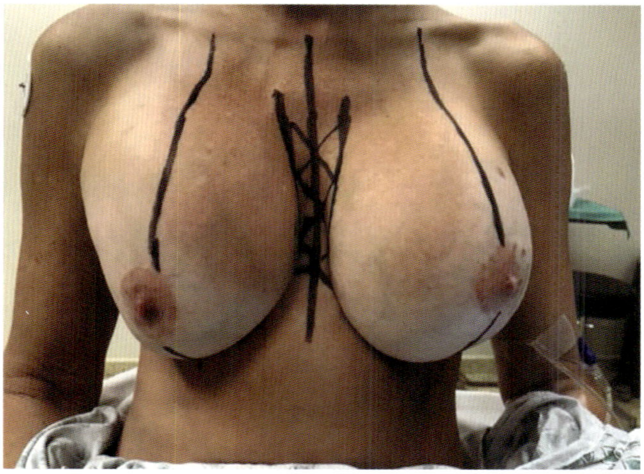

图 11.2　双侧包膜挛缩术前标记。在胸骨正中线旁 1.5cm 处标记，形成 3.0cm 的乳房间距，交叉线表示不剥离区域以防止连乳畸形。

手术细节

包膜切除术（全切或次全切）

包膜全切或次全切是治疗包膜挛缩的金标准，也是作者最常使用的方法。可使用包膜切除术对乳腺后或胸大肌下包膜挛缩进行治疗。

包膜切除术通常在全身麻醉下进行。每侧术区注射 50mL 局部麻醉药：0.25%利多卡因、0.125%丁哌卡因和 1:400 000 肾上腺素（表 11.2）[15]。

通常选择下皱襞切口，长度至少为 5cm 以保证视野充分。然后使用高频电刀进行剥离，经过乳腺组织直达包膜（图 11.3），随后在包膜前、后进行剥离，沿着包膜表面进行剥离尽量避免进入包膜腔。包膜前剥离比包膜后剥离更容易，尤其是位于胸大肌下腔隙时。当假体位于乳腺后时，皮肤覆盖可能会因长期包膜挛缩而萎缩变薄，必须非常小心并尽可能多地保留上方组织，防止留在包膜上及损伤皮肤（图 11.4）。如果包膜只是增厚而未出现钙化，或者不含破裂假体的硅酮颗粒，就可以保留前包膜以加强被覆盖的组织厚度（包膜次全切），这样可以平衡全包膜去除与组织拉伸的风险。手术操作时尽量保持不出血，因为血肿是远期包

表 11.2 局部麻醉药物浓度

0.5% 利多卡因	25mL
0.5%利多卡因/1:200 000 肾上腺素	25mL
0.5%丁哌卡因/1:200 000 肾上腺素	25mL
生理盐水	25mL
0.25%利多卡因、0.125%丁哌卡因、1:400 000 肾上腺素	100mL

Reproduced from Calobrace, M.B., 2015. Teaching breast augmentation Clin. Plastic. Surg. 42(4), 493-504.

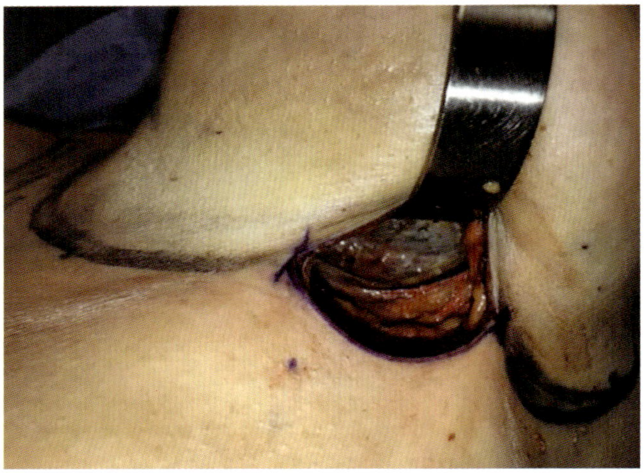

图 11.3 术中照片显示使用原下皱襞切口穿过乳腺组织直接剥离至包膜。

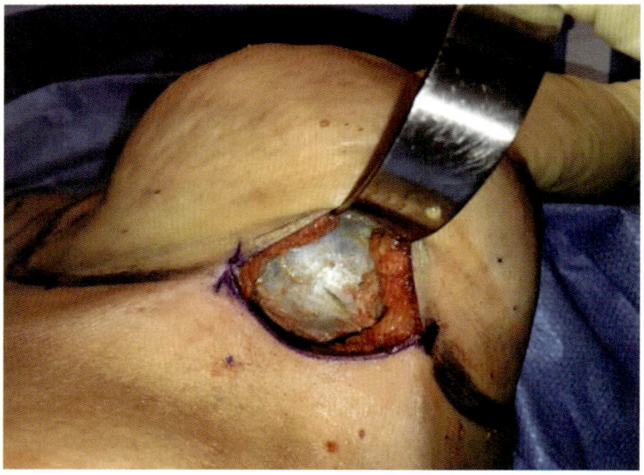

图 11.4 术中照片显示在包膜前剥离乳腺组织以保持包膜完整。不要使包膜或假体过早破裂。

膜挛缩的诱发因素。

在包膜后剥离时，需要判断能否安全去除整个包膜。在乳腺后腔隙时，假体包膜位于胸大肌和前锯肌浅层，包膜后剥离比较容易，可以去除整个包膜(图 11.5)。当处于胸大肌下腔隙时，沿着肋骨和肋间肌剥离比较费时，且可能会进入胸膜腔，在包膜后注射肿胀液进行水剥离可以提高效率。另外，可以保留与胸壁粘连紧密的一小段包膜，做包膜次全切除。然后，电刀烧灼残留包膜表面，消灭残留细菌或生物膜。

最理想的情况是完整切除包膜，并连同假体和硅酮一起取出(图 11.6)。在下皱襞切口取包膜时，腔隙上方视野暴露困难。而在乳晕切口时，视野会更清楚。所以，为了方便暴露会延长下皱襞切口长度，或者在完整切除包膜前，先取出假体再进行剥离。应尽可能避免包膜内容物过多而污染剥离腔隙。

取出包膜后，立即打开检查确定假体状态，并评估包膜是否存在病理情况如肿块等(图 11.7)。

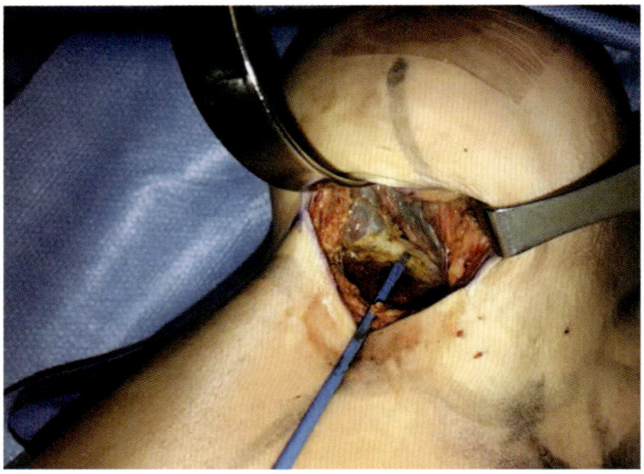

图 11.5 乳腺后腔隙包膜与其下方肌肉进行剥离，通常比胸大肌下腔隙包膜与其下方胸壁剥离更容易。

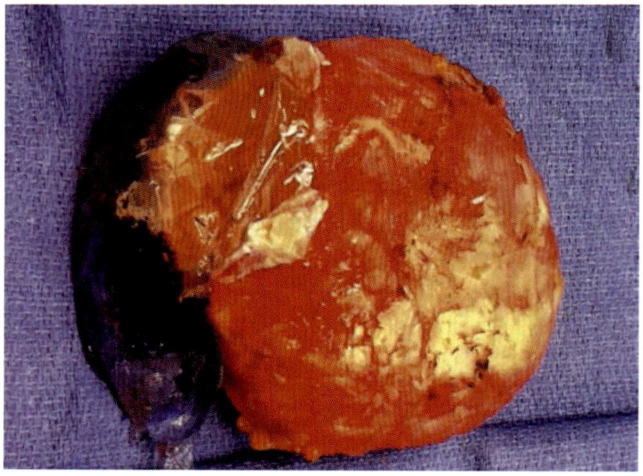

图 11.6 图片显示了一个完整的钙化包膜，包膜内含有一个破裂的假体。这是一个由广泛钙化和假体破裂导致污染而必须完整去除包膜的例子。

包膜切除后，仔细检查止血是否彻底。然后再进行腔隙剥离，形成一个适合新假体的腔隙，通常需要在肌肉下沿内侧和上缘进一步剥离。取出包膜后，通常会发现外侧腔隙剥离比预期大得多，这种情况很难处理，可以尝试用 2-0 Vicryl 缝线沿外侧边界约束缝合以缩小外侧腔隙。

如果腔隙位于胸大肌下可以保持不变。如果位于乳腺后，尽可能转化成胸大肌下双平面腔隙，这样可以增加组织覆盖、减少乳腺污染，复发率较低。在剥离胸大肌下腔隙时，保持胸大肌外侧完整性及与前锯肌附着是非常重要的。开始不要在胸大肌外侧缘剥离，可以先沿胸大肌末端从内侧开始剥离，以形成胸大肌下腔隙（图 11.8）。在胸大肌和前锯肌下层，从内侧缘和上缘向外侧缘进行剥离，这样可以使腔隙外侧剥离可控。

腔隙剥离完成并灌洗后，马上使用传送带将假体植入腔隙，以减轻对新建腔隙的破坏。然后检查胸大肌末端内外侧，适当调整假体位置和乳腺覆盖。在坐位确认假体位置后，用 2-0 Vicryl 缝线缝合 4~5 针将胸大肌末端固定至上面的乳腺组织，以稳固胸大肌双平面并关闭原乳腺后腔隙（图 11.9）。这个操作可以防止假体重新滑入原乳腺后腔隙。

手术细节

新胸大肌下腔隙

原假体腔隙位于胸大肌下时，可以在包膜浅层胸大肌下形成一个新的腔隙，这种情况特别适合解剖型假体或对腔隙进行精准剥离。包膜腔旷置不需要取出。但是，当包膜出现大量病理性问题时，就不适合这种方法，如钙化、硅胶颗粒、待查的增生或肿块（图 11.10）。也不适合疑似破裂的老旧假体，这种情况需要彻底清理包膜上的硅酮。

新的胸大肌下腔隙最开始剥离与包膜切除术的方法相同。优点是不需要包膜后剥离，避免了挑战和意外损伤。用电刀直接贴近包膜进行剥离，在前包膜与被覆盖的乳腺之间形成一个腔隙，向上剥离就可以看到胸大肌末端边缘，不能在肌肉浅层剥离，应该在

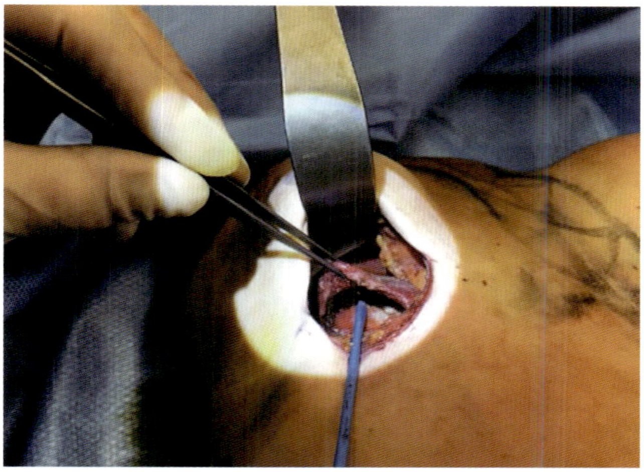

图 11.8 完整切除包膜后，腔隙从乳腺后转移到胸大肌下。从胸大肌肋骨缘内侧进入胸大肌下腔隙，确保胸大肌与前锯肌附着连接不被破坏。

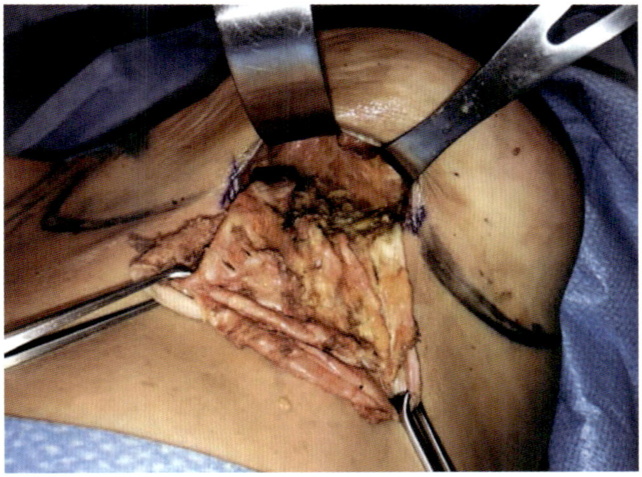

图 11.7 通过下皱襞切口完成假体取出和包膜完全切除。完整取出包膜对防止腔隙污染非常重要。两个组织钳正在牵拉增厚的包膜。

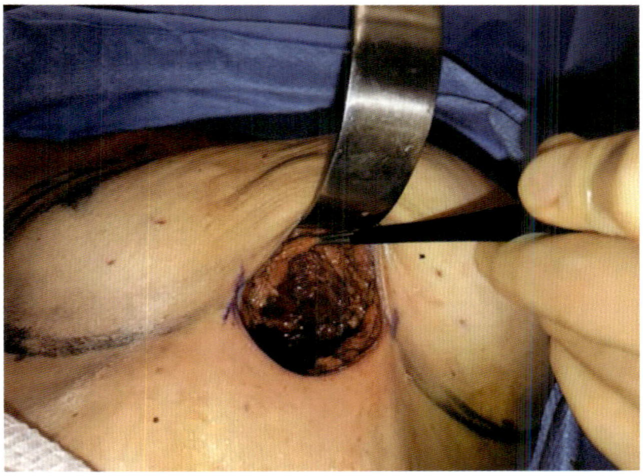

图 11.9 剥离好新腔隙后，使用 Vicryl 缝线间断缝合原腔隙，以防止假体复位到原腔隙。图中显示将胸大肌固定到上面的乳腺组织以闭合原乳腺后腔隙。

前包膜和胸大肌之间形成一个平面。随着向头侧剥离，由于假体阻挡视野，这时需要打开包膜取出假体和(或)所有内容物(图 11.11)。使用大量含抗生素的聚维酮碘灌洗腔隙。为了便于进一步剥离，使用 2-0 Vicryl 缝线将前包膜与后面的胸壁和包膜 U 形缝合固定。再进行连续贯穿缝合以消除旧腔隙(图 11.12)。然后，继续胸大肌下腔隙的剥离，根据假体尺寸确定剥离范围。剥离完成后，把剩余的前后包膜连续贯穿缝合固定，缝合时需要挂住深层组织，以保证包膜腔隙底部的稳定性。如果不将包膜前后层固定在一起，就会形成一个潜在不稳定的腔隙，增加术后假体移位的风险。一般情况下，需要连续贯穿缝合 10~15 次。然后，再用含抗生素的聚维酮碘灌洗新胸大肌下腔隙，并用传递带植入新假体。

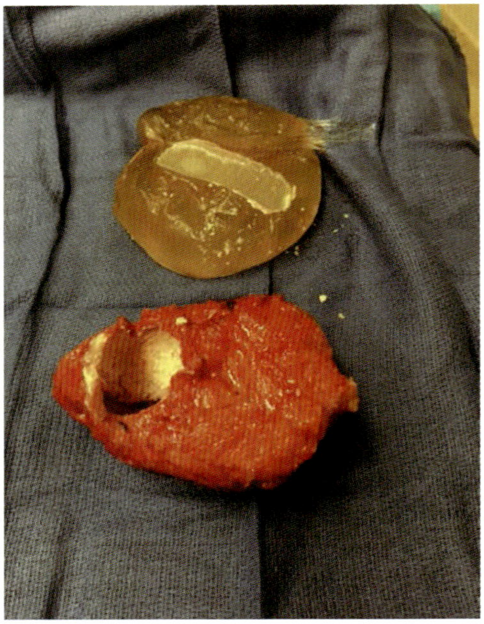

图 11.10 图示为取出钙化的包膜和破裂的假体。包膜因广泛钙化而无法保留，将阻碍新建胸大肌下腔隙。

手术细节

包膜全切或新胸大肌下腔隙术式使用 ADM 补片

无论是原胸大肌下腔隙还是从乳腺后改为胸大肌下腔隙。新建胸大肌下腔隙或包膜全切最后一步的变化，取决于是否采用 ADM 补片修补腔隙下极，ADM 也能降低包膜挛缩的复发率[12]。但因为一些问题如增加额外费用、延长手术时间、更多技术难题及潜在额外的并发症，包括 ADM 支撑失败、血清肿和(或)感染，所以，ADM 补片不是一个常规方法。作者会选择性使用 ADM，因为使用 ADM 有极低的挛缩复发率，也可以选择常规使用。作者将使用 ADM 相关适应证总结在框 11.2 中。

通常使用网状的 ADM 补片来促进组织长入(图 11.13)。将 ADM 与肌肉末端边缘用 Vicryl 缝线间断缝合，偶尔使用连续缝合。用卡尺测量确定 ADM 在腔隙内的覆盖范围，主要是胸大肌末端到下皱襞的假体下极。通过传送带植入假体并用 ADM 覆盖后，用 2-0 Vicryl 缝线将 ADM 缝合在 IMF 处，以加强 IMF

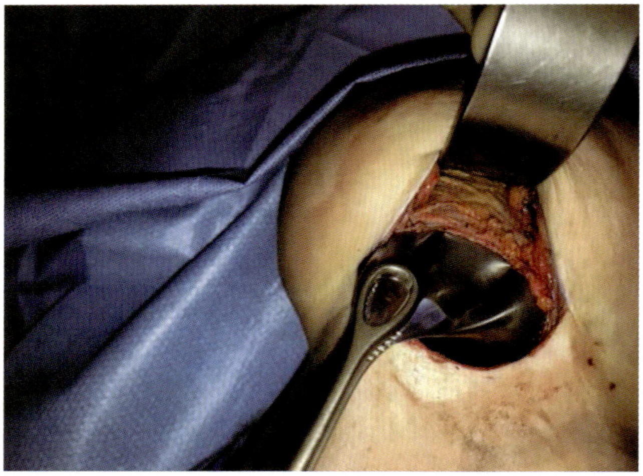

图 11.11 打开包膜并取出假体，这样便于观察全包膜切除上极的剥离情况。

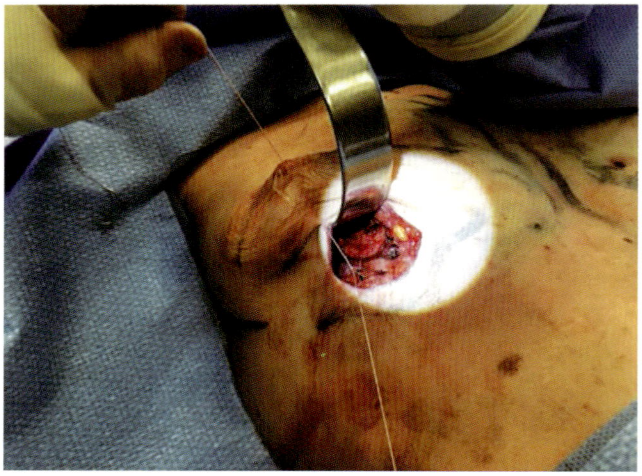

图 11.12 在新建胸大肌下腔隙的过程中，将前包膜缝合到后方胸壁以消除旧腔隙。

框 11.2 使用 ADM 的适应证总结

- 复发包膜挛缩
- 胸大肌不稳定,尤其是更换腔隙后
- 胸大肌过度的上极移位
- 皱褶
- 下极变薄
- 下极松弛或下垂

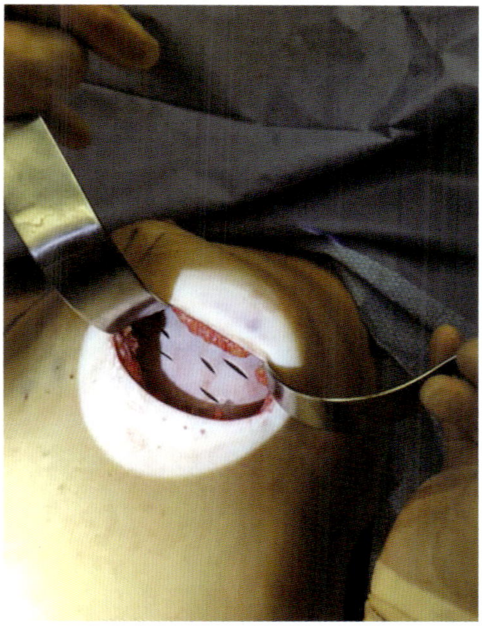

图 11.13 网状 ADM 补片用于新建胸大肌下腔隙,允许液体排出,提升与被覆盖组织的黏附性,以帮助融合。

并保持 ADM 稳固在假体下极(图 11.14)。修剪多余或重叠的 ADM,以确保与上方的乳腺组织完美贴合,以实现 ADM 最佳的黏附和融合。

在包膜全切术后通常会放置引流管,以减少包膜挛缩复发的风险(所有的血液或液体聚集)。使用 ADM 时必须使用引流管(图 11.15)。如果使用了网状 ADM,一根引流管就能很好地引流 ADM 两侧液体(皮肤到 ADM 及 ADM 到假体)。如果使用非网状 ADM,建议使用两根引流管以避免血清肿形成和潜在 ADM,手术结束时,用乳房束带向下将假体压在下极 ADM 上,使 ADM 与其覆盖的乳房组织紧密贴合。

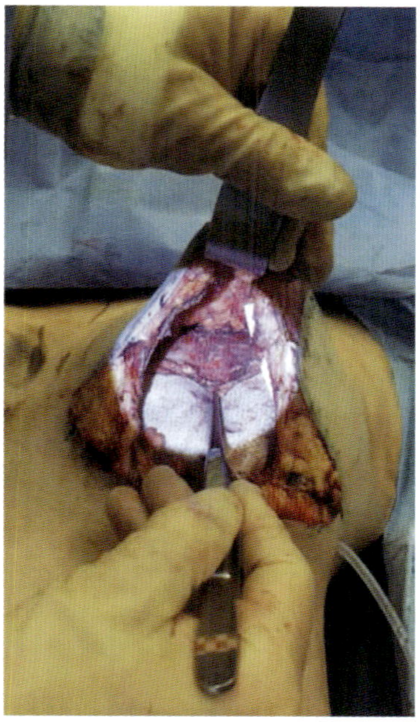

图 11.14 将 ADM 缝合至胸大肌末端边缘,以新建胸大肌下腔隙。修剪所有重叠的 ADM 可改善轮廓,并有助于 ADM 融合。

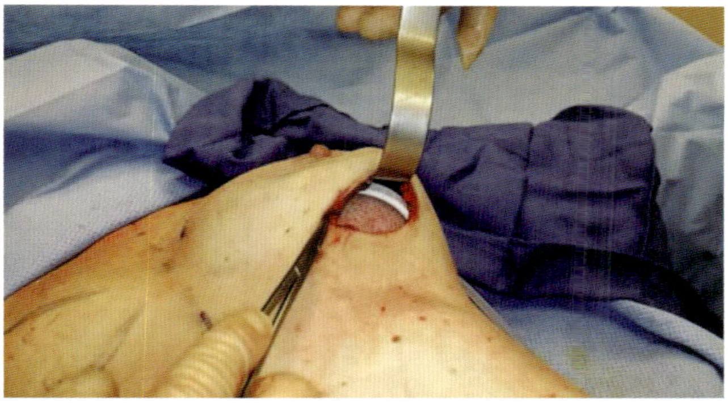

图 11.15 使用 ADM 时必须使用引流管,以改善 ADM 到假体和 ADM 到皮肤之间的接触。如果使用网状的 ADM 只需要在 ADM 到皮肤间隙放置一根引流管。

手术细节

关闭切口

在包膜全切或新建胸大肌下腔隙后(使用或不使用 ADM),切口分三层缝合,用 2-0 Vicryl 缝线缝合深层软组织或浅筋膜,用 3-0 PDS 或 Monocryl 缝线间断缝合真皮层,4-0 Monocryl 缝线皮下连续缝合,切口使用免缝合胶带。然后用胶带沿着乳房外侧缘和 IMF

进行轮廓塑形。引流管使用含氯己定敷料，用2–0尼龙线固定引流管。用纱布和弹性绷带包裹胸部。

术后护理和预期效果

应要求患者保持术区敷料24小时，然后去除胸部包裹，在接下来的4周要佩戴运动胸罩。术后48小时可以淋浴。术后4~7天去掉轮廓塑形的胶带。术后2周剪掉露出皮肤的Monocryl缝线线头。每日引流量少于30mL时可以拔除引流管，通常需要1周。即使每日引流量超过30mL，也要在术后2周拔除引流管，除非使用了ADM。如果使用ADM后担心发生血清肿，影响充分的黏附和融合，可以延长引流管留置时间。当使用毛面假体和(或)ADM时要使用乳房束带，在术后2周或引流管移除后停止使用。

患者术后即可立刻恢复日常活动，通常术后4周才能进行锻炼，但是，举重要在术后6周才能进行。如果使用ADM，会因为引流时间延长而调整上述时间线。如果使用光面假体，引流管拔除后，如果没有积液就要开始按摩。如果使用毛面假体，应避免按摩，只进行关节活动的锻炼，包括肩关节旋转和手臂向头部伸展。

病例分析

病例 11.1

57岁女性，1985年使用乳腺后植入Siltex毛面硅胶假体。近年来，患者的乳房开始变硬及出现严重的乳房下垂。(A~C)患者表现为Baker Ⅳ级包膜挛缩和Ⅰ度乳房下垂。(D~F)患者接受了双侧钙化包膜全切术，并将乳腺后腔隙改为胸大肌下腔隙，以及进行了乳房提升术。(G~I)患者下垂的乳房得到了矫正，乳房柔软、软组织和假体之间比例协调。

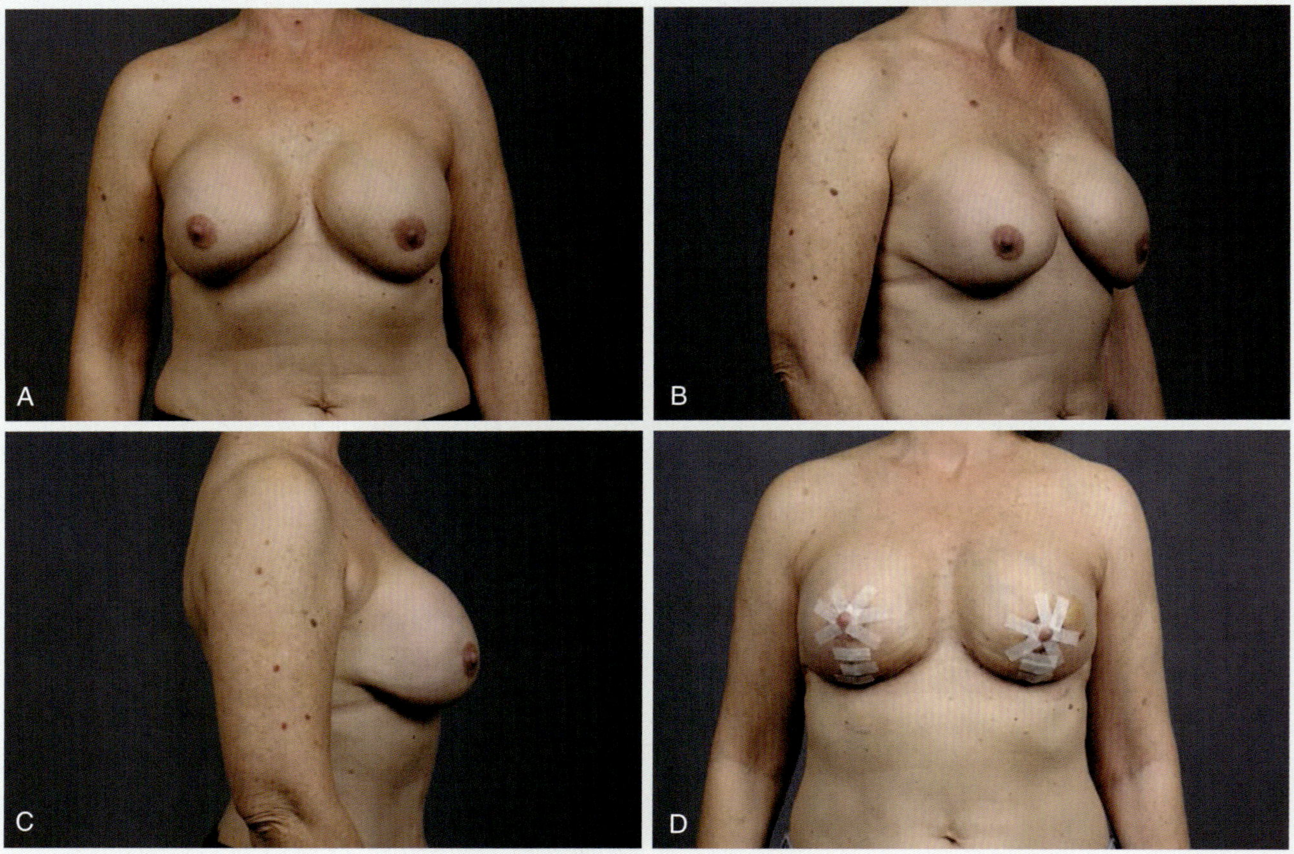

（待续）

病例 11.1（续）

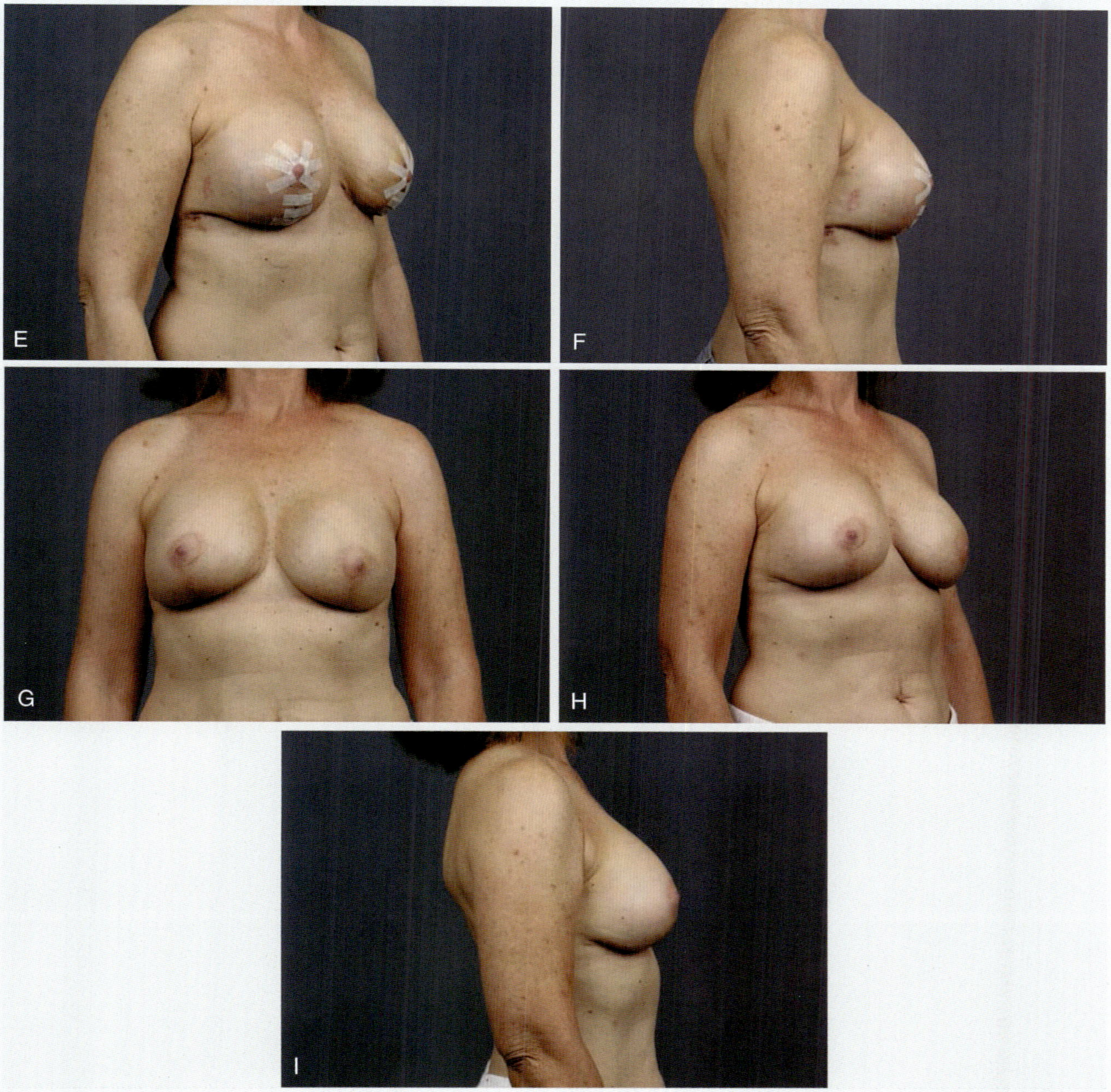

病例 11.2

48 岁女性，28 年前在胸大肌下植入硅胶假体而出现双侧包膜挛缩，左侧为 Baker Ⅳ级，右侧为 BakerⅢ级。(A~D)患者也出现了明显的动态畸形，左侧更严重，患者希望从现在的 B 罩杯改为 C 罩杯。由于术中发现双侧包膜内假体破裂，患者接受了双侧包膜次全切和双平面腔隙的转换，可以获取更多的乳房下极以实现乳腺后植入假体。烧灼后壁残留的包膜。植入 Sientra 435mL 中突毛面假体，并进行 IMF 皮肤切除。(E~G)术后 4 个月的照片显示，患者获得了柔软、C 罩杯、最佳假体位置的乳房。

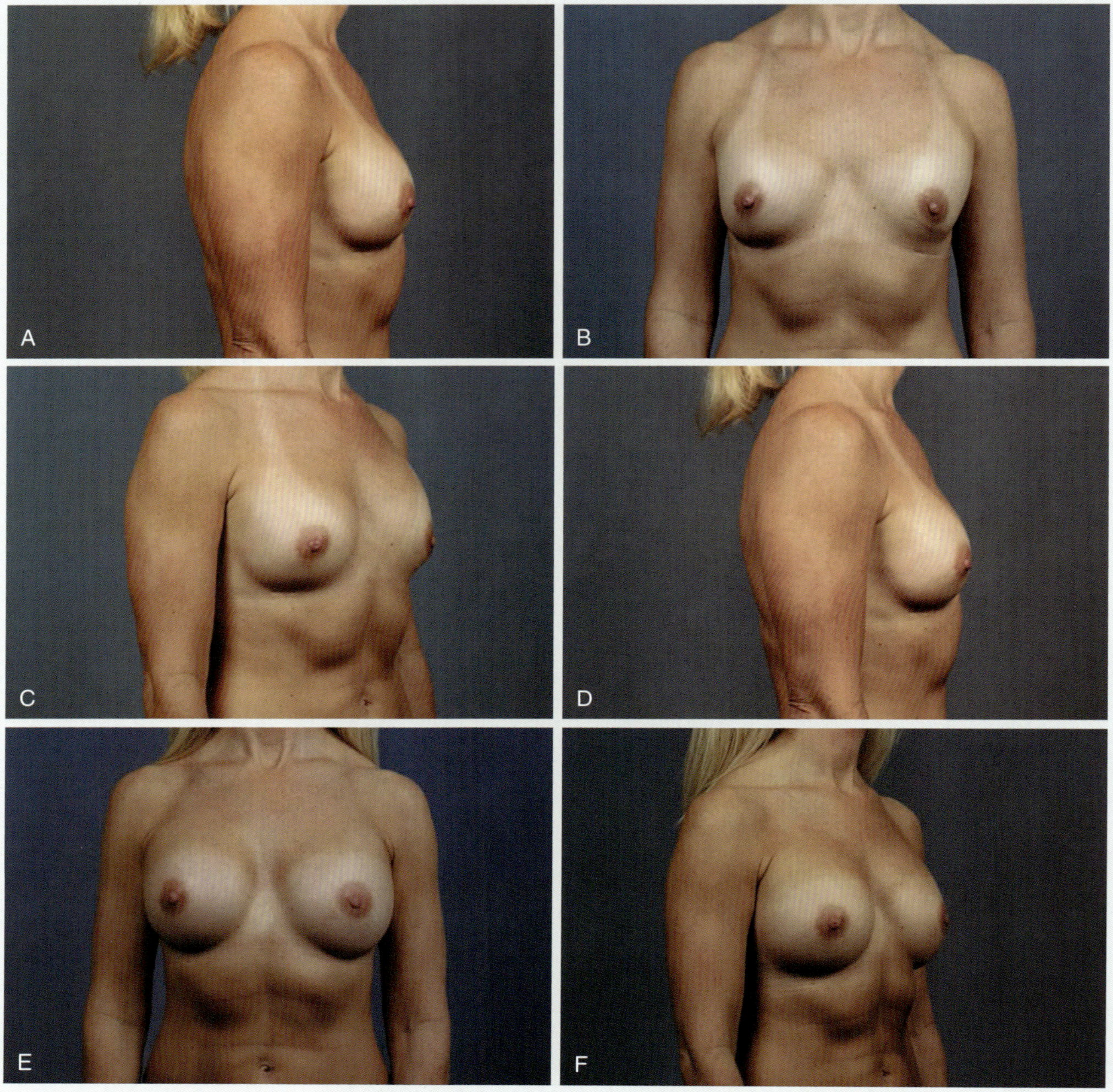

（待续）

病例 11.2(续)

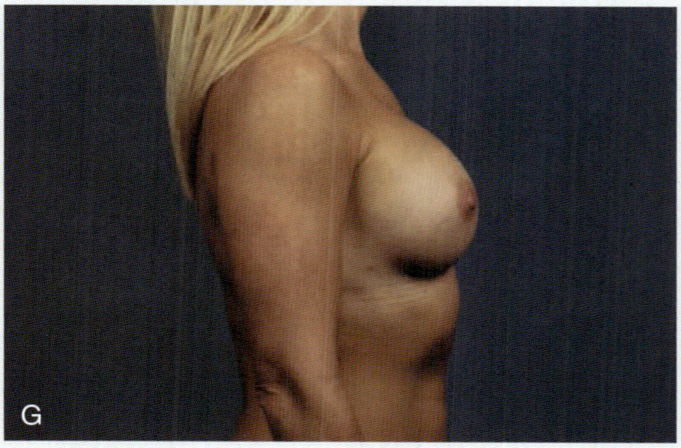

病例 11.3

49 岁女性，双侧 Baker Ⅲ级包膜挛缩和明显假体上移。(A~C)术前照片显示患者乳房呈瀑布状动态畸形。治疗方案为创建新胸大肌下腔隙并尽可能束缚腔隙上极，以预防包膜切除术后假体上移。腔隙转换为双平面并放置 550mL 高突光面硅胶假体，以达到患者所期望的 D 罩杯效果。术后 5 天，患者的左侧乳房出现血肿，随后 6 个月时左侧出现了包膜挛缩的早期症状。患者采用了为期 3 个月的包膜挛缩治疗方案，包括维生素 E、孟鲁司特钠和抗生素。(D~H)术后 1 年照片显示，患者在未进行手术干预的情况下，包膜挛缩完全缓解。

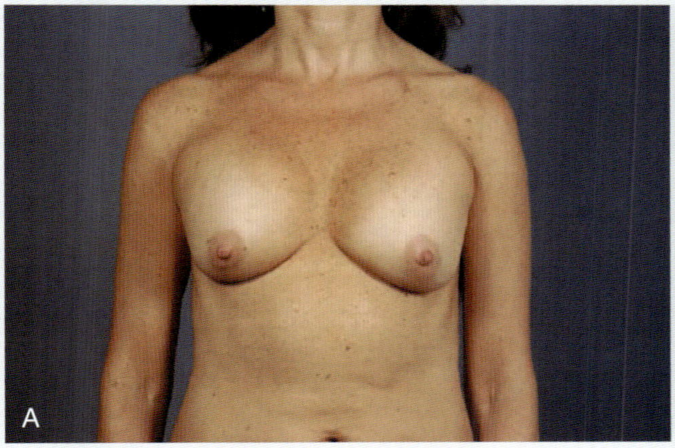

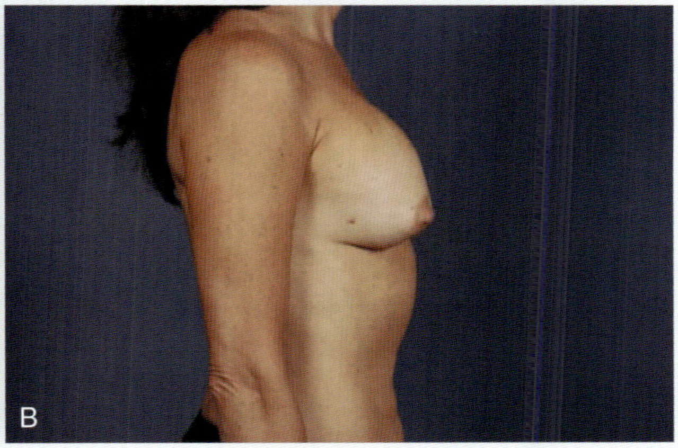

(待续)

病例 11.3(续)

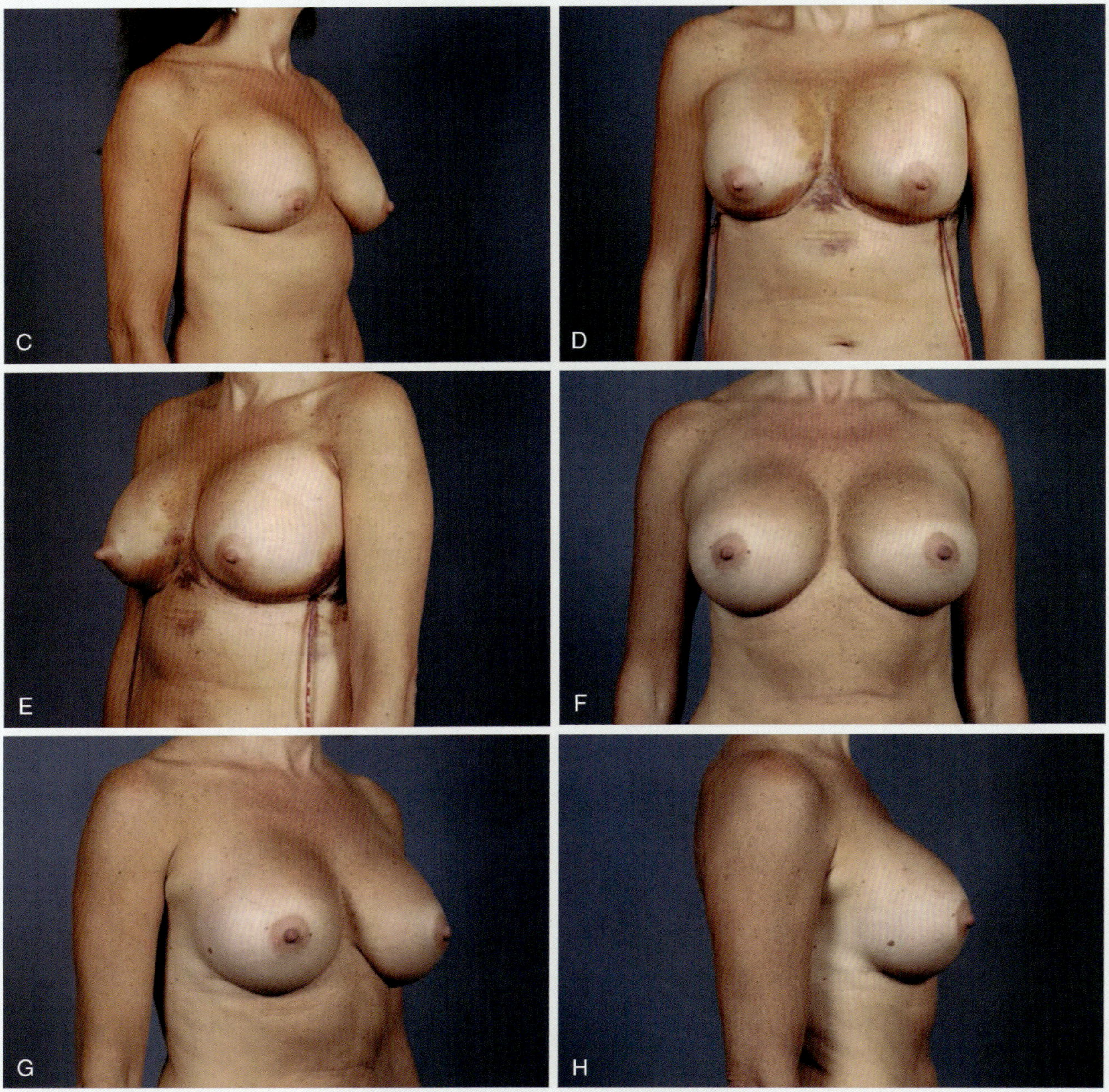

病例 11.4

66 岁女性，有 20 年硅胶假体隆乳史，且术后早期进行了多次修复。(A~C)在过去几年里，患者注意到乳房逐变硬且逐渐加重，右侧乳房的上极内侧有褶皱。在制订手术方案时未能获得原手术记录作为参考。在手术时发现，右侧假体位于乳腺后腔隙，且包膜致密，然而左侧假体包膜增厚且位于胸大肌下。右侧采用包膜全切术，并将乳腺后腔隙更换为胸大肌下腔隙。左侧新建胸大肌下腔隙。使用 Mentor 光面中突假体以减少术后褶皱的风险，左侧植入 375mL 假体，右侧植入 400mL 假体。由于右侧胸大肌不稳定且有褶皱，从胸肌末端边缘至 IMF 植入 ADM(Strattice，LifeCell Corp.)。术后 9 个月的照片显示包膜挛缩症状已经消失，乳房柔软、假体可移动、无褶皱。(D~I)术后 1 年随访显示包膜挛缩消失，乳房的活动性得到改善。

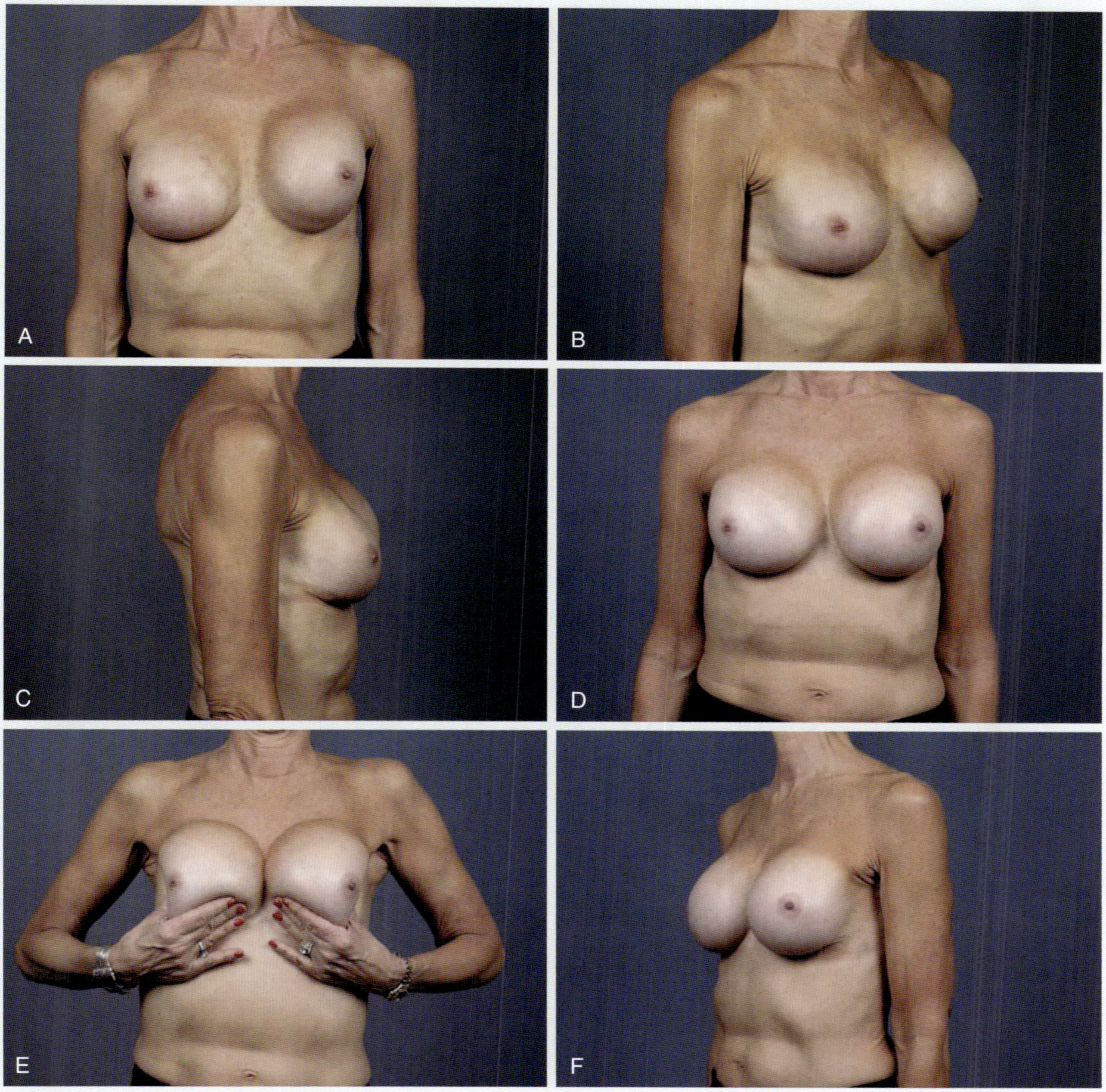

（待续）

病例 11.4(续)

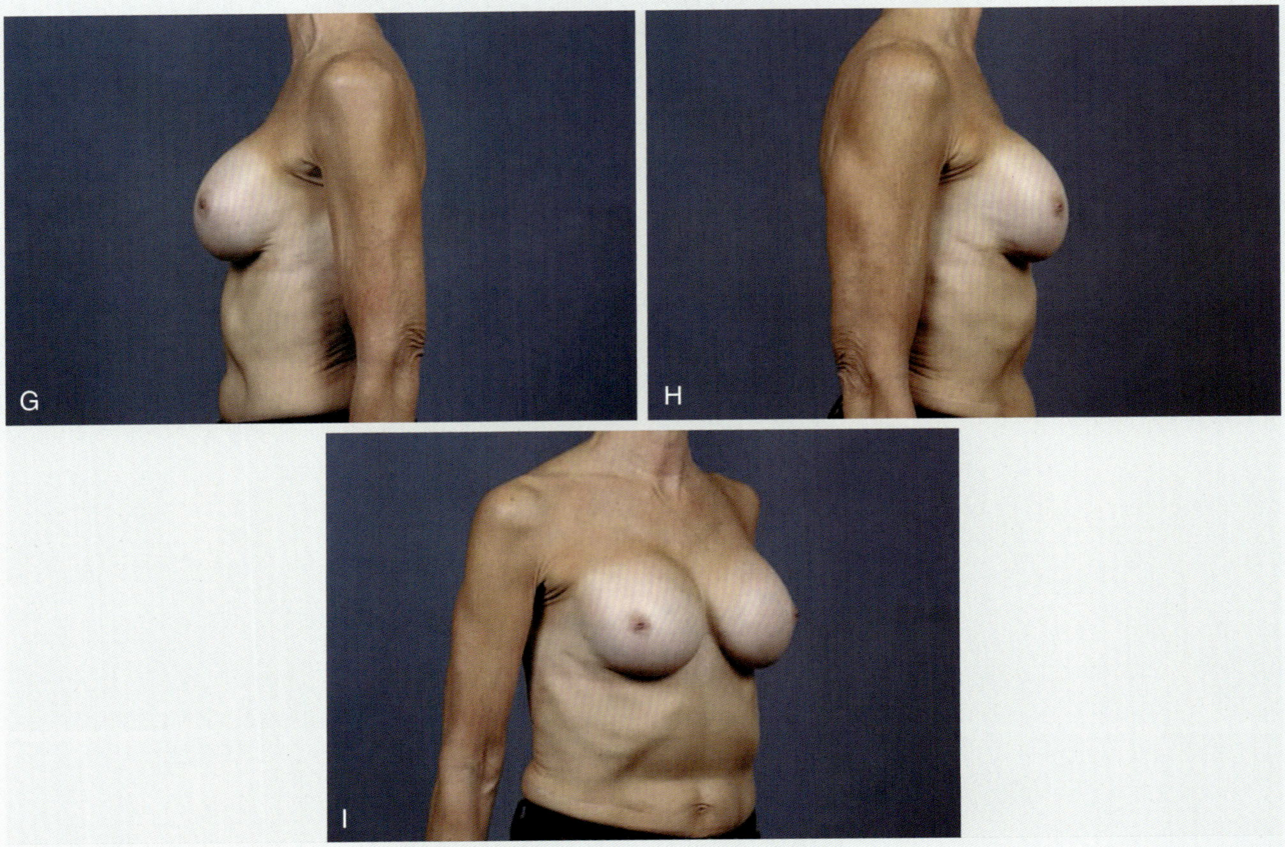

并发症处理

术后早期治疗有助于减少并发症。这些治疗包括限制活动、使用支持性胸罩及恰当的引流管理,尤其是植入 ADM 时。最常见的早期并发症是出血和血肿形成。必须进行手术处理,包括血肿清除、腔隙冲洗、引流,如果血肿稳定且随时间而被吸收,也会降低包膜挛缩的复发风险。极少会出现感染,如果发生感染就需要取出假体并延迟 3~6 个月再植入。

使用 ADM 所产生的问题是引流时间延长、血清肿形成和(或)ADM 植入后不黏附。术后探查血清肿时经常发现 ADM 部分或完全未黏附,需要取出所有不黏附的 ADM、更换假体和放置引流管。

二次手术

包膜挛缩有远期复发的可能。术前决策和手术操作都应该考虑降低复发风险。如果第一次包膜挛缩未使用 ADM,治疗复发时需使用 ADM。其他方式包括更换更优的假体层次(例如,从乳腺后改为胸大肌下腔隙),或者考虑采用不同的假体(如毛面假体),多种尝试以获得更良好的效果。如果所有尝试均失败,取出假体伴或不伴包膜切除是患者的最终选择。一些新技术为顽固性包膜挛缩提供了一个选择如 SIEF[16]。该手术流程包括取出假体、保留包膜、脂肪移植以增加体积。

治疗单侧包膜挛缩的另一个挑战是术后可能会

出现不对称。当假体位于新腔隙后，下极软组织会持续拉伸直到新包膜形成，导致治疗侧乳房更柔软、更松弛(图 11.16)。作者发现，使用高内聚力的凝胶假体和(或)毛面假体加上术后佩戴支撑胸罩，可以降低这种风险。尽管如此，术前仍应该告知患者这种可能性。为了防止这种情况，有些医生会在包膜挛缩手术时只做包膜切开而不做包膜切除。对于皮肤非常薄而松弛的包膜挛缩要保留前包膜，这样可以降低术后拉伸变形和褶皱的风险。当发生这种拉伸畸形时，通常需要进行包膜收紧，可以使用增强型网状补片(如 GalaFLEX、Galatea Surgical)或 ADM，有助于加强包膜和被覆盖的软组织。如果拉伸量很大，就需要再次进行乳房提升手术。

结论

治疗包膜挛缩时，应尽一切努力采用各种方法来减少复发。治疗方法的选择应该考虑到预期效果、并发症、操作难度和手术成本。虽然对于哪种方法最佳还未达成共识，但作者坚持切除包膜、新建腔隙(首选胸大肌下腔隙)、更换假体、在复杂或复发性包膜挛缩中选择性使用 ADM。通过充分的患者教育、正确的术前决策及精准的手术操作，可以在包膜挛缩有限度复发的情况下获得最佳手术效果。

手术成功要点

- 14 点规划概述的预防措施可以减少包膜挛缩的发生率。
- 非手术治疗(如孟鲁司特钠)能改善早期包膜挛缩。
- 胸大肌下腔隙和毛面假体与较低的包膜挛缩发生率相关。
- 手术干预适用于 Baker Ⅲ级和Ⅳ级包膜挛缩。
- 包膜挛缩理想的治疗方法是包膜切除术(全切或次全切)或新建胸大肌下腔隙。
- 当包膜挛缩位于乳腺后时，首选更换为胸大肌下腔隙。
- 当条件允许时，更换假体和更换腔隙可以降低复发率。
- ADM 可用于复杂或复发性包膜挛缩。

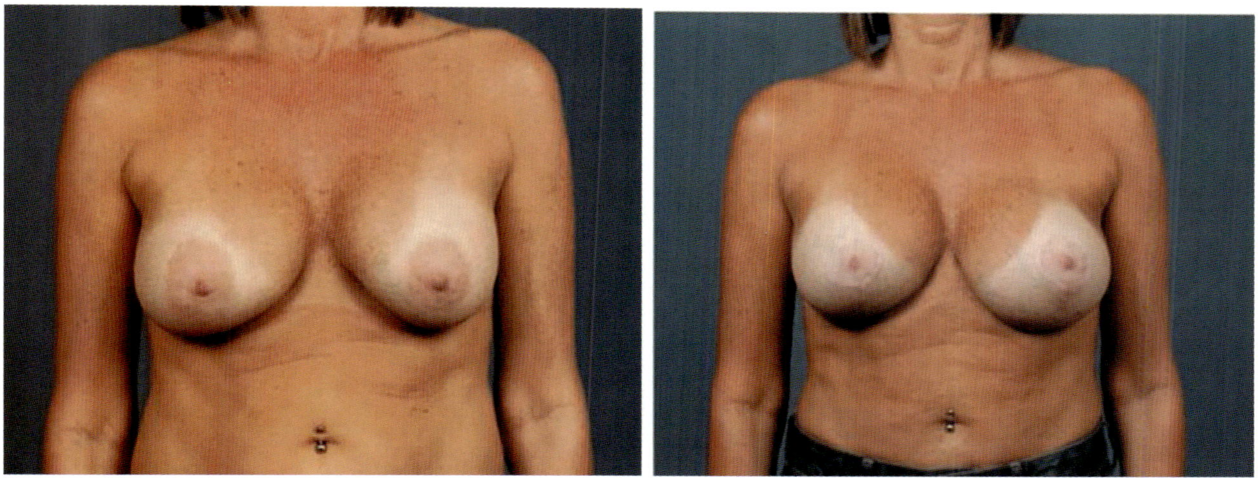

图 11.16 单侧包膜切除术后的正面视图，与未包膜切除侧相比，包膜切除术后乳房松弛、下垂。

（王谊 唐新辉 李不知 译 汪海滨 陈育哲 校）

参考文献

1. Maxwell, G.P., Gabriel, A., 2014. Non-crossed-linked porcine acellular dermal matrix in revision breast surgery: long-term outcomes and safety with neopectoral pockets. Aesthetic. Surg. J. 34, 551–559.
2. Handel, N., Jensen, J., Black, Q., et al., 1995. The fate of breast implants: a critical analysis of complications and outcomes. Plast. Reconstr. Surg. 96, 1521–1530.
3. Handel, N., Cordray, T., Gutierrez, J., et al., 2006. A long-term study of outcomes, complications, and patient satisfaction with breast implants. Plast. Reconstr. Surg. 117, 757–767.

4. Baker, J., Chandler, M., LeVier, R., et al., 1981. Occurrence and activity of myofibroblasts in human capsular tissue surrounding mammary implants. Plast. Reconstr. Surg. 68, 913–914.
5. Burkhardt, B.R., Fried, M., Schnur, P.L., et al., 1981. Capsules, infection, and intraluminal antibiotics. Plast. Reconstr. Surg. 68, 43–49.
6. Pajkos, A., Deva, A.K., Vickery, K., et al., 2003. Detection of subclinical infection in significant breast implant capsules. Plast. Reconstr. Surg. 111, 1605–1611.
7. Adams, W.P., 2009. Capsular Contracture: what is it? What causes it? How can it be prevented and managed? Clin. Plast. Surg. 36, 119–126.
8. Namnoun, J.D., Largent, J., Kaplan, H.M., Oefelein, M.G., Brown, M.H., 2013. Primary breast augmentation clinical trial outcomes stratified by surgical incision, anatomical placement and implant device type. J. Plast. Reconstr. Aesthet. Surg. 66, 1165–1172.
9. Stevens, W.G., Nahabedian, M.Y., Calobrace, M.B., et al., 2013. Risk factor analysis for capsular contracture: a 5-year Sientra study analysis using round, smooth, and textured implants for breast augmentation. Plast. Reconstr. Surg. 132, 1115–1123.
10. Wan, D.W., Rohrich, R.J., 2016. Revisiting the management of capsular contracture in breast augmentation: a systematic review. Plast. Reconstr. Surg. 137, 826–841.
11. Maxwell, G.P., Gabriel, A., 2014. Acellular dermal matrix for reoperative breast augmentation. Plast. Reconstr. Surg. 134, 932–938.
12. Spears, S.L., Baker Jr., J.L., 1995. Classification of capsular contracture after prosthetic breast reconstruction. Plast. Reconstr. Surg. 96, 1119–1123.
13. Swanson, E., 2016. Open capsulotomy: an effective but overlooked treatment for capsular contracture after breast augmentation. Plast. Reconstr. Surg. Glob. Open. 4 (10), e1096.
14. Hall-Findlay, E.J., 2005. Reduction mammaplasty. In: Nahai, F. (Ed.), The Art of Aesthetic Surgery: Principles and Techniques. Quality Medical Publishing, Inc, St. Louis, Missouri, pp. 1952–2043.
15. Calobrace, M.B., 2015. Teaching breast augmentation. Clin. Plastic. Surg. 42 (4), 493–504.
16. Del Vecchio, D.A., 2012. "SIEF"-simultaneous implant exchange with fat: a new option in revision breast implant surgery. Plast. Reconstr. Surg. 130 (6), 1187–1196.
17. Deva, A.K., Adams, W.P., Vickery, K., 2013. The role of bacterial biofilms in device-associated infections. Plast. Reconstr. Surg. 132, 1319–1328.

第 12 章

隆乳术后修复——后包膜瓣技术

Bradley P. Bengtson

引言

前瞻性 Meta 分析(PMA)结果显示,乳房假体术后并发症和修复的发生率高达 30%(图 12.1),可以看出并发症一直是困扰乳房假体手术的难题。大多数研究显示,严重并发症或修复术后,并发症发生率会超过 45%[1-3]。作者曾发表过一些文章,试图建立标准化术语以便将这些并发症和畸形进行分类,主要涉及客观术语和主观术语,例如:"bottoming out"[2-9]的解释,最好用"向内和向外移位"来代替[4-9]。

采取可靠的策略来制订治疗这些并发症的方法,可以避免反复进行修复手术。之前的很多技术并不可靠。很多医生都经历过采取包膜缝合术矫正假体移位,最终导致畸形加重的情况(图 12.2)。提倡使用包膜切除、缝合或包膜条状切除,最近的电灼凝固包膜紧缩术也在普及。尽管作者也使用这个最新的技术,但很难定量客观评价其效果,也没有看到这些新技术研究的长期数据[10,11]。

作者在 1992 年发表了详细描述猪模型包膜和包膜瓣组织血管分布等情况的论著,展示了包膜瓣可以单独用于营养皮肤移植[12]。上述结果也证明了包膜能够支持 ADM 或支架的血管化;作者认为在上提的包膜下植入组织或补片,增加了血运的可靠性。包膜

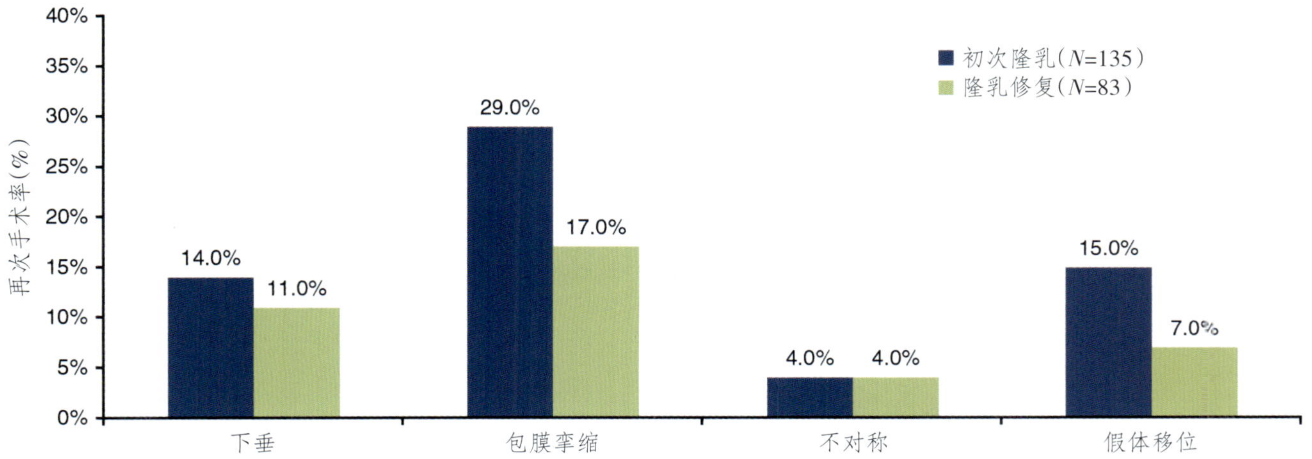

图 12.1 在所有发表的文献中,假体移位是隆乳术排名前两位的严重并发症之一。初次隆乳修复率高达 30%,再次修复发生率超过 45%。(Reproduced from Bengtson, B., Van Natta, B, Murphy, D, 2007. Style 410 highly cohesive silicone breast implant core study results at 3 years: Silicone Breast Implants Outcomes and Safety. Plast. Reconst. Surg. 120, 40S–48S.2)

用于乳房修复术已有几十年了，最早的文献是 Silve 和 Snyder 分别于 1971 年和 1975 年撰写的，描述了后侧包膜的使用。作者改良了后侧包膜的使用方法，即 Parsa 等最近发表的文章[13]，应用后侧包膜修复连乳畸形。作者在过去 20 年中，一直坚持此法教学并在国内外会议上介绍该技术，作者鼓励 Bioskills 实验室的同事们也尝试使用这个技术，不过，关于使用包膜的文章一直很少[14]。

绝大多数医生觉得后包膜瓣技术很难，作者在过去 20 年做了 500 例以上，均无完全复发，这项技术快速、可靠、出血量极少、可重复及易于传授。本章将详细描述一种大多数医生没认识到的使用后包膜瓣技术的新方法，作者会展示特定的技术及这种技术的适应证。

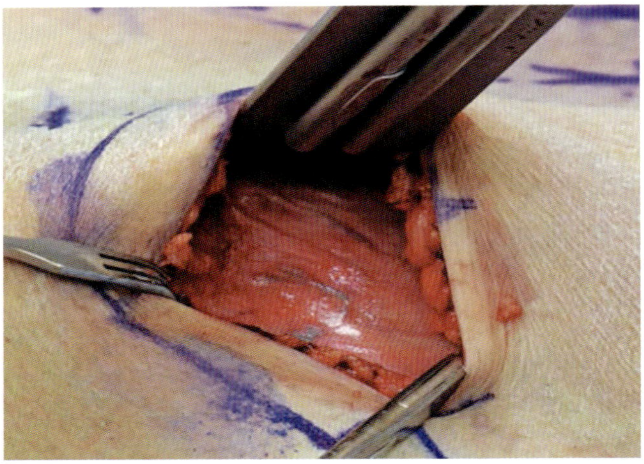

图 12.2　图片显示包膜埋线紧缩术后再次发生包膜挛缩和假体移位。作者认为单独使用包膜紧缩术修复假体移位长期效果不确切，尤其是多次复发移位的情况。

适应证和禁忌证

作者在持续改进假体移位修复手术的流程。总的原则是剥离出与假体尺寸尽可能紧密贴合的一个新的腔隙，并使假体居中。如果假体向下、向外、太高或太低，都会使乳头移位。因此，假体位置居中是最重要的原则。另外，修复手术的患者常要求可预测并能解决问题的治疗方案。对于复发性包膜挛缩患者，作者采用包膜全切和脱细胞真皮延伸胸肌的方法，成功治疗 350 例以上，无 1 例复发。作者一直致力于开发手术流程并持续改进，如下所示：

- 对于移位宽度<1cm 的患者，采用内侧、外侧或两侧电灼热凝固治疗。
- 对于移位宽度为 1~2cm 的特大间隙，采用无加固的后包膜瓣技术。
- 对于乳房体积/假体联合体积较大、既往有过明显的减重或>2cm 的移位宽度，采用有加固的后包膜瓣技术治疗。

后包膜瓣技术不适合无包膜或包膜极少，或者包膜过于陈旧或钙化的患者。后者常存在包膜挛缩而不是移位。内侧包膜非常薄尤其包膜位于第 4 肋以下时，可以将其与肋间筋膜一起提起作为组织支架，或者使用 ADM。根据作者的经验，包膜在第 4 肋上方时，内侧的后包膜是足够的。对于超薄包膜可以使用支架支撑。

术前评估

后包膜瓣技术主要用于假体移位。包括向外移位及向内移位，甚至向下移位。图 12.3 和图 12.4 分别展

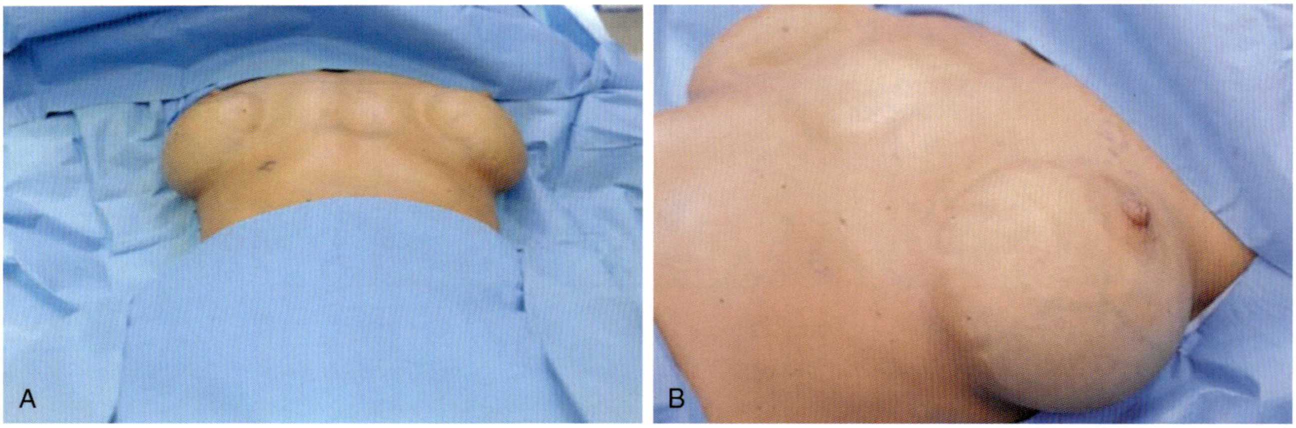

图 12.3　(A,B)无内镜辅助的腋下入路盐水假体隆乳且胸壁外倾时，特别容易出现假体外移。

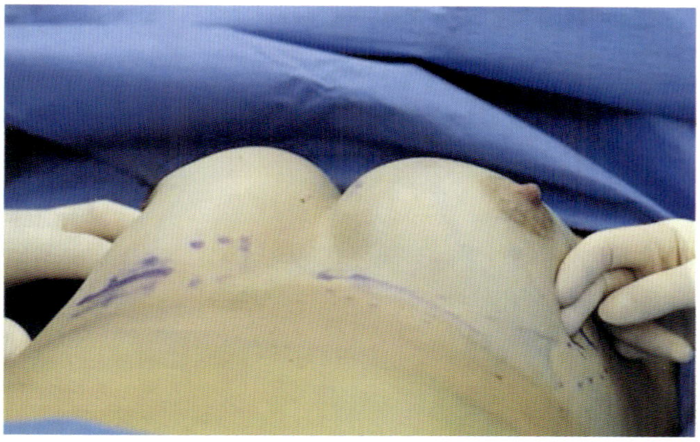

图 12.4 假体内移最常由医源性导致，过度剥离胸骨部胸大肌附着纤维常导致假体向内移位。该类移位是最不常见的并发症，修复手术最具挑战性，很难一次成功。

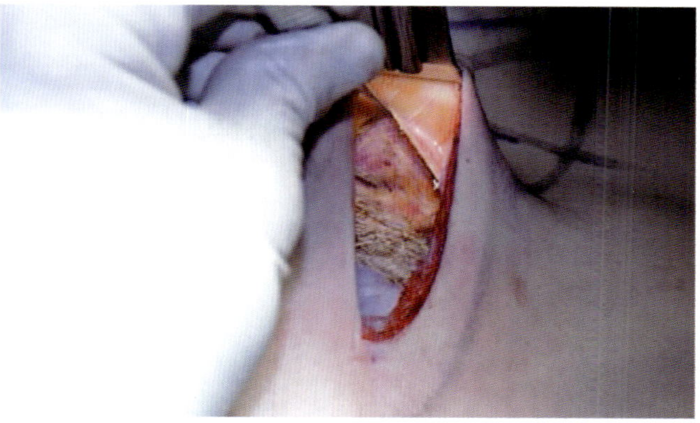

图 12.5 提起后包膜瓣后向上转动固定于前表面，可以增加覆盖假体表面的软组织厚度，而经典的胸大肌下分离新腔隙修复术会使表面组织变薄。

示了实施这种修复技术的假体向外和向内移位。仰卧位是观察和诊断这两类并发症最好的体位。

尽管在诊室做仰卧位检查不方便，但这也是必需的。当患者处于仰卧位时才能发现这种畸形，而且必须在术前就诊断明确。因为无内镜辅助可能会导致外侧腔隙过度剥离，假体外侧移位最常发生在无内镜辅助腋下入路的盐水假体隆乳中。另外，外倾的胸壁也会加重这种畸形。让患者运动也能显示此种畸形。如前所述，对于移位宽度>1cm 的患者，作者会采用后包膜技术治疗。对于宽度>3cm 的患者，采用 ADM 或支架进行加强修复。

手术方法

手术相关解剖结构

对于包膜挛缩患者，包膜就是“敌人”，修复时应尽量去除。对于假体移位患者，包膜是“朋友”，可以作为修复手术中的重要部分。包膜组织是机体对假体的天然反应，受假体表面、假体年限、假体老化及患者个体因素的影响，包膜厚度和强度各有不同。与胸大肌下剥离新腔隙修复技术一样，后包膜瓣技术的包膜修复也可以非常牢固。假体移位后常常造成乳腺和软组织明显变薄，包膜经常直接位于真皮深面。如果采用剥离新胸大肌下腔隙会使组织进一步变薄，这种情况就不适合新的胸大肌下腔隙术式，而更加适合采用后包膜技术。将后包膜瓣旋转向上缝于前方皮瓣的深部表面，可以成倍地增加前部组织的厚度（图 12.5）。

与新的胸大肌下腔隙技术（包膜与肌肉之间剥离腔隙，然后折叠缝合封闭包膜腔）相似，后包膜瓣技术制作的腔隙边缘也非常牢固。修复内侧移位或连乳畸形时，上翻附着于第 5 肋和第 6 肋很薄的包膜是非常困难的，但作者仍然可以上翻 80%的包膜瓣，即使包膜在内侧附着于肋骨，也可以在肋间隙中上翻包膜和肋间筋膜作为支撑。如果包膜位于第 4 肋之上或外侧，上翻后包膜就会很容易（见下述操作流程）。修复假体外移时，很容易操作上翻包膜且不易出血，可以连同胸小肌或前锯肌筋膜一起剥离。标记出剥离范围的内外侧边界，不能超过标志线以避免畸形复发。下面章节重点描述包膜瓣上翻手术规划。

包膜瓣上翻和瓣内嵌技术的术前标记和手术进程

设计 7~8cm IMF 切口，以暴露包膜瓣上翻并进行瓣内嵌手术。取出假体检查腔隙，根据新假体宽度，用手指外压软组织测试新腔隙大概位置和范围，并在腔隙内外侧做好标记。内外侧边界距中线均为 5~6cm，边界线向外延伸至腋窝，向内延伸至胸骨切迹，形成类似“曲棍球棍”的形状。使用 Bovine 电刀切割包膜，然后使用凝固模式进行剥离，从下开始上翻后包膜瓣。剥离过程迅速且出血不多，后包膜瓣上翻至边界标志线，过度剥离会再次形成畸形，所以，注意不要超过新腔隙的标志线。外侧移位腔隙内侧包膜经常绷紧，反之亦然。可以在新腔隙移位对侧做包膜切开术松解包膜，调整假体居于新腔隙中心位置。最后，选择使用 2-0 或 3-0 PDS 缝线将后包膜瓣缝合在前包膜上。也可以用 Vicryl 缝线缝合。对于明显移位畸形(>2cm),可以用补片或 ADM 加固,具体是用 PDS 缝线将补片缝合至后包膜瓣边缘,补片在后包膜瓣深面包绕到中线,与后包膜切开边缘缝合固定。这样就增加了前方软组织的厚度,同时也构建了用于后期脂肪移植的腔隙。进一步止血和抗生素/抗菌液冲洗后,植入新假体。用 2-0 PDS 缝线缝合乳腺深筋膜,2-0 Vicryl 缝线连续缝合深层组织并进行常规的缝皮操作。假体内移修复后包膜瓣设计和上翻操作流程展示在图 12.6 中,假体外移的修复流程展示在图 12.7 中。

采用后包膜瓣技术修复假体内侧移位的操作顺序如图 12.6 所示。通过原下皱襞手术瘢痕做一 8cm 长切口。距离设计新腔隙内侧缘 4~5cm 处画一条垂直线,开始向内侧剥离后包膜,用 Bovine 电刀向上端剥离出"曲棍球棍"形状的后包膜瓣。后包膜瓣上翻到新腔隙内侧边界,小心操作不要过度剥离。然后用 2-0 或 3-0 Vicryl 或 PDS 缝线将后包膜瓣缝合至前包膜瓣表面。如果同时使用补片或 ADM,可以将补片缝合到上翻后包膜瓣边缘,然后,将补片在后包膜瓣深面与上面的前包膜一起固定。

后包膜瓣上翻技术矫正外侧移位相对比较容易且快速,并且可以连同胸小肌筋膜和前锯肌筋膜以增加厚度和强度(取决于局部解剖结构)。治疗外侧移位的设计方式与内侧移位相似。通过手法挤压观察外侧腔隙后,在后包膜上进行标记。根据新假体宽度判断内侧包膜是进行"扩大"(如果内侧狭窄),还是进行后包膜瓣技术(如果内侧宽大)。然后,在距离设计外侧边界 4~5cm 处切开后包膜,用 Bovine 电刀将后包膜向上剥离,形成沿腋窝方向逐渐变细的"曲棍球棍"形状的包膜瓣。用 2-0 或 3-0 PDS 或 Vicryl 缝线将后包膜缝合到前包膜上。小心防止过度剥离超过新外侧腔隙边界。也可以使用连续倒刺缝合,将支架或 ADM 补片内嵌修复的后包膜瓣内侧以增加强度和厚度,尤其当包膜很薄时 ADM 补片更加重要。

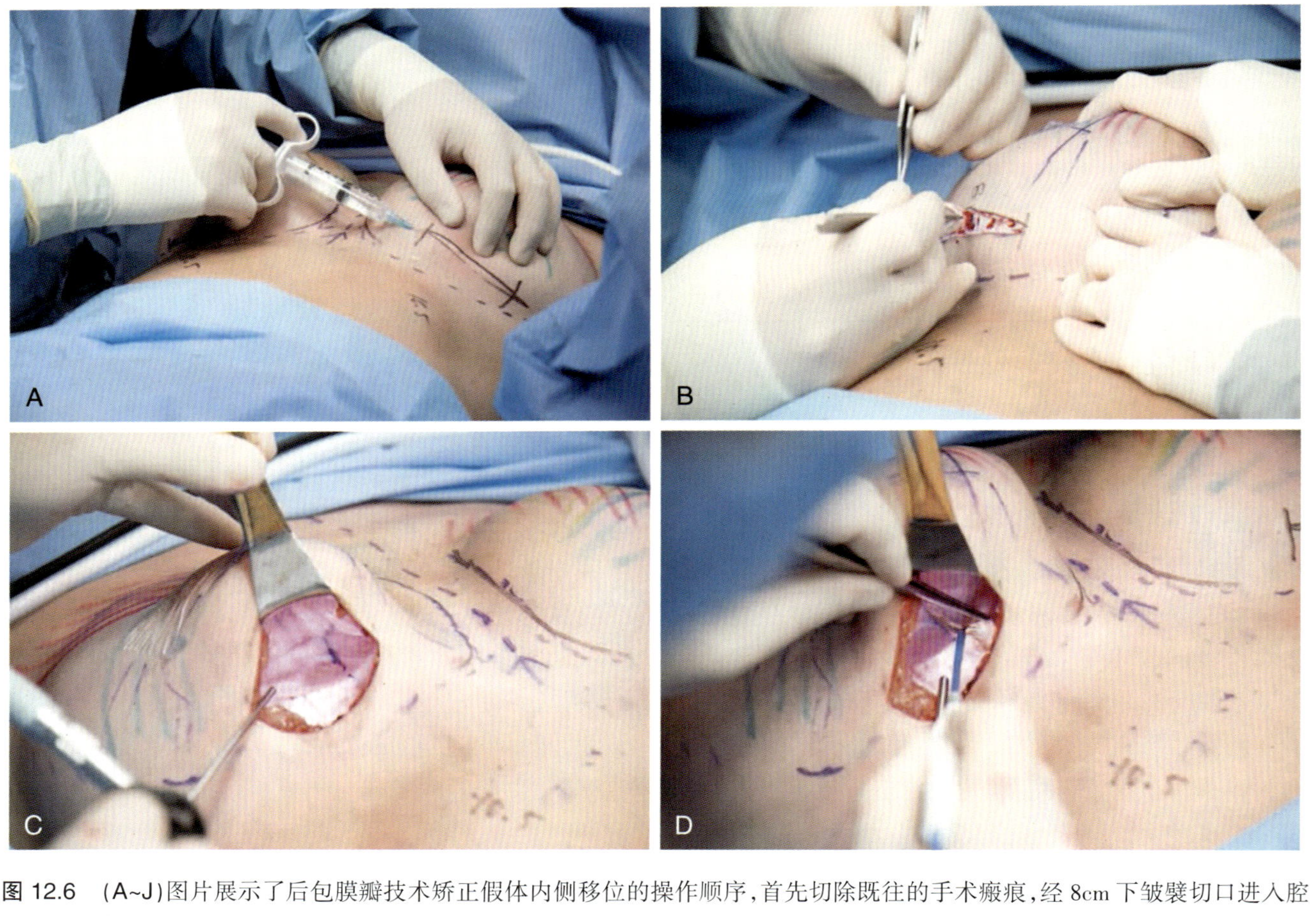

图 12.6 (A~J)图片展示了后包膜瓣技术矫正假体内侧移位的操作顺序,首先切除既往的手术瘢痕,经 8cm 下皱襞切口进入腔隙。在设计新腔隙内侧边界外 4~5cm 处(乳头中心)切开后包膜,用 Bovine 电刀向上剥离,形成类似"曲棍球棍"形状的后包膜瓣。小心操作不要超过新腔隙内侧边界。然后用 2-0 或 3-0 Vicryl 或 PDS 缝线将后包膜瓣缝合至前包膜表面。如果使用支架或 ADM 补片,可以将其缝合至胸壁的后包膜切开边缘,然后包绕在上翻包膜瓣上,并缝合至前包膜上。(待续)

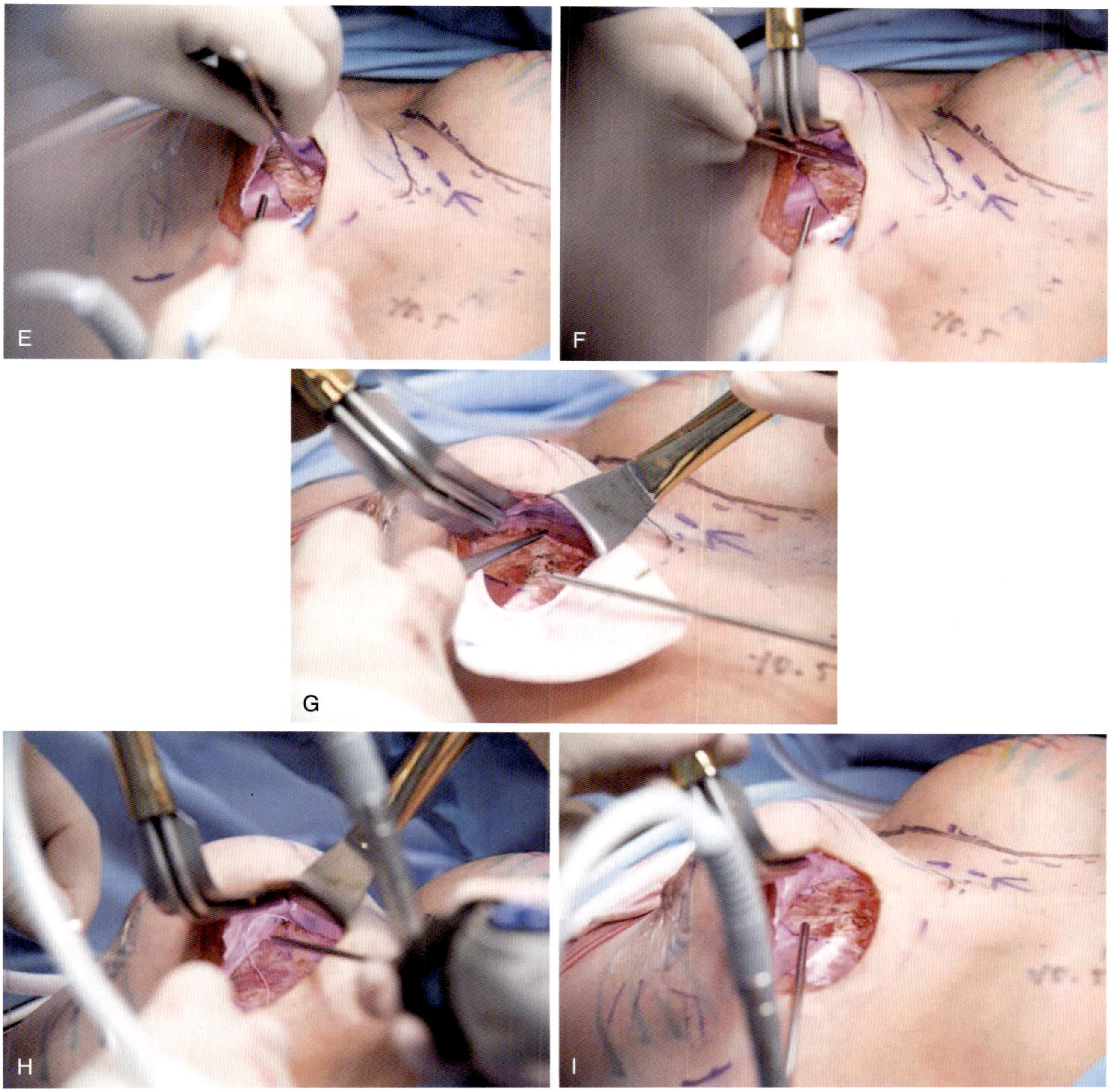

图 12.6(续)(待续)

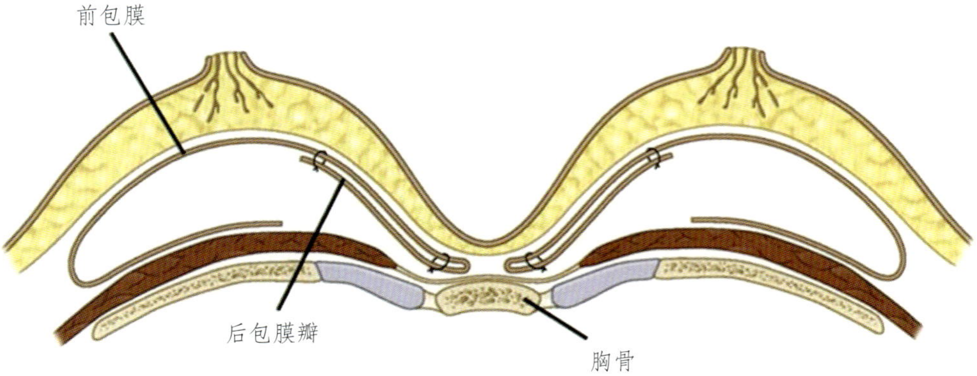

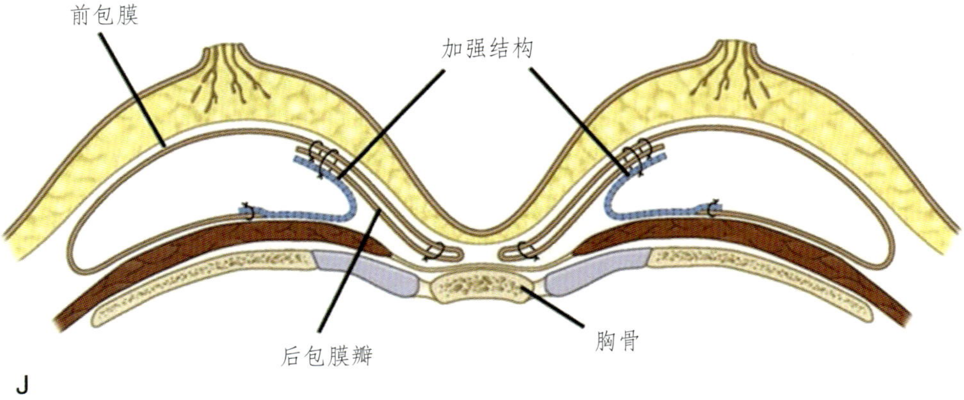

图 12.6(续)

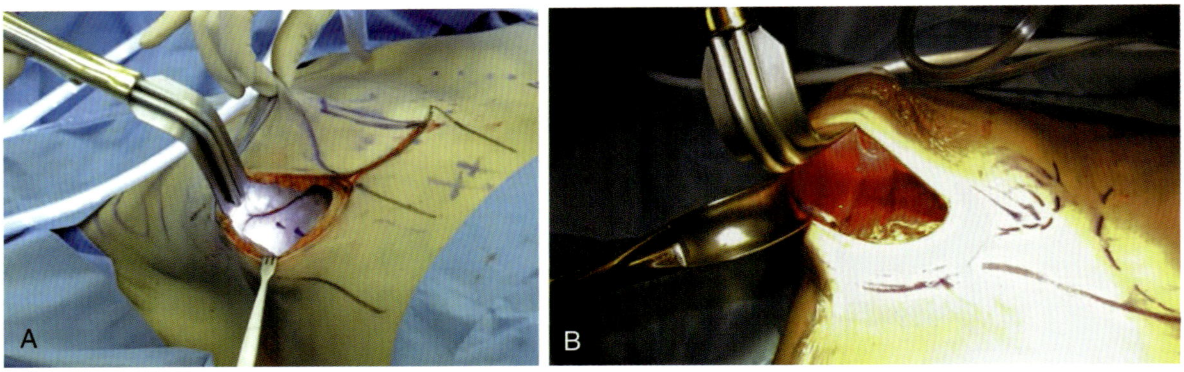

图 12.7 (A~E)使用后包膜瓣上翻技术矫正外侧移位相对比较容易且快速,并且可以连同胸小肌筋膜和前锯肌筋膜以增加厚度和强度(取决于局部解剖结构)。治疗外侧移位的设计方式与内侧移位相似。通过手法挤压观察外侧腔隙后,在后包膜上进行标记。根据新假体宽度判断内侧包膜是进行"扩大"(如果内侧狭窄),还是进行后包膜瓣技术(如果内侧宽大)。然后,在距离设计外侧边界 4~5cm 处切开后包膜,用 Bovine 电刀将后包膜向上剥离,形成沿腋窝方向逐渐变细的"曲棍球棍"形状的包膜瓣。用 2-0 或 3-0 PDS 或 Vicryl 缝线将后包膜缝合到前包膜上。小心防止过度剥离超过新外侧腔隙边界。也可以用连续倒刺缝合,将支架或 ADM 补片内嵌修复的后包膜瓣内侧以增加强度和厚度,尤其当包膜很薄时 ADM 补片更加重要。(待续)

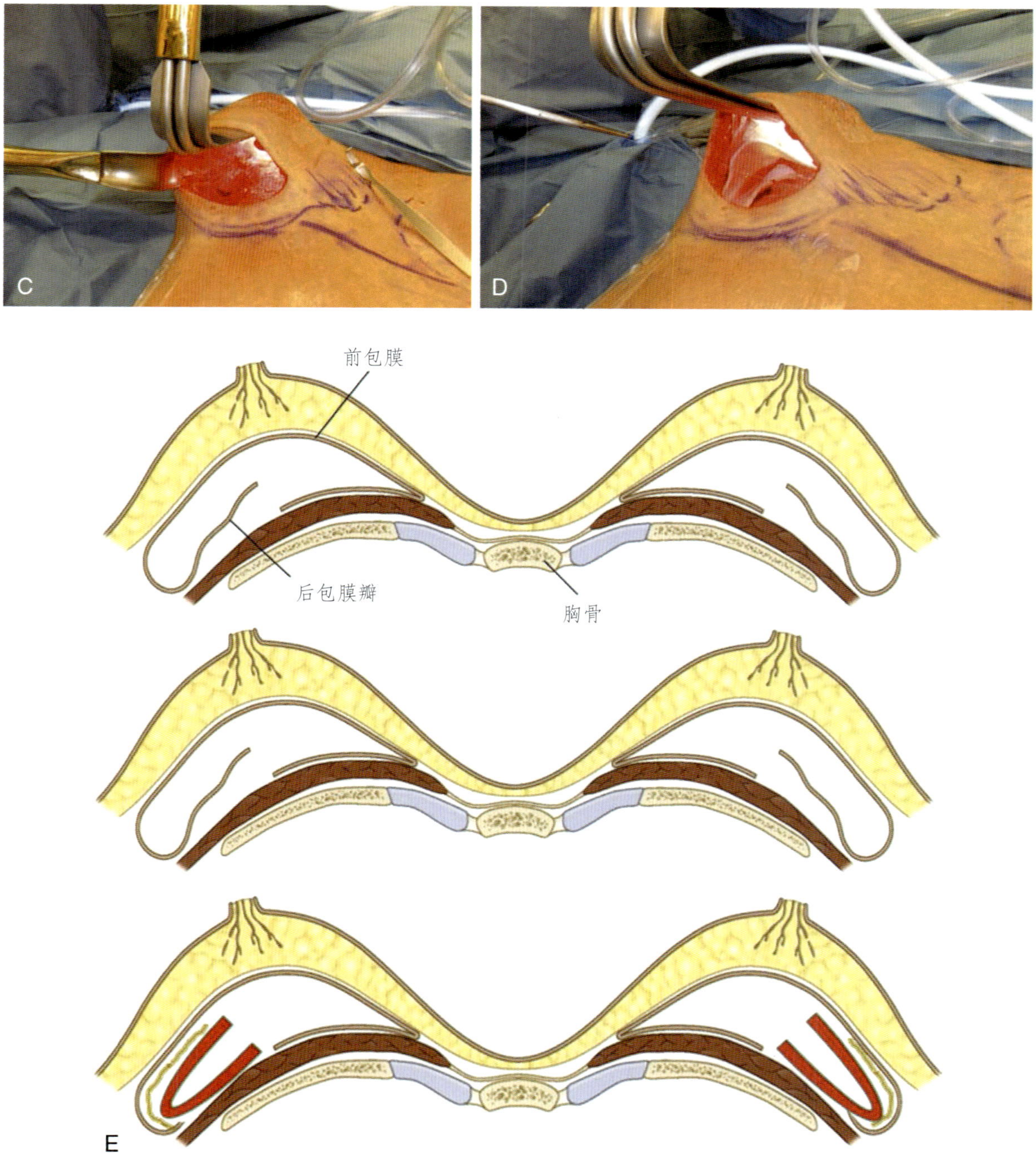

图 12.7(续)

病例分析

病例 12.1

29岁女性，出现连乳畸形。(A)既往修复过1次，失败并加重了右侧假体上移，无明显包膜挛缩。(B)采取内侧后包膜瓣技术，新腔隙内侧边界距胸骨中线1.5cm，乳间距为3cm，尽量避免矫正不足。经过考虑仍然采用既往乳房上过高的切口瘢痕，而没有在下皱襞建立新切口。该患者使用了GalaFLEX进行后包膜瓣技术修复，有助于进一步加强稳固性，而没有采用ADM或其他补片。因为手术目的是“修复”，无论采取什么方法，只需确保效果可靠。作者也会采用Strattice(Allergan，美国，新泽西州，麦迪逊)或ADM补片联合包膜切除术来矫正复发性包膜挛缩。随着时间推移，当假体位置下降到新的IMF水平后，在下极覆盖的GalaFLEX也可以起到加固皱襞的作用。修复手术需要时间，防止修复一种并发症时导致出现另外一种并发症。术后(C~D)和术后1年(E~F)的照片。

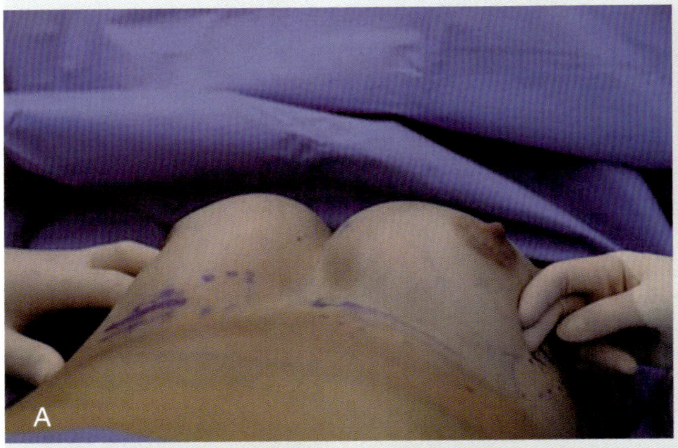
A

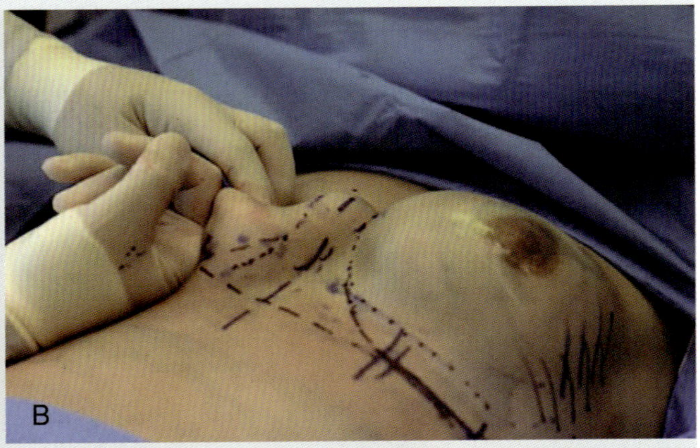
B

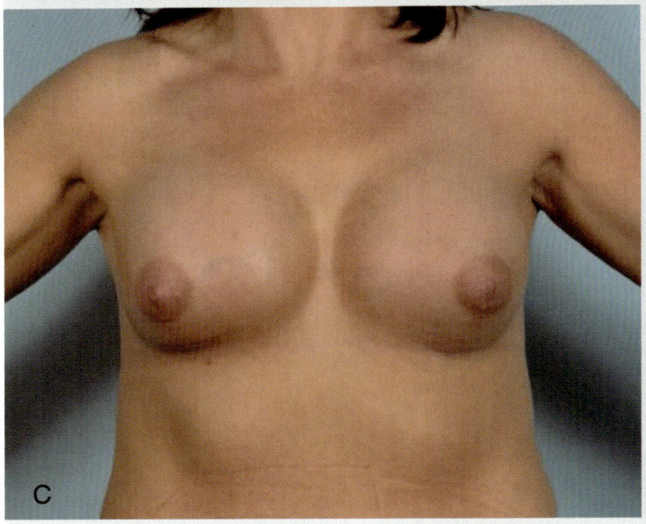
C

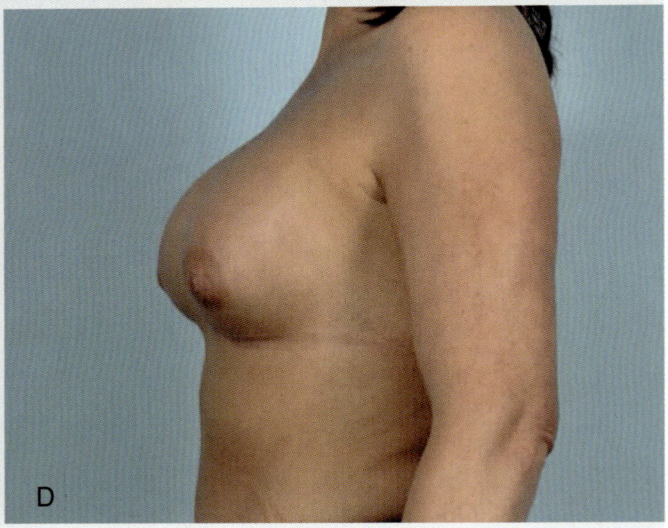
D

（待续）

病例 12.1(续)

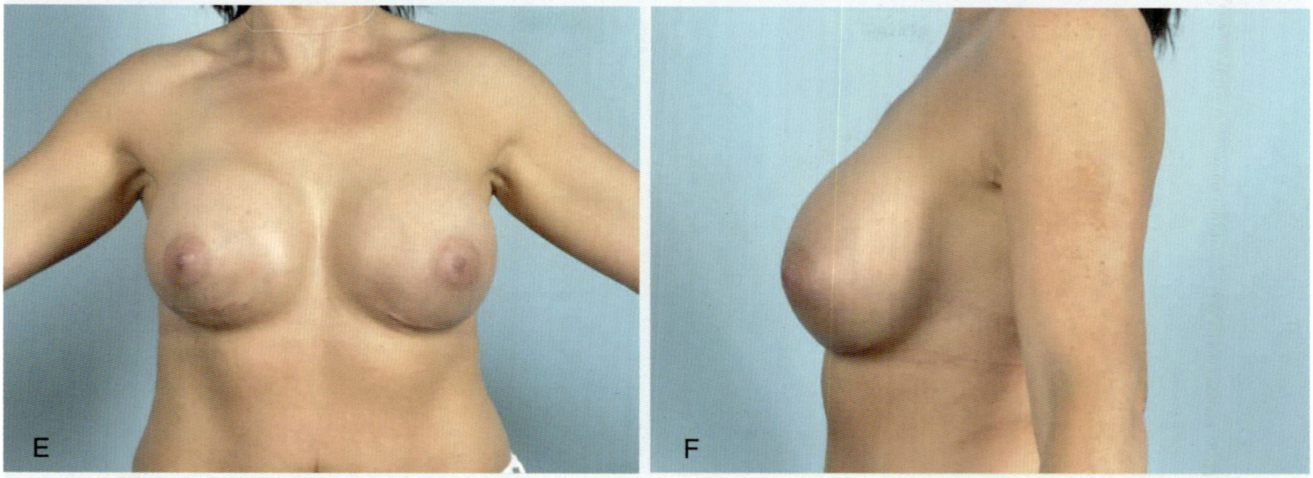

病例 12.2

尝试一种新技术应该从最佳适应证开始,后包膜瓣技术最适合修复假体外移。该技术层次清晰、剥离快速、血量很少,可以连同胸小肌筋膜和(或)前锯肌筋膜一同剥离。(A,B)该患者有明显假体外移,取仰卧位可完全显露。很多可见假体内侧缘已经外移至乳晕内侧缘。(C,D)术前站立照片。(E,F)术后 18 个月时站立照片。视频看到外侧移位矫正证实了术后效果。作者已经开始使用补片如 Galaflex 协助假体移位修复手术,也将 ADM 用于包膜挛缩的修复。

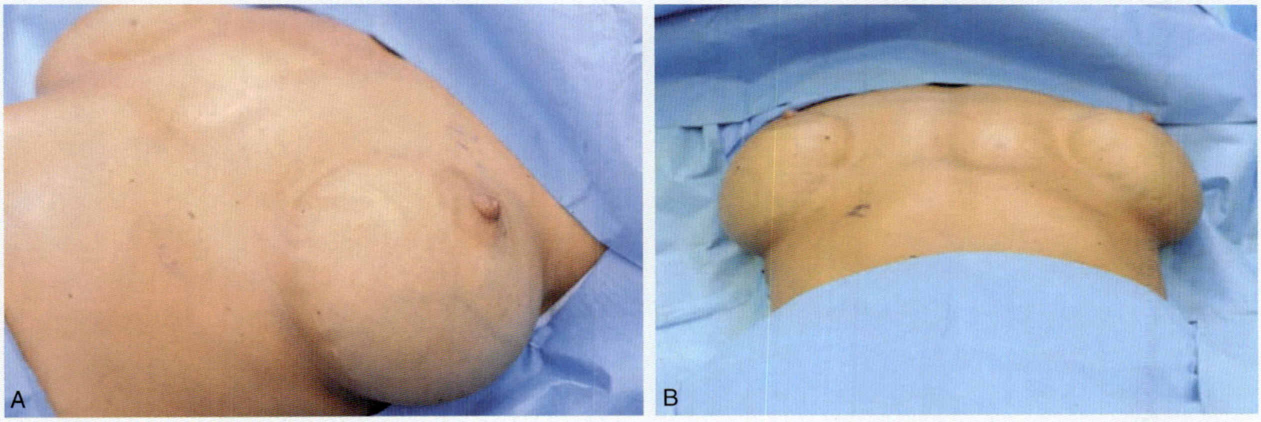

(待续)

病例 12.2(续)

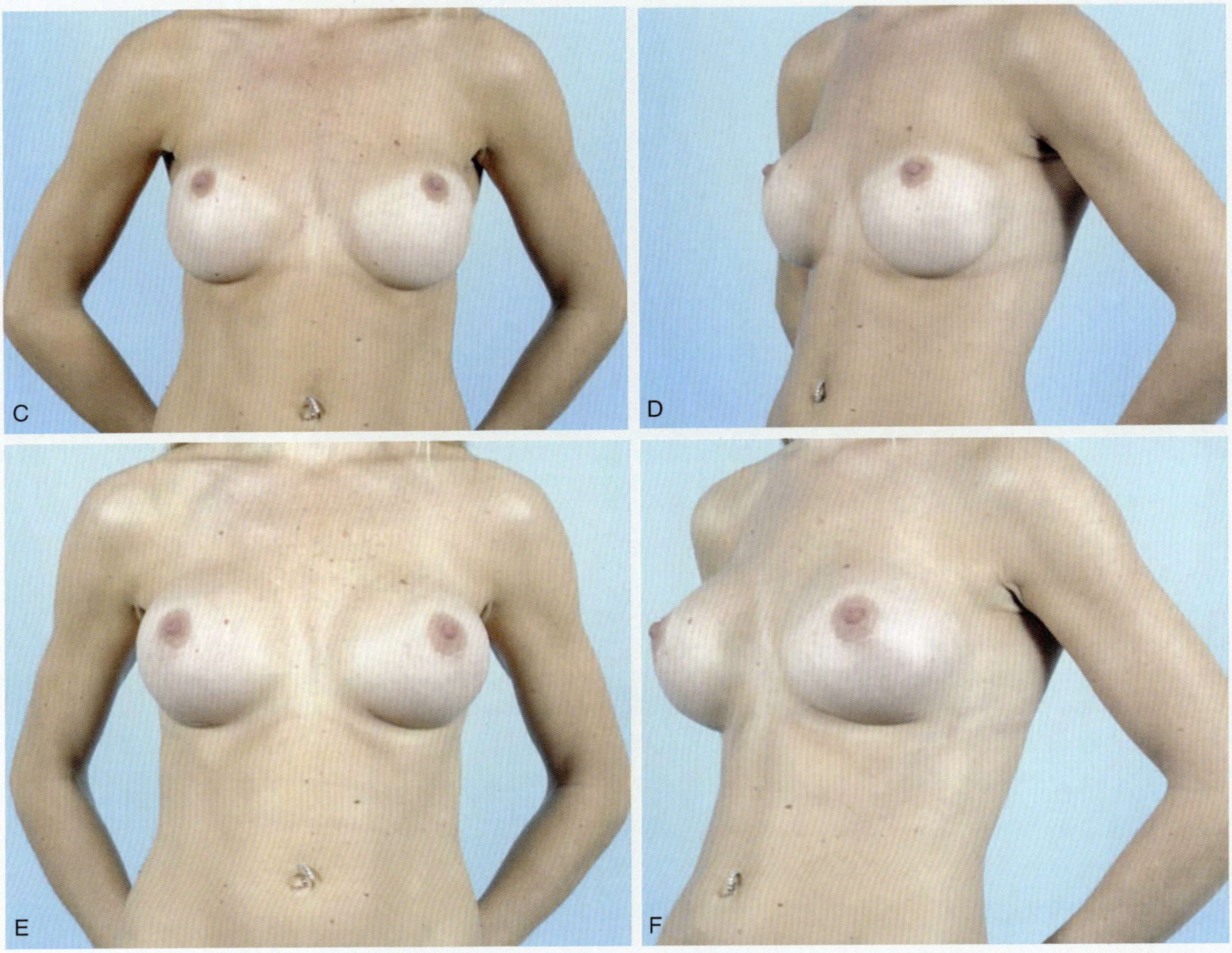

术后护理

术后佩戴优质加压胸罩(加压胸衣),指导患者进行活动和伤口护理。术后 4~6 周内禁止进行高冲击力的有氧运动或刺激胸肌的运动。通常不使用引流管,除非出现超过正常量的出血或渗出。后包膜瓣技术很少出血。如果使用 ADM 需要考虑使用引流管。

并发症处理和二次手术

作者已经做了 500 例以上的后包膜瓣技术修复手术,很少出并发症。其中,两例患者同时做了 IMF 修复和外侧移位或内侧移位修复,使用 ADM 时术后出现血清肿,ADM 未愈合,最后只能拆除 ADM。作者还未发现后包膜瓣技术联合支架的病例发生典型的感染、术后腔隙不愈合、血清肿或假体排斥。一般来说,假体移位修复术后很难判断移位复发的情况;作者对后期出现明显复发和畸形进行修复时,也没有再次采用后包膜瓣技术或联合补片技术。

技术重点

后包膜瓣技术修复内侧移位(连乳畸形修复)

连乳畸形或假体内侧移位通常具有三联表现,包括内侧移位、内侧组织明显萎缩、变薄及内侧皱襞移位。作者认为连乳畸形很少见,在后包膜瓣技术之前,一次完成这种畸形的修复极其困难。

虽然包膜浅层剥离的新胸大肌下腔隙技术也是有用的，但对于伴有明显组织变薄的假体内外侧移位来说，包膜与真皮粘连紧密、剥离困难，如果尝试剥离新胸大肌下腔隙会使组织变得更薄。在上述情况下，采用后包膜瓣技术是最理想的方案。外侧后包膜瓣技术简单、出血少，可以迅速完成。内侧后包膜瓣技术，虽然从肋骨上剥离包膜有些技术难度；但是，作者认为80%以上仍然可操作。另外 20%可以将肋骨间筋膜与包膜一起剥离。第 4 肋骨以上的包膜容易剥离，包膜的下方可以使用补片或 ADM 加固。使用后包膜瓣可以增厚变薄的组织，实际上会使软组织厚度翻倍，再加上 ADM 或补片就会使组织进一步增厚。另外，后期还可以在包膜这个"圆面饼"腔隙内进行脂肪移植。

图 12.8 展示了后包膜瓣上翻的操作流程。典型的假体内侧移导致乳头向外侧移位（图 12.8A，B）。最安全的手术路径为 IMF 的 8cm 长小切口（图 12.8 C~M）。取出假体后，可见明显的组织变薄。并观察到内侧缺损的范围。作者设计新腔隙内侧边界位于胸骨中线外侧 1.5cm 处，形成 3cm 宽的乳间距（假体植入后牵拉组织显得乳间距变窄）。在原腔隙内标记新腔隙内侧边界，剥离时不能超越此线以避免再次引起畸形。在距离新腔隙内侧边界 4~5cm（乳头中心）处垂直切开后包膜，用 Bovine 电刀向上剥离至约第 3 肋骨水平，向内形成"曲棍球棍"形状的包膜瓣。然后上翻包膜瓣（图 12.8 F~H），一直到新腔隙内侧边界为止。有时在低位肋骨处剥离包膜瓣很困难，如需要可以连同肋间隙筋膜一起剥离，最后，可以使用 ADM 或补片在内侧支撑包膜瓣。而在第 4 肋骨上方剥离上翻包膜瓣很容易，因为此处包膜与肋骨粘连不紧密。

包膜上翻完成后，把后包膜切缘缝合到前包膜的下方以增加厚度，也可以使下方的 ADM 或补片更容易血管化。作者已经证明，包膜血供可以支持皮肤移植，在包膜血管化表面植入补片效果会更好。ADM 或补片进一步增加了软组织的厚度，可以减轻术后假体的显露（图 12.8 I，J）。

在作者的患者中有 25%既往做过修复术，很多是做过 3 次以上的患者。对于这种情况，几乎每个患者都使用补片或 ADM 修复来增加手术的成功率。虽然后包膜瓣技术与新胸大肌下腔隙技术的牢固程度相似，但是作者不想仅仅依靠患者自身的组织，而是依靠另外的力量来增强加固程度。

图 12.8 L~N 展示了对侧的上翻和缝合。图片展示后包膜瓣和支架的动画效果（图 12.9）。

过去 20 年，作者采用后包膜瓣技术修复了超过 300 例假体移位患者，其中超过 75 例是内侧移位，修复术后没有明显的复发。对于移位情况，作者更倾向使用补片，例如，GalaFLEX，而不使用 ADM。因为 GalaFLEX 更加牢固，而 ADM 远期容易出现延伸。对于包膜挛缩，作者倾向使用猪源的 ADM。

结论

扩张器初次隆乳、隆乳联合乳房固定术及乳房再造术后，出现并发症是很常见的。既往做过修复手术出现并发症，以及再次修复出现并发症会更常见。出现并发症尤其是既往修复失败的患者，如果想完全纠正就需要增加支持材料的费用，不想增加花费而放弃使用补片或 ADM 材料，如果再次出现并发症或畸形，需要的花费会更多。尽管有很多医生觉得后包膜瓣技术很难，其实这种技术十分简单、可靠且效果持久，尤其加上补片更是如此，该技术可以创造良好、稳固的长期效果。因为该技术增加前方软组织使其变厚，并且制造了一个用于后期脂肪移植的潜在腔隙。作者建议各位医生如果遇到复杂的假体内侧或外侧移位的患者，可以尝试使用这项技术。

手术成功要点

- 假体乳房美容和再造手术后，出现假体移位是最常见并发症之一。
- 对于修复手术，单纯的标准包膜紧缩术和包膜切除术效果并不确切。
- 制造新胸大肌下腔隙技术效果牢固且持久；但是经常会遇到软组织覆盖较薄（通常包膜紧贴真皮），这个术式会进一步减少假体前的软组织覆盖。
- 后包膜瓣技术效果同样牢固、确切、容易操作且具有其他优点（增加假体前方软组织厚度，对修复手术非常有益）。
- 后期可以在包膜的"圆形饼"腔隙中进行脂肪移植。
- 后包膜深层创面新鲜、粗糙且血运丰富，有利于 ADM 或补片成活。
- 后包膜瓣技术应用于假体移位修复已百次以上，未见明显复发，此手术简单易学，可快速完成，不会增加其他并发症。

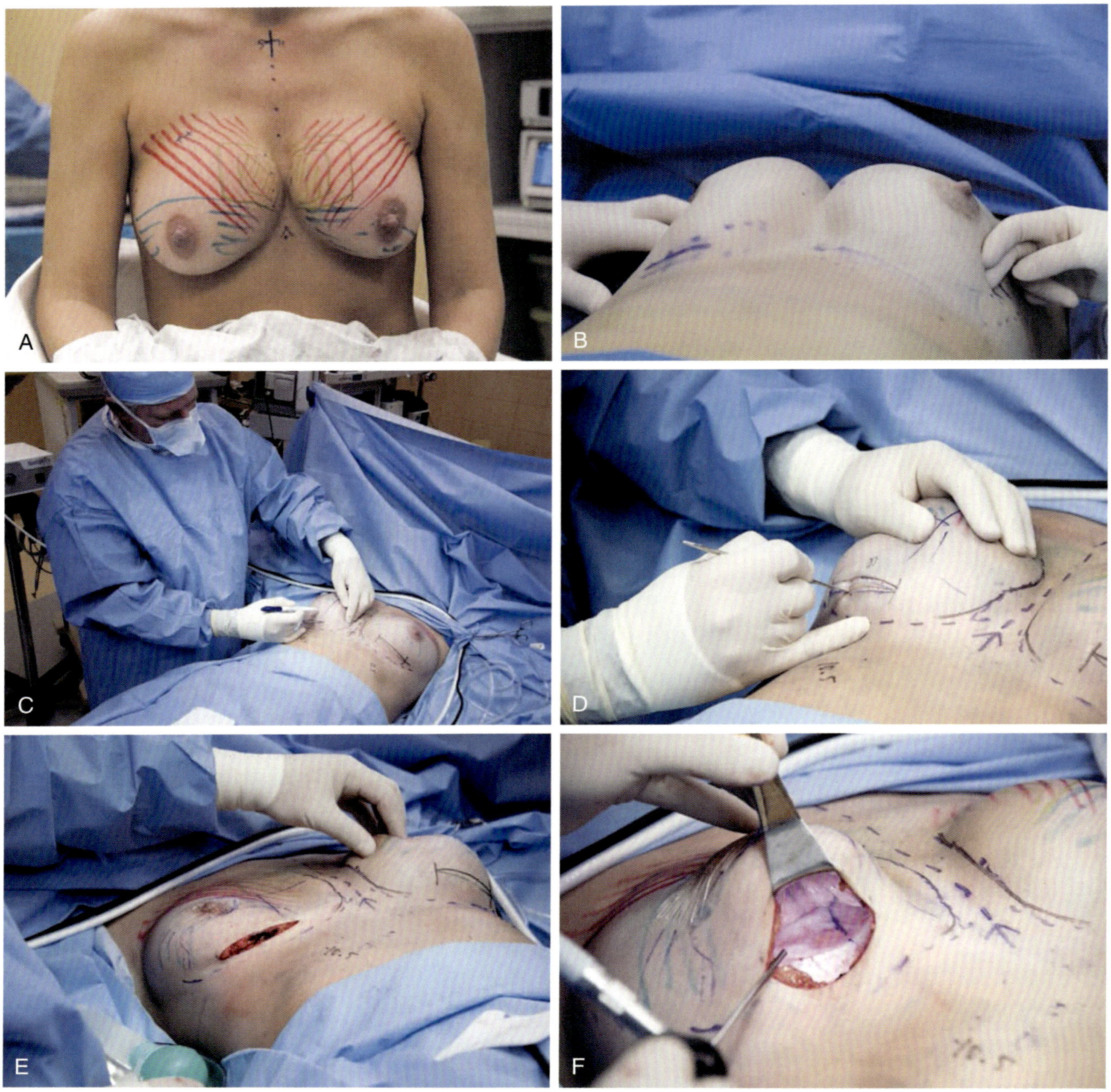

图 12.8　(A~M)图片展示了后包膜瓣上翻的操作流程。典型的假体内侧移位导致乳头向外侧移位。(C)在 IMF 上形成最小切口(8cm)。(D)取出假体后,可见明显的组织变薄。并观察到内侧缺损的范围。(E~M)包膜上翻完成后,将后包膜切缘缝合到前包膜的下方以增加厚度,也可以使下方的 ADM 或补片更容易血管化。作者已证明,包膜血供可以支持皮肤移植,在包膜血管化表面植入补片效果会更好。ADM 或补片进一步增加了软组织的厚度,可以减轻术后假体的显露。对侧上翻和缝合。(待续)

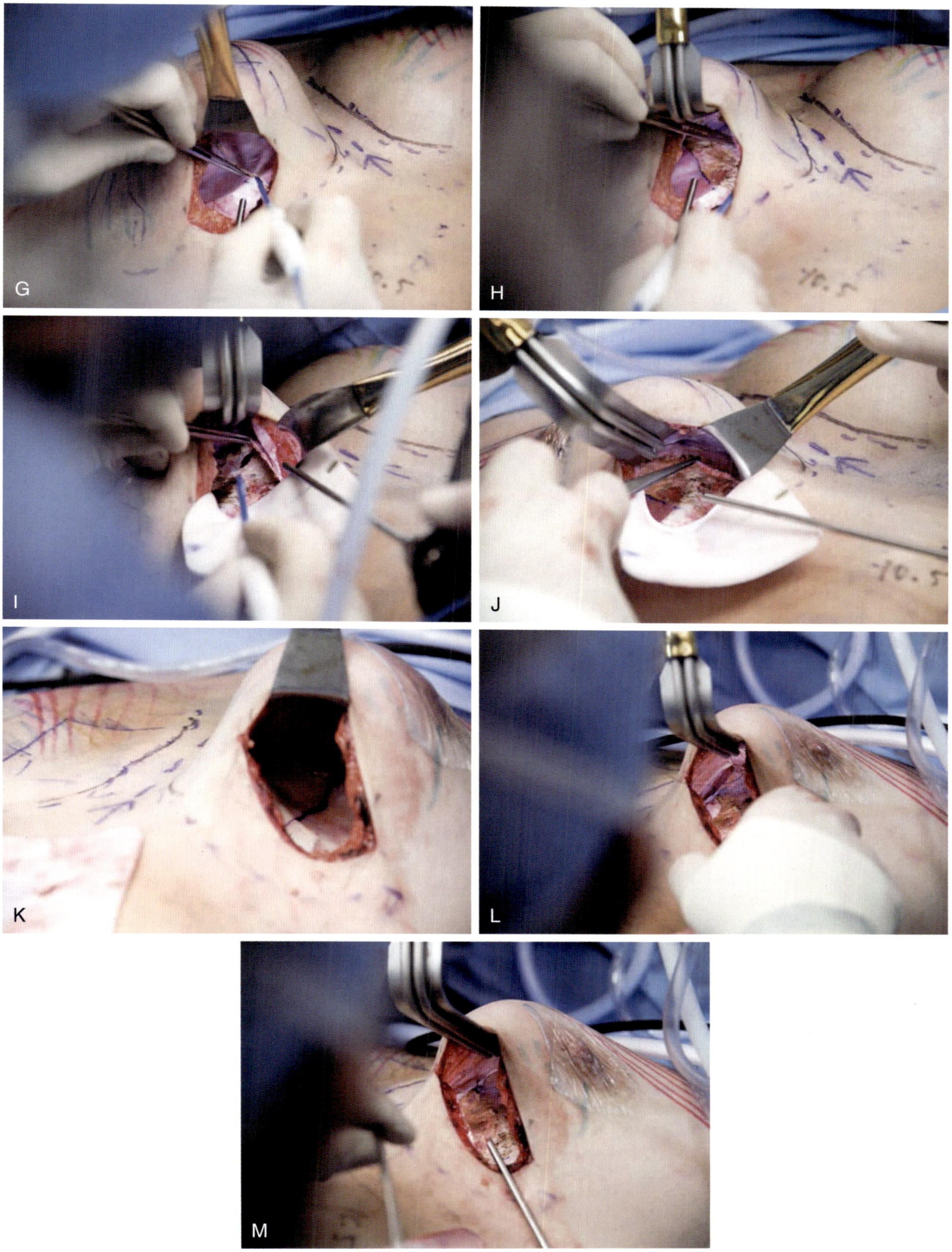

图 12.8(续)

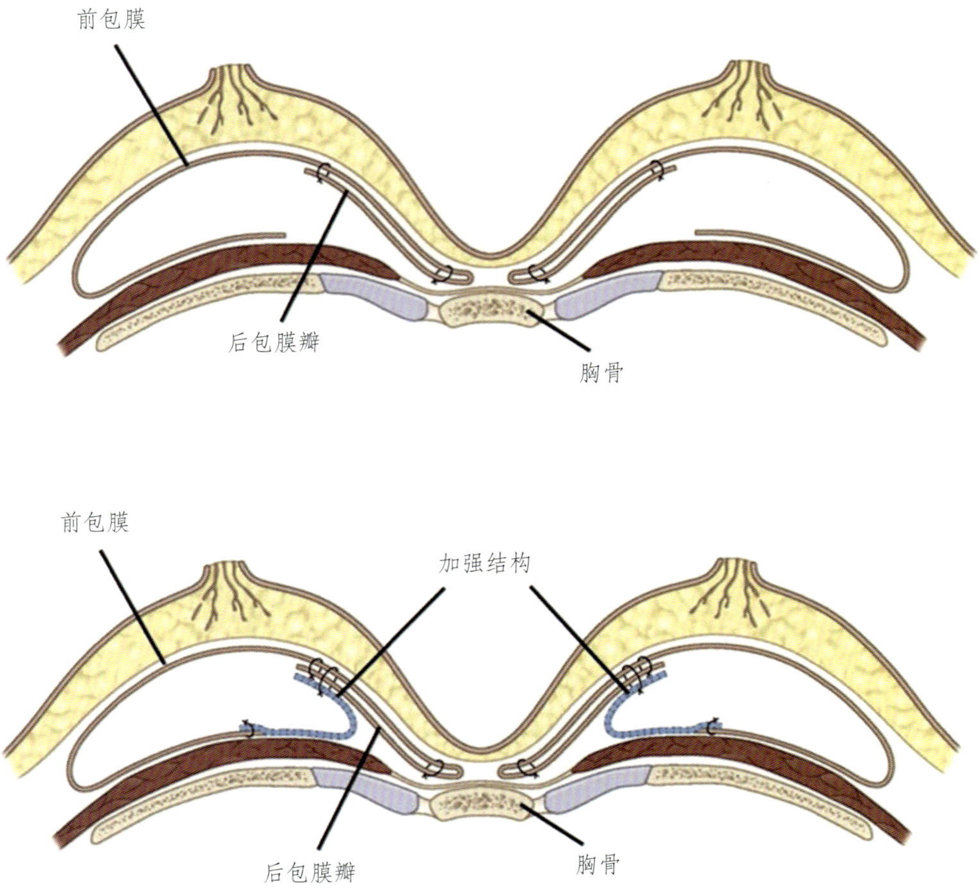

图 12.9 包膜瓣技术图解。

（王谊 杨永胜 洪晋伟 译 汪海滨 陈育哲 校）

参考文献

1. Spear, S., Murphy, D., Slicton, A., 2007. Inamed silicone breast implant core study results at 6 years. Plast. Reconstr. Surg. 120, 8S–16S.
2. Bengtson, B., Van Natta, B., Murphy, D., 2007. Style 410 highly cohesive silicone breast implant core study results at 3 years: silicone breast implants outcomes and safety. Plast. Reconstr. Surg. 120, 40S–48S.
3. Cunningham, B., 2007. The Mentor study on contour profile gel silicone MemoryGel breast implants. Plast. Reconstr. Surg. 120, 33S–39S.
4. Adams, W.P., Bengtson, B.P., Glicksman, C., et al., 2004. Decision and management algorithms to address patient and Food and Drug Administration concerns regarding breast augmentation and implants. Plast. Reconstr. Surg. 114, 1252–1257.
5. Spear, S., 2007. Reoperations or revisions. Plast. Reconstr. Surg. 119, 1943–1944.
6. Bengtson, B., 2008. Standardizing reoperations and revisions reporting. Plast. Reconstr. Surg. 121, 1871–1872.
7. Handel, N., Cordray, T., Gutierrez, Jensen J., 2006. A long-term study of outcomes, complications, and patient satisfaction with breast implants. Plast. Reconstr. Surg. 117, 757–767.
8. Bengtson, B.P., 2009. Complications in breast augmentation: maximizing patient outcomes with some surgical solutions to common problems. In: Bucky, L.P., Mattura, A.A. (Eds.), Aesthetic Breast Surgery: Techniques in Aesthetic Plastic Surgery. Saunders, Philadelphia (Chapter 18).
9. Bengtson, B.P., 2009. Complications, reoperations and revisions in breast augmentation. In: Spear, S.L. (Ed.), Breast Augmentation, Clinics in Plastic Surgery. Saunders, Philadelphia.
10. Spear, S.L., Little, J.W.R., 1988. Breast capsulorrhaphy. Plast. Reconstr. Surg. 812, 274–279.
11. Chopra, K., Gowda, A.U., Kwon, E., Eagan, M., Stevens, W.G., 2016. Techniques to repair implant malposition after breast augmentation: a review. Aesth. Surg. J. 36 (6), 660–671.
12. Bengtson, B.P., Ringler, S.L., George, E.R., et al., 1993. Capsular Tissue: a new local flap. Plast. Reconstr. Surg. 91 (6), 1073–1079.
13. Parsa, F.D., Parsa, A.A., Koehler, S.M., Daniel, M., 2010. Surgical correction of symmastia. Plast. Reconstr. Surg. 1255, 1577–1579.
14. Persichetti, P., Segreto, F., Pendolino, A.L., et al., 2014. Breast implant capsule flaps and grafts: a review of the literature. Aesthetic Plast. Surg. 38 (3), 540–548.

第 3 部分

乳房提升术

第 13 章

乳房提升术——环乳晕法

Jo Ão Carlos Sampaio G ó es, Alejandro Povedano, Gabriel Salum D' Alessandro

引言

乳房提升术是一种用于调整乳房体积、紧实度及重塑乳房外形的乳房整形术式。为达到腺体比例、位置及突出度的协调组合，需要切除腺体，有时需要切除皮肤，从而导致大量瘢痕。寻找较小切口以达到乳房形状完美和瘢痕形成之间的平衡，是整形医生长期以来面临的挑战。对于一些特殊患者，环乳晕提升术入路开阔、瘢痕较少，并能获得长期稳定的效果，可以实现乳腺切除、收紧及重新分布[1-8]。

前辈专家根据乳腺癌保乳手术的经验，使用环乳晕法进行乳房整形手术的探索。1976 年，J.C. Góes 医生使用环乳晕法行乳腺象限切除术，然后通过乳腺瓣重塑来修复切除乳腺后的缺损[9]。这是环乳晕乳房成形术的开端，首次发表于 1989 年[10,11]。手术初旨是缩小和重塑乳房以获得更协调的外观。当时还没有补片技术，而是将去表皮后环乳晕真皮帽用作内部"乳罩"支持重塑乳腺形态。这种支持方法不足以长期维持乳房轮廓。

补片被发明以后，可以将补片置于重塑的乳腺与皮瓣之间，预防组织向四周膨出。在乳房提升术的中远期，可以看到组织牵拉使乳房基部和乳晕变宽，导致外形不美观。而补片能够重塑乳腺比例和位置，使组织得到充分固定，消除组织受机械力和重力的影响，从而得到持久的美学效果。有不同材料的补片作为支持系统在使用。最先使用的聚乳酸羟基乙酸 910 是完全可吸收补片，术后 2~3 年外形会发生一些变化[12,13]。因此，开始使用部分可吸收补片，可以维持更长的术后效果[14,15]。

本章描述了多年来环乳晕乳房提升术的改进，此法已经成为一种矫正乳房轻中度下垂和肥大，能获得满意持久效果的手术方式。

适应证和禁忌证

环乳晕提升术指征包括乳房肥大程度、下垂程度、乳房组织质量（乳腺和脂肪组织）、皮肤厚度和松弛程度。尤其适合每侧切除乳腺组织<500g 的轻至中度乳房下垂和乳房肥大者。

经环乳晕切口入路扩大了乳腺癌保乳术的适用范围，在允许保留部分乳腺的情况下进行乳房再造术，即使广泛切除后也能应用。这项技术也是肿瘤手术后乳房不对称的矫正手术。

环乳晕提升术不适合那些既往有乳房手术史、乳头乳晕复合体（NAC）出现过血运障碍及吸烟者。

术前评估和特殊注意事项

选择最佳适应证是手术成功的关键。乳房组织的质量是重要选择标准。较厚真皮层和更好的皮肤弹性，能在愈合时更好回缩适应组织形态，瘢痕也不明显。如果乳房内乳腺占比较多，愈合后乳房会更加稳定，术后效果也会更好（框 13.1）。

框 13.1 适应证和患者选择

- 轻度至中度下垂
- 乳房组织切除<500g
- 乳腺癌保乳术
- 乳房不对称的纠正
- 乳腺组织占比大的乳房
- 皮肤具有足够厚度和弹性

手术方法

术前标记

术前严格设计环乳晕区域去表皮范围，确保术后乳房比例、位置和突度之间的平衡。如果切除过多导致张力过大，丧失突度及乳晕瘢痕变宽。

术前标记依据的 4 个解剖标志，如下：

1.胸骨切迹。

2.IMF。

3.胸骨中线。

4.乳房外缘。

A 点为 NAC 上缘点位置，距胸骨切迹 17~19cm 处。B 点为 NAC 下缘点位置，距 IMF 7cm 处。A 点和 B 点确定了乳房垂直轴，代表 NAC 上提和乳丘的界限。C 点为 NAC 内缘的位置，距胸骨中线 9~10cm 处。D 点为 NAC 外缘的位置，距乳房外缘或腋前线 12~13cm 处。C 点和 D 点确定了乳房的横轴(图 13.1 和图 13.2)。

最后再次检查标记范围，手动模拟切除组织后皮肤对合情况，尤其是横轴的对合，防止皮肤切除过度。皮肤切除过度会影响乳房形状和瘢痕质量。

站立位时由于重力作用，环乳晕切口标记应为“泪滴”状，垂直轴更长(图 13.3A)，仰卧位时，切口标记呈现更圆的形状(图 13.3B)。

手术步骤

环乳晕乳房成形术或提升术原理是独立处理乳腺和皮肤组织环。该技术可以分为 8 步。

步骤 1：“泪滴”形区域去表皮

在“泪滴”形标记区域去表皮，制作 NAC 的真皮组织环。

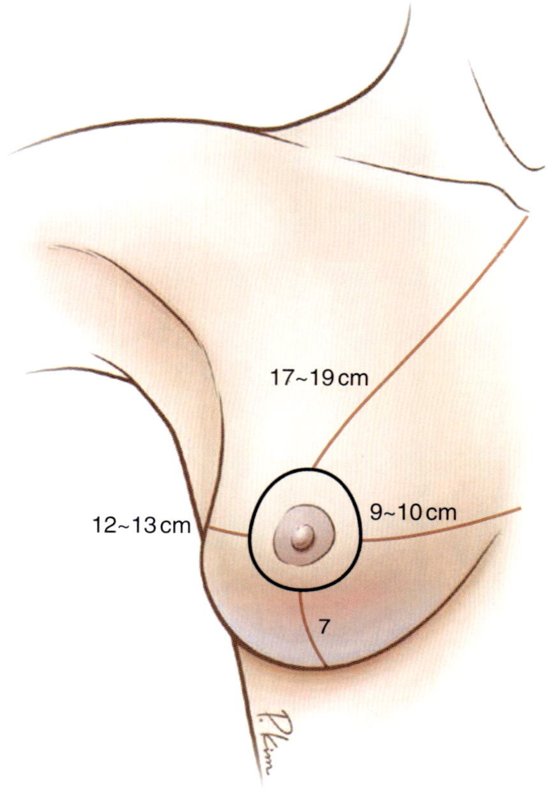

图 13.1 依据 4 个解剖标志划定的界限，去除术前标记线内的表皮组织。

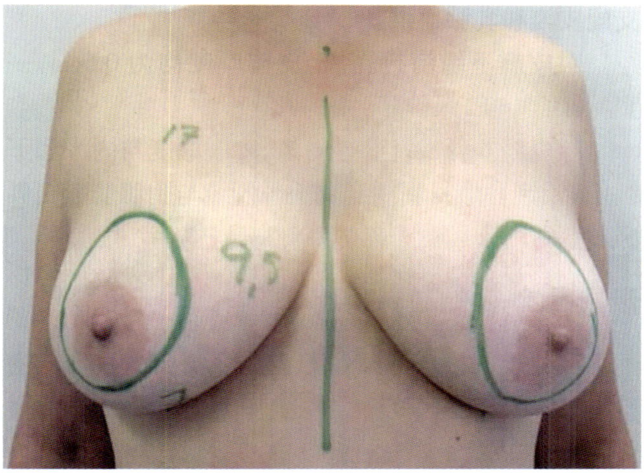

图 13.2 术前根据 4 个解剖学标志划定去表皮范围。

步骤 2：皮瓣潜行剥离

沿“泪滴”形区域边缘切开真皮，并做锐性潜行剥

步骤6:网状补片

用补片完全覆盖重塑的乳房提供支撑,形成一个人工“乳罩”,减少重力下垂作用。用4-0 Monocryl尼龙缝线将补片先缝至IMF位置,然后向上极方向延展,并逐步缝合,给乳房提供足够的支持和提升力量(图13.9和图13.10)。使用15号硅胶管进行负压引流。

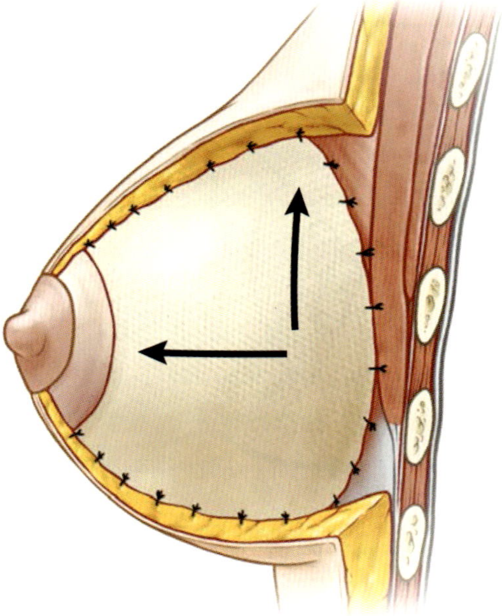

图13.9 显示插入皮瓣和重塑乳丘之间的网片固定,可以保持乳房提升和突出的长期效果。

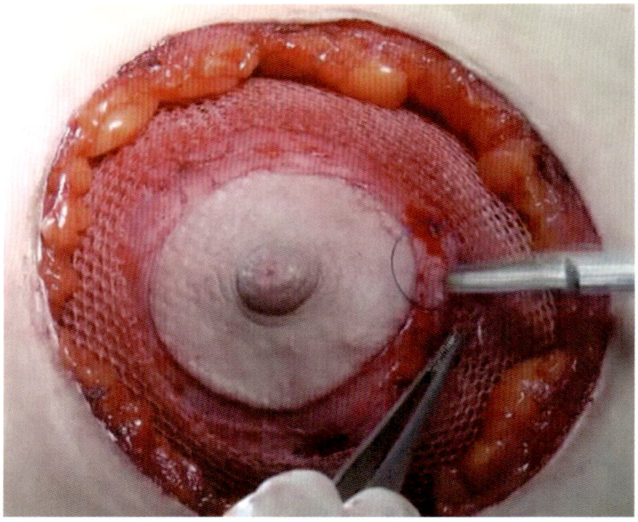

图13.10 术中照片显示位于皮瓣和重塑乳丘之间的固定网状补片。

步骤7:皮肤闭合

采用3层缝合皮肤切口,如下所列:

- 采用不可吸收缝线进行荷包缝合(例如,2-0尼龙缝线)。
- 采用4-0 Vicryl缝线进行单纯皮下缝合。
- 采用4-0 Vicryl缝线进行皮内缝合(图13.11)。
- 采用外科黏合剂黏合切口。

步骤8:术后外部乳房塑形

术后护理切口采用自粘透气透明贴膜,如IV3000(施乐辉医疗器械有限公司;英国伦敦),以及穿戴没有压力的外科胸衣。

术后护理和预期效果

术后先佩戴没有压力的胸部绷带7~10天。然后换成轻压塑型胸罩,佩戴2个月。术后5~7天拆除切口的自粘透气透明贴膜。

术后连续使用非甾体抗炎药和镇痛药7天。然后连续口服第二代头孢菌素和胃黏膜保护药14天。

吸烟或术中NAC血运不佳者,局部连续使用含香豆素和肝素的软膏(Venalot H;Takeda Pharma,Jaguariúna,巴西圣保罗)7天。每天的引流液量<20mL时再拔出引流管。

术后60天内避免乳房受压以确保组织固定愈合。术后第1周避免不必要的手臂外展和上举运动。术后30天可以恢复日常活动。此后,组织完成愈合,可以承受日常轻度至中度活动了。

严格选择适应证和术后护理可以减少早期并发症。术前和术后不喝咖啡和不吸烟可以降低对愈合组

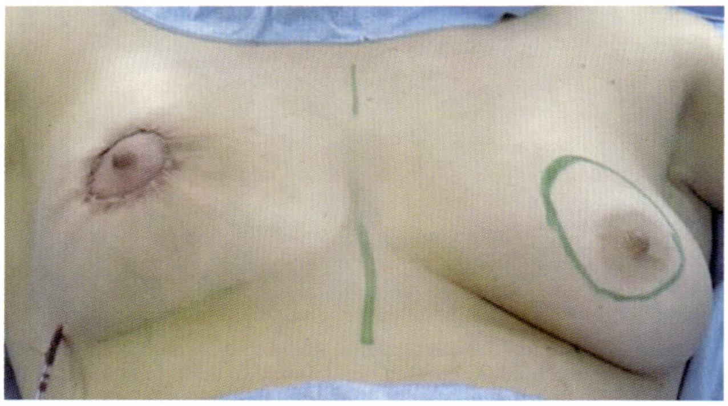

图13.11 术中照片显示完成一侧皮肤切口闭合的效果。

织血运的影响。脂肪液化是最常见的并发症之一，发生率约为 2%，尤其吸烟者更常见。脂肪液化可以通过术后影像学检查发现，通常没有症状，也不需要手术处置。以作者的经验，使用上述方法可获得长期持续的美学效果。

病例分析

病例 13.1

图中展示了采用部分吸收补片的环乳晕乳房成形术长期效果的病例。35 岁女性，有轻度乳房肥大和下垂。(A)术前正位照片。(B)术后 16 年正位照片。(D,E)术后 16 年斜位照片。(C,F)术后 16 年侧位照片。

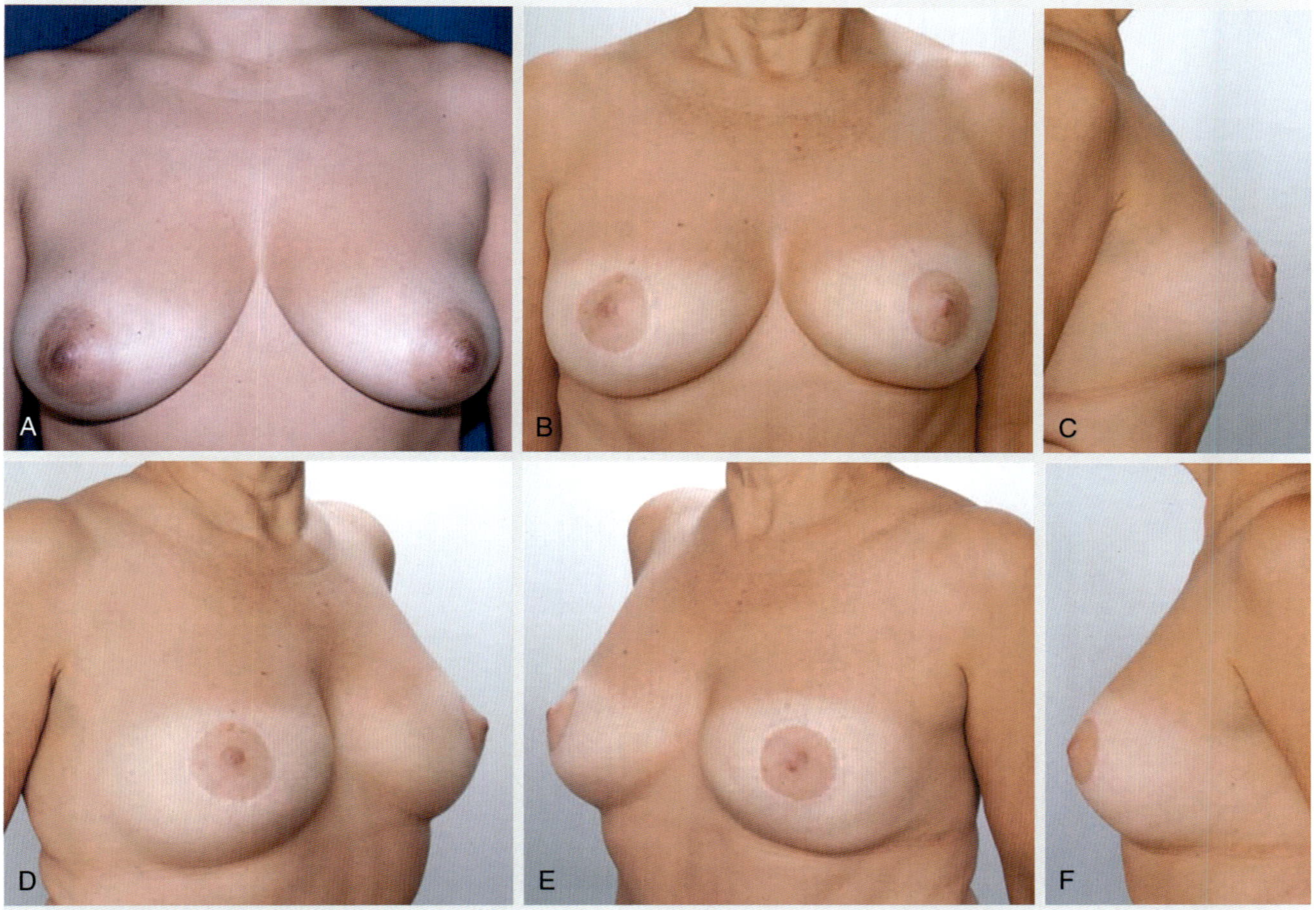

病例 13.2

19 岁女性，患有中度乳房肥大和下垂，接受了环乳晕乳房成形术。(A，B)术前正位和斜位照片。(C，D)术后 3 年正位和斜位照片。(E，F)术后 8 年正位和斜位照片。(G，H)术后 19 年正位和斜位照片。

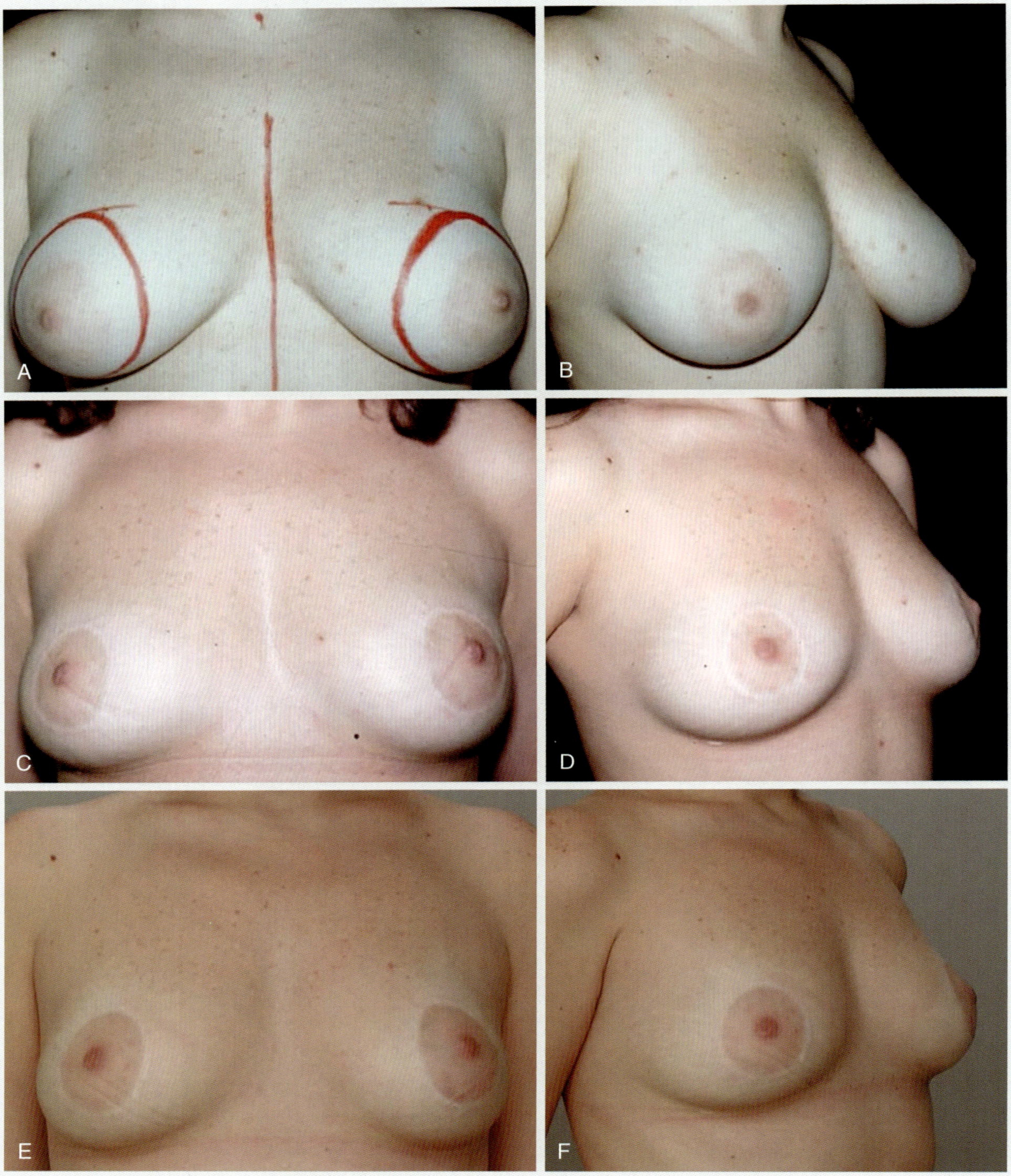

（待续）

病例 13.2(续)

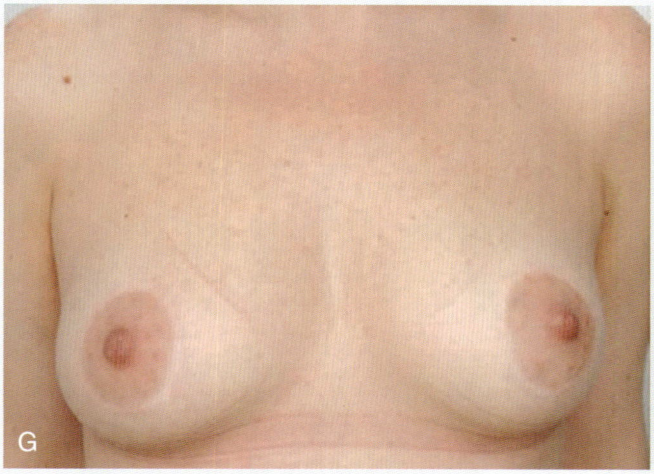

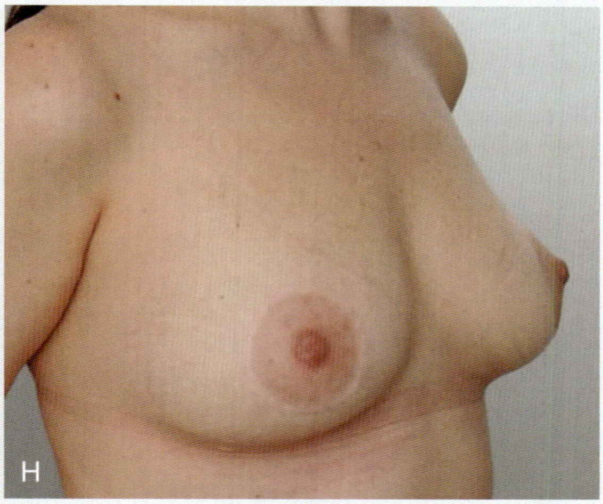

并发症处理

术后血清肿和血肿发生率<2%的，通常在门诊处置，无须手术，不影响最后效果。常出现在年轻患者中，主要是由术后手臂立即过度活动导致补片在胸大肌固定点撕裂造成。出现感染、持续性水肿及瘢痕挛缩的并发症<1%。

使用广谱抗生素可以抗感染。高龄患者出现持续性水肿可能是可吸收补片的原因。可以用微孔胶带持续固定乳房下极 20~30 天。可以通过理疗按摩预防瘢痕挛缩。

未发生过 NAC 完全坏死、皮肤坏死或补片脱出的情况。短暂性 NAC 血供不佳可能导致表皮坏死，多发生在既往乳房手术史造成中心蒂部血管受损的情况。这类患者应该列为环乳晕乳房成形术的禁忌证。

约 97%的 NAC 感觉在术后 30 天可以完全恢复。主要归因于对支配 NAC 感觉第 4 肋间神经的谨慎保护(表 13.1)。

二次手术

修复或者二次手术很少见，除非是特定原因。谨慎选择适应证往往能减少二次手术。

表 13.1 术后并发症(n=385)

并发症	百分比(%)
NAC 感觉异常	3
脂肪液化	2
血肿	<2
血清肿	<2
感染	<1
持续性水肿	<1
瘢痕挛缩	<1
NAC 完全坏死	不存在
皮肤坏死	不存在
补片脱出	不存在

环乳晕瘢痕和缩小乳晕直径手术的成功率约为 10%，大多数患者不接受这个手术。初次手术做环乳晕荷包缝合时，使用不可吸收缝线可以避免乳晕增宽。但是，乳房增大或皮肤扩张也会导致乳晕增宽。术后可能在皮下触摸到环乳晕缝线或者皮肤表面能看到线头突出。这些情况需要拆除环乳晕荷包缝线。

有些乳腺松弛、脂肪过多或皮肤过松会造成术后乳房向前突度不够。二期通过垂直切口术式将下极乳腺收紧，可以增加乳房的突度。术后 2~3 年乳房突度逐渐变平，可能与可吸收补片完全吸收有关。补片的支撑对于维持乳房突度长期效果是很重要的。

二次手术其他少见原因包括患者嫌乳房小，要求植入假体、用部分可吸收补片替换可吸收补片、良性乳房肿瘤切除，手术都可以在原环乳晕切口上进行。

结论

本章描述的环乳晕乳房提升术联合部分可吸收补片置入手术，术后效果持续长久。术后并发症少，具有稳定的中长期效果。此外，该术式还可以应用于矫正乳房肿瘤和乳腺癌切除术后乳房的不对称。

手术成功要点

- 术前需谨慎评估，避免皮肤过度切除。
- 通过对环乳晕切口锐性潜行剥离，进行乳腺与皮肤软组织之间的剥离。
- 在对乳腺切除、收紧及上提后，将其固定于胸肌筋膜上。
- 置入部分可吸收合成补片，可提供稳定的支撑效果。
- 向心环形调整真皮瓣便于皮肤对合。
- 环乳晕荷包缝合可以减少乳晕增宽的风险。

（王谊 陈刚 郭亮 郭雪松 译 易成刚 陈育哲 校）

参考文献

1. Andrews, J.M., Yshizuki, M.M., Martins, D.M., Ramos, R.R., 1975. An areolar approach to reduction mammaplasty. Br. J. Plast. Surg. 28 (3), 166–170.
2. Benelli, L., 1988. Technique de plastie mammaire: Le "round block". Rev. Fr. Chir. Esthet. 50 (7), 203–211 [in French].
3. Benelli, L., 1988. Technique de "round block". Rev. Fr. Chir. Esthet. XIII, 52 [in French].
4. Bustos, R., 1988. Mamaplastia Periareolar. XXV Congresso Brasileiro de Cirurgia Plástica. Salvador, Brazil. [in Portuguese].
5. Cerizola, N., Fossati, G.H., 1989. Plastia mamaria reductora: Técnica periareolar y periareolar ensandrada. Cirurgia. Plástica. Ibero-latinoamericana. 15, 57 [in Spanish].
6. Faber, C., 1988. Plastic Mammaire: La technique round block réduit au minimum la cicatrice. Le. Quotidien. du. Médicin 4082 [in French].
7. Felicio, Y., 1986. Mamaplastia de reduccion con solo una incision periareolar. Cirurgia. Plástica. Ibero-latinoamericana. 12, 245 [in Spanish].
8. Aboudib, J.H., Roxo, A.C., 2011. Long-term outcomes of periareolar approach for reduction mammaplasty. Rev. Bras. Cir. Plast. 26 (1), 74–80.
9. Góes, J.C.S., 1976. Correção Imediata Da Mama Após Ressecções Glandulares Amplas. Trans. XIII Congresso Brasileiro de Cirurgia Plástica, Porto Alegre. [in Portuguese].
10. Góes, J.C.S., 1989. Periareolar mammaplasty: double skin technique. Rev. Soc. Bras. Cir. Plast. 4, 55–63.
11. Góes, J.C.S., 1991. Periareolar mammaplasty: double skin technique. Breast. Dis. 4, 111–127.
12. Góes, J.C.S., 1992. Periareolar mammaplasty: double skin technique with application of polyglactin 910 mesh. Rev. Soc. Bras. Cir. Plast. 7, 1–3.
13. Góes, J.C.S., 1992. Periareolar mammaplasty: double skin technique. In: Hinderer, U.T. (Ed.), Plastic Surgery, vol. 2. Elsevier, Exeter/Devon, pp. 575–576.
14. Góes, J.C., Bostwick III, J., Benelli, L., Courtiss, E.H., Lejour, M., 1993. Minimizing scars in breast surgery (expert exchange). Perspect. Plast. Surg. 7 (2), 59–85.
15. Góes, J.C.S., 2006. Periareolar mammaplasty: double-skin technique with application of mesh support. In: Spear, S.L., Willey, S.C., Robb, G.L. (Eds.), Surgery of the Breast: Principles and Art. Lippincott Williams & Wilkins, Philadelphia, pp. 991–1007.

第 14 章

乳房提升术——垂直法

Eric Swanson

引言

人们通常将乳房提升术看作是“乳房上提”的同义词。如果整形医生将乳房提升术理解为单纯皮肤绷紧术，必然导致只涉及乳房皮肤。乳房提升术是为了改善乳房形状，而不是单纯缩紧皮肤。对于下垂的乳房，还需要缩小乳房下极（下极腺体与皮下组织的切除）以获得美观的乳房下极[1-3]，避免造成“乳房上提造成的下级膨大”[4]。

临床中经常使用的“垂直法乳房提升术”术语，切口并不全是垂直的，手术中经常会将切口改造成短的倒 T 形切口，类似于 Wise 型手术切口，但是，对乳腺组织的处理有很大区别。因此，“垂直法”乳房提升术主要描述在垂直中线上，对下极乳腺组织的切除，而不是单纯指手术切口[2]。

适应证和禁忌证

如果患者捧起乳房说“这是我想要的乳房”，就可以根据加-减法原则，采用垂直法联合假体隆乳法，可能是最佳选择[5,6]。对于那些只想“上提”而不想增大乳房的患者，其实单纯乳房提升术无法满足患者要求。乳房塑形需要增加乳房上极容量、减少下极容量，达到这样的效果通常需要同时植入假体来实现[1]。

经测量证实，应用垂直法乳房提升术后，IMF 有明显上提[7]。垂直法和倒 T 法虽然都能上提乳房下极[8]，然而，只有垂直法能上提 IMF。因为下方蒂的 Wise 术式，IMF 只能固定在下蒂基底部，无法上提。

提高 IMF 和乳房下极可以使躯干看起来更长[2]。现在流行健身和显示腹部身材，暴露这个部位的机会增多了。当然，乳房上缘更重要，隆乳可以大幅提高乳房突度，尤其是乳房上极突度[1,5,6]。增强乳房隆起的视觉效果。乳房提升术中超过 70%的患者做了假体植入[2]，现在，越来越多的医生开始采用中上部蒂垂直法乳房提升术[2]。

吸烟史虽然会影响血供，但并不是手术绝对禁忌证[2]。垂直法比倒 T 法效果更稳定，因为只是楔形切除下极组织，并不进行皮肤潜行剥离破坏内侧和深部血管蒂[9]，可以保证 NAC 血供。应告知患者，禁止围手术期吸烟，因为会带来延迟愈合、瘢痕明显和 NAC 坏死的风险。

术前评估和特殊注意事项

乳房下垂患者想要做乳房提升术时，应评估乳头位置是否下垂。应告知患者单纯假体隆乳效果很小，假体植入不能代替乳房提升术，假体也不能充分地提升下垂的乳房。

乳晕大小是一个重要考虑因素。很多患者希望缩小较大的乳晕，比较适合环乳晕切口缩小的方法。乳房不对称是常见的，应告知患者很难做出两侧完全对称的完美乳房。对于之前做过假体隆乳的患者。是否更换假体的问题，要根据患者对乳房大小的要求及假体放置的时间来定。

之前做过乳房提升术需要做乳房二次提升术的患者。前次术式并不重要，也不必非要看上次手术记录。作者一般也不会重复之前的术式。但是，在去除乳晕上半圈表皮时，要重点关注 NAC 血供。

很多之前做过 Wise 法上提或缩小术的患者，出

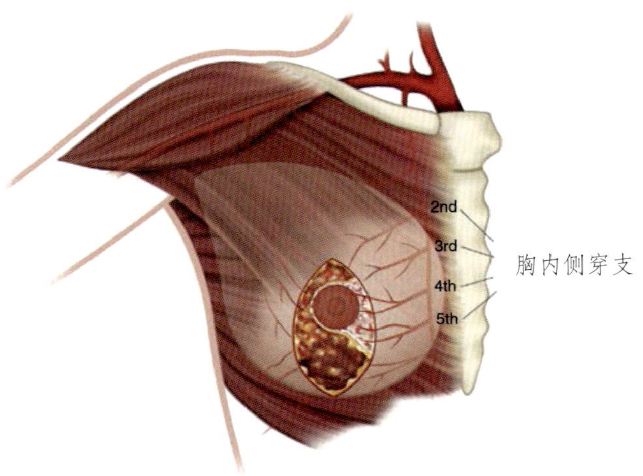

图 14.2 70%女性的乳头乳晕血供由胸廓内动脉肋间穿支提供浅表循环供血。内侧血管蒂就包含这些血管。(Reprinted from Swanson E. Evidence-based cosmetic breast surgery. Cham, Switz: Springer; 2017. With permission from Springer Nature.)

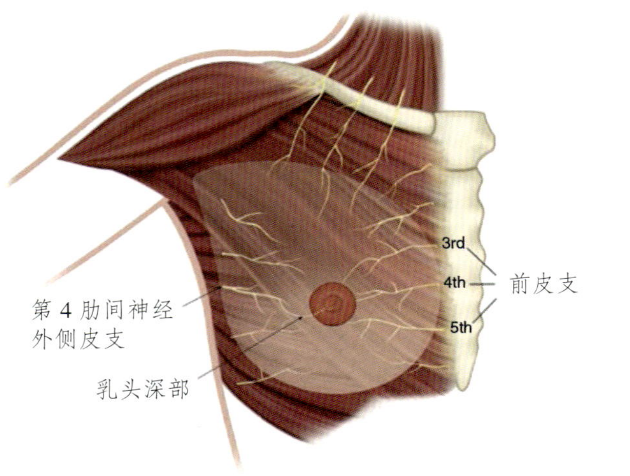

图 14.3 乳头主要表浅神经由肋间神经内侧第 3~5 前皮支提供。第 4 肋间神经外侧皮支的深支分布于乳头深部。(Reprinted from Swanson E. Evidence-based cosmetic breast surgery. Cham, Switz: Springer; 2017. With permission from Springer Nature.)

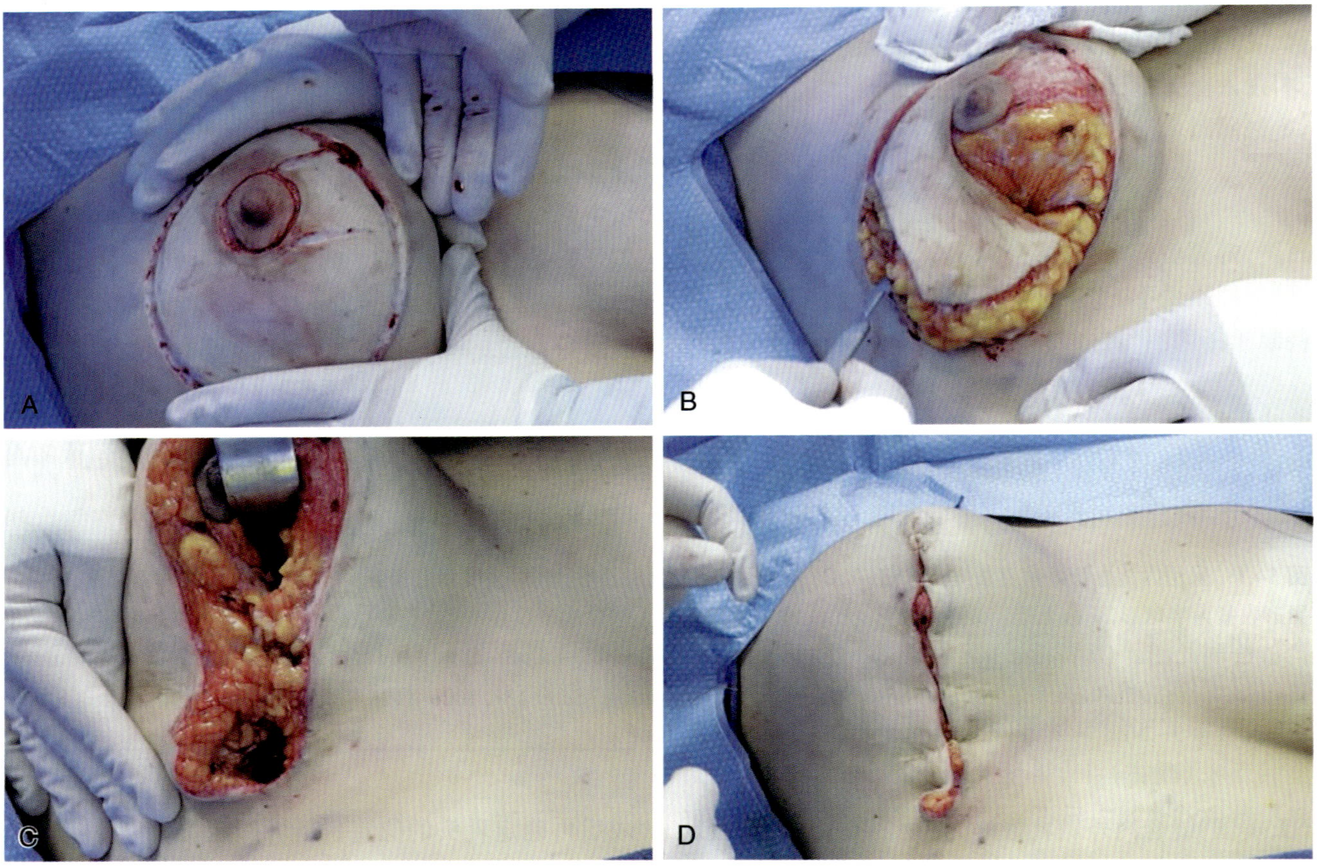

图 14.4 36 岁女性患者接受垂直法提升术的术中照片。(A)切开皮肤,形成垂直椭圆形切口和内侧血管蒂。(B)切除下极皮肤和腺体,向外侧和上缘延伸,浅表切除组织保留基底部,保护内侧血管蒂。(C)将内外侧乳腺瓣对合固定于下极中线处。(D)乳头乳晕临时缝合。

见)。使用免缝胶带(3M Comp.,Maplewood,MN,美国)封闭创口,然后,再用纱布和运动文胸包扎乳房。

乳晕环形成形

成形后乳晕必须是圆形且无扭曲张力。常用的方法使用圆顶形或锁孔形设计,目的是切除缝合后乳晕形成圆形。但实际手术后形成圆形乳晕的可能性较小。上述设计方法,大多数乳晕最后形成倒泪滴状。有文献报道锁孔状(Wise 型)或圆顶(Lejour 型)术式[8],术后大约 84%的乳头乳晕出现泪滴状畸形。这种畸形通常不被认为是并发症,但会影响提升手术的整体效果(图 14.5)。

如何避免出现乳晕倒泪滴状畸形。因为术前设计的垂直椭圆形皮肤宽度、松弛度及植入假体等因素,造成切口关闭后皮肤形状多种多样,很难与术前的标志准确匹配形成一个标准圆形。所以,乳晕位置和形状的后成形技术就特别重要。最后在乳房最突处,用乳晕环设计一个标准圆形,切除多余圆形皮肤后再进行乳晕成形缝合。术后乳晕形态就会接近圆形[1,8]。

乳头水平

传统倒 T 形设计会不可避免造成术后乳头位置过高,即使垂直切口不超过 5cm 也是这样[8,11]。如果垂直提升术采用乳头术中定位法,并将乳头定位略低于乳房最突处,就可以避免乳头位置过高现象[1]。

新乳头位置应位于乳房最突处,这是唯一的重要解剖标志。不用考虑乳头与胸骨切迹或 IMF 的距离关系。因为 IMF 位置隐藏且变化不定,是个不可靠的解剖标志[7]。

乳头重新定位,而非移位

虽然新乳房塑形后乳头会大幅上移[1],但是大多数还需微调。倒 T 形设计法皮瓣下移会导致乳头过度上提。而新方法就是避免发生这种情况,暂时将乳头放置在皮下,等新乳房成形后再将乳头拉出并置于顶部,这是乳头复位而不是转位。

垂直提升技术会使乳头及其血管蒂上移,难点在于避免乳头位置过高,可以通过切除椭圆形多余皮肤(猫耳)来解决[1]。适合做乳房提升术或缩小手术的乳房,其乳头下垂程度远远低于乳房最突处下垂的程度,所以,通常乳头需要上提的程度也不大。在作者的病例中,乳头与乳房最突处最大距离差出现在一例接受乳房缩小手术的患者中,术前乳头水平位于乳房最突处下 6.5cm 处[1]。也就是说,乳头需要上提的最大距离是 6.5cm。血管蒂短就可以极大提高乳头乳晕血供的可靠性,避免采用乳头移植,并将乳头缺失的发生率减少到零[11]。

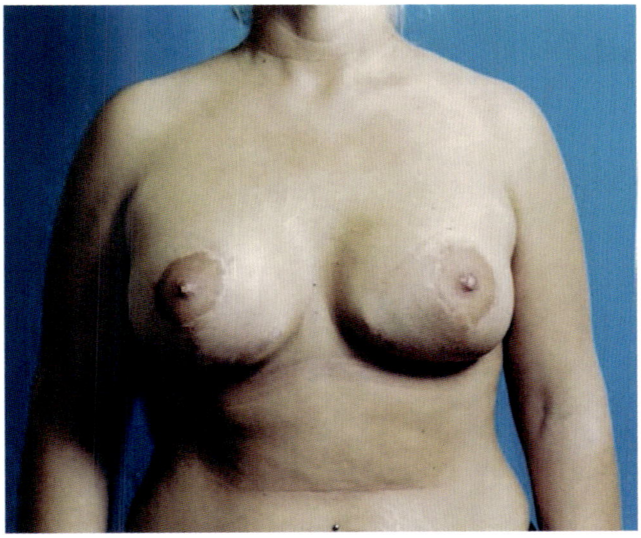

图 14.5 36 岁女性,做过假体植入结合倒 T 形提升术,左侧乳晕出现倒泪滴状畸形,乳晕直径为 6cm,比预期的 4~5cm 直径稍大。左侧乳房下内端切口形成轻度猫耳。

术后护理和预期效果

术后第 2 天复诊。术后第 1 天可以淋浴。减张贴可以保留 1 周。功能性乳罩中垫入纱布,24 小时穿着 2 周。至少 2 周内需要仰卧位睡眠。术后 1 个月恢复锻炼。

疼痛分级采用 1~10 级评价, 平均疼痛级别是 4.2。需要请假休息时间平均是 6 天。一般来说,1 个月恢复正常。大多数患者感觉穿着胸罩时更舒服。瘢痕不满意率约 14%。除了改善外观,乳房缩小手术主要解决了大多数患者背痛、肩痛或颈痛的症状[13]。

作者的病例结果显示患者满意度为 97%。大多数患者都感觉乳房变美观。用 1~10 级评价,平均结果评级是 8.9。术前 92%的患者感觉乳房不自然,术后这个数据减少为 11%。89%的患者感觉自尊方面得到改善,70%的患者感到生活质量得到改善[13]。

病例分析

病例 14.1~14.3 展示了垂直法提升术。

病例 14.1

36 岁女性,垂直法提升术。(A,C,E)术前正位、斜位、侧位照片。(B,D,F)术后 4 个月正位、斜位、侧位照片。切除物重量:右侧,78g;左侧,18g。

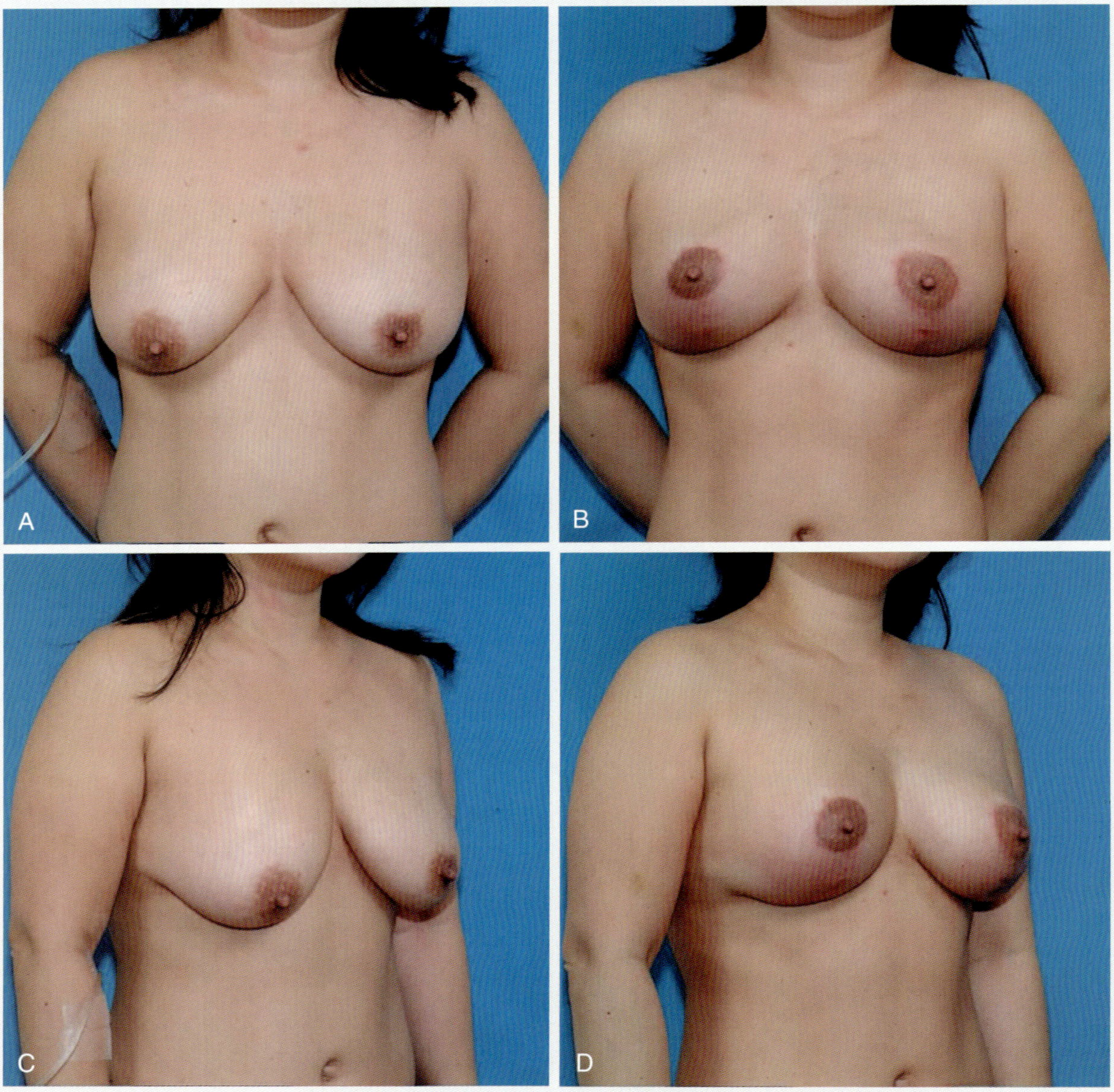

(待续)

病例 14.1（续）

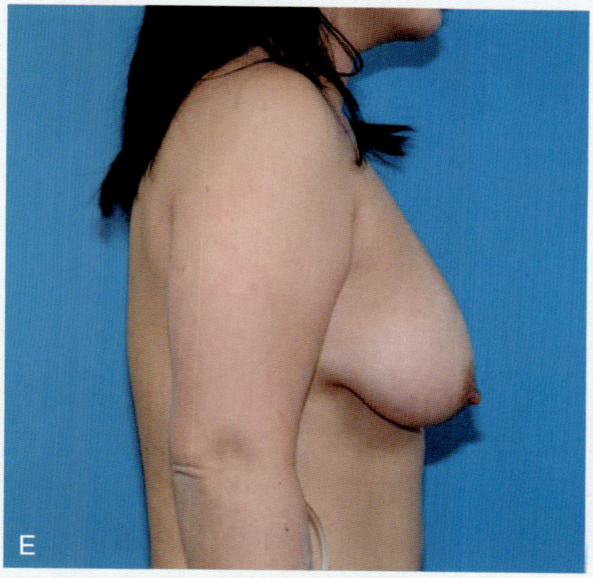

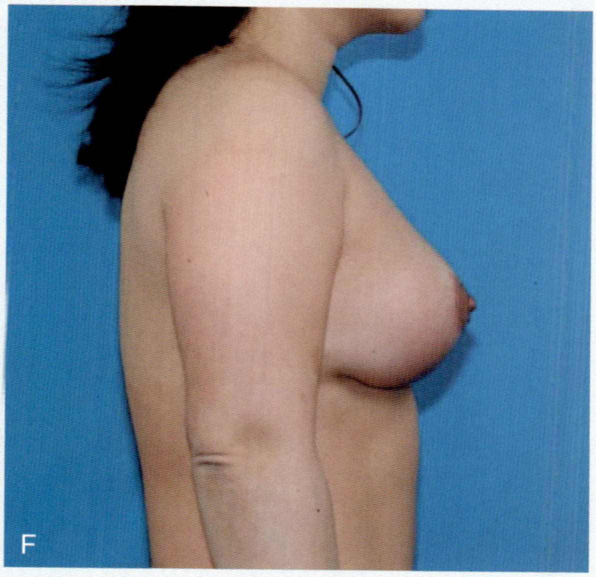

病例 14.2

30 岁女性，垂直法提升术、腹壁成形术及下肢、手臂和腋区吸脂术。(A,C,E)术前正位、斜位、侧位照片。(B,D,F)术后 1 年正位、斜位、侧位照片。切除物重量：右侧，175g；左侧，196g。

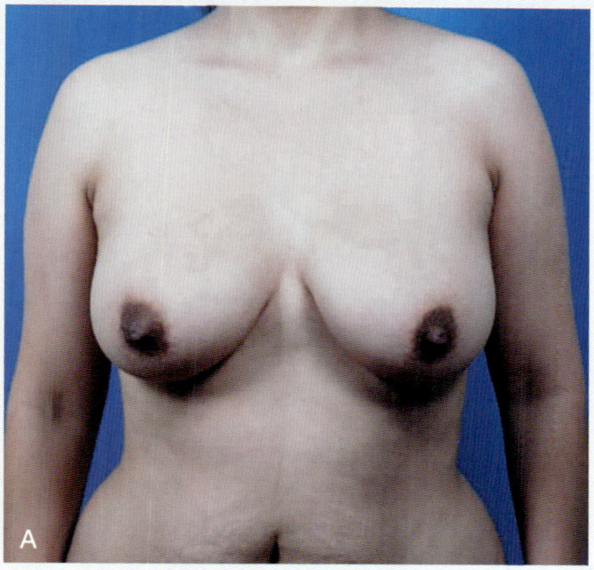

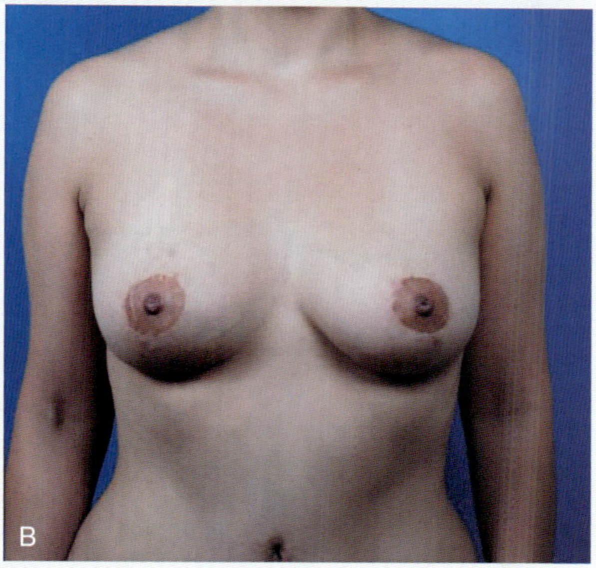

（待续）

病例 14.2(续)

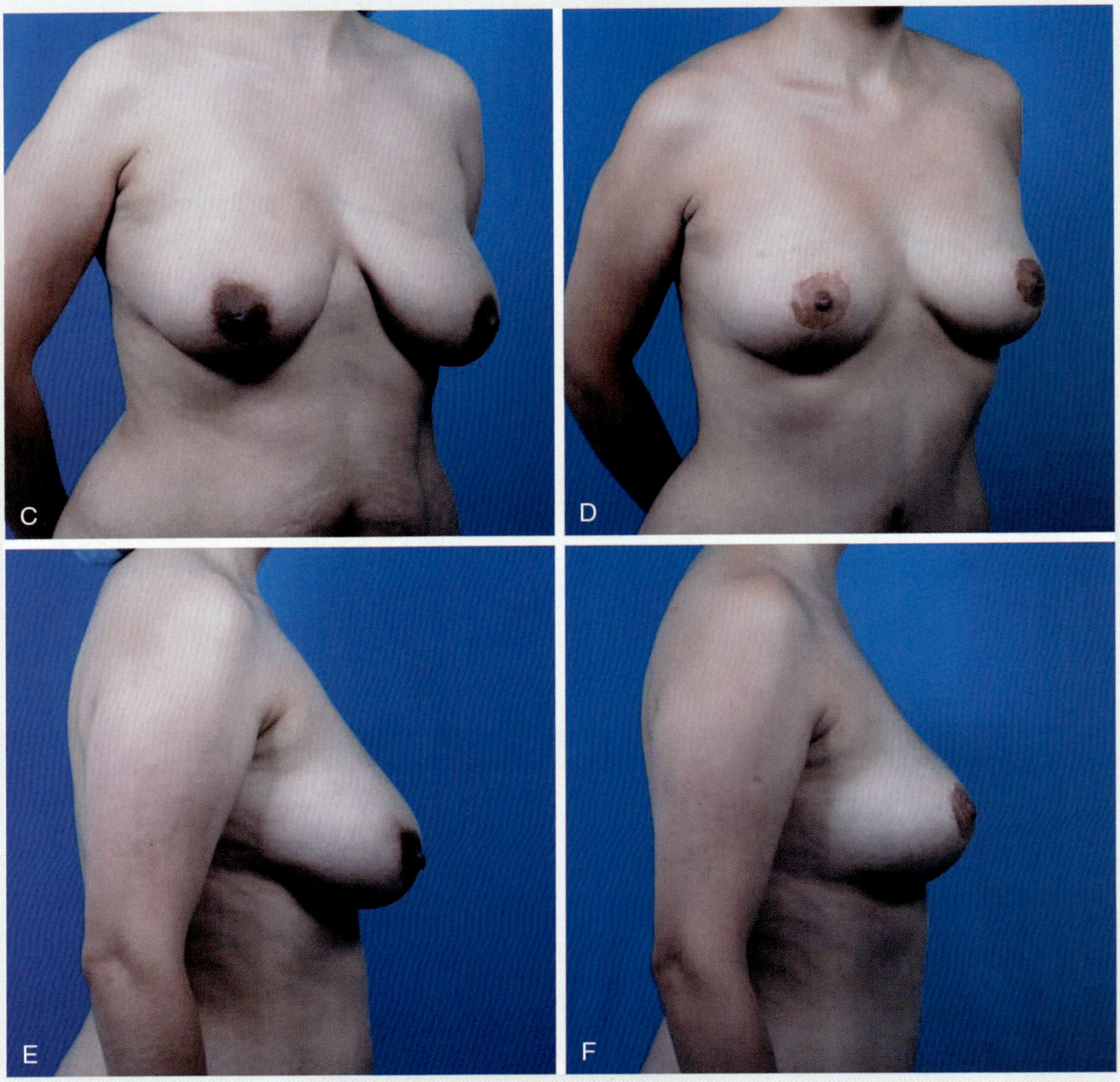

病例 14.3

36 岁女性，垂直法提升术。(A,C,E)术前正位、斜位、侧位照片。(B,D,F)术后 6 个月正位、斜位、侧位照片。切除物重量：右侧，122g；左侧，212g。

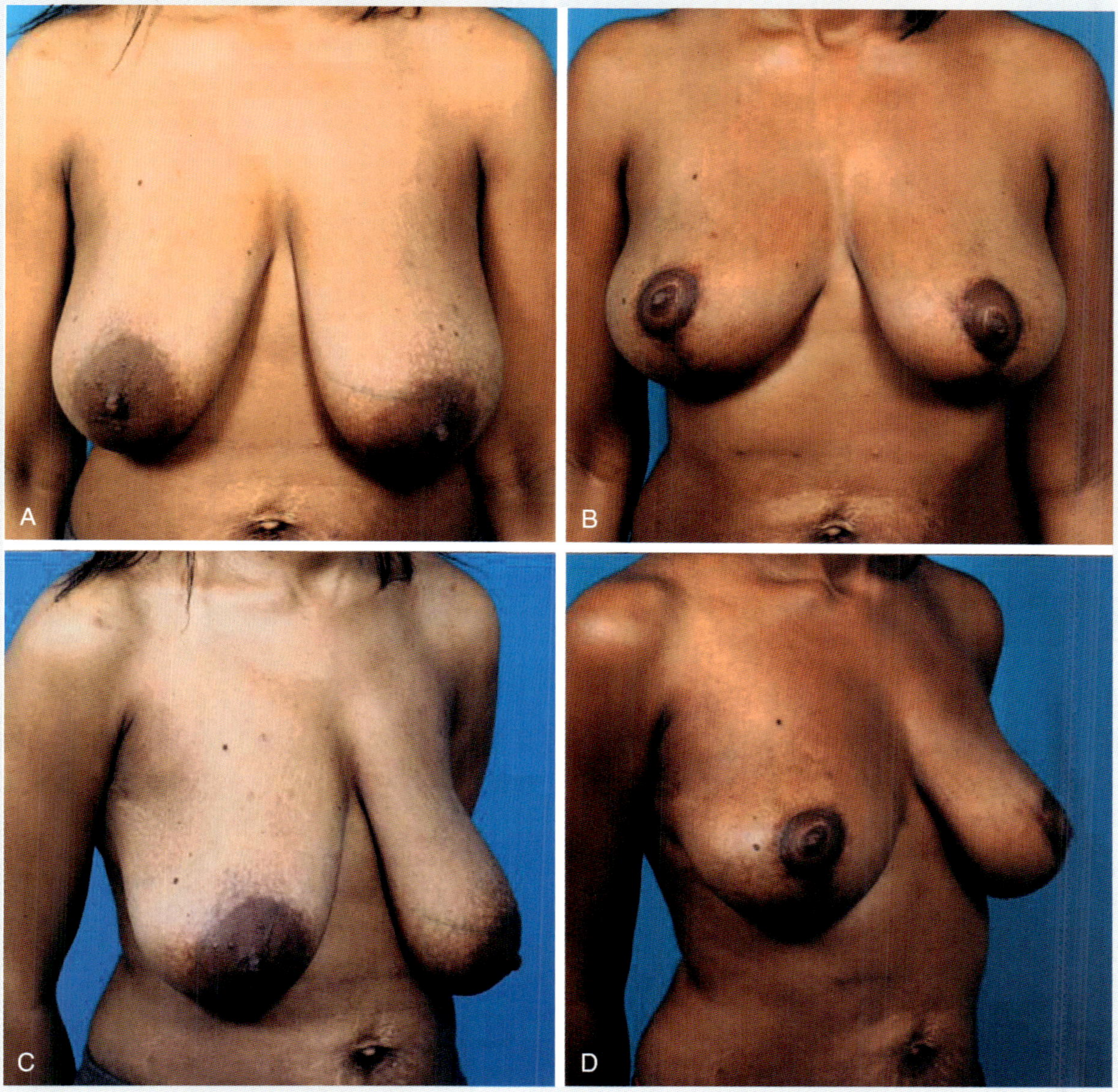

（待续）

3. Lejour, M., 1999. Vertical mammaplasty: update and appraisal of late results. Plast. Reconstr. Surg. 104, 771–781.
4. Flowers, R.S., Smith, E.M., 1998. "Flip-flap" mastopexy. Aesthetic. Plast. Surg. 22, 425–429.
5. Swanson, E., 2016. All seasons vertical augmentation mastopexy: a simple algorithm, clinical experience, and patient-reported outcomes. Plast. Reconstr. Surg. Glob. Open. 4:e1170.
6. Regnault, P., Daniel, R.K., Tirkanits, B., 1988. The minus-plus mastopexy. Clin. Plast. Surg. 15, 595–600.
7. Swanson, E., 2010. Photometric evaluation of inframammary crease level after cosmetic breast surgery. Aesthet. Surg. J. 30, 832–837.
8. Swanson, E., 2011. A retrospective photometric study of 82 published reports of mastopexy and breast reduction. Plast. Reconstr. Surg. 128, 1282–1301 ×.
9. Hall-Findlay, E.J., 1999. A simplified vertical reduction mammaplasty: shortening the learning curve. Plast. Reconstr. Surg.. 104, 748–759 Ø.
10. Swanson, E., 2012. A measurement system for evaluation of shape changes and proportions after cosmetic breast surgery. Plast. Reconstr. Surg. 129, 982–992 Ù.
11. Swanson, E., 2013. Comparison of vertical and inverted-T mammaplasties using photographic measurements. Plast. Reconstr. Surg. Glob. Open. 1, e89 Ň0.
12. Schlenz, I., Rigel, S., Schemper, M., Kuzbari, R., 2005. Alteration of nipple and areola sensitivity by reduction mammaplasty: a prospective comparison of five techniques. Plast. Reconstr. Surg. 115, 743–751 Ň1.
13. Swanson, E., 2013. Prospective outcome study of 106 cases of vertical mastopexy, augmentation/mastopexy, and breast reduction. J. Plast. Reconstr. Aesthet. Surg. 66, 937–949 Ň2.
14. Cruz-Korchin, N., Korchin, L., 2003. Vertical versus Wise pattern breast reduction: patient satisfaction, revision rates, and complications. Plast. Reconstr. Surg. 112, 1573–1578 discussion 1579 -1581.Ň3.
15. Swanson, E., 2012. Prospective study of lidocaine, bupivacaine and epinephrine levels and blood loss in patients undergoing liposuction and abdominoplasty. Plast. Reconstr. Surg. 130, 702–722 ; discussion 723 -725.

第 15 章

乳房下垂矫正术——倒T法

M. Bradley Calobrace, Chet Mays

引言

乳房下垂是整形医生工作中最常面临的问题之一。原因可能是先天发育，但更多的是继发于减重、体内激素改变、妊娠及衰老。由于乳房下垂矫正手术主要调整乳房位置，仅去除少量乳房组织，因此，该手术适用于单纯下垂没有容量改变的情况。

矫正乳房下垂有很多术式。通常会根据手术切口位置来命名，如双环法[1]、环乳晕垂直切口法[2,3]及倒T法[4,5]。为了达到更好的术后效果，还出现了很多改良术式，包括血管蒂选择、腺体处理及辅助操作等。

倒T法适合各种程度的乳房下垂，便于操作且较易达到预期效果[4]。所以，该技术是应用最广泛的乳房提升术和乳房缩小术技术。此术式可以切除大量冗余皮肤，缺点是沿IMF会有一条额外的切口，而且不能维持乳房下极的远期效果。

本章中作者将会对所应用的技术进行介绍，包括下血管蒂倒T法乳房提升术（应用或不应用补片固定血管蒂）及倒T切口上血管蒂垂直法提升术（联合或不联合自体组织隆乳术）这几种术式。作者特别强调术前设计及手术方法的技术细节。

适应证和禁忌证

单纯乳房上提术适合那些乳房大小合适只需要纠正乳房下垂改善外形的情况。只有那些体积大且足够下垂的乳房，才值得付出上提手术产生切口瘢痕的代价。作者认为倒T法乳房提升手术适用于各种程度的乳房下垂、可以结合不同血管蒂设计、不同腺体处理方式及不同辅助技术（如补片）来处理各种情况。对于各种类型的乳房下垂是一个非常好的选择方案（图15.1）。

单独应用乳房提升术有一定的局限性，不能完全满足所有患者的需求。对于需要增加乳房体积或乳房上极饱满及乳沟明显的患者，乳房上提联合假体植入效果会更好（图15.2）。对于不适合同期进行的可以分期手术，先做乳房上提手术，半年后再做假体隆乳术（分两期进行）。另外，对于乳房明显肥大者更适合做乳房缩小成形术。

术前评估和特殊注意事项

术前评估能够确定采用何种提升技术才能达到患者的要求（框15.1）。

根据NAC与IMF的关系，Regnault阐述了乳房下垂分级（表15.1）。

倒T法乳房提升术适用于乳房明显下垂且纵向皮肤多余的情况，沿IMF水平切除多余皮肤效果良好。如果乳房轻度下垂且纵向皮肤余量较少的情况，可以采用双环法或环乳晕垂直切口上提法，就不需要在IMF水平方向切除皮肤。

根据作者的经验，对于新乳头位置距IMF距离 <10cm 的，只进行环乳晕垂直切口法、垂直加短横切口法或J形切口法就可以矫正下垂，这些术式最常用上方血管蒂。采用环乳晕垂直切口法时为了避免IMF

的切口，在术中要切除基底部软组织使 IMF 提升，使垂直方向多余皮肤堆叠于新 IMF 下方，这样可以避免横向切口瘢痕。作者觉得这个方法满意度较低，还是愿意采用倒 T 形切除方式去除下极多余皮肤。如果不做 IMF 短横切口，就会造成术后 IMF 移位、切口形态不规则、猫耳畸形及下极提升太多远期假性下垂。

倒 T 法需要说明是上血管蒂还是下血管蒂，选择何种术式取决于乳房下垂程度、乳房组织量及 NAC 的位置。对于乳腺组织条件好的，如果 NAC 上提<5cm，我们采用倒 T 切口上血管蒂垂直法提升术（图 15.3）。如果需要也可以联合自体组织隆乳术一起进行。

对于容量不足伴有松弛和下垂的乳房，如果 NAC 上提>6cm，可以首选下血管蒂倒 T 法乳房上提术（图 15.4）。术中一般需要放置一个生物补片横跨并固定下血管蒂，可以支撑血管蒂防止对下极的重力压迫。由于上血管蒂长度不宜太长，所以受到限制。而下血管蒂变化多样，适用性更强，根据患者条件和医生习惯，可用于改善大多数的乳房下垂情况。

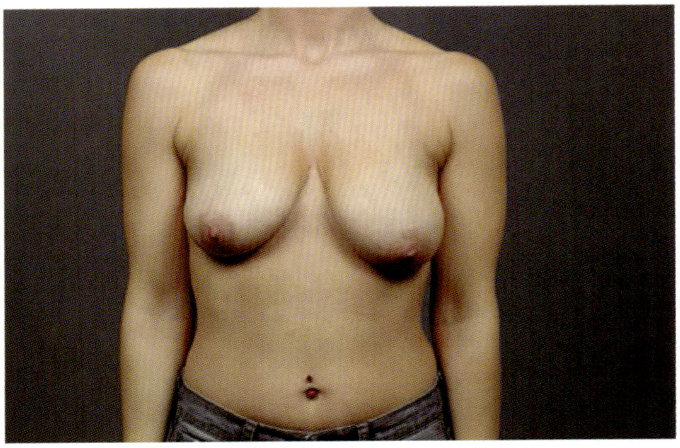

图 15.1 根据乳房大小和尺寸确定是否属于乳房提升手术最佳适应证。这种乳房形态提升术后会改善 NAC 的对称度。

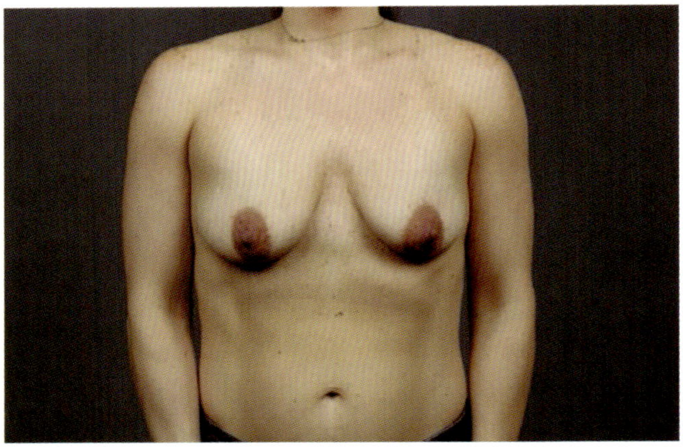

图 15.2 此例为乳房上提联合假体植入最佳适应证。乳房下垂导致上极容量缺失使乳房变得扁平。NAC 提升联合假体植入会使乳房恢复年轻。

框 15.1 下垂乳房分析

1.NAC 与 IMF 之间的关系（Regnault 下垂程度分级）
2.低于 IMF 的乳房组织量
3.NAC 在乳房上的位置
4.纵向及横向乳房组织冗余量

表 15.1 乳房下垂的 Regnault 分型

乳房下垂		
真性下垂	Ⅰ级	乳晕高于 IMF 及乳房最低点
	Ⅱ级	乳晕低于 IMF 但高于乳房最低点
	Ⅲ级	乳晕处于乳房最低点
腺体型下垂		乳晕高于乳房 IMF 但腺体下垂
假性下垂		乳晕高于乳房 IMF，腺体萎缩导致皮肤松垂

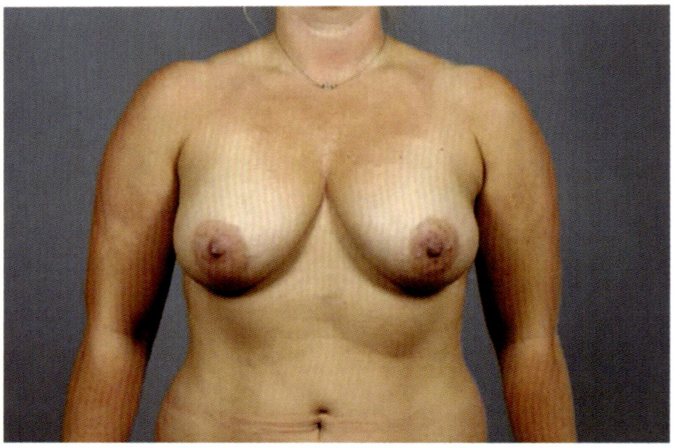

图 15.3 病例 15.3 患者照片。乳腺组织条件好，NAC 上提不超过 6cm，是采用上血管蒂倒 T 法乳房提升术的最佳适应证。

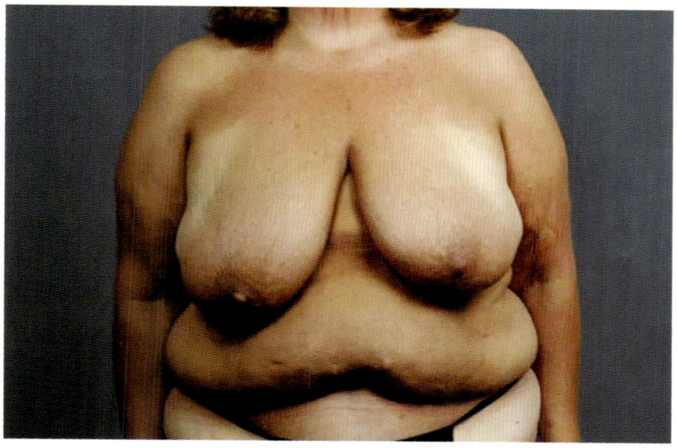

图 15.4 病例 15.1 患者术前照片。乳房组织容量少且伴有下垂和松弛，NAC 上提需要>6cm。需要采用下血管蒂倒 T 法乳房提升术。

表 15.2 乳房局部麻醉药

0.5%利多卡因	25mL
0.5%利多卡因/1:200 000 肾上腺素	25mL
0.5%布比卡因/1:200 000 肾上腺素	25mL
注射用生理盐水	25mL
0.25%利多卡因、0.125%布比卡因、1:400 000 肾上腺素	100mL

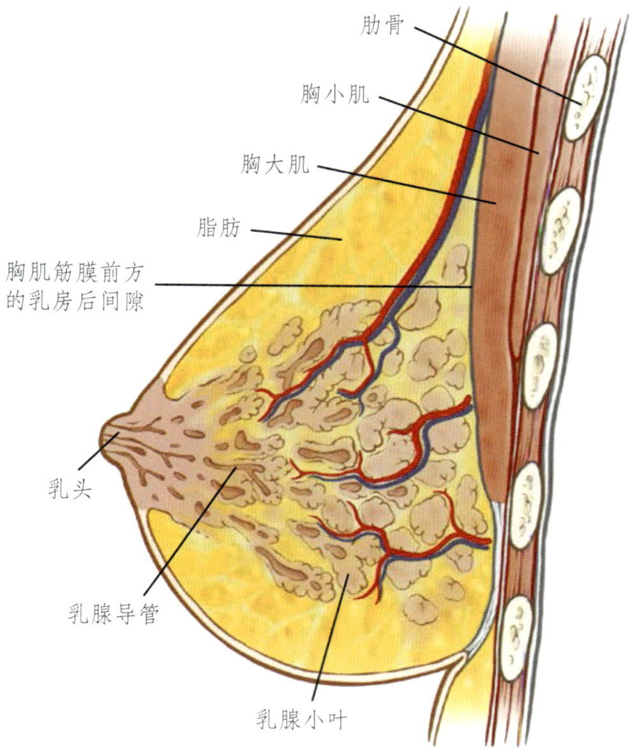

图 15.5 乳房图解，显示乳房相关解剖结构。(Reproduced with permission from Standring S, editor. Gray's anatomy. 41st ed. London: Churchill Livingstone; 2015.)

手术方法

手术相关解剖结构

乳腺位于浅筋膜层，由乳腺小叶组成，很多的组织结构对于保持乳房的形态和稳定性起着重要的作用。评估时要考虑包括皮肤厚度和弹性、皮下脂肪量和分布、乳腺实质组成和紧实度、Cooper 韧带完整性、深层肌肉位置和状态，以及基底胸壁的轮廓和倾斜度。所有上述因素都会影响乳房形态和提升术后的最终效果。因此，被覆皮肤薄且松弛、脂肪过多及 Cooper 韧带被拉长都会导致术后上极容量不足，形态不饱满等术后效果(图 15.5)。

尽管上面提供了一些乳房下垂程度的评估信息，但还不足以描述乳房下垂的真正程度。乳房下垂程度更完整的评估总结见表 15.1。在做乳房提升手术时，掌握血管解剖结构及走行对于手术安全至关重要。乳房血供丰富包括来自胸廓内动脉(IMA)穿支、胸外侧动脉、胸肩峰动脉、前外侧肋间穿支和内肋间穿支。IMA 第 2 肋间穿支是上血管蒂的主要供血动脉，位于乳房中线内侧约 1cm 深处，该支血管从第 2 肋间隙深部穿出，表浅走行，跨过乳房内上侧进入 NAC。内侧血管蒂由 IMA 第 3 肋间穿支供应，该支血管从第 3 肋间隙穿出，同样沿表浅走行，穿过乳腺实质到达 NAC 内侧。下血管蒂和中央血管蒂由 IMA 第 4 肋间穿支供应，该支血管沿深部穿过乳房内侧，在 IMF 上 1~2cm 处进入并穿过紧邻乳房轴线内侧的 Wuringer 乳房间隔。下血管蒂还有来自沿 IMF 分布的肋间穿支的血供[7](图 15.6)。

术前标记

术前标记 NAC 的对称性并进行上提设计。取坐位，沿胸骨切迹向下至双乳中间画线，乳房正中画一条平分垂直轴线，称为乳房经线，如果 NAC 不在乳房正中，经线可能不经过乳头。之后画 IMF 线，标记不对称的解决方案。

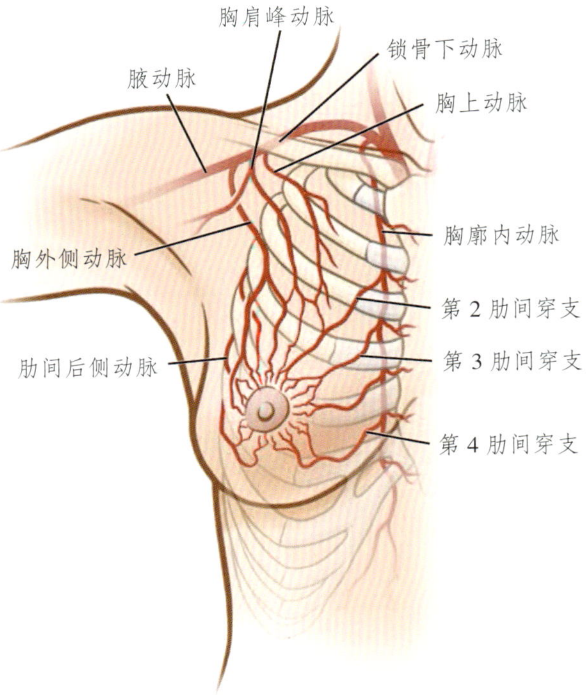

图 15.6 乳房血管解剖图解。如图所示，有多个血管负责乳房的整体血供。也是乳房提升术选用不同血管蒂的原因。

画出 IMF 在乳房体表投影线，与乳房经线相交点，即为新乳头位置。通过向内和向外推挤乳房，标记出乳房经线在乳房表面的投影线，作为垂直切口的位置。之后，在新乳头位置上方约 2cm 处标记出新乳晕顶点的位置，然后两侧以弧线向下延伸，与内外侧的垂直投影线标记相交（图 15.7），形似“锁孔样”。乳晕切口线长度等同于直径约 42mm 大小的乳晕周长。在新乳晕切口底端向下约 7cm 处，标记出垂直切除范围的最下端，内、外侧垂直投影线切口线止于此处。最后，从内、外侧垂直切口线下端交点以与 IMF 线反向弧线的形式向两侧延伸至 IMF。

当采用上血管蒂设计时，在 IMF 上 2~3cm 处，画一条 U 形线连接内外侧垂直方向的标记线，确定皮肤切除的范围（图 15.8）。如果采用的是下血管蒂技术，会将内、外侧垂直切口线之间的下方组织进行去表皮化，也就不需要标记上述的 U 形线（图 15.9）。

术中标记

完成术前准备后，再次确认所有标记清晰可认，必要时再次描绘，同时确认标记是否对称。如果对设计方案不太确信，还可以用钉皮器“临时缝合”方式重

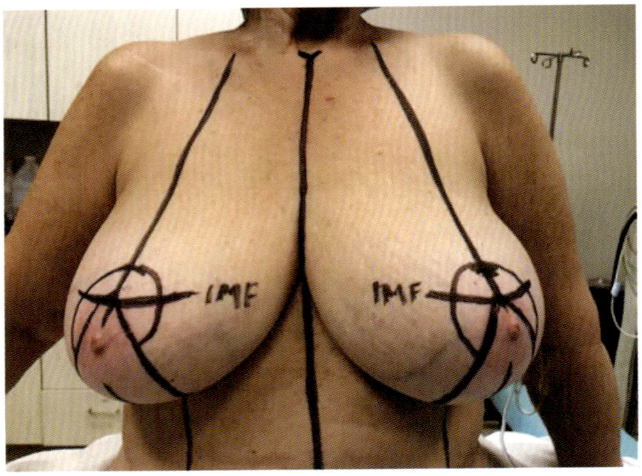

图 15.7 术前标记：展示倒 T 法乳房提升术的手术设计，将乳头在低于 IMF 2cm 的位置提升到 IMF 水平。

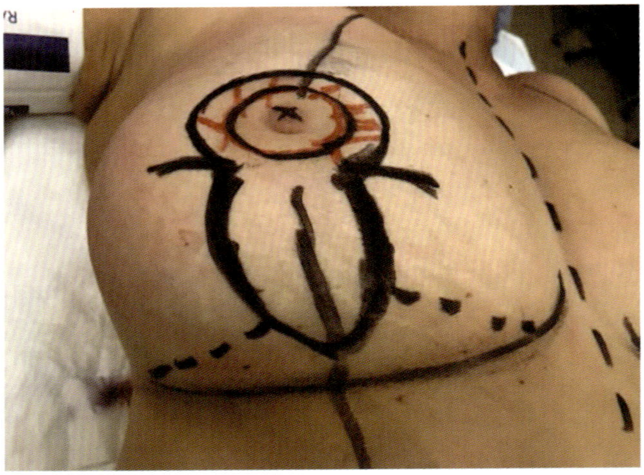

图 15.8 术前红色画线区为上血管蒂范围。使用加粗的垂直线标记出内外侧切口界限。横向虚线代表内外侧组织切除范围。注意连接内外侧垂直线向下延伸的 U 形线，代表去除皮肤的延伸。

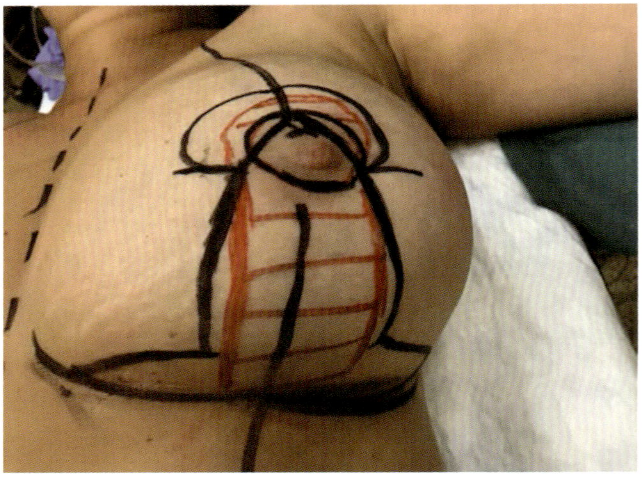

图 15.9 红色画线区为下血管蒂的范围。下血管蒂向下延伸至 IMF。黑色标记线为倒 T 法提升术的设计线及新 NAC 的位置。

新确定标记点，坐位判断并确定设计线、对称性及NAC 的位置。仰卧位后拆除缝合钉，结合术中血管蒂设计再次进行标记。上血管蒂一般位于上方锁孔部位 8 点钟至 4 点钟区域中。下血管蒂为 IMF 以上垂直柱形标记并延伸到乳晕外 1cm 的范围，根据血管蒂的长度，将血管蒂的宽度设计为 6~8cm，确保长宽比不超过 2:1。

手术细节

补片加固下血管蒂倒 T 法提升术

将乳房皮肤紧绷状态下，用 42mm 乳晕刀标记（根据美观，直径为 38~45mm），用 15 号手术刀切开表皮（图 15.10）。沿倒 T 法设计范围进行切除，将 IMF 至 NAC 之间下血管蒂区域进行去表皮，范围包含 NAC 周围至少 1cm 宽度的表皮（图 15.11）。谨慎保留真皮下血管网，然后沿着下血管蒂去表皮范围边缘斜形向深面剥离，保证基底蒂的宽度，保护基底蒂与深部胸壁的连接以避免损伤穿支血管（图 15.12）。切除内侧和外侧乳腺组织后，上部皮瓣潜行剥离至胸肌筋膜，可以从上部切除部分脂肪和乳腺组织。

将剥离完成的下血管蒂置于腔隙中央，用 2-0 Vicryl 缝线将下血管蒂固定在胸肌筋膜上（图 15.13）。如果下血管蒂真皮瓣面积足够，也可以将其固定到胸肌筋膜上，这对稳定血管蒂位置非常有帮助，但有时很难做到。明确 NAC 位置后，必须将下血管蒂固定在恰当位置上，最后将乳头乳晕从新设计的位置中暴露出来[8]。为了加强下血管蒂的稳定性，可以在下血管蒂上覆盖聚-4-羟基丁酸补片（GalaFLEX）进行加固，用 2-0 Vicryl 缝线将补片缝合固定在血管蒂内外侧胸肌筋膜上[9]（图 15.14）。通常情况下，5cm×15cm 大小的补片就够用，补片在术后 12~18 个月吸收，但

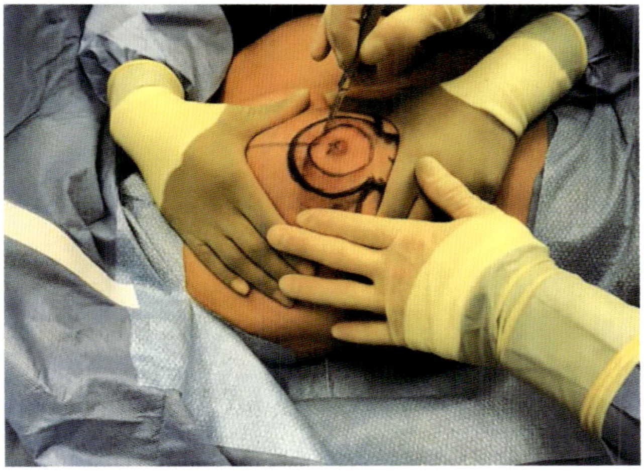

图 15.10　助手协助绷紧乳房皮肤，用 15 号手术刀切开直径为 42mm 的 NAC 皮肤表皮。

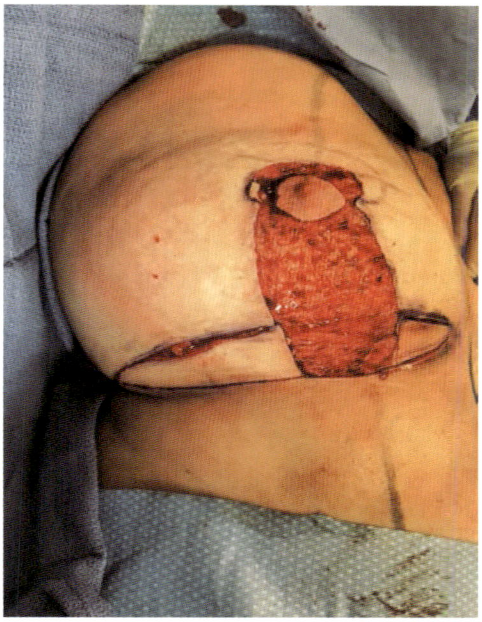

图 15.11　下血管蒂区域去表皮，范围包含 NAC 周围至少 1cm 宽的表皮。

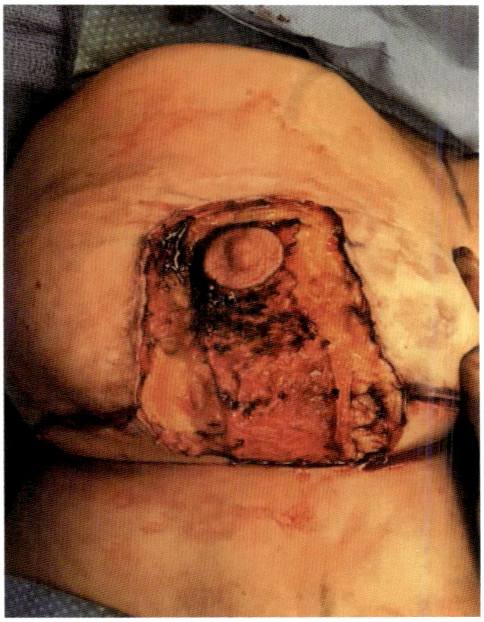

图 15.12　下血管蒂去除表皮后，用电刀进行剥离和切除，注意向下斜形剥离避免下血管蒂部过窄影响血供，保证下血管蒂组织的容量。

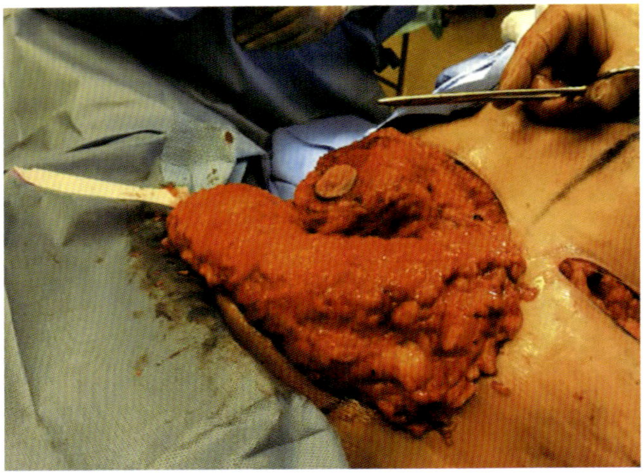

图 15.13 下血管蒂放置于腔隙中央，用 2-0 Vicryl 缝线将下血管蒂缝合固定至胸肌筋膜来稳定血管蒂的位置。

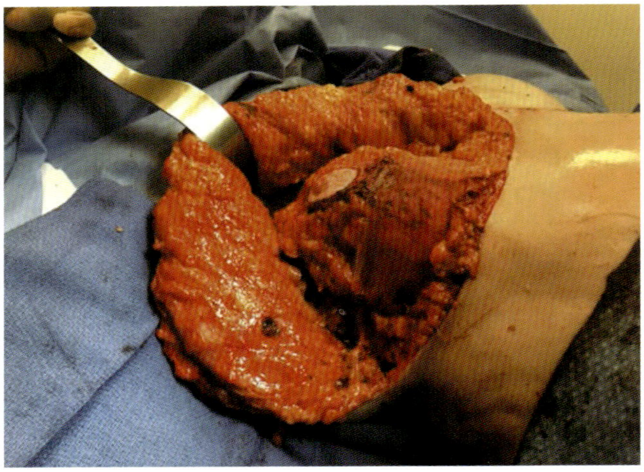

图 15.14 在下极使用补片(GalaFLEX)对下组织带支持加固，用 2-0 Vicryl 缝线将补片缝合到内、外侧胸肌筋膜上。

其张力维持强度通常是自身组织的 4~5 倍。补片要尽量贴合组织，有适当的压力才能起到稳定血管蒂的作用，但又不能过紧而影响蒂部的血供。

冲洗创面，电凝止血，观察切缘出血情况来评估 NAC 血供。可以先用钉皮器将皮缘暂时固定来确认最终形状。坐位评估乳房体积、轮廓及对称性(图 15.15)。作者经常采用钉皮器“临时缝合”来评估双侧乳房的形态，把乳房形态调整到最优的效果。

坐位时，可以确定合适的 NAC 位置(图 15.16)，将乳晕刀置于垂直切口顶部最佳位置。乳晕下极到 IMF 距离通常为 5~7cm。通过中线到乳晕内侧距离确认对称性，也可以在胸骨切迹缝合一针，用缝线测量到每

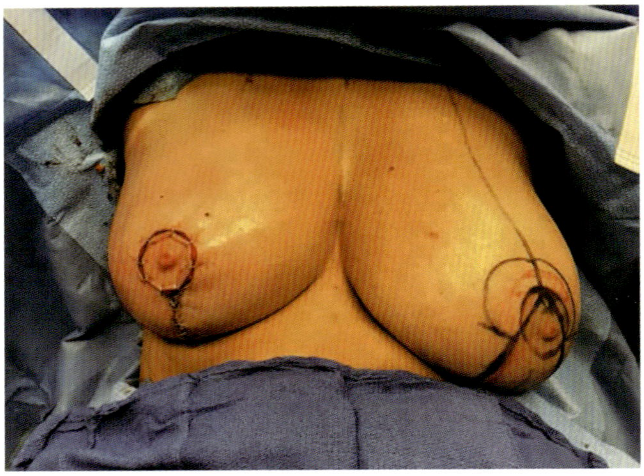

图 15.15 右侧乳房下血管蒂术式，通过钉皮器“临时缝合”与左侧对比。左侧乳房采用相同方案进行手术。

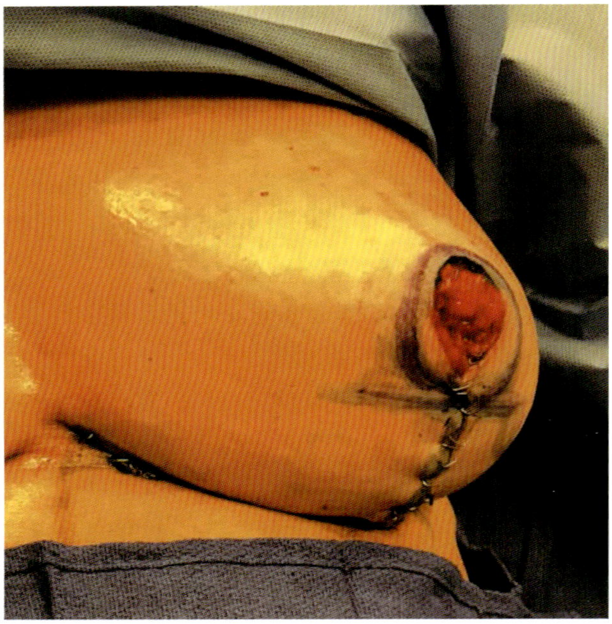

图 15.16 左侧乳房通过钉皮器“临时缝合”，评估乳房形态和容量。新乳晕区开窗显露下蒂的乳头乳晕。

侧乳晕顶部距离是否相等，来确定双侧对称性。仰卧后去除缝合钉，按照乳晕刀标记切除皮肤。用杆菌肽盐水冲洗腔隙并再次止血。用 2-0 Vicryl 缝线缝合深层组织，使内侧和外侧腺体组织向中线聚拢，用 3-0 PDS 缝线进行真皮层缝合减张，用 4-0 Monocryl 缝线连续皮内缝合垂直和水平切口，最后用 5-0 尼龙缝线缝合乳晕。用减张胶带贴合切口，沿乳房外侧缘和 IMF 贴塑形胶带。胸部用无菌敷料和弹力绷带包扎，施以轻柔的压力和塑形支撑。

手术操作细节

倒 T 形切口上血管蒂垂直法乳房提升术

将皮肤绷紧状态下，用 42mm 乳晕刀标记（直径为 38~45mm，取决于美学效果），用 15 号刀片切开表皮，用 10 号刀片去表皮，电凝止血。剥离内外侧皮瓣直达胸壁，形成内外侧带腺体至少 2cm 厚的皮瓣。如果深部组织多余可以切除，或者从外侧移到内侧，用 2-0 Vicryl 缝线固定蒂部维持乳房容量。

术式 1：标准术式

将下部的中央血管蒂从胸肌筋膜上，自下向上剥离，一直到乳房上部，这样可以使蒂部能够灵活向上移动。用 2-0 Vicryl 缝线将蒂部下极深层腺体组织和胸肌筋膜进行约 4 次 Marchac 法缝合[5]。将中央血管蒂提升到 IMF 上方 1~2cm 的位置，使蒂部组织稳定在较高位置从而带动 IMF 的提升。但是上提过高会使乳房下极扁平，IMF 位置向上收缩造成沿 IMF 表面出现凹陷。所以，要掌握好蒂部组织提升幅度，避免上提过高或者过度远离下极。

术式 2：下方岛状瓣充填隆乳术

另一个方案是采用中央组织蒂下极组织瓣移位充填乳房上极，该法最初由 Ribeiro 等描述[10]，Hammond 和 O'Connor 在近期文章中再次描述[11]。该岛状瓣并非独立于中央组织蒂，单独从胸肌筋膜剥离出来的一个组织瓣。而是在紧靠 IMF 上方，从中央组织蒂上分离出的一个组织瓣。对该组织瓣四周剥离，增加其移动度，该岛状瓣血供来源于深部走行于 Wuringer 乳房间隔中的 IMA 第 4 支分支。岛状瓣剥离松解完成后，再将上方的乳腺组织从胸肌筋膜表面剥离。然后将岛状瓣移位到上极并用 2-0 Vicryl 缝线固定大约 4 针（图 15.17 至图 15.19）。

当乳腺实质塑形完成后，进行"临时缝合"确认乳房形态。从乳晕下极（6 点钟）开始，向下间断固定至 IMF。根据乳房大小，乳晕下极至 IMF 距离通常为 6~7cm，局部调整形成理想乳房形态后。按术前设计范围向两侧水平楔形切除形成倒 T 形切口。用杆菌肽盐水灌洗腔隙并再次止血。垂直切口用 2-0 Vicryl 缝线进行深部缝合，使内外侧腺体瓣在中线处对合固定，

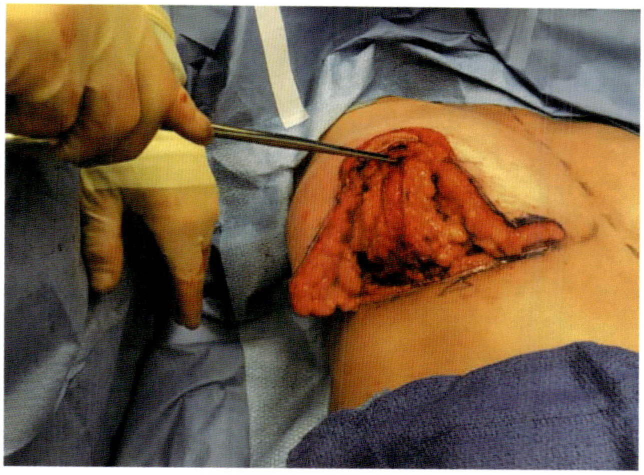

图 15.17 将下方的岛状瓣上提到由胸廓内动脉第 4 支深支供血的中央蒂位置。

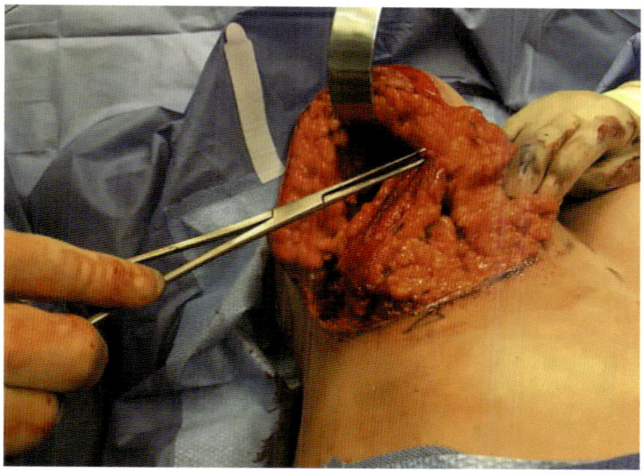

图 15.18 用 S 拉钩将上血管蒂皮瓣和 NAC 向上牵拉，用组织钳移动下岛状瓣。

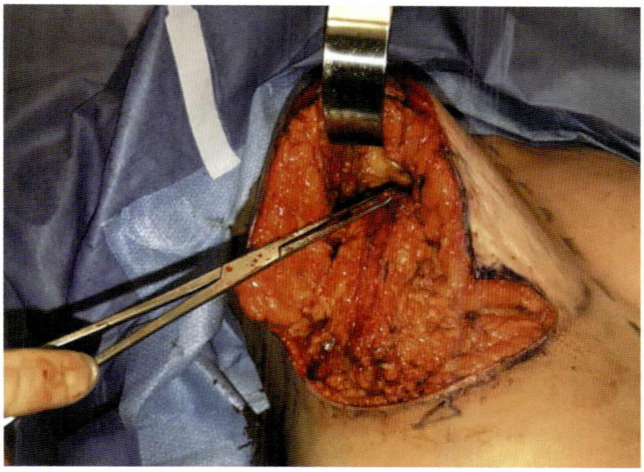

图 15.19 将下岛状瓣移位到乳房上极，并用 2-0 Vicryl 缝线缝合固定以提供自体组织隆乳的容量。

用3-0PDS缝线间断真皮层缝合减张，用4-0 Monocryl缝线连续皮内缝合闭合垂直及水平切口，最后用5-0尼龙缝线连续缝合闭合乳晕，用Steri-Strips免缝胶带固定切口。最后，用胶带沿乳房外侧缘和IMF粘贴固定乳房轮廓，用2-0尼龙缝线固定引流管，生物贴片贴附，无菌纱布和弹性绷带包扎乳房。

病例分析

病例 15.1

64岁女性，期望提升乳房并拥有饱满C杯乳房。(A,C,E)右侧胸骨切迹-乳头距离是34cm，左侧距离是32cm，双乳不对称Ⅲ级下垂。根据乳房下垂程度判断，需要明显的NAC上提(移动距离>6cm)，所以，选用下血管蒂倒T法乳房提升术，采用生物补片固定下血管蒂。(B,D,F)术后4个月效果所示，双侧乳房对称，提升后形态稳定，没有乳房下极移位造成的假性下垂。

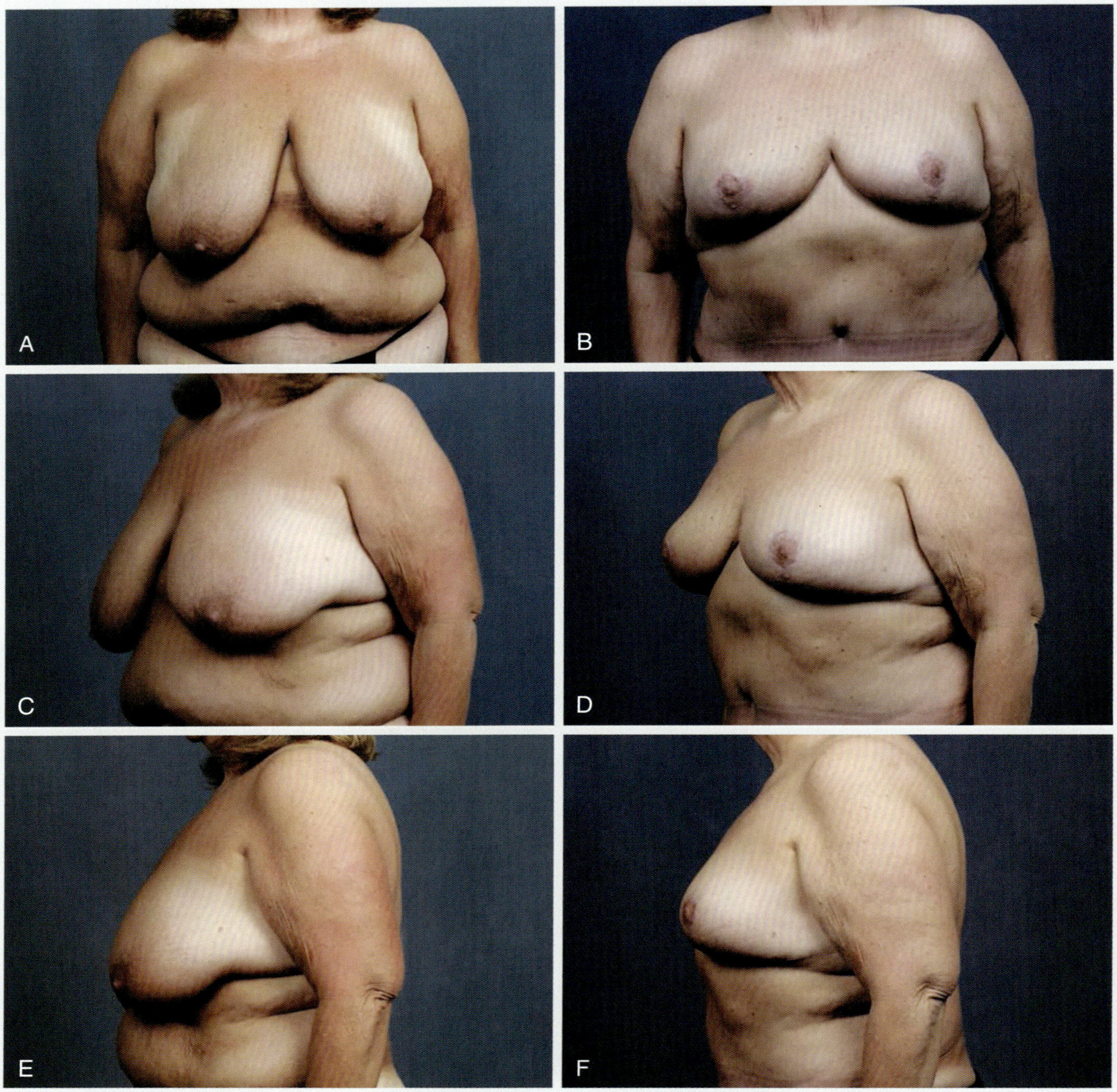

病例 15.2

20 岁女性，乳房为 34DD 罩杯，期望乳房更小且饱满，且提升乳房。(A,C,E)胸骨切迹-乳头的距离是 26cm，属于Ⅱ级下垂，乳头乳晕只需上提几厘米。采用上血管蒂倒 T 法乳房提升术联合下方岛状瓣(Ribeiro 皮瓣)自体组织充填。(B,D,F)术后照片显示，上极饱满的 C 罩杯乳房，且提升效果良好。

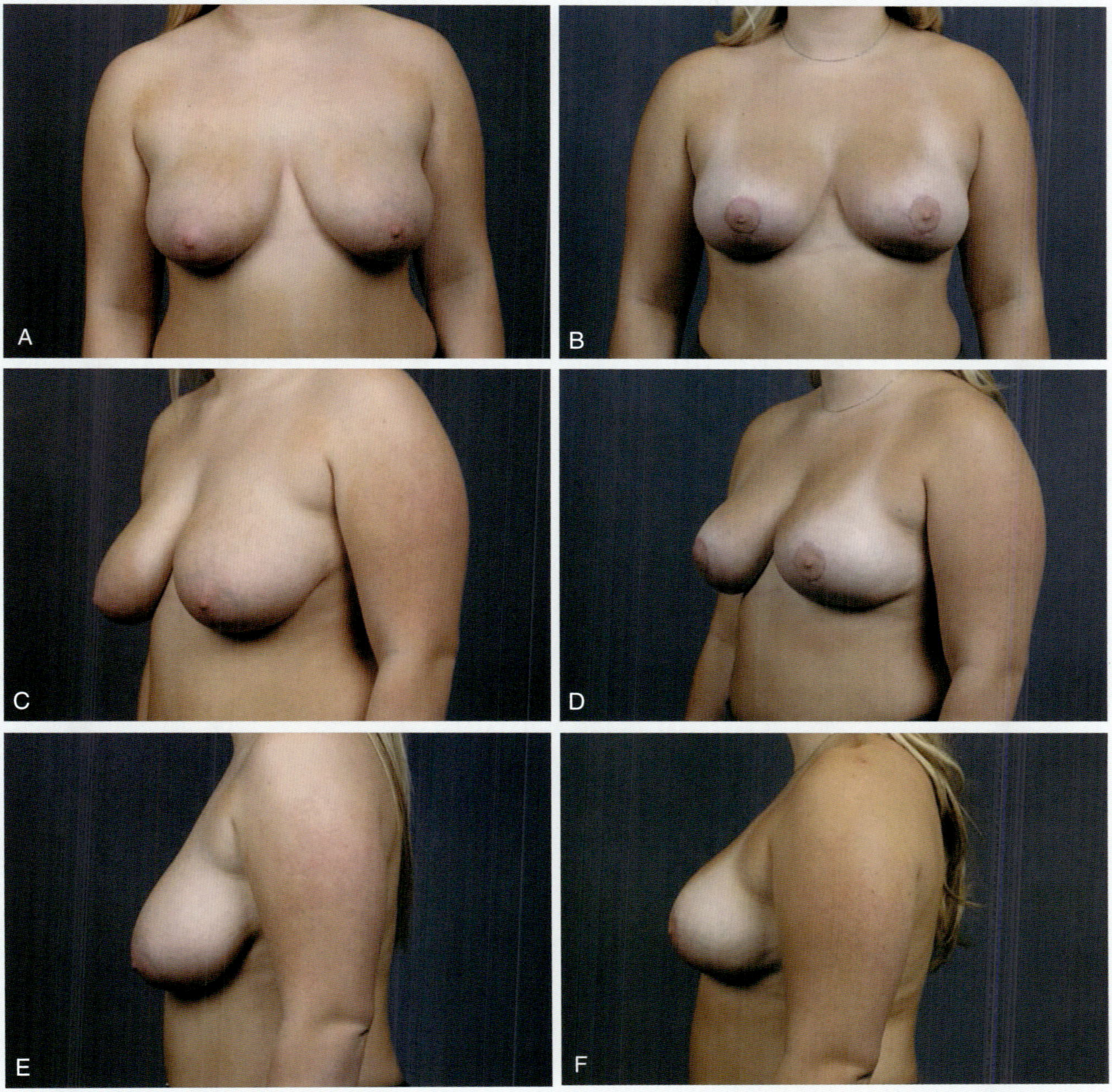

病例 15.3

35 岁女性，乳房为 32DD 罩杯，自述乳房松弛沉重。(A,C,E)术前正位、斜位、侧位照片。期望提升乳房且要饱满的 C 罩杯。采用上血管蒂倒 T 法乳房提升术，右侧乳房去除 152g 组织，左侧乳房去除 86g 组织。(B,D,F)术后 3 个月结果显示双侧乳房对称性明显改观，乳房得到提升且饱满。

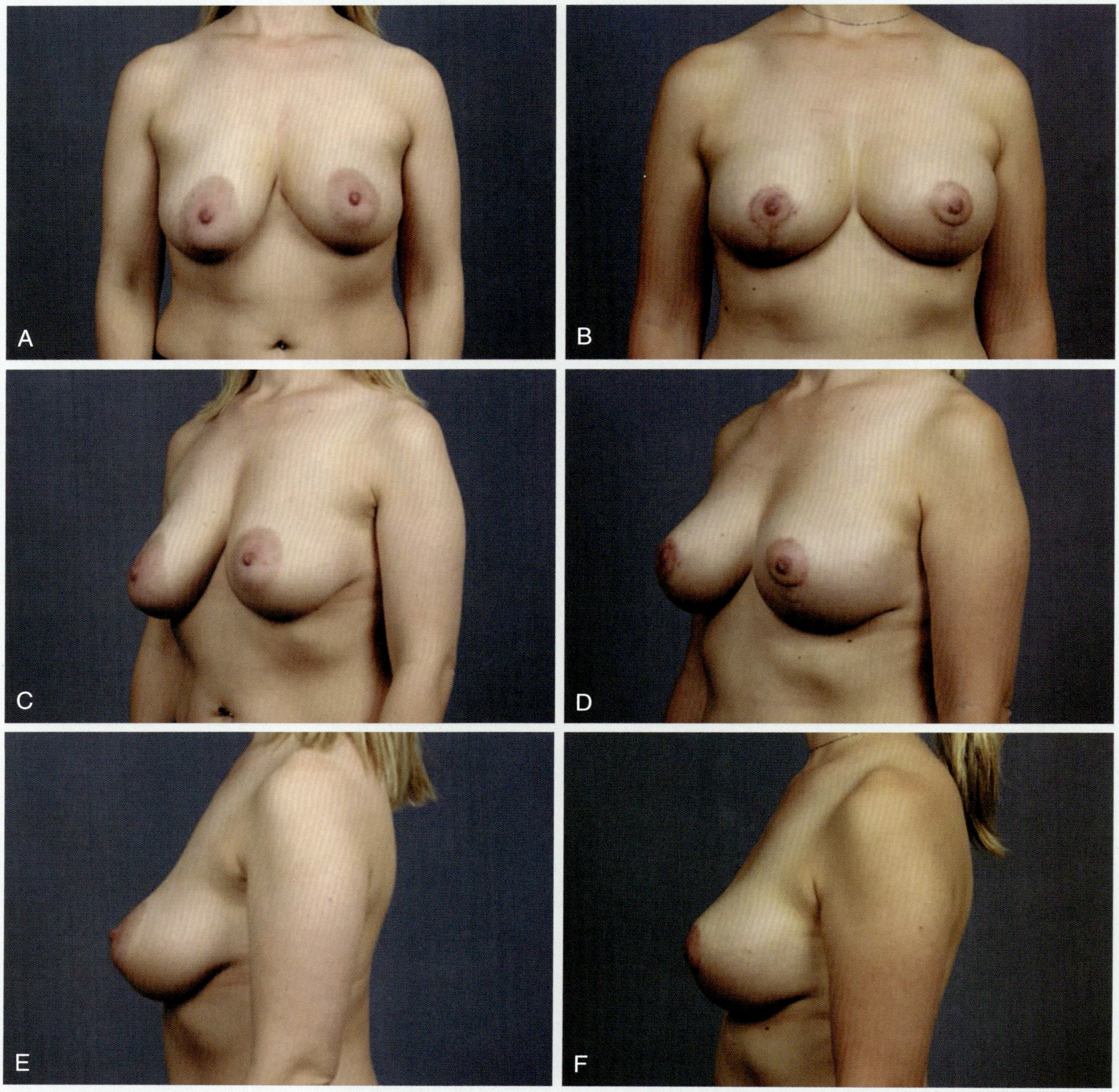

病例 15.4

40 岁女性，期望乳房更小并能提升。(A，C，E)术前正位、斜位、侧位照片。采用下血管蒂倒 T 法乳房提升术，左侧乳房去除 124g 组织，右侧乳房去除 153g 组织。(B，D，F)术后照片显示双乳提升效果良好，以及圆润丰盈的 C 罩杯外观。

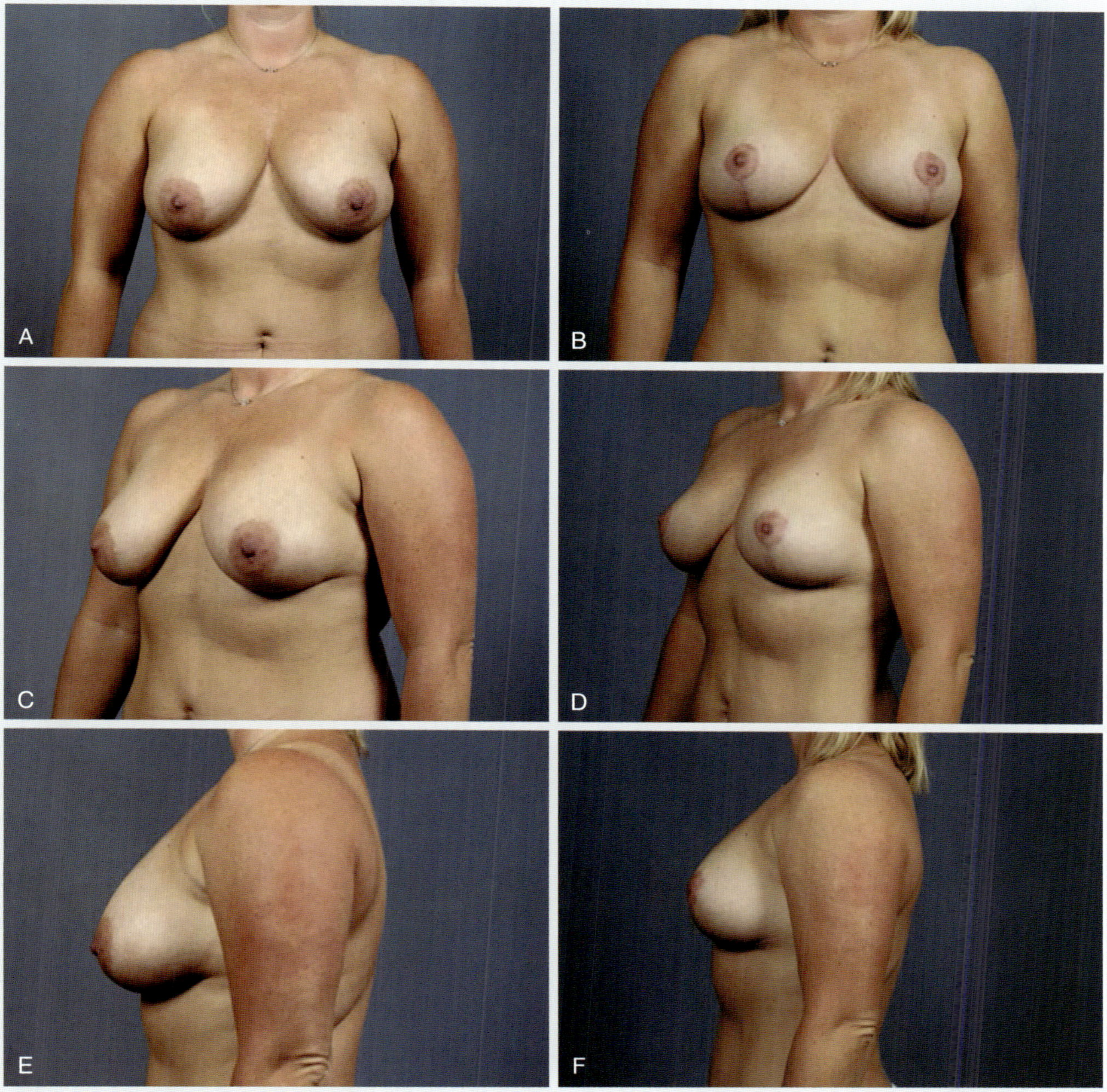

病例 15.5

28 岁女性，乳房为 34C 罩杯，期望提升乳房且体积不变。左侧胸骨切迹-乳头距离是 27cm，右侧胸骨切迹-乳头距离是 25cm。(A，C，E)术前正位、斜位、侧位照片。上血管蒂和下血管蒂技术都适用于这个患者。作者采用了下血管蒂倒 T 法提升术，中央血管蒂进行缝合固定，未用补片。患者对术后效果非常满意，获得了极具吸引力的外观，唯一缺陷是乳房上极不够饱满。这例患者的乳房下极稳定，上极缺陷是因为乳房本身组织量不足，并不是下极稳定性不够造成的。(B，D，F)术后 6 个月照片显示双侧乳房形状和体积上都有非常好的效果。

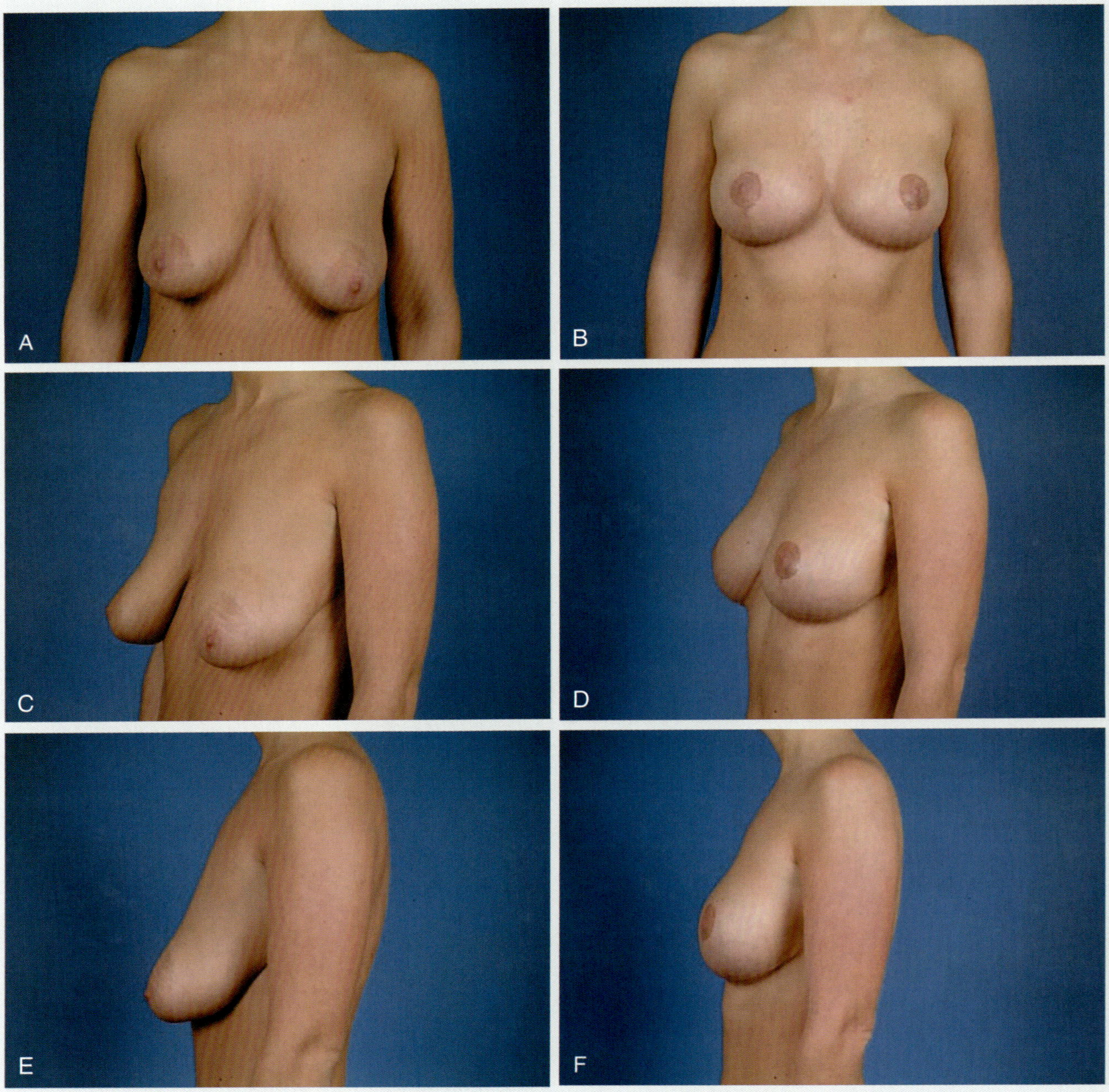

病例 15.6

38 岁女性，乳房原罩杯为 34DD，期望缩小成 C 罩杯。右侧胸骨切迹-乳头距离是 25cm，左侧胸骨切迹-乳头距离是 27cm。（A，C，E）术前正位、斜位、侧位照片。选用上血管蒂技术，以便增加上极容量，同时恢复对称性。左侧摘除了 362g 组织，右侧摘除了 154g 组织。（B，D，F）术后正位、斜位、侧位照片。手术有效减少了下极体积，并使上极容量得到完好的保留。

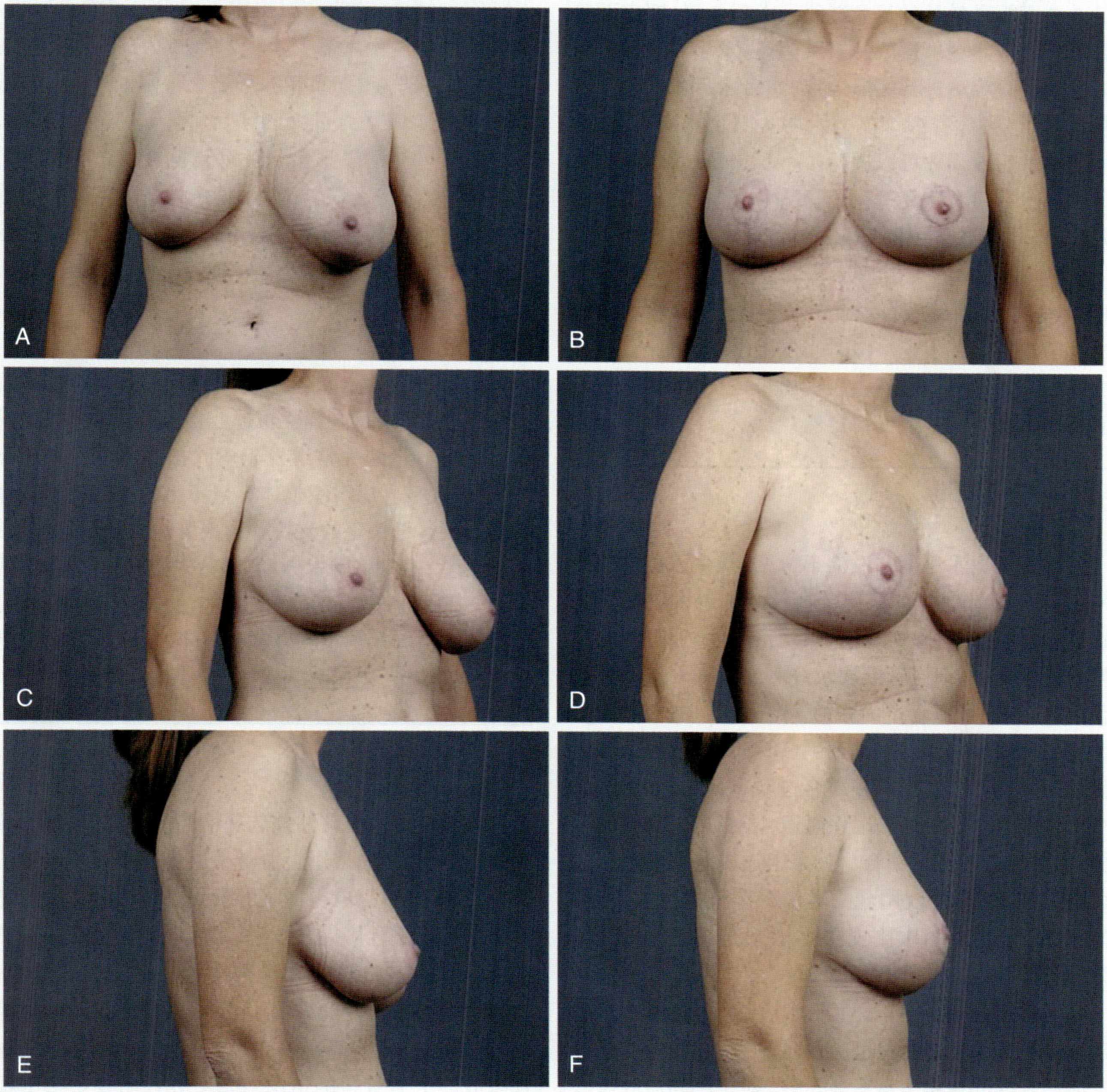

第 16 章

隆乳联合乳房提升术

Nathaniel L. Villanueva, Ziyad S. Hammoudeh, W. Grant Stevens

引言

同期完成假体隆乳联合乳房上提术是一项具有挑战性的操作，可能会产生很多潜在并发症。隆乳术增大乳房体积，而乳房上提术会减少覆盖皮肤；同时进行这两种步骤会产生相反的作用。50 多年前，曾经有学者描述过两者联合一期手术的情况[1,2]。然而，隆乳联合乳房上提术受到很多整形医生的尖锐批评。直到最近 10 年，对待联合一期手术仍会有"外科医生，注意小心"等这类警告[3,4]，隆乳术后采用乳房上提术时，会有"后患无穷"类似的警告[5]。

在过去 10 年，很多知名学者发表文章认为隆乳联合乳房提升术的并发症和修复率在可接受范围内，隆乳联合乳房提升术同时进行的安全性已有极大的提高[6-9]。最近几年，很多作者进一步证实了一期隆乳联合乳房提升术的安全性[10-13]。做过隆乳术的患者也成功进行了二期隆乳联合乳房提升术[14,15]。在文献中对于"二期手术和隆乳提升修复术"尚缺乏标准化的定义。作者把在隆乳提升术之前做过任何乳房手术，本次隆乳提升手术都定义为"二期"手术。把修复隆乳提升术作为一个亚类手术，不管是隆乳提升术即刻修复还是二期修复，都称为隆乳提升修复手术。

本章乳房下垂分级依据是 Regnault 分类（图 16.1）。根据下垂程度，采用新月型、环乳晕型、环乳晕垂直型或 Wise 型术式，或者其他的乳房提升技术来矫正（图 16.2）。根据不同的乳房特点，各种方法在一期和二期隆乳提升术中都有独特的作用。本章重点介绍一期隆乳联合乳房提升术的环乳晕垂直型（简称"垂直型"）术式。

环乳晕垂直切口术式是基于第 2 和（或）第 3 肋间血管穿支的上血管蒂来设计的（图 16.3）。经常需要

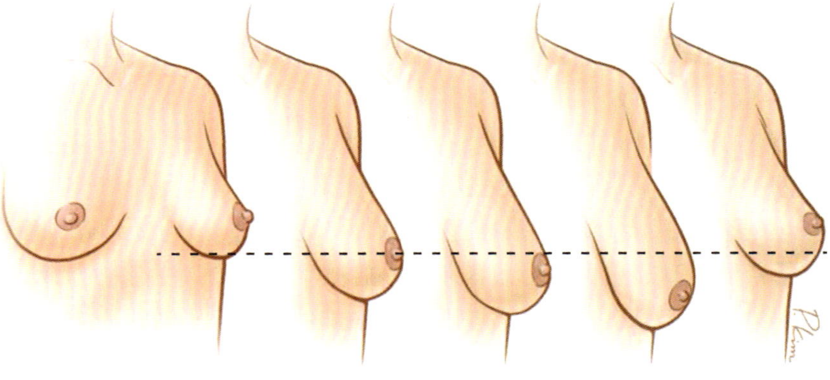

图 16.1　乳房下垂 Regnault 分类。（Spring, M.A., Hartmann, E.C., Stevens, W.G., 2015. Strategies and challenges in simultaneous augmentation mastopexy. Clin. Plast. Surg. 42, 505–518.）

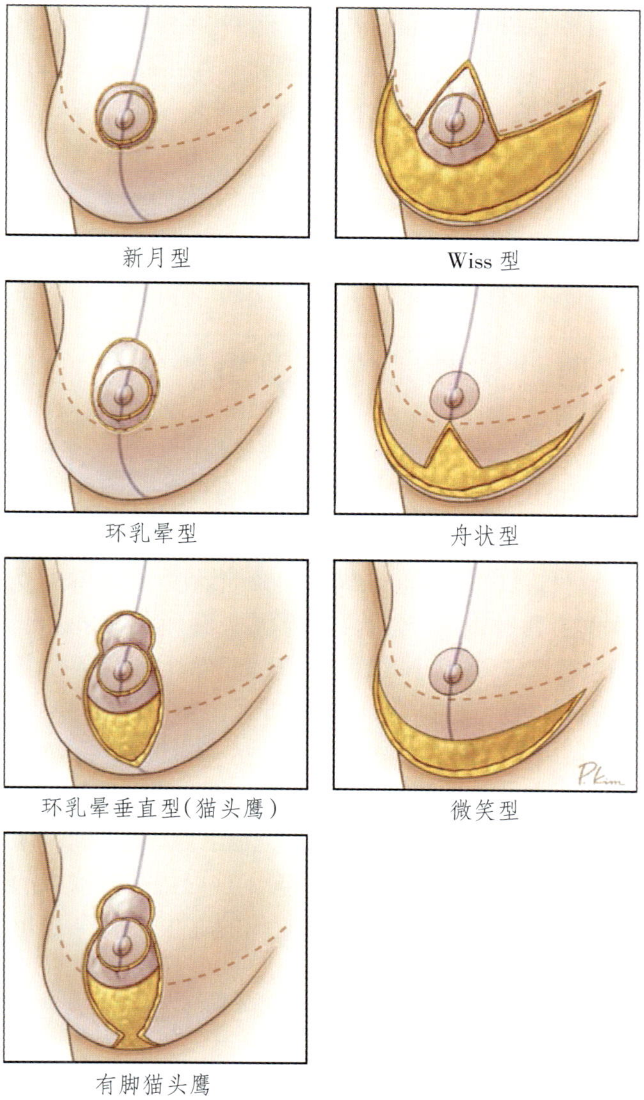

图 16.2 乳房提升术切口类型。(Redrawn from Spring, M.A., Hartmann, E.C., Stevens, W.G., 2015. Strategies and challenges in simultaneous augmentation mastopexy. Clin. Plast. Surg. 42, 505–518.)

在 IMF 处切除水平方向短的楔状皮肤以缩短乳头至 IMF 距离,切口闭合时形成倒 T 形切口。出于简洁目的,作者将这两种方法描述为“猫头鹰”和“有脚猫头鹰”术式,因为设计形状与猫头鹰形态相似。“猫头鹰身体”指环乳晕垂直切口的切除范围,而“脚”指下部靠近 IMF 的短水平切除范围。而 Wise 型切口提升术设计,垂直分支向下接近 IMF 时逐渐向两侧分离,而“猫头鹰”术式与 Wise 型不同,其垂直支接近 IMF 时逐渐贴近汇合。本章将概述隆乳提升术选择指南及操作技术要点。

适应证和禁忌证

乳房发育不良伴乳房下垂者适用隆乳联合乳房提升术(图 16.4)。对于最轻度的下极松弛,NAC 只需要提升 1~2cm,Regnault Ⅰ级乳房下垂类型,更适合采用新月型或环乳晕型提升术。环乳晕垂直型乳房上提术适合 NAC 上提>2cm 的 Regnault Ⅱ或Ⅲ级下垂者,或严重下极松弛的 Regnault Ⅰ级下垂或假性下垂者。因此,不能根据乳头位置或下垂分级来确定最适合何种乳房上提方法;是否选择垂直型乳房上提术主要取决于乳房下极松弛的程度。

隆乳患者普遍存在一个误区,就是通过较大假体替代乳房上提手术来矫正轻度乳房下垂或假性下垂,避免上提的切口瘢痕,这种想法是错误的(图 16.5)。为了避免多余的切口瘢痕,隆乳患者只能接受上极更饱满的同时下极松弛的情况依然存在;单纯植入较大假体并不能纠正下极松弛的问题。植入过大假体对乳房潜在的影响超过了乳房外观。对于更严重的乳房下垂通过假体隆乳联合乳房提升术,可以做成更大更圆的乳房形状,上极形态也会更为饱满。

筒状乳房的解剖学特征(如乳房形状多样、下极缩窄、IMF 位置偏上、大乳晕疝出)决定了更适合隆乳联合环乳晕型上提术。但筒状乳房通常不适合环乳晕垂直型术式,因下极过度绷紧且 IMF 位置过高造成 NAC 位置相对较低。对于筒状乳房,植入假体降低 IMF 可以相对提高 NAC 的位置,采用环乳晕型上提术能够减小乳晕尺寸并纠正乳晕疝出。

对于乳晕/乳房宽度比例较大的乳房,谨慎采用隆乳联合环乳晕垂直型提升术(图 16.6)。如果乳晕宽度大于乳房宽度的一半,假体植入后乳房皮肤张力增加,造成垂直切口关闭困难(图 16.7)。这类患者应该适合下述两种方法的其中一种:①设计完全去除乳晕多余皮肤的环乳晕垂直型提升术,二期再植入假体(否则张力太大);②不完全去除乳晕多余皮肤的环乳晕垂直型提升术,可以同期植入假体,后期再修整去除切口瘢痕周围残留的乳晕皮肤。有些提升手术完全去除乳晕多余皮肤并同期植入大假体,导致切口张力过大裂开和假体外露。

对于严重的乳头乳晕下垂者,更适合分期手术而非同期隆乳与乳房上提术联合进行(图 16.8)。如果乳

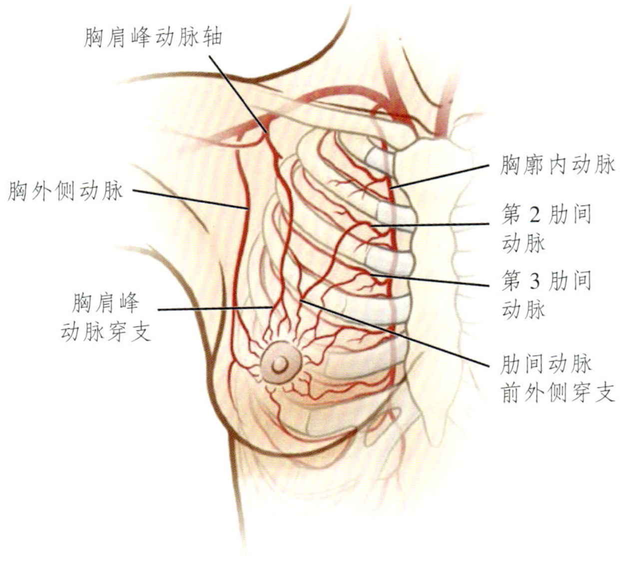

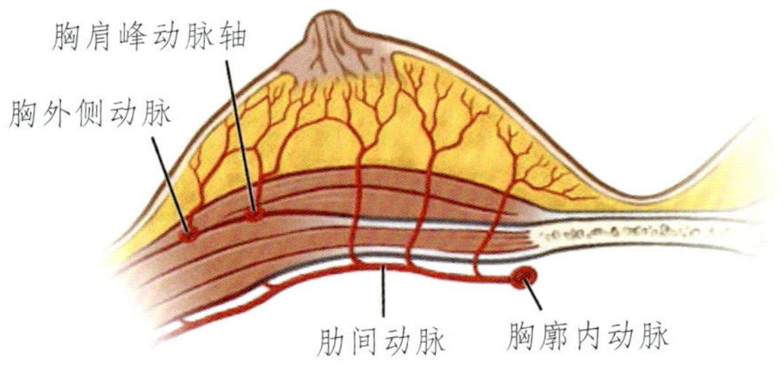

图 16.3　乳房血管解剖。(Redrawn from Spring, M.A., Hartmann, E.C., Stevens, W.G., 2015. Strategies and challenges in simultaneous augmentation mastopexy. Clin. Plast. Surg. 42, 505–518.)

头乳晕血管蒂比较狭窄,随着血管蒂长度增加,NAC的血供可能会受损。在二期隆乳前,这类患者需要使用 Wise 型术式切除更大面积的皮肤。

其他禁忌证包括美国麻醉医师协会(ASA)分级为Ⅲ级或更高级的患者、情绪不稳定及不接受修复的患者。建议术前和术后至少 2 周内禁烟,尽可能减少对乳头血供的潜在影响。

术前评估和特殊注意事项

术前评估时,主要根据患者要求的乳房尺寸和形状。如果患者只希望改善乳房下垂和形状,不想改变乳房大小,就适合单独采用乳房提升术。如果患者除了想改善乳房下垂、形状及上极饱满度,还希望更大体积的乳房,就考虑隆乳联合乳房提升术一起进行。如果患者希望减小乳房体积,就考虑乳房缩小术,有时也可以联合假体植入,操作方式类似于隆乳联合乳房上提术。术前还要询问关于乳房健康情况的标准化问题,如最近乳腺 X 线检查结果、既往乳房手术史及乳腺癌家族史。术前 2 周停用增加出血风险或影响伤口愈合的药物。30 岁以上患者术前应进行乳腺 X 线检查。<30 岁的患者如果有明确的乳腺癌家族史,也应进行乳房影像学检查。

术前进行全面详细的乳房检查来评估病理性情

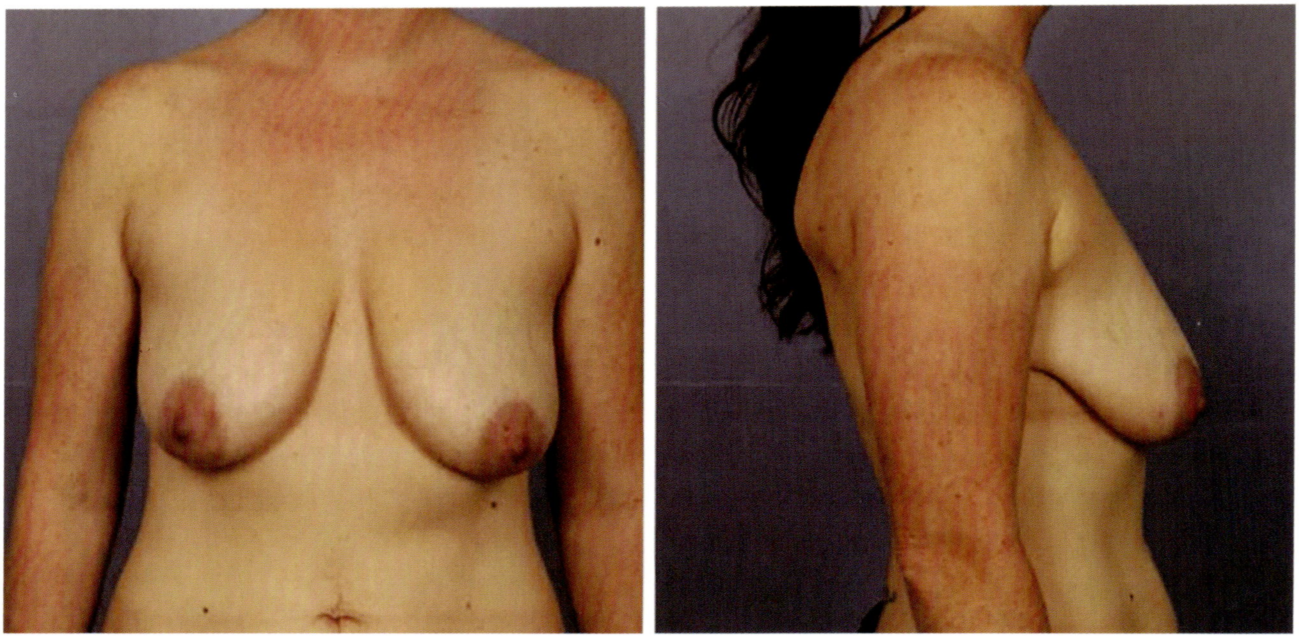

图 16.4　乳房发育不良和下垂适用隆乳联合乳房提升术。

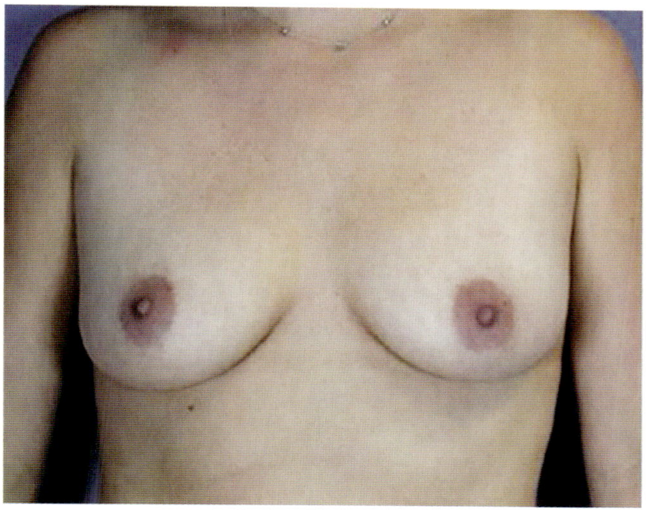

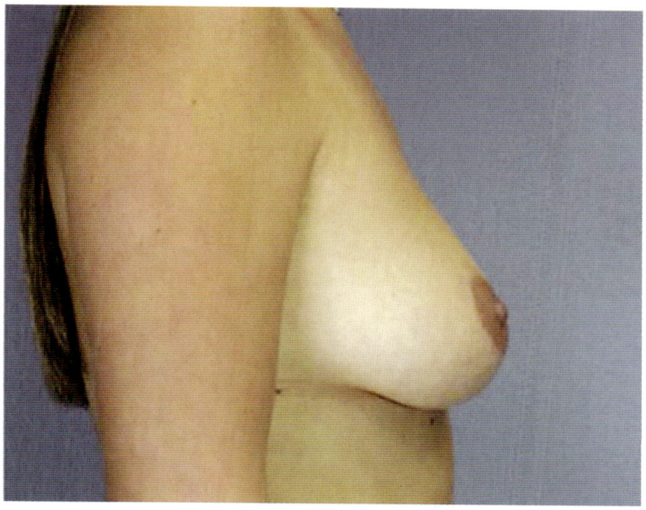

图 16.5 通常存在一个误区,就是为了避免提升术的切口,植入较大假体来矫正轻度下垂或假性下垂。这种想法是错误的。

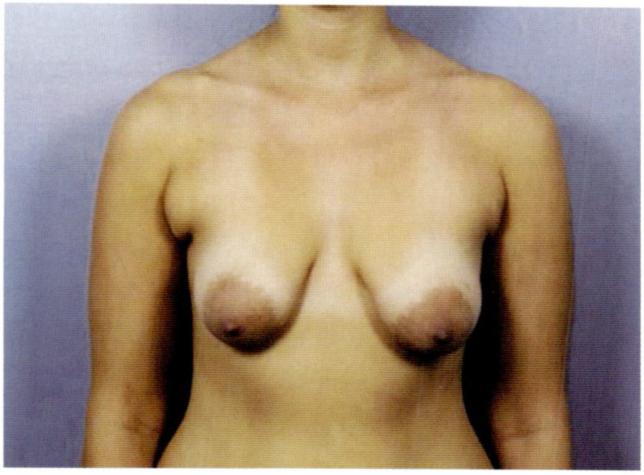

图 16.6 乳晕/乳房宽度比例非常大者,谨慎采用环乳晕垂直型提升术联合隆乳术同期进行。

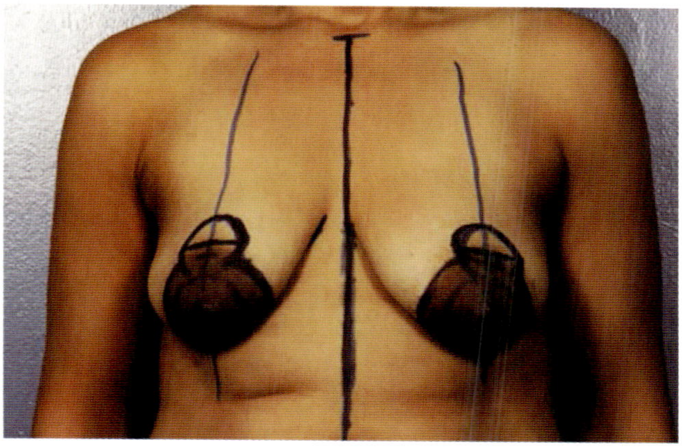

图 16.7 对乳晕直径(右侧 7.5cm,左侧 8.0cm)与乳房宽度(右侧 12.0cm,左侧 13.0cm)比例大的乳房,术前测量环乳晕垂直型提升术新乳头位置在 IMF 上方 1cm 处,如果采用完全去除乳晕多余皮肤的环乳晕垂直型切除方式,就不能同期植入假体。一期只能单纯做乳房提升术。

况,并进行标准化的乳房测量。因为两侧乳晕直径不一致可能导致测量误差,术前应测量乳头至 IMF 的垂直距离。乳头至乳晕边缘半径大约为 2cm(乳晕直径为 4cm),术中应测量乳晕下界至 IMF 的垂直距离。当乳头至 IMF 距离相对较短(手法牵拉时大约 7cm 或更短)时,可以设计环乳晕垂直型"猫头鹰"术式。当乳头至 IMF 距离较大(手法牵拉时>7cm)时,需要改为"有脚猫头鹰"术式;术中需要进行短水平楔形皮肤切除,手术结束时需要对楔状切除范围进行调整,使乳晕至 IMF 距离达到术前设计长度(手术技术在后续章节中描述)。术前应告知患者,这个水平切口瘢痕会隐藏于 IMF 中,不要太在意,因为最后的乳房形态更重要。

对于隆乳联合乳房提升术,如果乳房不对称,较小乳房可以用环乳晕垂直切口上提术,较大乳房可以用上血管蒂法乳房缩小术。双侧植入同样的假体,可以使乳房外形和对称性做得更好。上血管蒂乳房缩小术与环乳晕垂直切口上提术(本章后续讨论),是采用相似方式上提 NAC。关于上血管蒂乳房缩小术矫正下垂和不对称的方法,可以参阅第 17 章。

术前对假体的选择很重要。如同隆乳术前利用三维影像技术辅助假体选择,隆乳联合乳房提升术选择假体更不容易,因为隆乳和乳房提升同时进行时,两种

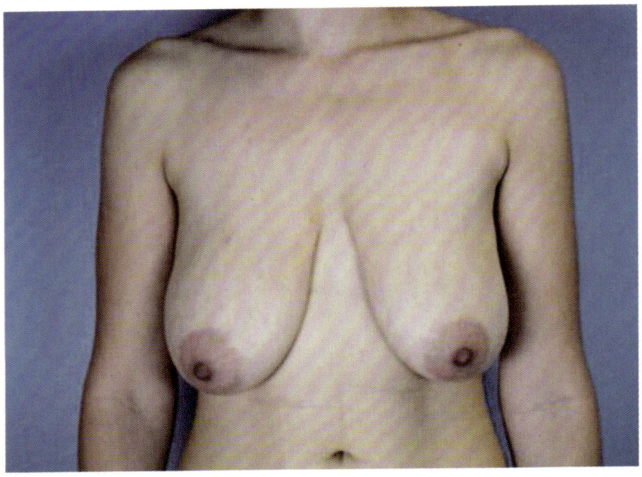

图 16.8 乳头乳晕严重下垂，提升乳头距离太长，所以，隆乳联合乳房提升术需要分期进行。

术式会带来相反的作用，从而导致组织情况会变得更加复杂。作者允许患者提供自己喜欢的乳房美照，让医生了解患者对乳房大小和形状的要求，尽量在手术时塑造相似的乳房大小和形状。这个做法可以极大改善沟通和理解的效果，避免术后因乳房大小和形状问题再次进行修复。有的患者喜欢乳头至 IMF 距离长且乳头轻微上翘，有的患者则喜欢传统乳房的形状。

因为隆乳联合乳房提升术的乳房形态难以预测，术中需要多准备一些假体模型和不同的假体型号。一般圆形假体更为适合，只有在某些特殊情况下才使用解剖型假体。虽然，毛面假体在预防包膜皱缩方面可能有一些优势。但随着时间推移，乳房组织因重力因素出现下垂时，假体不容易同时下移会依然处于较高位置，导致“瀑布”畸形（“史努比”畸形）发生。隆乳联合乳房提升术中最普遍选择中突的假体。因为乳房上提手术会使下垂的组织在假体上方复位， 突度加大，如果再用高突假体会使垂直切口张力较大。因此，很少使用高突假体。由于上述原因，在隆乳联合乳房提升术中，在假体大小固定的情况下，医生会尽量选择宽度和高度大，突度低的假体（更利于乳沟成形和更饱满的上极）。隆乳联合乳房提升术中，一般选择双侧同型号大小的假体，因为假体宽度/高度会极大影响乳房最后的形状。如果乳房不对称，通常首选较大一侧行轻度乳房缩小术，而不是较小一侧乳房植入大假体来矫正不对称。这样双侧植入同样大小假体后，两侧乳房形态可以获得最大限度的对称性。

术前设计包括确定剥离平面（胸大肌后、乳腺后及胸肌筋膜后）。由于乳腺后平面包膜挛缩风险较高，通常倾向于胸大肌后或胸肌筋膜后平面。胸大肌后平面的优点是可以保留胸大肌胸肩峰血管穿支，胸肌筋膜后平面的优点是避免运动畸形且术后疼痛较轻。对于 NAC 上移幅度不大（如假性乳房下垂），植入小假体避免影响血管蒂血运，可以选择胸肌筋膜后平面。前提是乳房上极有足够的软组织覆盖。

手术方法

站位时进行术前标记。标出胸骨中线、乳房中线及 IMF 作为参考。当 NAC 位于乳房中线内侧（常见于过度减重或产后乳房严重萎缩）时，调整环乳晕垂直型提升术切除范围将 NAC 包含在内，使新 NAC 沿乳房中线重新定位于更上方的位置。通过游标卡尺测量胸骨切迹到 IMF 的距离，将 IMF 的位置标记在乳房表面上。根据患者要求结合乳房解剖学特点，通常在新 IMF 水平或向上 1cm 位置标出新乳头位置。

对于 NAC 较宽或位置偏高且伴有下极松弛者，需要将新乳头定位在 IMF 乳房表面投影点上方 1cm 处，这样设计使环乳晕垂直型切除范围完全包含 NAC（图 16.9A）。一般将 NAC 锁孔切除范围设计得更靠上，缝合后乳头至 IMF 距离较长，通过下极 IMF 处短水平楔状皮肤切除方式，将乳头至 IMF 距离缩短至设计长度（“有脚猫头鹰”，图 16.9B）。“猫头鹰身体”向下延伸至 IMF 或 IMF 上方，通过夹捏皮肤松弛程度以确定“猫头鹰身体”的宽度。还需要加上植入假体大小，所以，这个宽度难以精准预测，更多依赖临床经验。当然，根据一些指导原则可以使术前设计更加准确。

初学者，开始要谨慎地最低程度切除皮肤范围，环乳晕垂直型切除范围只要能将乳晕完全包含即可，多余的皮肤在植入假体后再进行裁减。特别对于要求大假体隆乳的患者，应该尽可能在最窄环乳晕切除范围内，尽量多保留皮肤以便可以植入最大体积的假体。

如果“猫头鹰身体”设计过宽将会限制植入假体的体积，导致垂直切口裂开和假体暴露的风险。同样情况也适合 Wise 型提升术，切除过多皮肤会限制假体大小，并增加 T 形切口连接处裂开的风险。因为术中对合新乳晕下缘时，NAC 横向宽度会缩小，所以，在设计锁孔标志时，新的 NAC 形状横向应该大于纵向（如横向 5cm，纵向 4cm）。IMF 的短横支暂时用纹

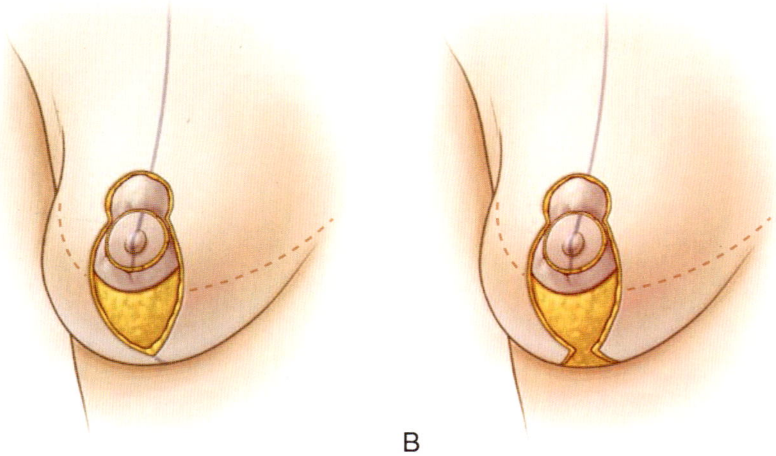

图 16.9 环乳晕垂直型乳房提升术，上血管蒂锁孔标志内及乳晕周围切除表皮，乳晕下缘至 IMF 垂直切口内全层切除皮肤。（Redrawn from Spring, M.A., Hartmann, E.C, Stevens, W.G., 2015. Strategies and challenges in simultaneous augmentation mastopexy. Clin. Plast. Surg. 42, 505–518.）

刺标记，最后才会确定准确的切除范围。

仰卧位手臂外展，先进行肿胀液（250mL 生理盐水含 2%利多卡因 30mL 及 1:1000 肾上腺素 1mL）麻醉。避免在血管蒂和上极深部注射。在乳晕上用 42mm 环形模板进行定位标记。锁孔标志内及环乳晕上血管蒂范围内去表皮，从乳晕下缘至 IMF 环乳晕垂直切口内全层切除皮肤（图 16.10）。去除锁孔内外缘及乳晕周围表皮后，将乳晕上缘牵入锁孔中，在锁孔 12 点钟处缝合固定，提升乳晕位置（“钩针”悬吊固定）（图 16.11）。然后，用 10 号手术刀垂直切开乳腺实质，电刀向深部剥离直至胸壁，形成内侧、外侧乳腺瓣。在 IMF 处保留 1~2cm 乳腺实质作为阻隔皮肤与假体之间的屏障（图 16.12）。防止 T 形接合处出现皮肤破裂时，少量乳腺实质可以防止假体直接外露。

到达胸大肌表面后，根据情况在胸肌下和筋膜下平面进行剥离，一直到但不超过 IMF 位置。植入假体模型，暂时对合切口评估乳房大小和形状（图 16.13）。对侧乳房同法操作，最后确定假体。常规抗感染技术灌洗间隙并植入假体。

从 IMF 向上至乳晕，用 2-0 Vicryl 缝线双层连续锁边缝合假体间隙，然后返回，以非锁边方式进行同样的缝合（图 16.14）。先使用缝合钉“临时缝合”观察

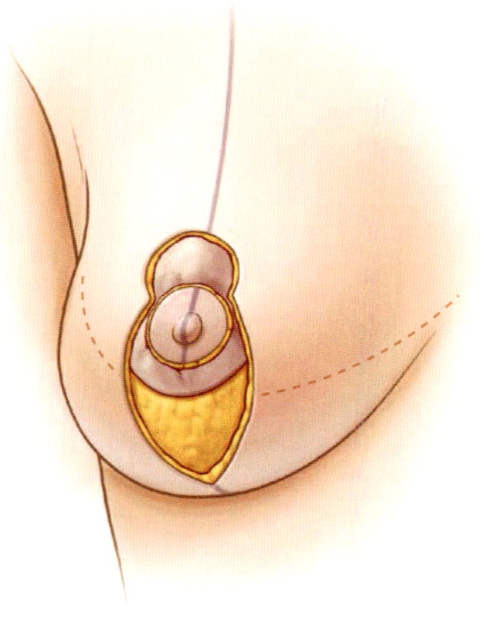

图 16.10 “钩针”悬挂技术在锁孔 12 点钟位置，缝合固定乳晕以便乳晕不妨碍下面乳腺实质的剥离。（Redrawn from Spring, M.A., Hartmann, E.C., Stevens, W.G., 2015. Strategies and challenges in simultaneous augmentation mastopexy. Clin. Plast. Surg. 42, 505–518.）

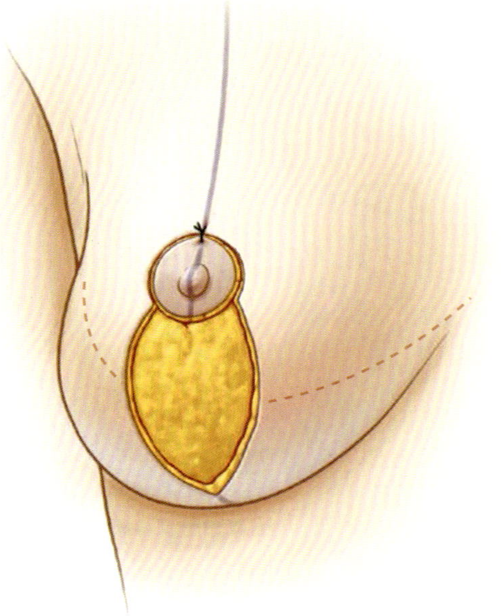

图 16.11 垂直切开乳腺实质形成内外侧乳腺瓣。在 IMF 处保留 1~2cm 乳腺实质，在 T 形接合处形成皮肤与假体之间的屏障。(Redrawn from Spring, M.A., Hartmann, E.C., Stevens, W.G., 2015. Strategies and challenges in simultaneous augmentation mastopexy. Clin. Plast. Surg. 42, 505–518.)

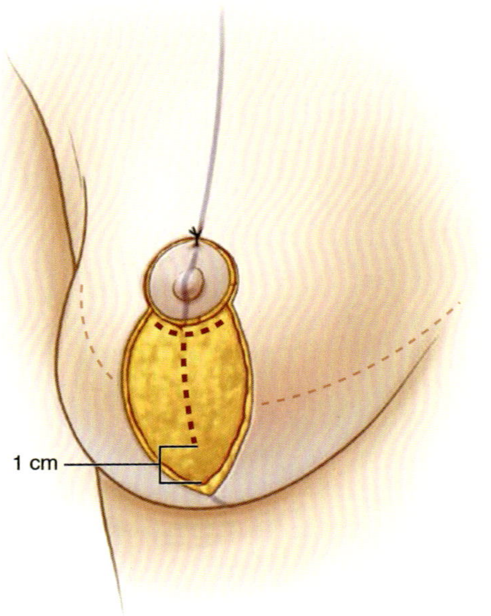

图 16.12 胸肌下剥离和假体植入。(Redrawn from Spring, M.A., Hartmann, E.C., Stevens, W.G., 2015. Strategies and challenges in simultaneous augmentation mastopexy. Clin. Plast. Surg. 42, 505–518.)

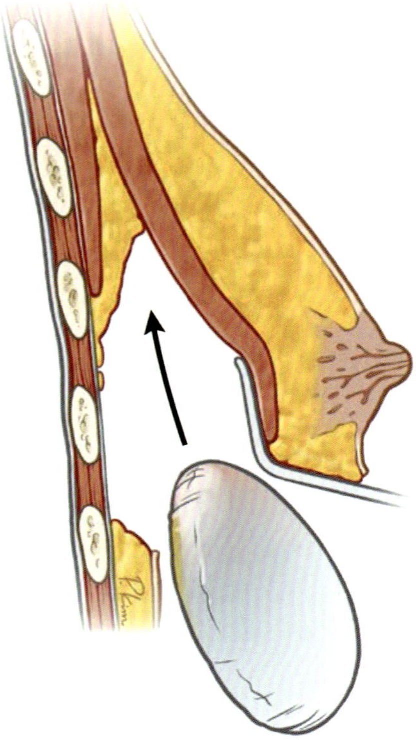

图 16.13 从 IMF 向上至乳晕缝合乳腺瓣，用 2–0 Vicryl 缝线双层连续锁边缝合内外侧乳腺瓣及假体间隙(黑色箭头所示)，然后，退回向下以非锁边方式进行同样的缝合。(Redrawn from Spring, M.A., Hartmann, E.C., Stevens, W.G., 2015. Strategies and challenges in simultaneous augmentation mastopexy. Clin. Plast. Surg. 42, 505–518.)

下极轮廓。可能还需要在垂直切口去除多余皮肤获得满意的外形。缝合后乳房下极应该呈“扁平”形态，随着时间推移，假体重量还要扩张，下极皮肤逐渐膨出。如果术中没有绷紧下极皮肤成扁平轮廓，术后几个月后随肿胀消失，下极松弛会再次出现。

为了避免垂直切口皮肤内卷，在每侧切口潜行剥离出 1~2cm 厚皮瓣再进行缝合。内外侧皮瓣在 T 形接合处闭合在一起。因为局部麻醉药的肾上腺素作用，剥离皮瓣时不易出血，这样可以避免电凝剥离引起的潜在热损伤。

随后，需要确定水平楔状切除范围，去除垂直方向多余皮肤以缩短乳晕下缘至 IMF 的距离。还要参考假体植入后乳晕至 IMF 距离延长的因素。测量乳晕至 IMF 的距离。植入假体后(不额外牵拉)，乳晕至 IMF 的预期距离应是 5~7cm(即 C 罩杯 5~6cm，D 罩杯 6~7cm)，对应乳头至 IMF 的距离是 7~9cm。然后根据

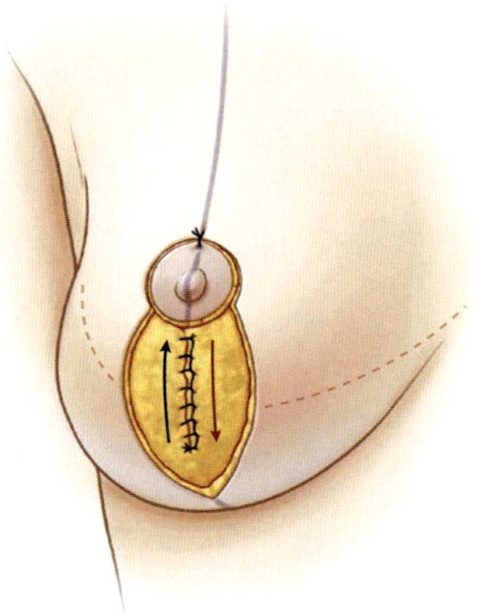

图 16.14 从 IMF 向上至乳晕缝合乳腺瓣，2-0 Vicryl 缝线双层连续锁边缝合以闭合内外侧乳腺瓣及假体间隙（黑色箭头所示），然后，退回向下以非锁边方式进行同样的缝合（红色箭头所示）。（Redrawn from Spring, M.A., Hartmann, E.C., Stevens, W. G., 2015. Strategies and challenges in simultaneous augmentation mastopexy. Clin. Plast. Surg. 42, 505–518.）

这个距离，确定双侧水平楔状切除范围。切反后暂时以皮钉固定。水平楔状切除可以降低定位高的乳头。初次行隆乳联合乳房提升术时，最好在坐位观察，缝合前确保乳房形状和对称满意再进行最后的缝合；医生在多次操作变得更有经验后，就不需要坐位，仰卧位也能做到很好。皮瓣及乳晕周围皮肤缝合，采用 3-0 Monocryl 缝线单纯间断缝合深部真皮，随后，以 3-0 Monocryl 缝线连续皮下缝合以闭合上述反肤。

术后护理和预期效果

患者术后无须住院，第 2 天复诊。作者回顾性评估 20 年内 615 例（1192 个乳房）隆乳联合乳房提升术（63%一期手术，37%二期手术）。平均随访时间为 17.4 个月，最常见的并发症是瘢痕愈合不良（5.7%）、创口愈合问题（2.9%）、渗漏（2.4%）、Baker Ⅲ级或更严重的包膜皱缩（2.4%）及乳晕不对称（1.9%）[8]。无乳头缺失（定义为>10%的乳晕缺失或色素减退）或重大皮瓣坏死（定义为皮瓣坏死>2cm）。患者平均年龄为 39 岁，平均体重指数为 22.7kg/m^2。97%采用胸肌下间隙。乳房提升术包括四种技术：倒 T 型（60%）、环乳晕型（27%）、垂直型（10%）和新月型（3%）。16.9%进行了再修整（不包括环乳晕型是 14.5%）。62%的再修整原因与假体相关且其中一半更换假体大小。患有假体相关与组织相关并发症的人数/百分数分别总结在表 16.1 和表 16.2 中。上述结果和 4856 例患者分析报道的合并数据相似[12]。

病例分析

病例 16.1

27 岁女性，隆乳联合乳房提升术，筋膜下平面植入 215mL 中突圆形毛面假体。(A~C)术前正位、斜位、侧位照片。(D~F)术后 6 个月正位、斜位、侧位照片。

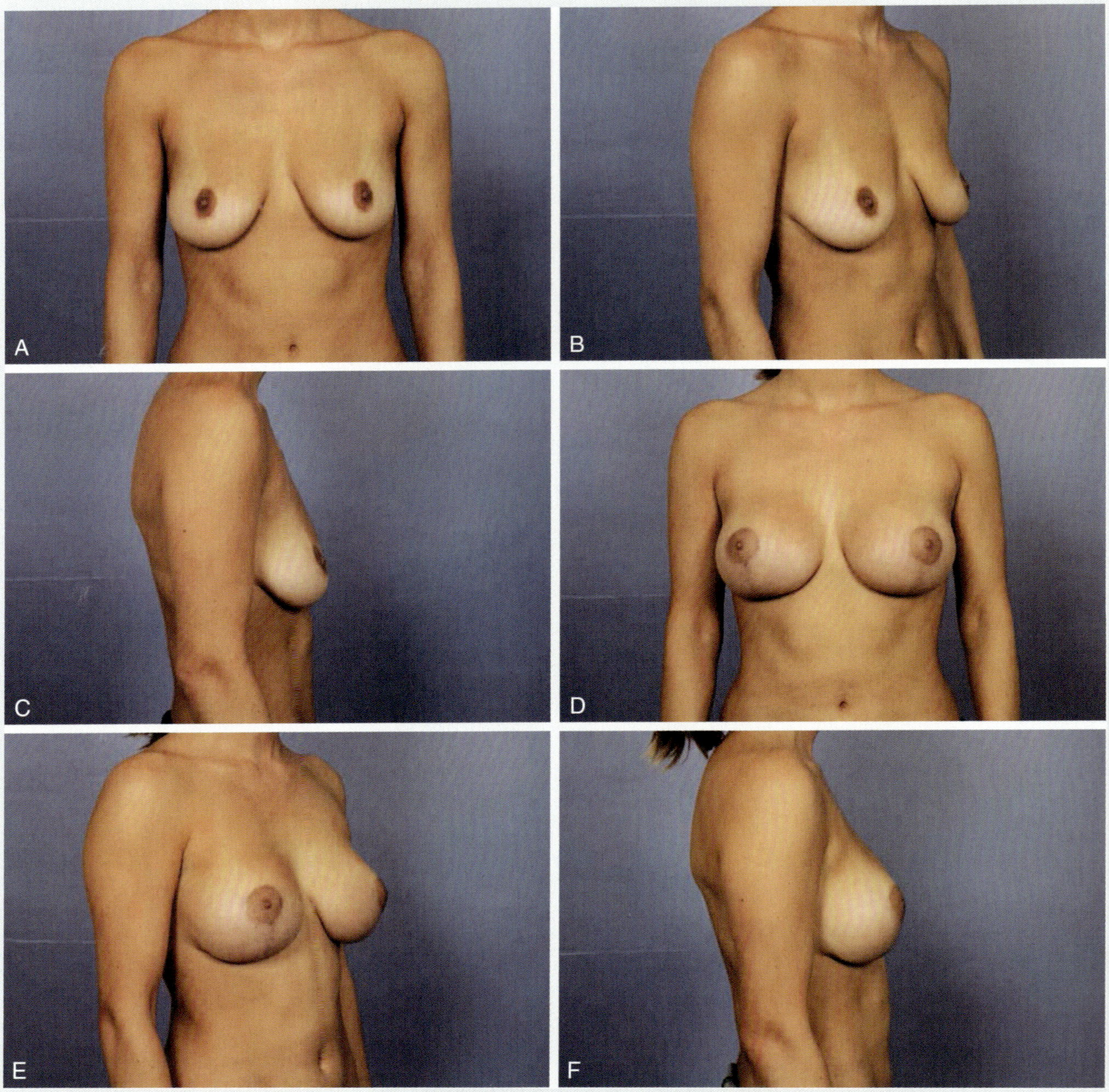

病例 16.2

36 岁女性，隆乳联合乳房提升术，胸肌下平面植入 305mL 中突圆形毛面假体。(A~C)术前正位、斜位、侧位照片。(D~F)术后 2 年正位、斜位、侧位照片。

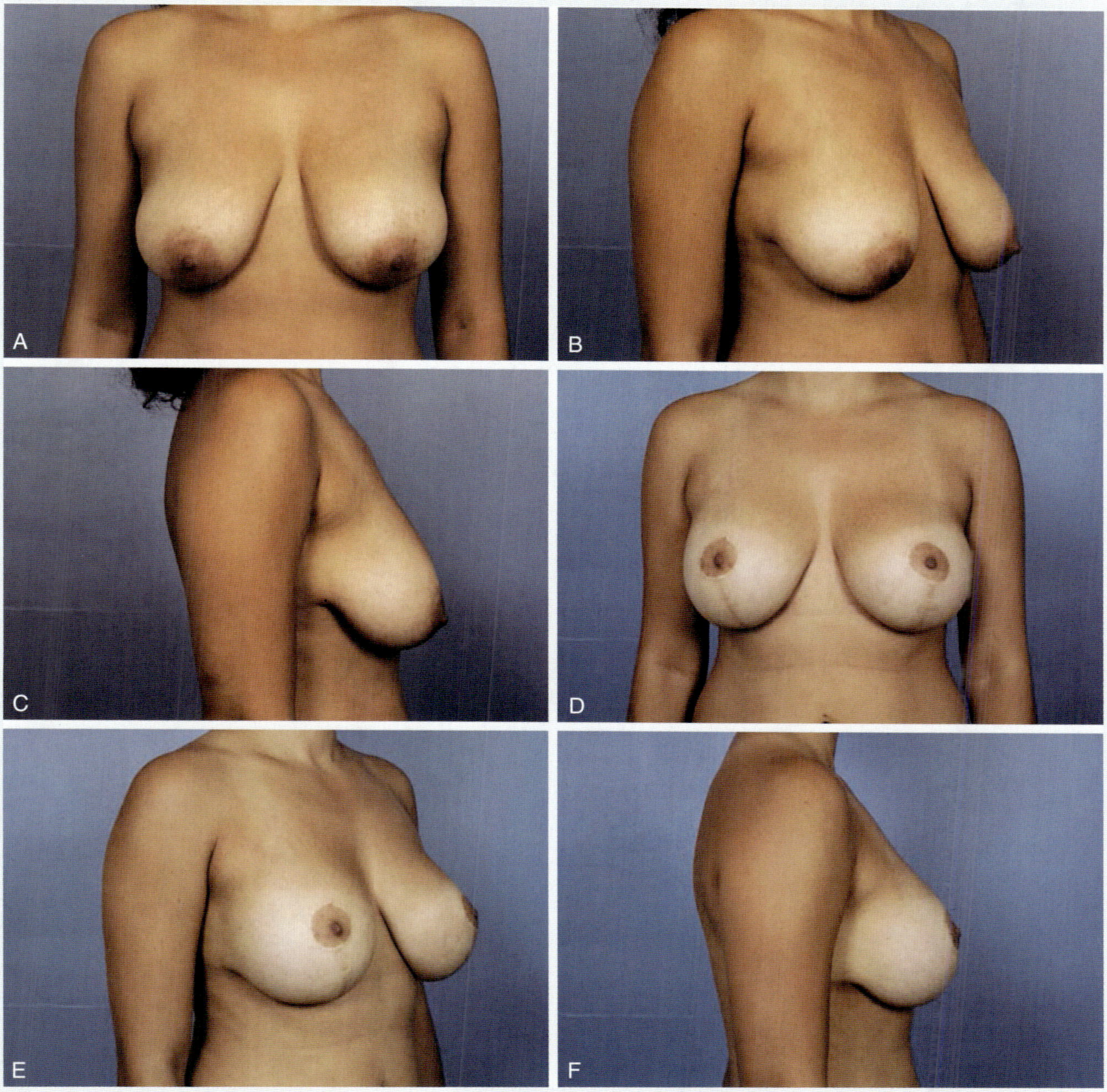

病例 16.3

34岁女性，隆乳联合乳房提升术，胸肌下平面植入253mL中突圆形毛面假体。(A~C)术前正位、斜位、侧位照片。(D~F)术后3年正位、斜位、侧位照片。

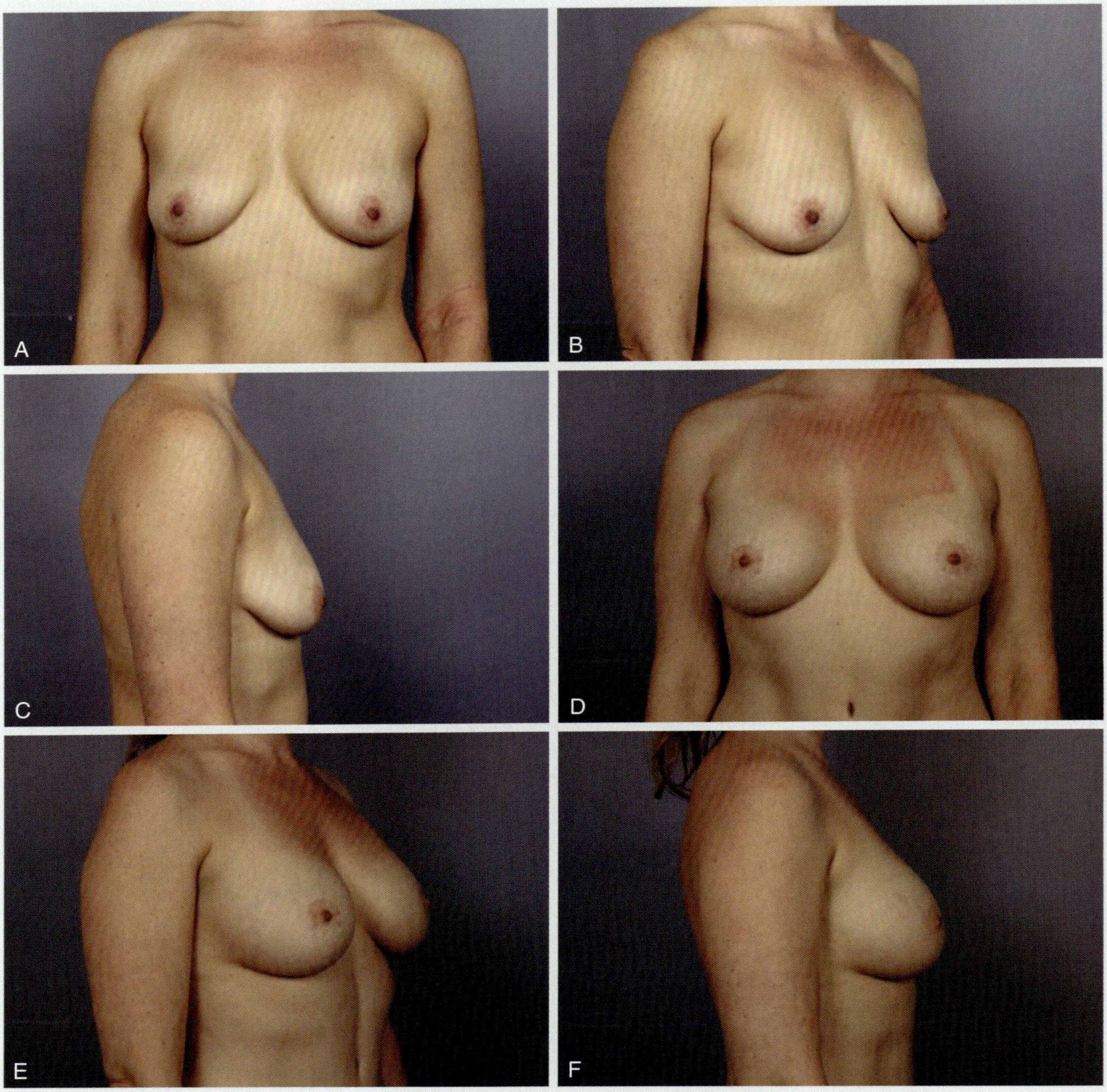

病例 16.4

44 岁女性，隆乳联合乳房提升术，胸肌下平面植入 354mL 中突圆形毛面假体。(A~C)术前正位、斜位、侧位照片。(D~F)术后 1.5 年正位、斜位、侧位照片。(G~I)术后 13 年正位、斜位、侧位照片。

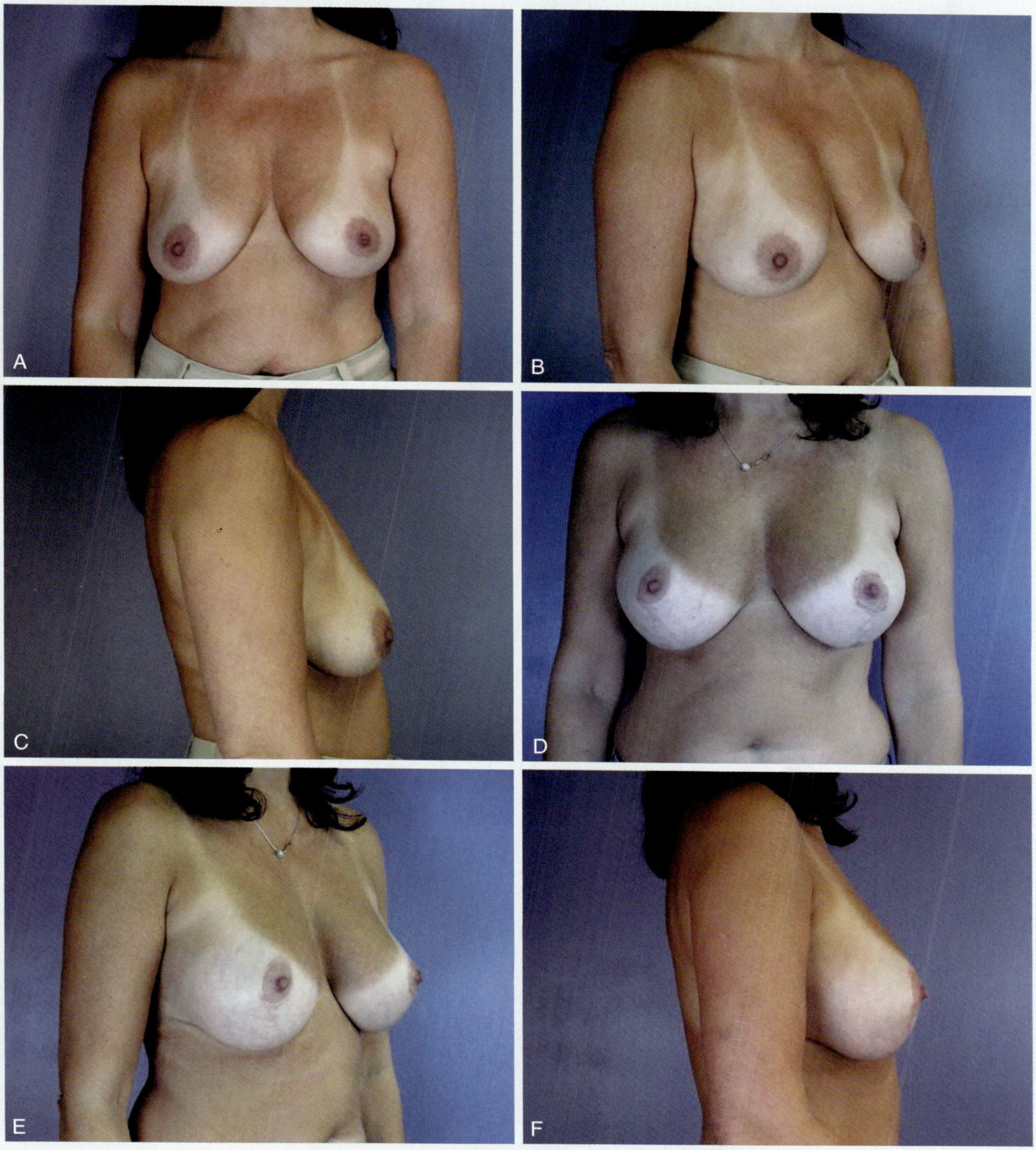

(待续)

病例 16.4(续)

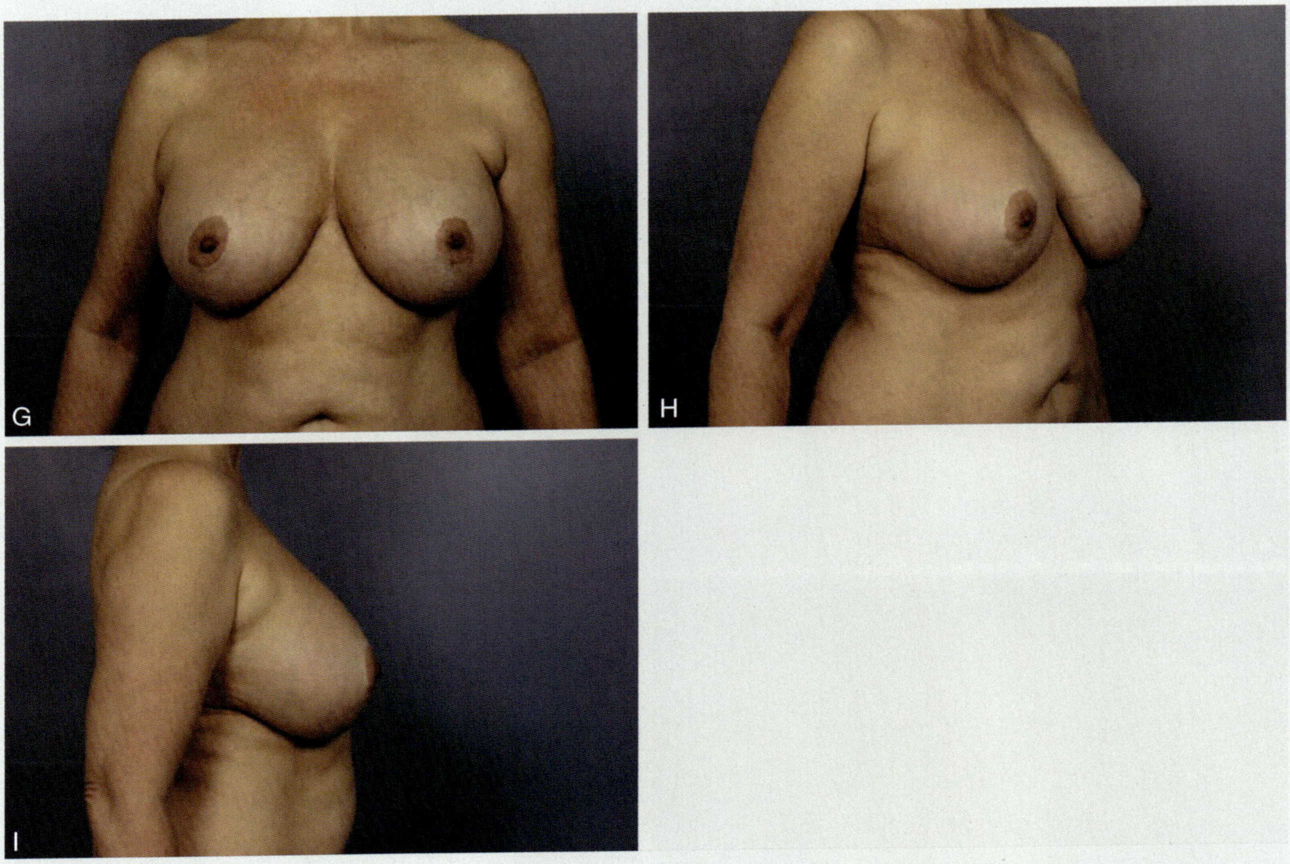

并发症处理

最担心的是与 NAC 血管相关的即刻潜在风险。术中的动脉灌注不足可能与肾上腺素相关,等肾上腺素作用消失后,用温热海绵热敷促进血管舒张后就会缓解。静脉淤血更常发生于术后,组织肿胀影响低压静脉系统。术后 NAC 血供障碍可以先拆除缝线,局部应用硝酸甘油软膏。如果怀疑血肿应立即清除血肿。如果无效,再尝试去除假体缓解血管蒂受压,改善灌注,这种情况罕见。也可以尝试高压氧疗作为辅助手段。

二次手术

最常见的修复手术指征:希望改变假体大小(5.0%)、愈合不良(4.7%)及假体渗出(2.4%)[8]。隆乳联合乳房提升修复手术人数/百分数总结于表 16.3 中。修复瘢痕或乳晕不对称的小手术在门诊局部麻醉下就能进行。与假体规格/尺寸、渗出、错位及包膜皱缩相关的修复和置换手术需要在手术室进行。也可以在隆乳联合乳房提升修复手术中更换小假体、纠正持续性/复发性下垂。

隆乳联合乳房提升修复手术中,经常会根据情况对组织进行个性化裁剪切除(图 16.2)。因为随时间推移,乳房下极会发生松弛或下降(如“瀑布”畸形),而 NAC 不移动位置显得过高。修复手术只需要收紧乳房下极松弛组织,缩短 NAC 至 IMF 的距离即可,不需要抬高 NAC, 如果需要同时缩短垂直和水平方向距离,可以用“舟状”术式矫正。如果只需要垂直方向缩短,就用“微笑型”术式即可。对于过度减重者,由于组织质地的变化,可能需要二次手术调整。

表 16.1 假体相关的并发症[a]

并发症	患者数量	假体类型			
		硅胶		盐水	
		毛面	光面	毛面	光面
渗漏	15(2.4)	0	0	10(63)	5(33)
包膜挛缩(Bakere≥Ⅲ级)	15(2.4)	10(67)	0	3(20)	2(13)
假体可触及	4(0.6)	1(25)	0	2(50)	1(25)
假体移位	2(0.3)	2(100)	0	0	0

[a] 数值表示患者例数(百分比)。

From Stevens, W.G., Macias, L.H., Spring, M., Stroker, D.A., Chacon, C.O., Eberlin, S.A., 2014. One-stage augmentation mastopexy: a review of 1192 simultaneous breast augmentation and mastopexy procedures in 615 consecutive patients. Aesthet. Surg. J. 34, 723–732.

表 16.2 组织相关的并发症

并发症	患者人数(%)
瘢痕明显	35(5.7)
切口愈合问题	18(2.9)
乳晕不对称	12(1.9)
复发性下垂	8(1.3)
乳头感觉缺失	8(1.3)
严重感染	7(1.1)
乳房不对称	7(1.1)
假性下垂	5(0.8)
血肿	4(0.6)
部分乳晕色素脱失	3(0.5)
持续性下垂	3(0.5)

From Stevens, W.G., Macias, L.H., Spring, M., Stroker, D.A., Chacon, C.O., Eberlin, S.A., 2014. One-stage augmentation mastopexy: a review of 1192 simultaneous breast augmentation and mastopexy procedures in 615 consecutive patients. Aesthet. Surg. J. 34, 723–732.

表 16.3 修复手术指征

指征	患者人数(%)
希望改变假体大小	31(5.0)
瘢痕明显	29(4.7)
假体渗漏	15(2.4)
下垂持续或复发	7(1.1)
包膜挛缩(Baker 分级≥Ⅲ级)	7(1.1)
乳房不对称	6(1.0)
假体感染	3(0.5)
假体移位	3(0.5)
置换硅胶假体	2(0.3)
乳晕不对称	1(0.1)

From Stevens, W.G., Macias, L.H., Spring, M., Stroker, D.A., Chacon, C.O., Eberlin, S.A., 2014. One-stage augmentation mastopexy: a review of 1192 simultaneous breast augmentation and mastopexy procedures in 615 consecutive patients. Aesthet. Surg. J. 34, 723–732.

结论

对于乳房发育不良伴下垂者可以选择恰当的适应证，进行一期隆乳联合乳房提升术会有很好的效果。术前评估乳房相关解剖特点以避免潜在风险对手术预后至关重要。术前应告知患者，同期手术后期再调整的概率也会低于分期手术。

手术成功要点

- 新月型或环乳晕型乳房提升术适用于乳房下极轻度松弛的 Regnault Ⅰ级下垂者,NAC 上提 1~2cm。
- 环乳晕垂直型乳房提升术适合于 Regnault Ⅱ级或Ⅲ级下垂者,乳房下极有严重松弛的假性下垂者,NAC 上提程度>2cm。
- 筒状乳房的解剖学特点,适合假体隆乳联合环乳晕型乳房提升术。
- 因为管状乳房下极紧缩,INF 位置较高,NAC 位置相对较低,所以,不适合环乳晕垂直型乳房提升术。
- 隆乳联合环乳晕垂直型乳房提升术中,如果乳头至 IMF 距离>8cm,需要短横切口切除垂直方向多余的皮肤。要根据理想的乳头至 IMF 的距离来设计。
- 如果乳晕宽度超过乳房宽度的一半,环乳晕垂直型乳房提升术就不适合同期假体植入,因为垂直切口张力过大。这种情况就需要分期手术。
- 可以参考患者喜欢的乳房尺寸/形状的照片,因为隆乳联合乳房提升术同时进行时,两种术式的作用力相反,使乳房形态变化较大而不易控制。而单纯假体隆乳可以依据三维重建影像指导确定假体类型,比较容易。但是隆乳联合乳房提升术就不太容易在术前确定假体类型和大小,需要手术中利用不同的假体模型来协助判断。
- 因为乳房提升术可以提升下垂的组织恢复到上极,覆盖假体增加乳房突出度,需要注意避免垂直切口不能张力过大;避免使用高突假体增加垂直切口张力,所以,隆乳联合乳房提升术首选中突型假体。
- 如果术前乳房不对称,首选对较大乳房先行轻度乳房缩小术,然后两侧植入同样大小的假体,这样术后对称性会更好。
- 垂直型切口联合假体隆乳时,最好在垂直切口最下端保留 1~2cm 实质不切开,以便在 T 形接合处作为假体表面的组织覆盖,防止将来万一切口裂开时,不会使假体直接暴露于体外。

(王谊 刘月更 郭雪松 译 易成刚 陈育哲 校)

参考文献

1. Gonzalez-Ulloa, M., 1960. Correction of hypotrophy of the breast by exogenous material. Plast. Reconstr. Surg. 25, 15–26.
2. Regnault, P., 1966. The hypoplastic and ptotic breast: a combined operation with prosthetic augmentation. Plast. Reconstr. Surg. 37, 31–37.
3. Spear, S., 2003. Augmentation/mastopexy: "surgeon, beware". Plast. Reconstr. Surg. 112, 905–906.
4. Spear, S.L., 2006. Augmentation/mastopexy: "surgeon, beware". Plast. Reconstr. Surg. 118 (Suppl. 7), 133S–134S; discussion 135S.
5. Handel, N., 2006. Secondary mastopexy in the augmented patient: a recipe for disaster. Plast. Reconstr. Surg. 118, 152S–163S; discussion 164S-165S, 166S-167S.
6. Stevens, W.G., Stoker, D.A., Freeman, M.E., Quardt, S.M., Hirsch, E.M., Cohen, R., 2006. Is one-stage breast augmentation with mastopexy safe and effective? A review of 186 primary cases. Aesthet. Surg. J. 26, 674–681.
7. Stevens, W.G., Freeman, M.E., Stoker, D.A., Quardt, S.M., Cohen, R., Hirsch, E.M., 2007. One-stage mastopexy with breast augmentation: a review of 321 patients. Plast. Reconstr. Surg. 120, 1674–1679.
8. Stevens, W.G., Macias, L.H., Spring, M., Stoker, D.A., Chacon, C.O., Eberlin, S.A., 2014. One-stage augmentation mastopexy: a review of 1192 simultaneous breast augmentation and mastopexy procedures in 615 consecutive patients. Aesthet. Surg. J. 34, 723–732.
9. Spring, M.A., Hartmann, E.C., Stevens, W.G., 2015. Strategies and challenges in simultaneous augmentation mastopexy. Clin. Plast. Surg. 42, 505–518.
10. Calobrace, M.B., Herdt, D.R., Cothron, K.J., 2013. Simultaneous augmentation/mastopexy: a retrospective 5-year review of 332 consecutive cases. Plast. Reconstr. Surg. 131, 145–156.
11. Swanson, E., 2013. Prospective comparative clinical evaluation of 784 consecutive cases of breast augmentation and vertical mammoplasty, performed individually and in combination. Plast. Reconstr. Surg. 132, 30e–45e.
12. Khavanin, N., Jordan, S.W., Rambachan, A., Kim, J.Y., 2014. A systematic review of single-stage augmentation-mastopexy. Plast. Reconstr. Surg. 134, 922–931.
13. Doshier, L.J., Eagan, S.L., Shock, L.A., Henry, S.L., Colbert, S.H., Puckett, C.L., 2016. The subtleties of success in simultaneous augmentation-mastopexy. Plast. Reconstr. Surg. 138, 585–592.
14. Stevens, W.G., Spring, M., Stoker, D.A., Freeman, M.E., Cohen, R., Quardt, S.M., Hirsch, E.M., 2007. A review of 100 consecutive secondary augmentation/mastopexies. Aesthet. Surg. J. 27, 485–492.
15. Spring, M.A., Macias, L.H., Nadeau, M., Stevens, W.G., 2014. Secondary augmentation-mastopexy: indications, preferred practices, and the treatment of complications. Aesthet. Surg. J. 34, 1018–1040.

第 4 部分

乳房缩小术和乳房重塑

第 17 章

乳房缩小术——上蒂技术

Nathaniel I. Villanueva, Ziyad S. Hammoudeh, W. Grant Stevens

引言

作者会选择恰当的适应证采用上蒂技术，这种技术有很多优点，许多乳房类型适合这种技术[1]。优点主要是血管蒂血供可靠。上蒂血供来源于乳内动脉 2、3 肋间穿支，在 1~1.5cm 深层走向 NAC[2]。中央蒂还保留了来自深层胸大肌（胸肩峰血管）穿支进入 NAC。

上蒂缩小技术可以去除下垂负重的下方乳腺组织。减轻乳房下极的负担，保留了乳房上极丰满度，满足女性加深乳沟的要求。下蒂技术保留 NAC 下方组织并将其提升抵抗重力，而上蒂技术是保留 NAC 上极软组织，同时去除下极厚重软组织。因此，上蒂技术是减轻组织重力最好的方式，避免随着时间推移组织下垂复发。

上蒂缩小技术从根本上维持一个更年轻的乳房外观。与下蒂缩小技术相比，上蒂技术去表皮面积更小，手术时间更短，不需要旋转蒂部就可以将 NAC 直接提升到设计的钥匙孔位置（无论上内侧、内侧或外侧蒂），避免了扭转蒂部对 NAC 血供造成的潜在风险。采用上蒂技术，NAC 保留在垂直切口范围内，不需要扭曲或旋转。因为大量乳腺组织附着 NAC 不被剥离，所以，不影响年轻未婚女性将来哺乳，对乳头感觉的影响也最小。

上蒂缩小技术的缺点是对特别大而下垂的乳房去除乳腺组织有限。NAC 位于倒 T 形的垂直部分且不能皮下分离，限制了相对于其他缩小技术的切除量。与其他缩小技术不同的是，NAC 中心基底部的乳腺实质不会被切除。采用上蒂技术，几乎完全切除下极组织，并沿外侧延伸至腋窝，切除外侧一部分多余组织。由于不切除中央组织，对乳房宽度的缩小程度有限。上蒂技术只能依靠内外侧乳腺瓣向 T 形交界处推进，以及切除外侧部分组织来减小乳房的水平宽度。

与下蒂技术一样，上蒂技术需要分离一定厚度的内外侧皮瓣，并在 T 形交界区无张力对合，后期切口裂开是一个潜在风险。结合上蒂技术的优缺点，考虑选择患者的适应证和禁忌证是非常重要的。本章概述了患者选择和手术技术。

适应证和禁忌证

作者认为 Regnault Ⅰ级或Ⅱ级下垂及假性下垂，预计切除重量不超过 600g 为上蒂缩小技术适应证。上蒂缩小技术最适合小幅提升 NAC。在这些适应证中，有 3 种特殊情况特别适合采用上蒂缩小技术。

年轻女性乳房肥大几乎没有下垂问题，只要求做乳房缩小术。在这种情况下，乳头位置正常没有下垂，无法采用上内侧、内侧或外侧蒂缩小技术（图 17.1），因此，只能考虑下蒂缩小技术，但也不理想。这些年轻患者也不适合通过抽吸脂肪来缩小乳房，因为乳房肥大主要是腺体，而不是脂肪，吸脂手术效果不佳。

对于乳房缩小术复发，乳房残留或者仍巨大，NAC 位置正常，这种情况通常适合采用上蒂缩小技术（图 17.2）进行修复，手术中保留深部到 NAC 的中央穿支血管。因此，之前下蒂缩小手术后可以采用上蒂缩小技术进行二次修复。

上蒂缩小技术局限性在于，它不适合乳头到 IMF 距离较长，需要大幅度缩小乳房的情况。因为乳头提

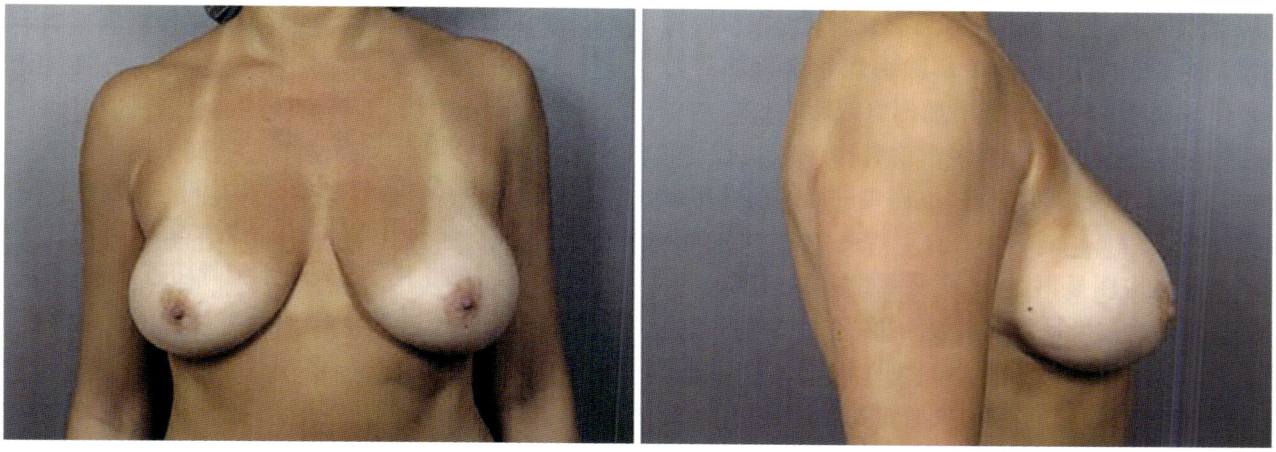

图 17.1 年轻女性乳腺非常发达,乳房下垂程度很轻,要进行乳房缩小术可能会是一个困难的问题。

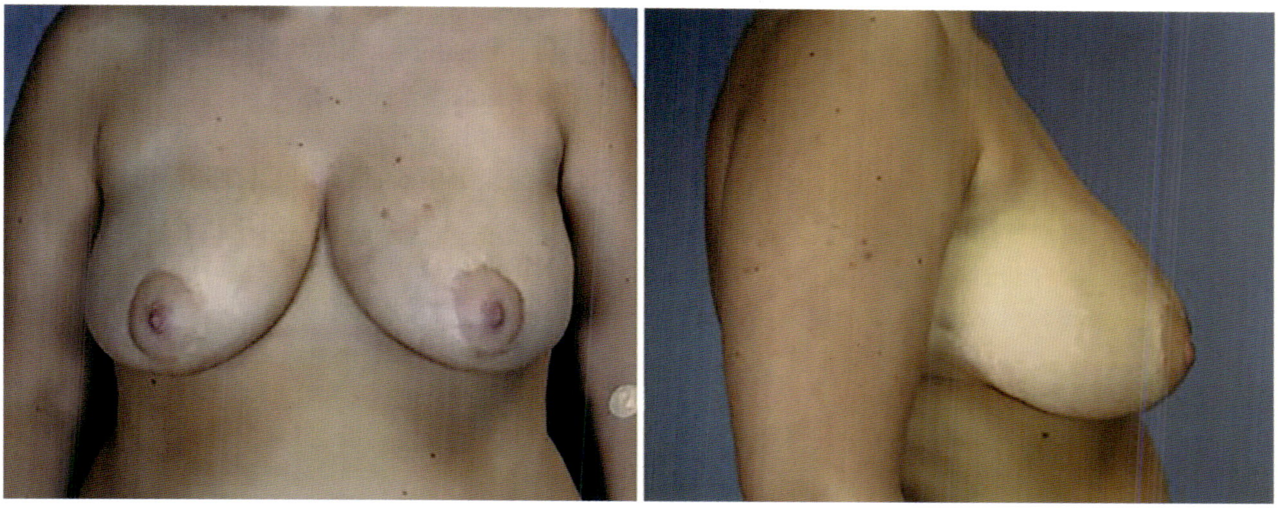

图 17.2 之前做过乳房缩小术,出现乳房较大/复发,乳晕仍处于提升的位置,通常适合上蒂皮瓣技术进行修复手术。

升过高会担心长而窄的蒂部血供问题。因此,Regnault乳房Ⅲ级下垂(NAC位于乳房底部)不太适合上蒂缩小技术。这种情况乳房下垂严重,乳头位于下垂组织上,乳头位置过低。

需要大幅缩小体积的Regnault Ⅱ级或Ⅲ级下垂及乳头到IMF距离很长,NAC低于之前描述的三角区域,可以考虑内上侧、内侧或外侧蒂技术。可以切除这些蒂深处的组织以减小体积,NAC可以随蒂旋转进入钥匙孔;然而,在乳房较大和Ⅲ级下垂的血管蒂很长且窄时,会存在NAC灌注不良的问题。上述不适合上蒂缩小术的情况,可以采用更宽血管蒂(如10cm)的下血管蒂技术[3,4]。大乳晕(如宽度>8cm)并不是上血管蒂缩小技术的绝对禁忌证,需要更宽的三角区域去除乳晕皮肤,需要对内侧和外侧皮瓣更多的松解,以便在T形交界处无张力闭合。禁忌证包括吸烟者及其他影响血管蒂/皮瓣灌注和乳头血运的不良因素,这与其他乳房缩小技术类似。

术前评估和特殊注意事项

详细询问病史非常重要。包括乳腺增生相关症状、背部/肩部疼痛、IMF区皮疹、胸罩肩部印痕和体重变化等。评估乳房健康状况,如近期乳腺X线检查、既往乳房手术史和家族乳腺癌史。进行全面乳房检查及评估病理情况,记录标准的乳房测量值(胸骨切迹至乳头距离、乳头至IMF距离、乳房宽度和乳晕宽度)。计算患者的体重指数(BMI)。了解患者术前胸罩尺寸及术后罩杯要求,然后估计需要切除的

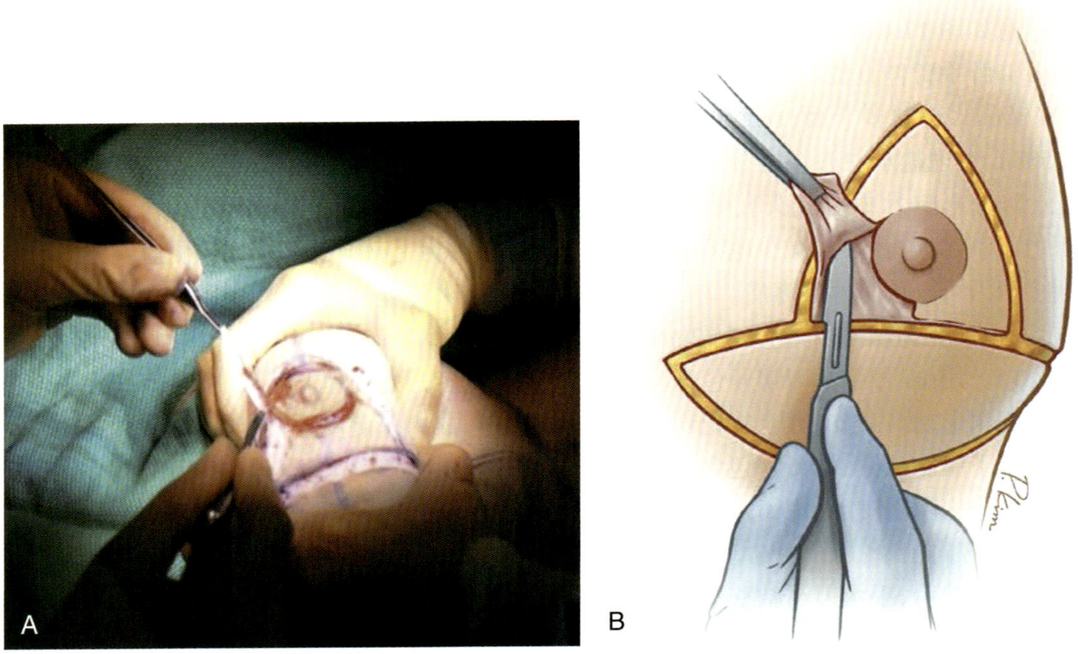

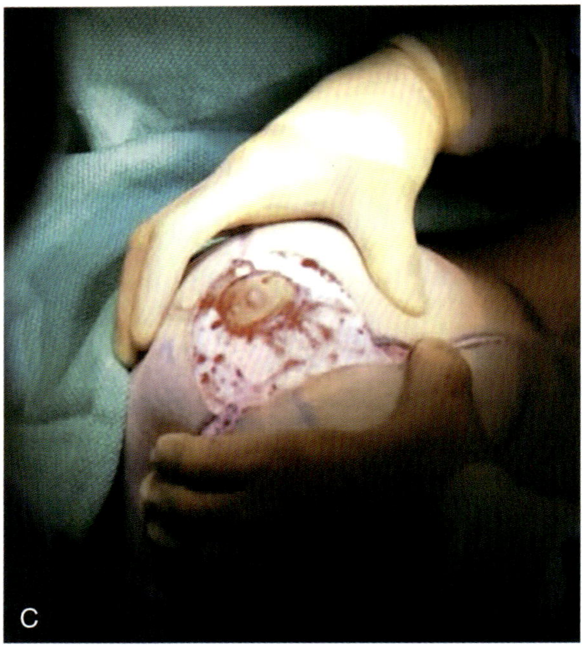

图 17.6　乳头乳晕周围三角区域上蒂区域去表皮。(A)右侧乳房手术过程中照片(与图 17.4 系同一患者)。(B)左侧乳房手术示意图。(C)完全去除蒂部的表皮。

可以在乳腺浅筋膜(白色层清晰可见)和皮下黄色脂肪层之间进行。先做内侧皮瓣剥离,可以用 Kocher 皮钳牵拉上蒂真皮边缘协助向外牵拉,然后同法再做外侧(图 17.11)。

然后将 Kocher 皮钳放置在去上皮真皮内侧,在医生习惯用手横向缩回皮瓣时,向内侧缩回以形成外侧皮瓣。

上蒂部两侧切开延伸程度适可而止,只要足够两侧皮瓣在乳晕下方完成对合即可。因为延伸过多可能会影响蒂部的血供,以及内外侧皮瓣在 T 形缝合区域的血液供应(图 17.12)。也可以通过切除外侧少量乳腺来进一步减少乳房体积,也要保证乳腺组织量对

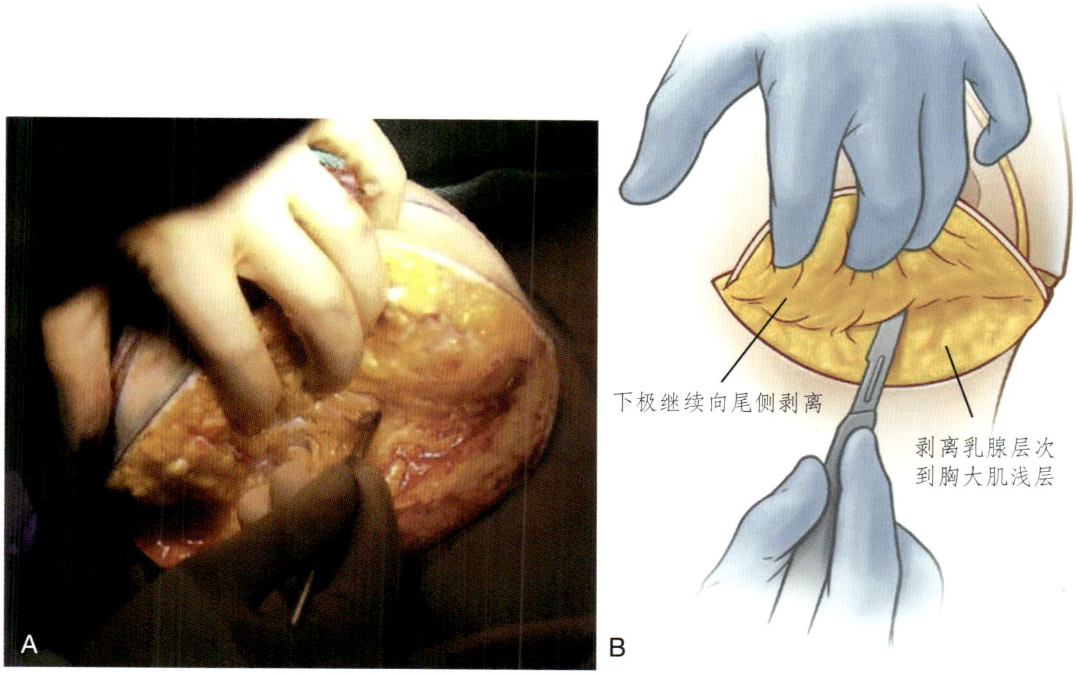

图 17.7　沿乳房 IMF 标记处切开，向下剥离至胸壁，然后沿胸壁平行继续向上剥离，直至标记处。(A)右侧乳房手术过程照片（与图 17.4 系同一患者）。(B)左侧乳房手术示意图。

NAC 的足够支撑(图 17.13)。因为注射了肿胀液出血很少，整个切割过程只使用 10 号手术刀，较少使用电刀，这样可以防止对乳腺蒂和内外侧皮瓣的热损伤。用巾钳牵拉两侧皮瓣向中线靠拢(图 17.14)。同样操作对侧乳房，最后调整乳晕位置使其对称。因为几乎没有无效腔，一般不用引流管。

在倒 T 形切口垂直部顶点，用 38mm 圆形乳晕刀定位新乳晕位置。可以在这一点上，通过在顶点上下微移来调整 NAC 的位置以达到美观效果。测量 IMF 到乳晕下界的距离以确保对称性。一般来说，之前标记垂直臂长 8cm 时，IMF 到乳晕下界距离为 6cm（臂长 7cm 时选择 5cm），因为乳晕半径约为 2cm。切除乳晕刀标记的皮肤和皮下组织。拉出 NAC 皮肤面并原位缝合。用可吸收 Monocryl 缝线进行两层（深部真皮层和皮下层）缝合。新乳头定位及 NAC 内缝合过程如图 17.15所示。

术后护理和预期效果

手术后不住院，第 2 天复诊。切口用消毒敷料贴覆盖，第 1 周保持不动。切口愈合后可以去除消毒敷料贴，开始用硅胶瘢痕贴防止增生。要求患者术后第 1 天、第 1 周、第 2 周、第 1 个月、第 3 个月、第 6 个月和第 1 年回院随访。建议患者每年复诊。

该技术效果良好。62 位患者，平均年龄 40 岁[标准差(SD)12.5 岁]，平均 BMI 为 $25kg/m^2$(SD $2.9kg/m^2$)，胸骨上凹到乳头距离平均为 27.6cm(SD 2.8cm)，平均切除总重量为 406g(SD 163g)，平均手术时间为 112 分钟(SD 21 分钟)。术前最常见文胸罩杯为 DD（范围 D 到 G；束带范围 81~102cm）。平均 12 个月随访中，总体并发症发生率为 11.3%。

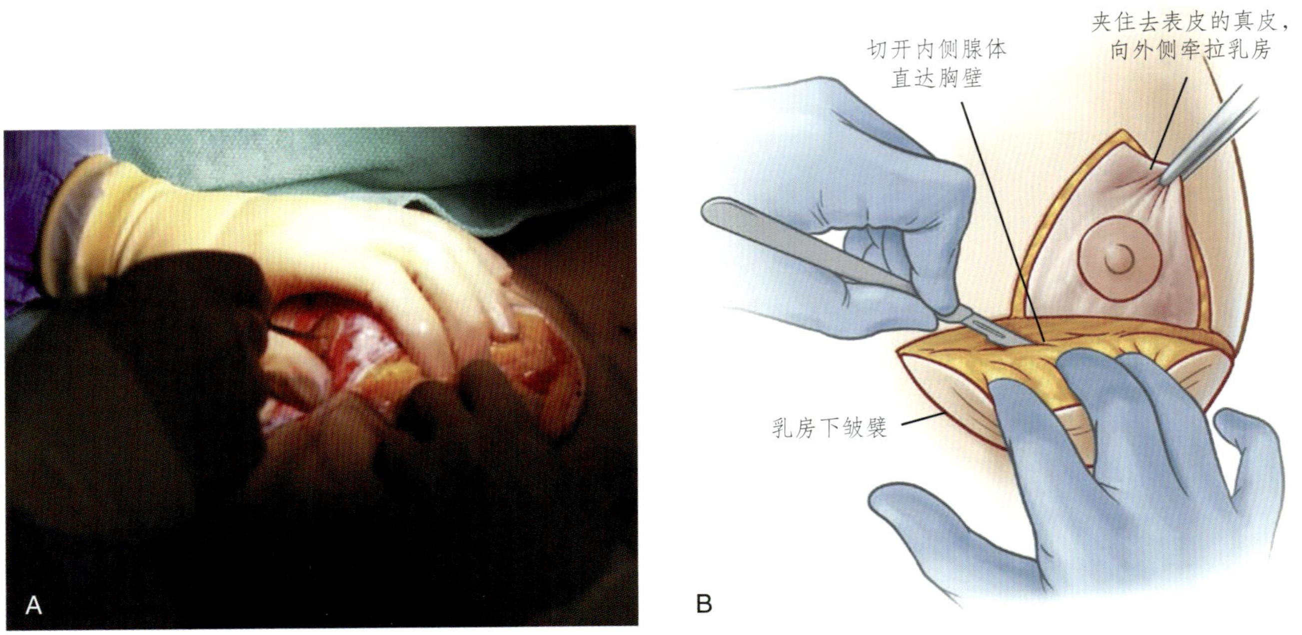

图 17.8 左乳房内侧剥离示意图。向内侧切开直至胸壁，通过上方切口进行剥离。

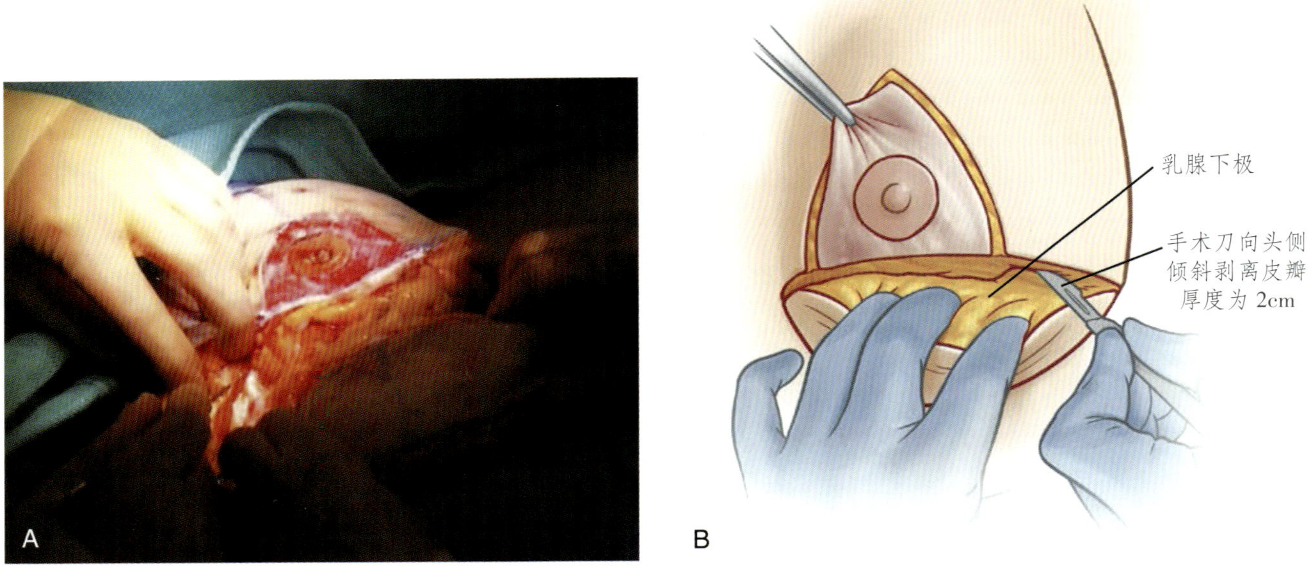

图 17.9 外侧面先沿直线向下剥离直到胸壁，然后向头部方向倾斜，可以切除腋窝尾部乳腺。右侧乳房中手术照片(A)(与图 17.4 系同一患者)和左侧乳房的示意图(B)。

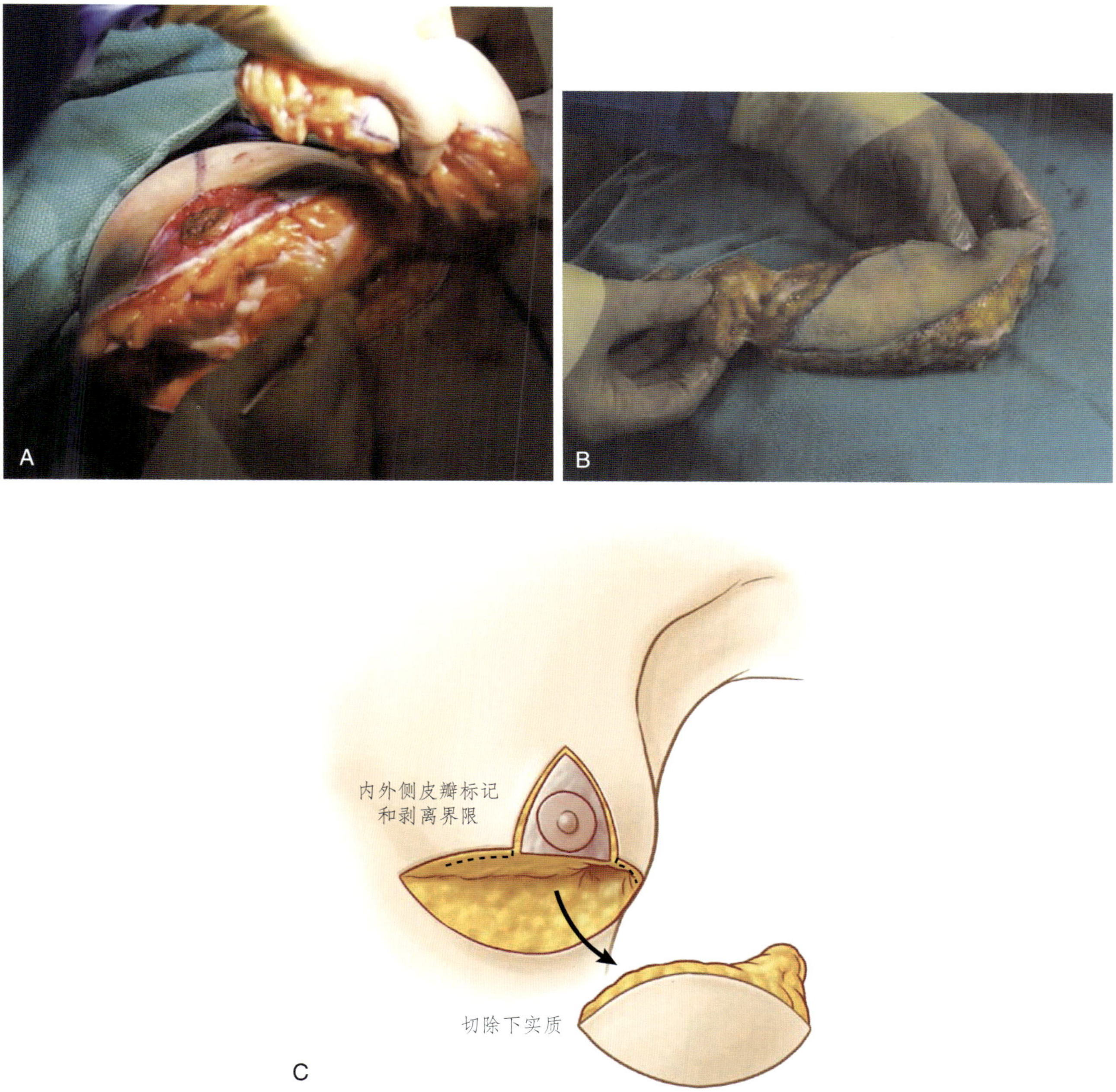

图 17.10　切除椭圆形标本，包括下极皮肤和乳腺组织，以及外侧腋窝尾部的乳腺组织。(A，B)右侧乳房术中照片(与图 17.4 系同一患者)。(C)左侧乳房手术示意图。

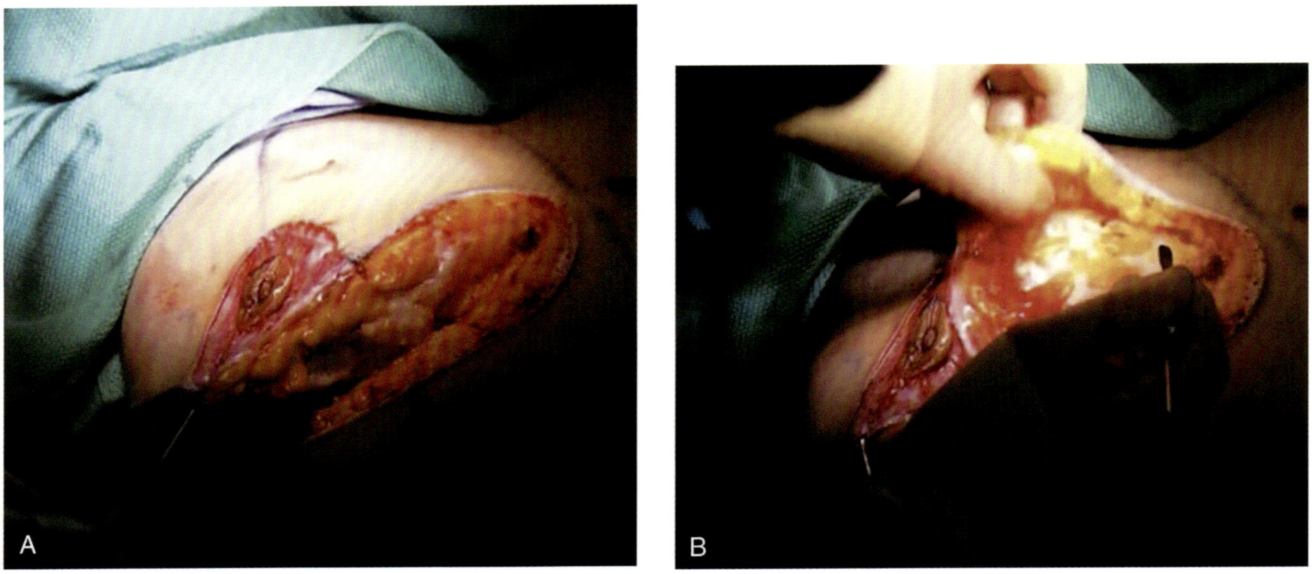

图 17.11　术中掀起右侧乳房内侧皮瓣的照片(与图 17.4 系同一患者)。(A)用 Kocher 钳夹住皮瓣去表皮侧面,向外拉扯以产生相反的张力。(B)用非主力手抓住皮肤和皮下组织,并向内拉扯,同时用手术刀掀起 2cm 厚的皮瓣。

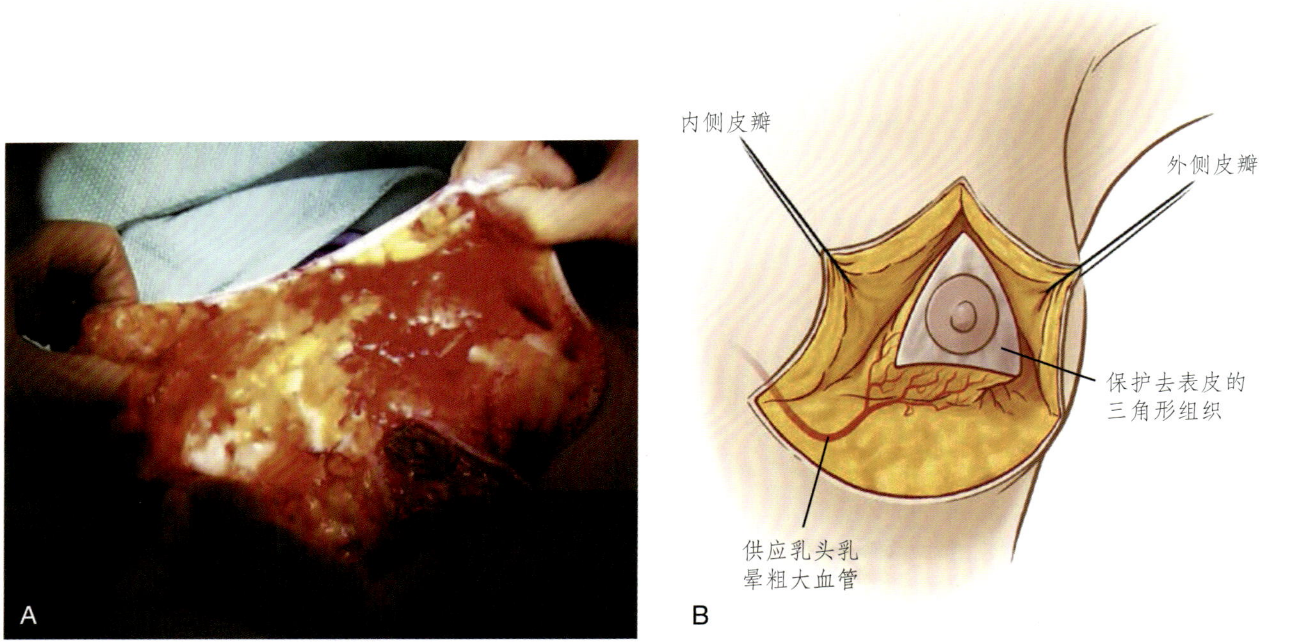

图 17.12　掀起右侧乳房内侧和外侧皮瓣。(A)手术中的照片(与图 17.4 系同一患者)。(B)左侧乳房的手术示意图,展示了乳头乳晕相关的内侧和外侧皮瓣,以及乳头乳晕蒂部的血液供应情况。

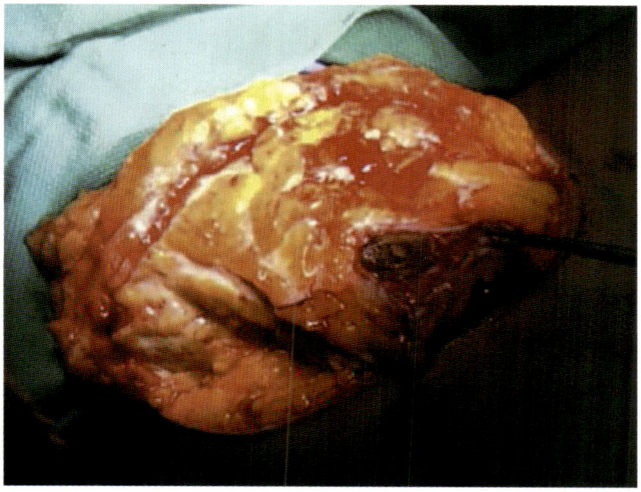

图 17.13　手术中的照片显示右侧乳房在皮瓣分离和乳腺切除后，闭合前上蒂的情况（与图 17.4 系同一患者）。

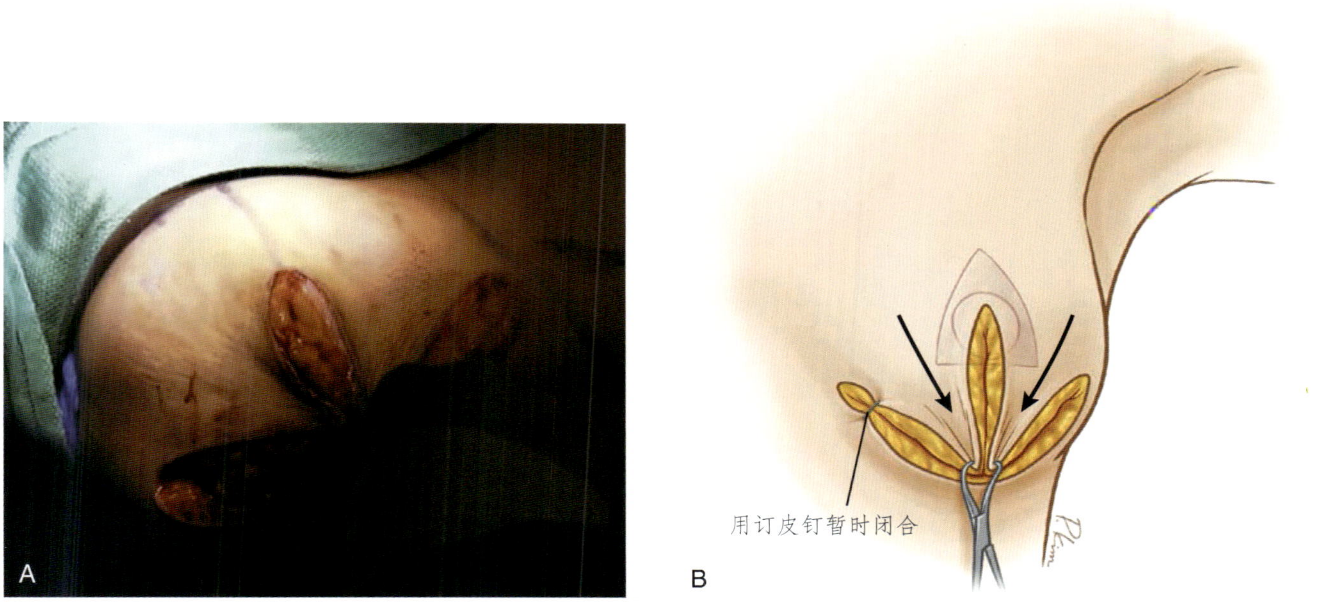

图 17.14　在 T 形接合处，用巾钳将内侧和外侧皮瓣合并在一起，观察皮瓣分离和乳房塑形是否满意，然后再进行闭合操作。(A)右侧乳房手术中照片（与图 17.4 系同一患者）。(B)左侧乳房手术示意图。

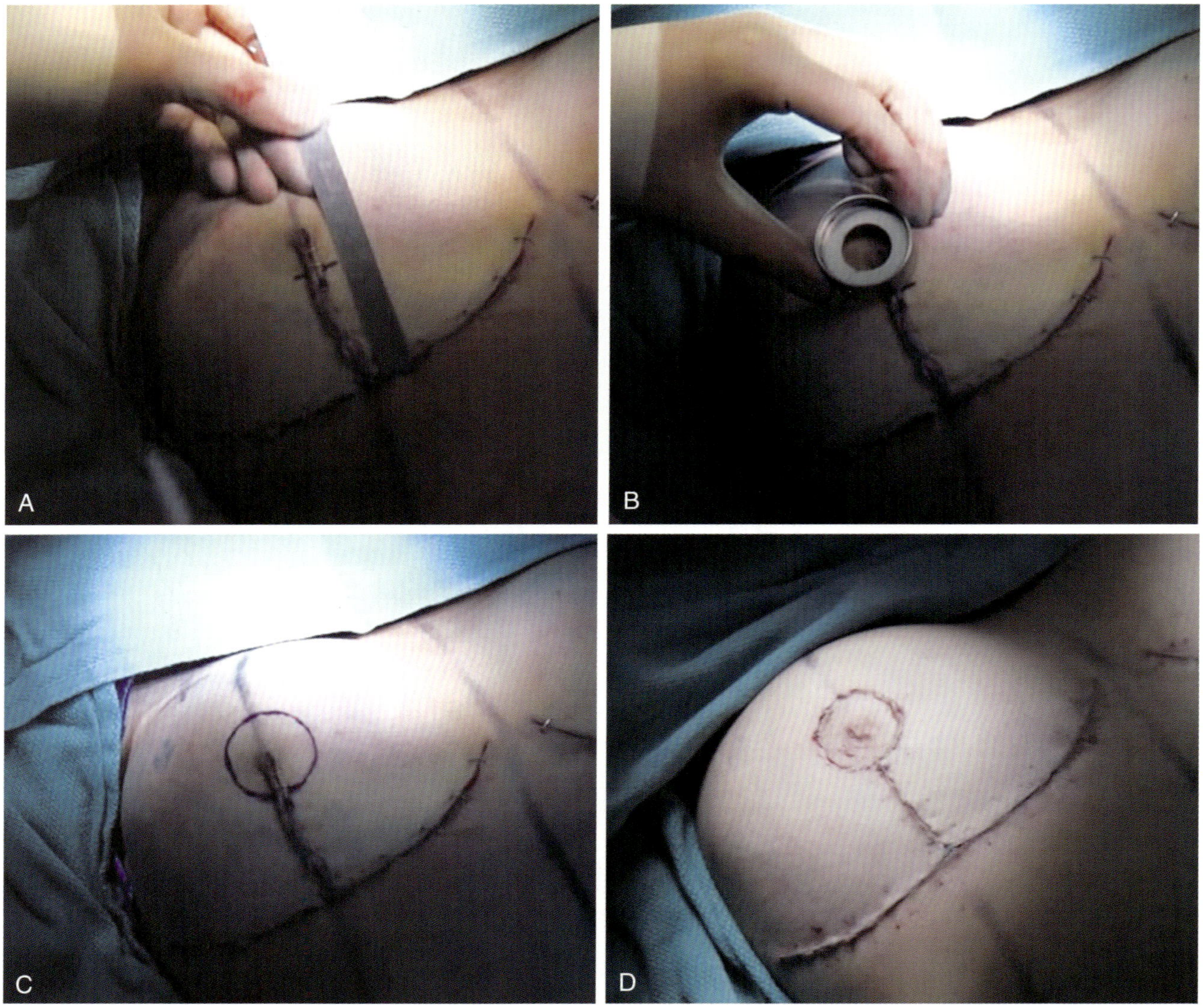

图 17.15 术中标记右侧 NAC 位置的照片。(A)选择从乳房 IMF 到乳晕下缘距离(本例中为 5cm)。(B)在切口处放置 38mm 的乳晕刀。(C)标记画线。(D)沿画线处切开皮肤将 NAC 缝合定位。

病例分析

病例 17.1

34 岁女性，36DD 罩杯，做了上蒂乳房缩小术，右侧乳房切除 376g，左侧切除 347g。(A~C)术前正位、斜位、侧位照片。(D~F)术后 22 个月正位、斜位、侧位照片。

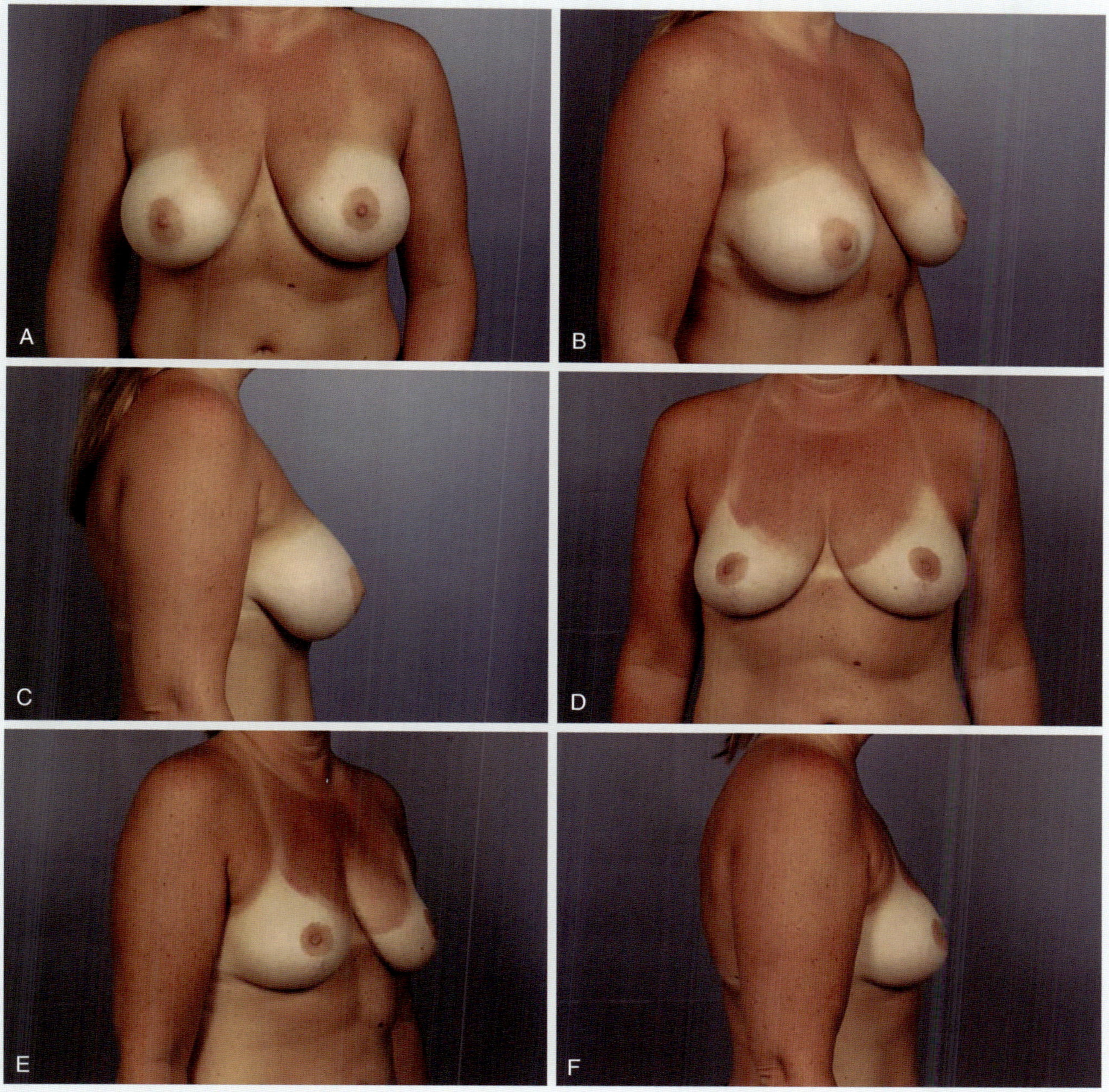

病例 17.2

38 岁女性，34DDD 罩杯，做了上蒂乳房缩小术，右侧乳房切除 302g，左侧切除 352g。(A~C)术前正位、斜位、侧位照片。(D~F)术后 17 个月正位、斜位、侧位照片。

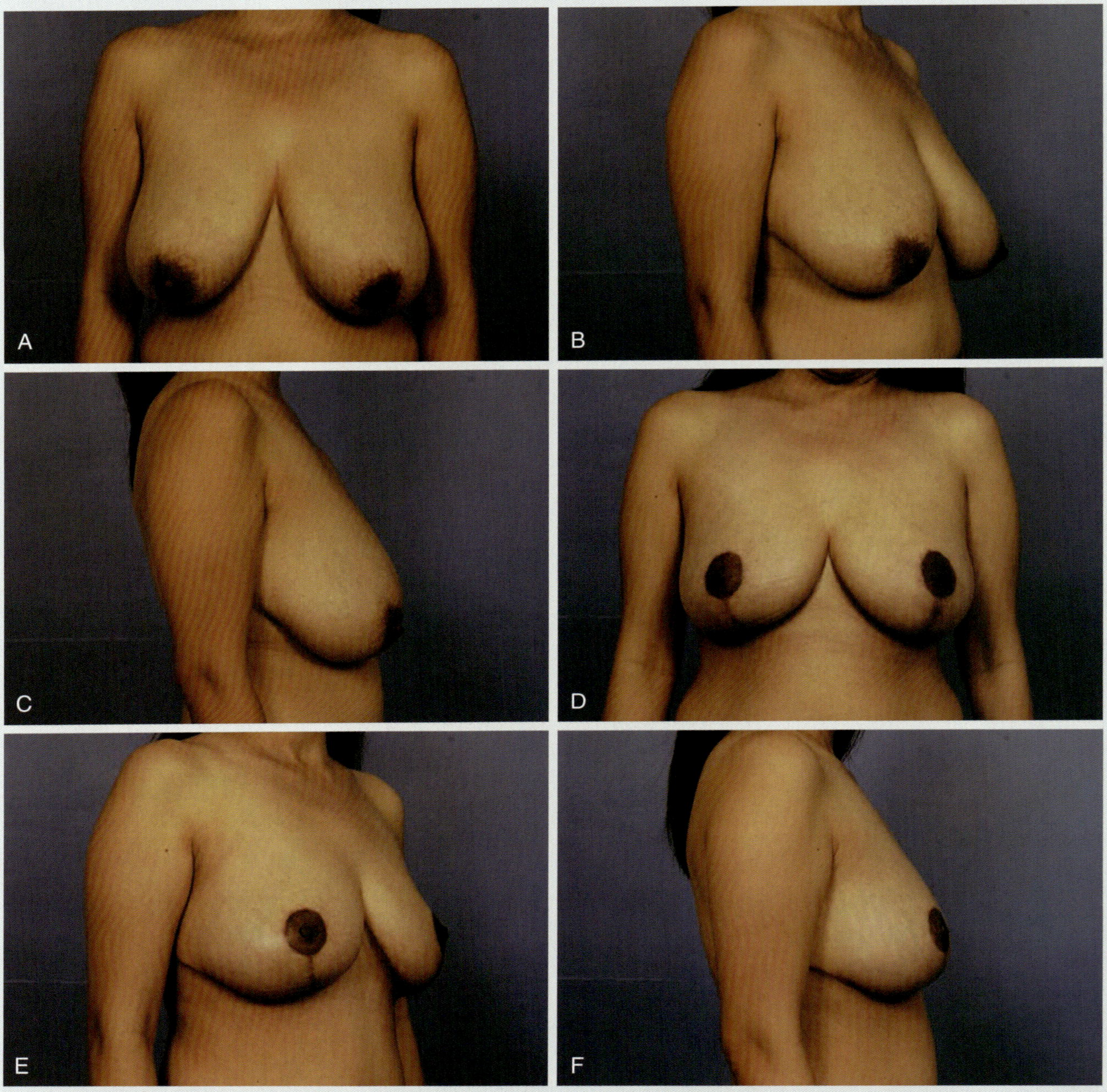

病例 17.3

35 岁女性，38DDD 罩杯，做了上蒂乳房缩小术，右侧乳房切除 598g，左侧切除 588g。(A~C)术前正位、斜位、侧位照片。(D~F)术后 20 个月正位、斜位、侧位照片。

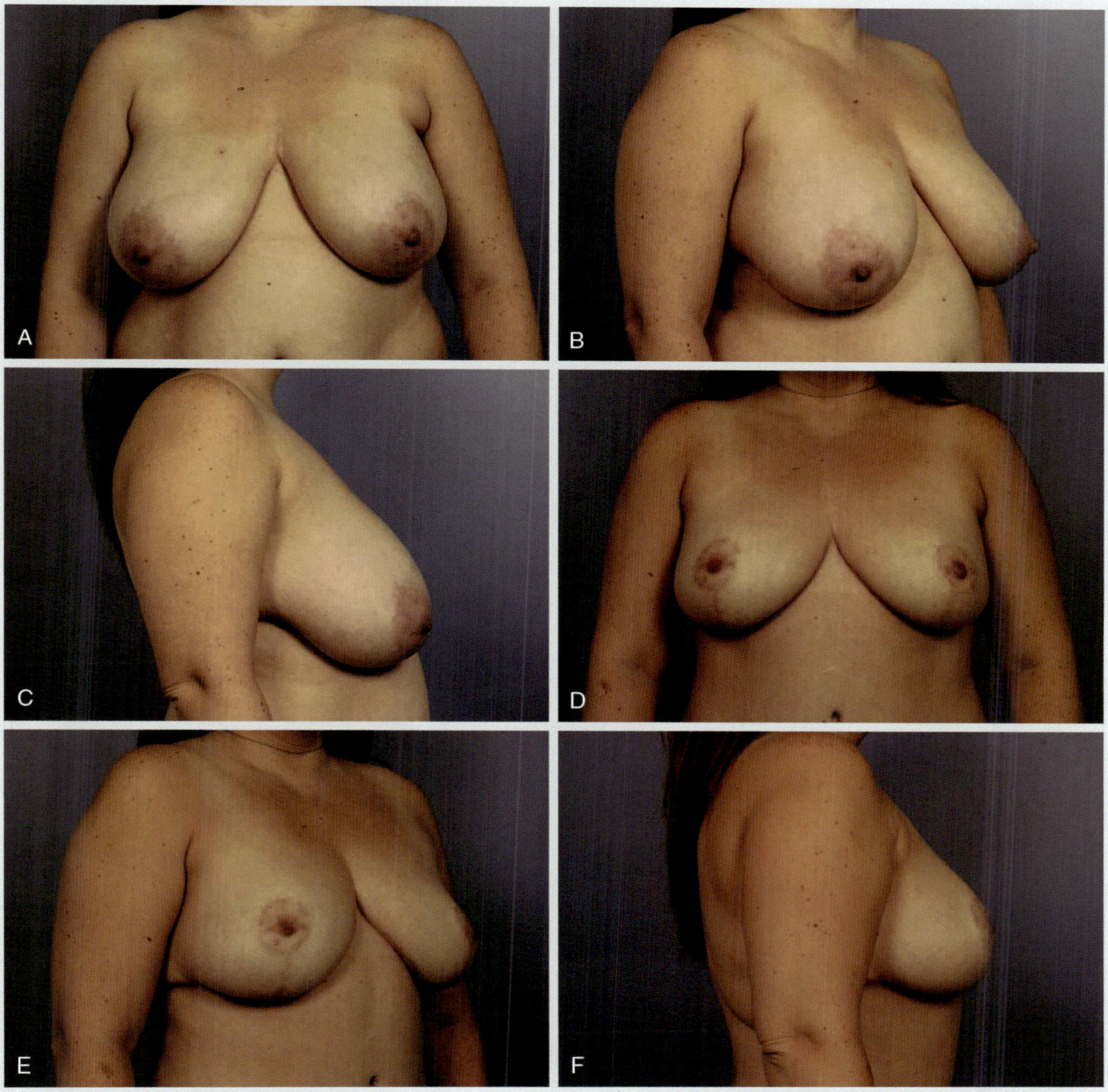

并发症处理

之前案例[1],有轻微并发症,包括1例血肿、1例猫耳畸形、3例感染和8例切口裂开。1例单侧NAC坏死。出现血肿应及时回手术室冲洗,控制出血并重新缝合,避免乳头/皮肤坏死和缺损。感染通常很轻微,并可以通过抗生素有效控制。切口裂开通常发生在T形交界区,二次缝合后愈合。

二次手术

上蒂法缩小术后二次修复手术,与其他缩小技术一样,主要包括对乳房大小、不对称和乳头位置不满意。可以通过纵向或横向切口进一步切除乳腺组织及缩小乳房体积。如果患者感觉乳房上极不饱满,可以植入小假体或进行脂肪移植。这些原则同样适用于纠正体积不对称。通过小的上蒂、环乳晕型或新月型提升术,可以简单纠正皮肤多余或下垂复发[5]。收紧皮肤和植入假体改善乳房上极丰满度,如果可能的话可以同时进行[6,7]。乳头过高很难矫正,需要根据严重程度选择不同的修复手术方法[8,9]。

结论

上蒂法乳房缩小术适合轻至中度乳房肥大者。尤其适用于轻度乳房下垂者,NAC需要最低程度的上提。通过保持上内侧乳房的丰满度,实现乳房年轻化和美观的形态,同时缓解症状,改善生活质量。

手术成功要点

- 上蒂法乳房缩小术适合任何程度的下垂和切除重量<600g的情况。
- 乳头到IMF距离较长者,需要大幅度缩小。
- 设计乳晕周围垂直臂长7~8cm,包括2cm乳晕半径加上乳晕下缘到IMF的距离5~6cm。

(待续)

手术成功要点(续)

- 沿IMF切开至胸壁,然后向上沿胸大肌筋膜继续剥离至乳腺上蒂。
- 在胸大肌筋膜上保留薄的脂肪层,促进术后淋巴引流,并减少积液。
- 从IMF沿着胸壁向上剥离应停止在上部标记处,避免损伤乳腺蒂和乳晕的穿支血管。
- 沿IMF向上剥离可以继续向外上侧切除多余组织,因为上蒂血供不依赖外侧血管。
- 剥离内外侧皮瓣保留2cm厚度,远离乳腺蒂方向延伸剥离到两侧皮瓣无张力对合为止。

(刘烨 李天石 付苏 译 易成刚 陈育哲 校)

参考文献

1. Nadeau, M.H., Gould, D.J., Macias, L.H., Spring, M.A., Stevens, W.G., 2015. Superior pedicle technique of reduction mammoplasty: a stepwise approach. Aesthet. Surg. J. 35, 94–104.
2. van Deventer, P.V., Graewe, F.R., 2016. The blood supply of the breast revisited. Plast. Reconstr. Surg. 137, 1388–1397.
3. Stevens, W.G., Cohen, R., Schantz, S.A., Stoker, D.A., Vath, S.D., Hirsch, E.M., Heck, R., Freeman, M.E., 2006. Laser-assisted breast reduction: a safe and effective alternative. A study of 367 patients. Aesthet. Surg. J. 26, 432–439.
4. Stevens, W.G., Gear, A.J., Stoker, D.A., Hirsch, E.M., Cohen, R., Spring, M., Vath, S.D., Schantz, S.A., Heck, R.T., 2008. Outpatient reduction mammaplasty: an eleven-year experience. Aesthet. Surg. J. 28, 171–179.
5. Stevens, W.G., Stoker, D.A., Freeman, M.E., Quardt, S.M., Hirsch, E.M., 2007. Mastopexy revisited: a review of 150 consecutive cases for complication and revision rates. Aesthet. Surg. J. 27, 150–154.
6. Stevens, W.G., Spring, M., Stoker, D.A., Freeman, M.E., Cohen, R., Quardt, S.M., Hirsch, E.M., 2007. A review of 100 consecutive secondary augmentation/mastopexies. Aesthet. Surg. J. 27, 485–492.
7. Spring, M.A., Macias, L.H., Nadeau, M., Stevens, W.G., 2014. Secondary augmentation-mastopexy: indications, preferred practices, and the treatment of complications. Aesthet. Surg. J. 4, 1018–1040.
8. Colwell, A.S., May Jr., J.W., Slavin, S.A., 2007. Lowering the postoperative high-riding nipple. Plast. Reconstr. Surg. 120, 596–599.
9. Spear, S.L., Albino, F.P., 2016. Management of the high-riding nipple after breast reduction. Clin. Plast. Surg. 43, 395–401.

第 18 章

乳房缩小术——内侧蒂技术

Lee L.Q. Pu

引言

乳房缩小术大多出自功能性或美容的原因。乳房缩小术的 4 个主要目标为最佳大小、形状、对称性和瘢痕处理。例如，乳房缩小后大小应符合患者的期望，并与患者的体形相称。乳房缩小后的形状应具有美学效果且持久。虽然完全对称可能难以实现，但大多数女性希望乳房缩小术后得到更对称的效果。在任何类型的乳房缩小术后，尽可能减少瘢痕也是非常需要的。

内侧蒂乳房缩小术最初由比利时的 Lejour[1]提出，后来被 Hall-Findlay[2,3]推广流行。然而，许多北美的整形医生指出内侧蒂缩小术后效果不稳定，且重修率较高[4-7]。此外，内侧蒂垂直缩小术学习曲线似乎更长，需要在术中做多次调整后才能做出好的效果[8]。

本章描述了内侧蒂乳房缩小术，强调了患者选择和手术技术的一些细节。

适应证和禁忌证

作者认为内侧蒂乳房缩小术并不适用于所有患者[9,10]。最佳适应证通常是那些乳房皮肤状况良好（无妊娠纹），且乳房形状圆润的年轻女性（图 18.1）。总体来说，乳房缩小总量不是主要问题，虽然这种术式每侧乳房切除重量通常平均为 300~500g。乳头到 IMF 距离应<10cm。对于年龄较大、乳房皮肤状况差且乳房形状较长者，不适合内侧蒂缩小手术，应该选择经典的倒 T 形下蒂缩小术，可以获得预期效果（图 18.2）。框 18.1 中作者总结了内侧蒂乳房缩小术的适应证。

术前评估和特殊注意事项

与经典倒置 T 形下蒂技术不同，内侧蒂乳房缩小术需要一些特殊的考虑和更多的术中调整。例如，在术前标记时，新乳头位置应该放得更低，因为垂直切口缩小术通常会将乳头放得太高，上极做出更多丰满感。所以，应特别注意避免高位乳头的出现，并告知患者术后早期暂时的外观。

应该提升实际 IMF 至更高的位置，缩短乳头与

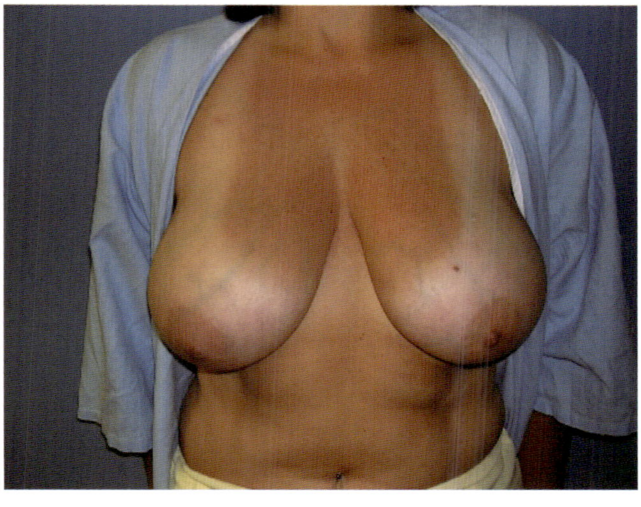

图 18.1　内侧蒂巨乳缩小手术典型适应证。相对年轻、乳房皮肤状况良好、乳房形状比较好的情况。

IMF 之间的距离。通过皮下连续缝合，可以进一步缩短这个距离。然而，乳头与新 IMF 的距离不会像倒 T 形下蒂缩小术那样的 5~6cm。通常为 7~8cm，这样做的乳房形态效果最佳。

乳房下极多余组织的处理，是内侧蒂缩小术成功的关键因素。应该采取相应的技术正确去除这一部分的多余组织（框 18.2）。

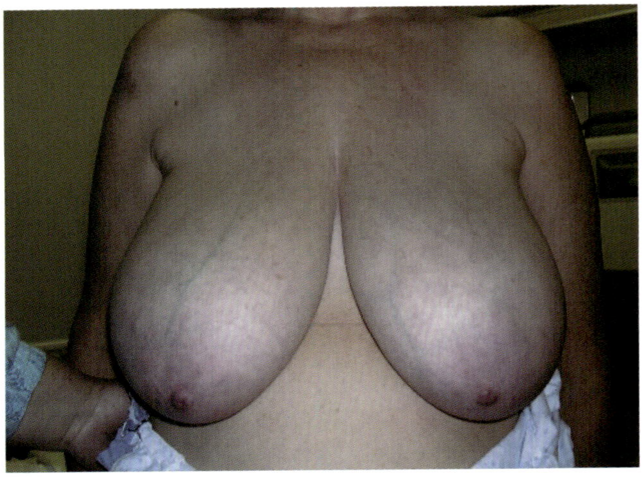

图 18.2 典型不适合内侧蒂巨乳缩小术的病例。乳房皮肤状况较差，乳房形状保持不佳。

框 18.1 内侧蒂乳房缩小术良好适应证

- 年轻健康女性（并非所有女性都适用）
- 乳房皮肤状况良好（无妊娠纹）
- 乳房形状相对良好（仍然圆润，没有Ⅲ度下垂）
- 乳房缩小量适中（<500g）
- 乳头到 IMF 的距离相对较短（<10cm）

框 18.2 内侧蒂乳房缩小术特殊注意事项

- 新乳头定位要在低处
- 提升原乳房 IMF
- 更多的术中调整
- 通过缝合缩短切口垂直长度
- 去除下极过多组织
- 术后短期上极丰满感

手术方法

手术相关解剖学

乳腺是一个包含在浅筋膜系统内的外胚层结构。由 20~25 个单独的小叶组成，连接到乳头。乳房血供通常来自多个方向，主要是胸内动脉内侧分支。内侧蒂的血供来自胸内血管穿支。总的来说，穿支为蒂部提供了强大的血液供应，只要保持足够宽度，内侧蒂缩小术后乳头乳晕坏死是很少见的（图 18.3）。乳房的静脉很少与动脉伴行。大部分是通过表皮下方浅静脉系统回流。乳头主要由第 4 肋间神经内侧和外侧分支支配。部分也受第 3 和第 5 肋间神经支配[11]。

术前标记

站立位，首先标记新乳头位置。与经典倒 T 形下蒂乳房缩小术不同的是，新乳头位置设置至少比 IMF 低 1cm 或 2cm，以避免乳头位置过高。如果乳房上极丰满，新乳头位置应比预期更低。新乳头周围的圆圈

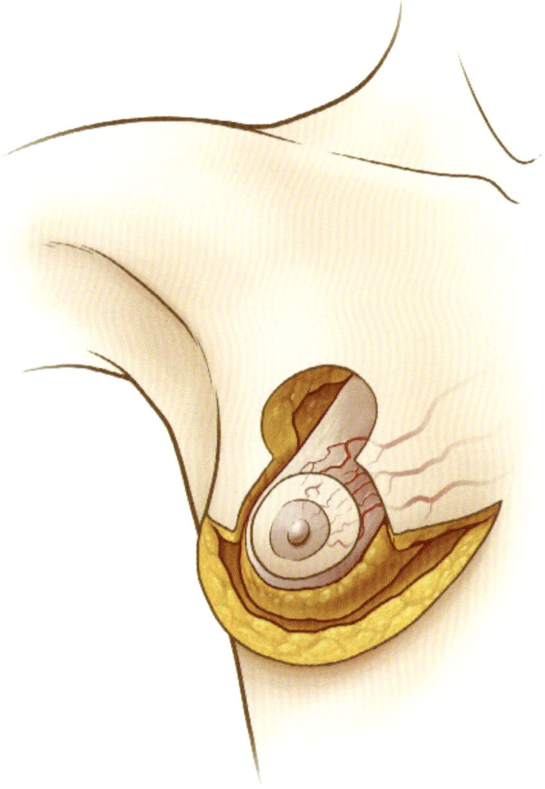

图 18.3 展示了内侧蒂血液循环插图。

是作者设计的 Wise 标记器进行的标记，直径约为 40mm。新 IMF 位置为原 IMF 上方约 2cm。参考乳房中线，将乳房向内、外侧推移来标记垂直切口内外界（图 18.4）。

术中标记

仰卧位全身麻醉，用 38mm 或 42mm 乳晕刀设计新乳头乳晕范围。然后，设计内侧蒂宽度一般为 6~8cm，具体取决于最后期望乳房的大小。注意要保留乳头乳晕边缘至少 1cm 宽的组织，避免剥离时损伤 NAC。设计内侧蒂宽度时，应该包含新晕孔，并被限定在垂直切口的内外侧瓣区域内（图 18.5）。设计完成后，可以测试一下垂直切口内外侧切除范围的张力，是否可以轻松无张力缝合。

手术细节

内侧蒂垂直缩小术，内侧蒂去表皮面积要小得多，因此，可以用刀或剪刀快速进行去表皮手术（图 18.6）。

首先切除内侧蒂下方的皮肤和乳腺组织。快速切开至乳房基底胸大肌筋膜，保留筋膜可以防止损伤乳头感觉。注意保留尽量多的乳房内侧组织。

然后切除内侧蒂上方的皮肤和乳腺组织，上提内侧蒂（图 18.7）。确保内侧蒂具有足够的宽度和厚度，来保证乳头乳晕的血供。可以向侧面去除多余的组织，向上方去除深层组织，减少内侧蒂向上转位的阻

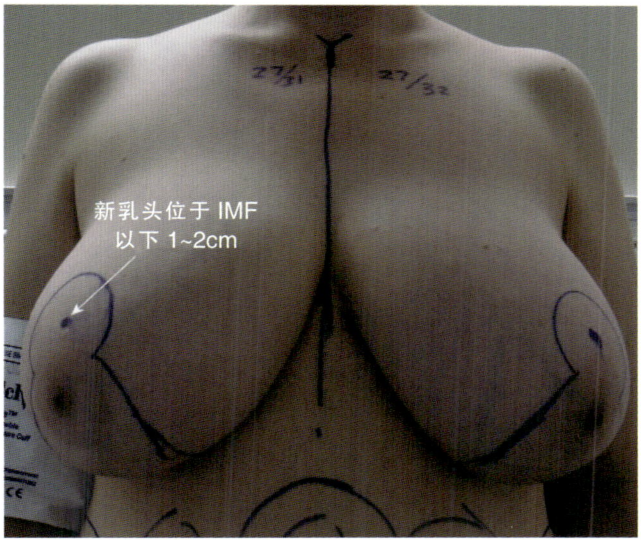

图 18.4　内侧蒂乳房缩小术的术前标记。请注意，新乳头位于 IMF 以下 1~2cm，具体位置取决于缩小的量。

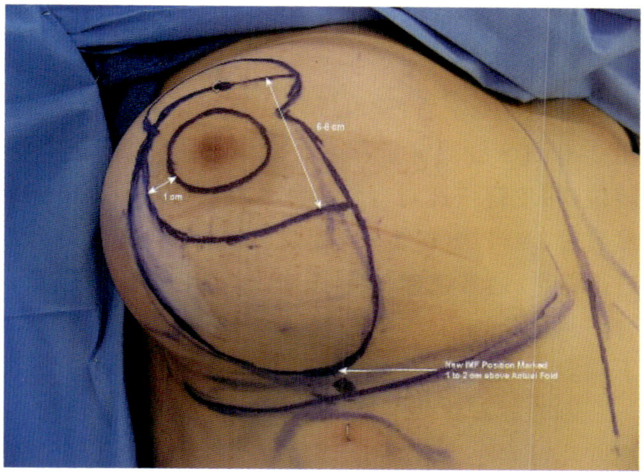

图 18.5　术中标记内侧蒂和新 IMF 水平。注意新 IMF 位于原 IMF 上 1~2cm，具体位置取决于缩小的量。

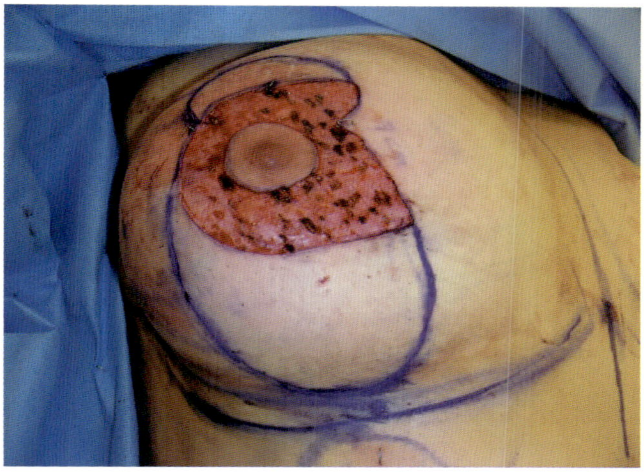

图 18.6　术中显示内侧蒂部表皮切除已完成。

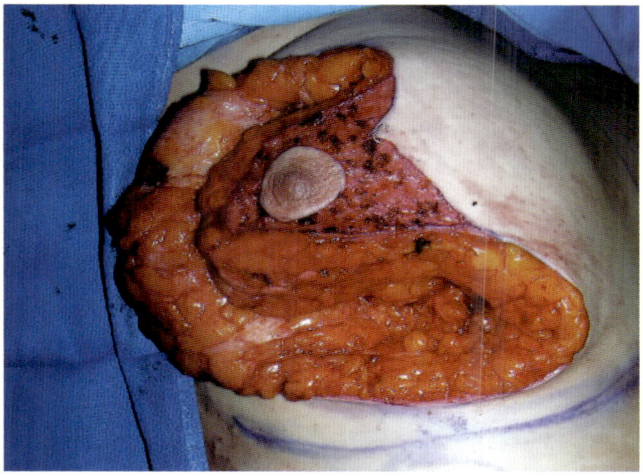

图 18.7　视图显示内侧蒂缩小术中，右侧乳腺切除已完成。

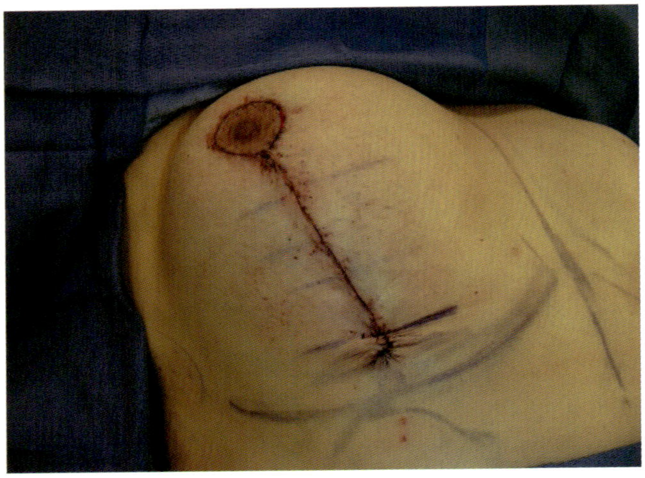

图 18.13 术中显示双侧内侧蒂垂直缩小术后即时效果。下极轮廓令人满意。

病例分析

病例 18.1

31 岁女性，因乳房过大引起不适接受内侧蒂乳房缩小术。(A)乳房皮肤质量良好，乳房形状也适合此术式。(B)手术顺利，右乳房切除总量为 368g，左乳房为 318g。(C，D)术后恢复平稳。随访期间，患者对乳房外形和功能改善非常满意。下图显示患者术前、术后即刻和术后 5 个月的情况。

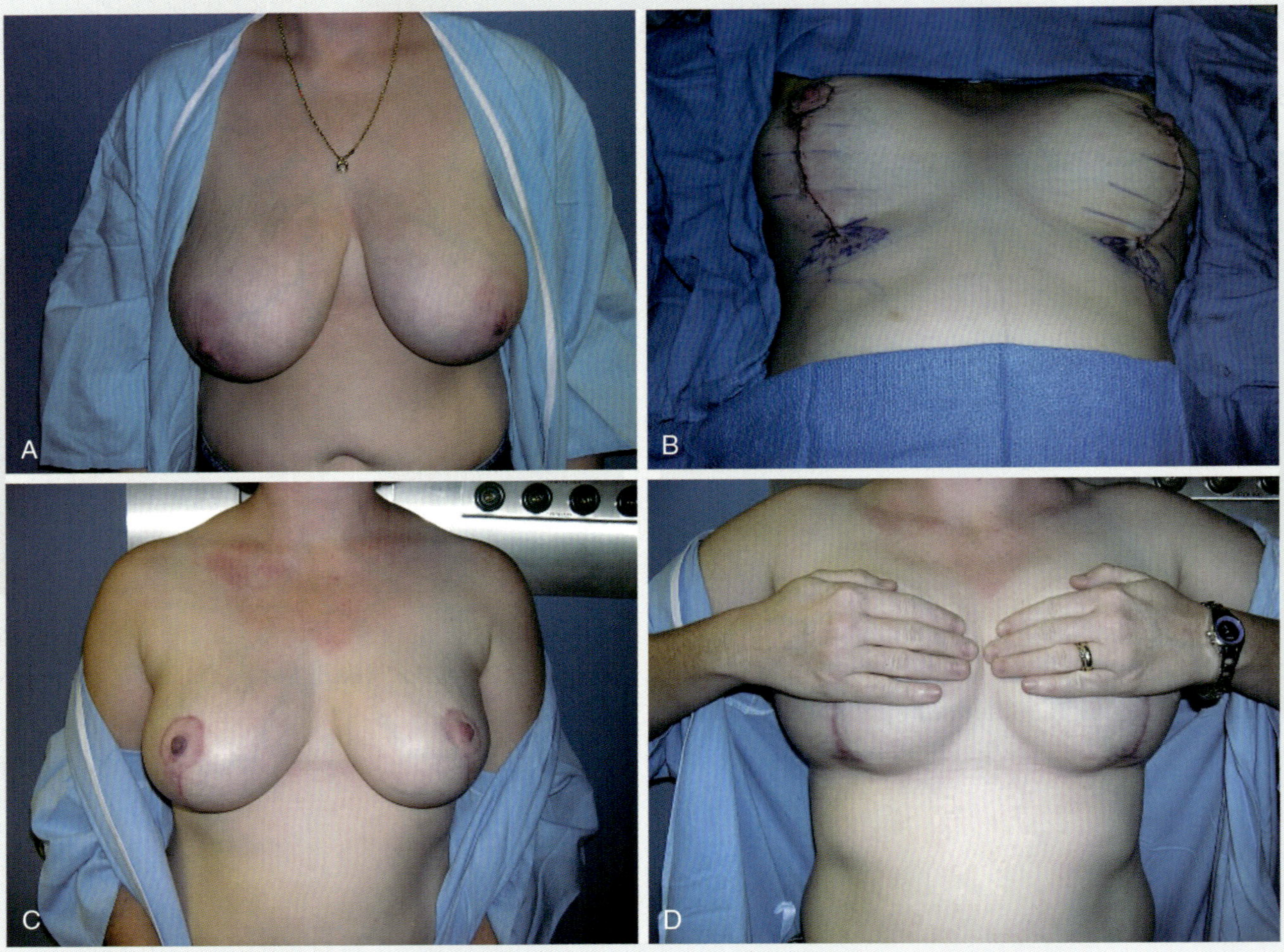

病例 18.2

38 岁女性，(A)乳房过大伴有症状，接受内侧蒂乳房缩小术。(B)手术顺利，右侧切除组织量为 475g，左侧为 330g。术后恢复顺利。(C,D)随访期间，患者对乳房外观和功能改善非常满意。下图显示患者术前、术后即刻和术后 14 个月的情况。

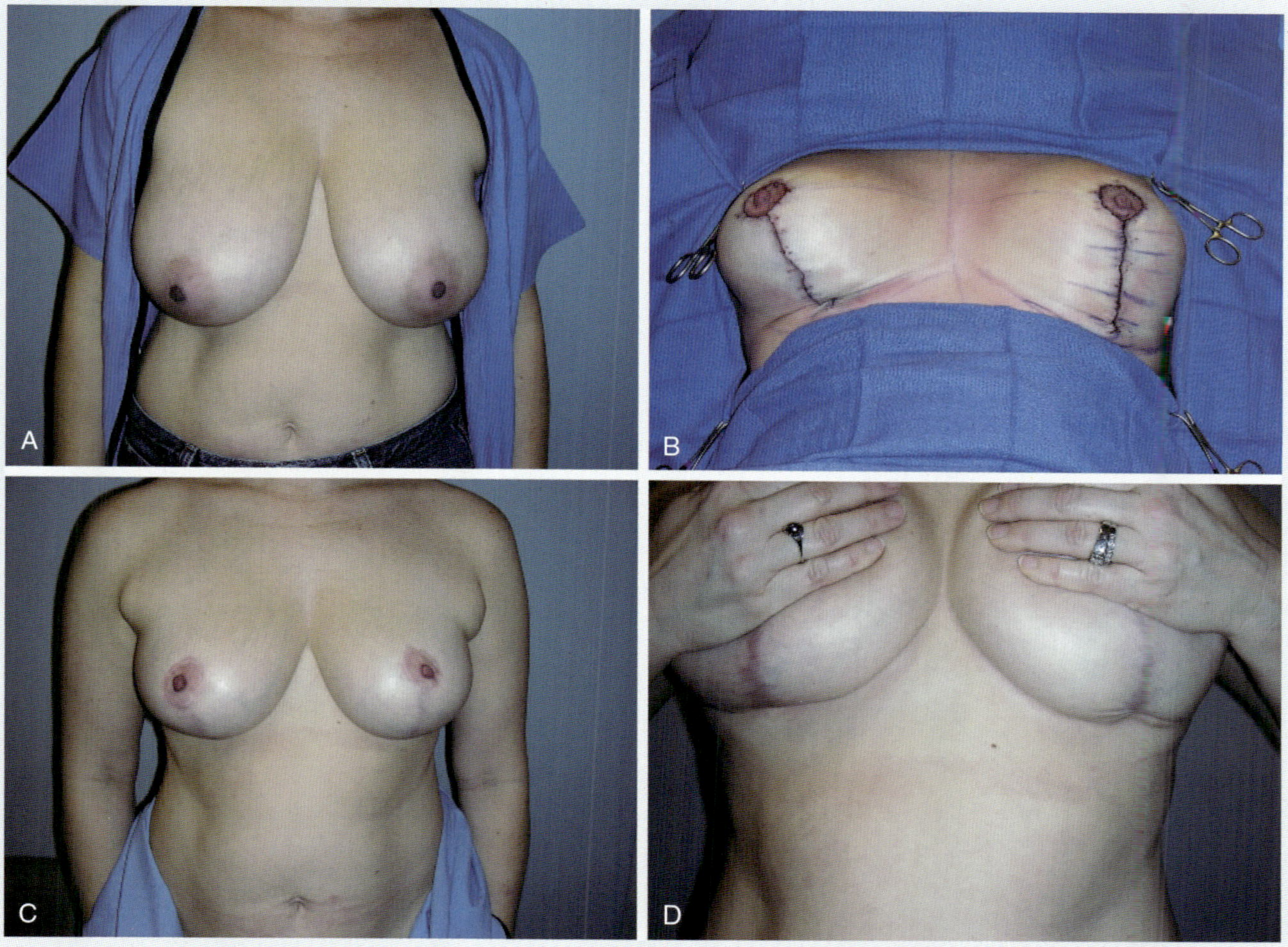

病例 18.3

40岁女性,要求乳房缩小术切口尽可能短。(A)患者乳房过大。(B)内侧蒂乳房缩小术,右侧切除组织量为635g,左侧为585g。(C,D)随访期间,患者对乳房外观和功能改善非常满意。下图显示了患者术前、术后即刻和术后18个月的情况。

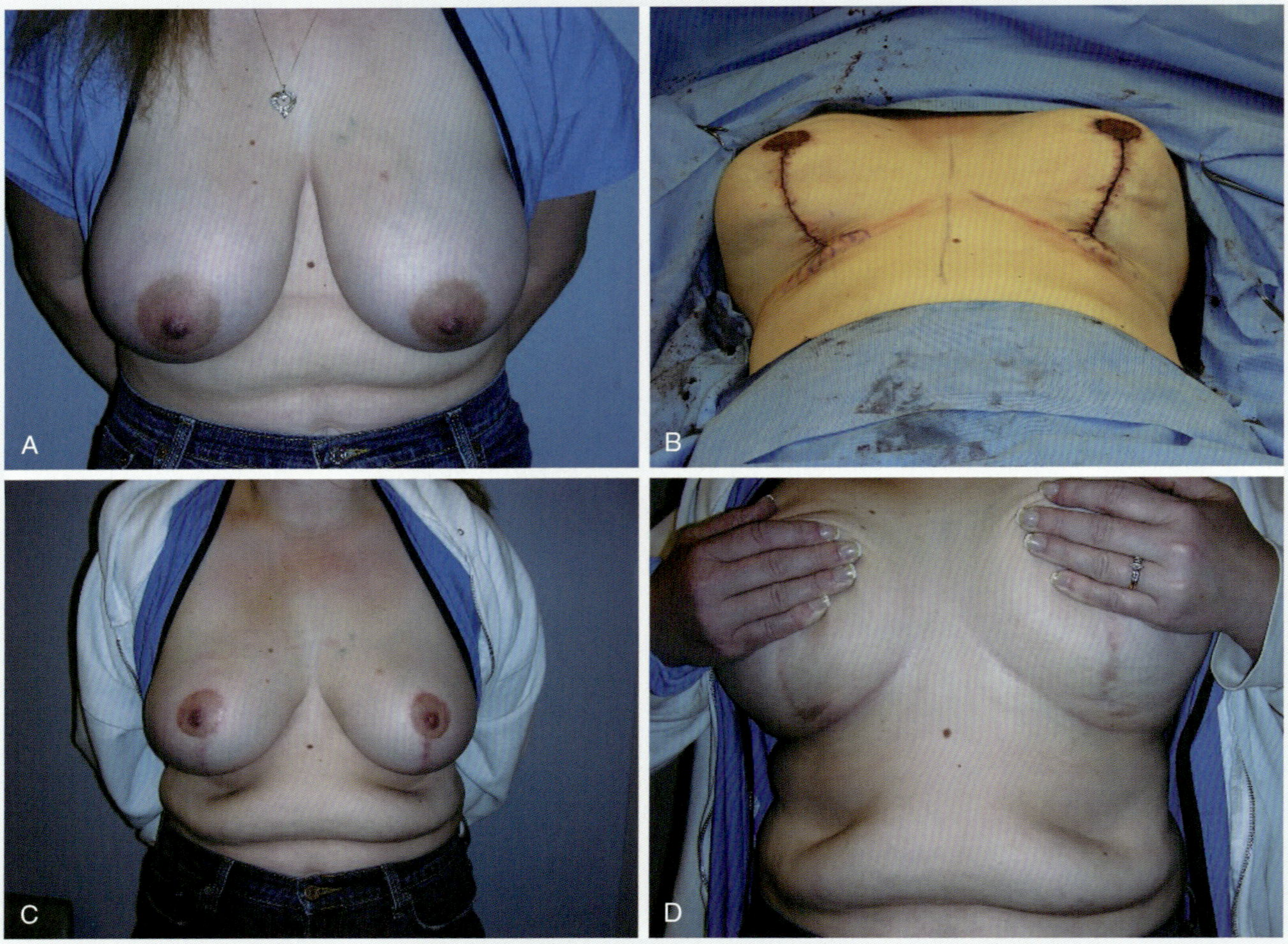

病例 18.4

18 岁女性,(A)进展型巨乳症,乳房皮肤质量良好和无严重下垂,内侧蒂乳房缩小术。(B)手术顺利,右侧切除组织量为 855g,左侧切除组织量为 1029g。(C,D)术后恢复顺利,随访期间,患者对乳房外观和功能改善感到非常满意。下图显示了患者术前、术后即刻和术后 3 个月的情况。

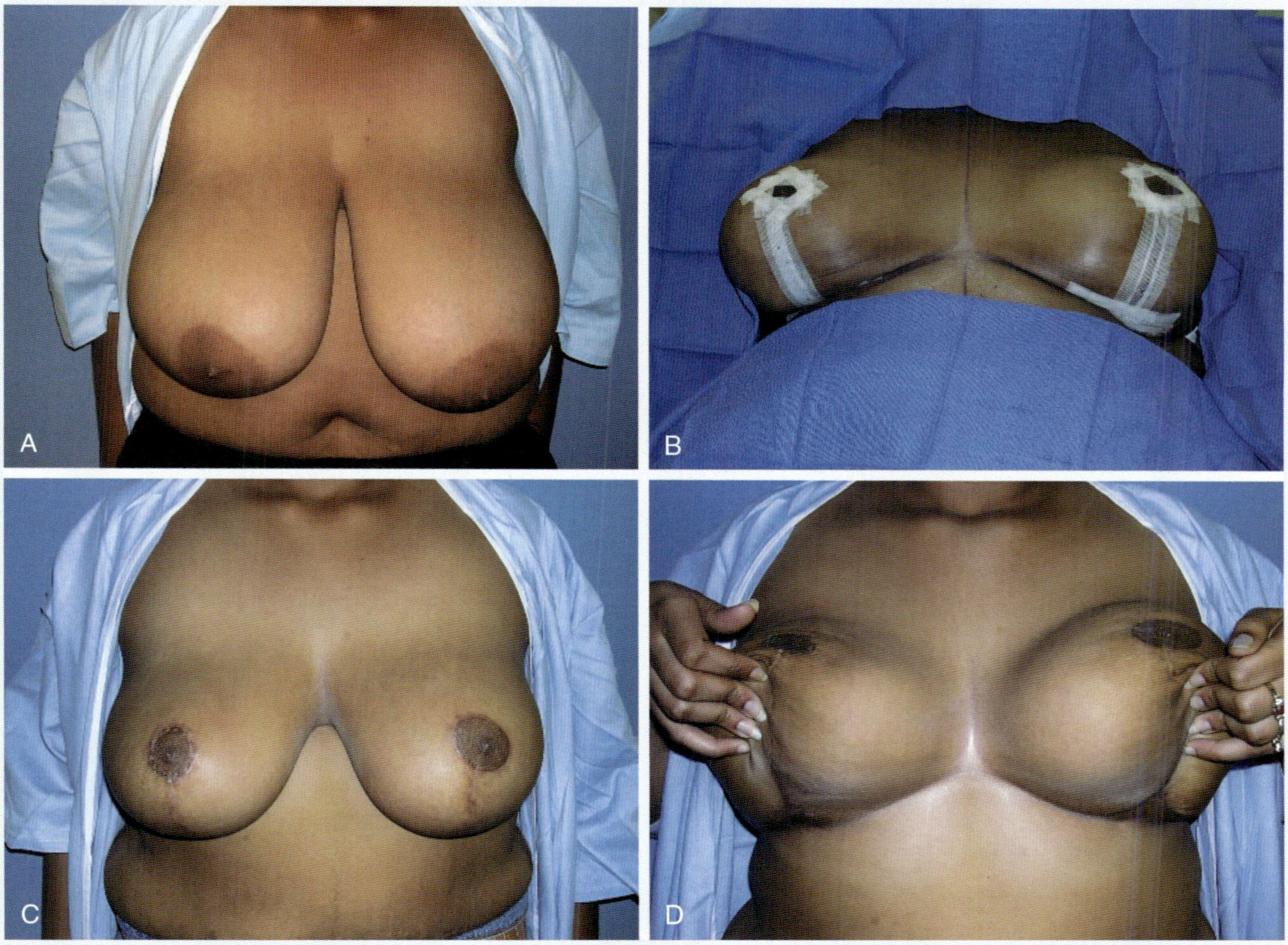

并发症处理

内侧蒂乳房缩小术的并发症通常少于乳房缩小的其他术式。内侧蒂乳房缩小术后常见荷包缝合区域伤口延迟愈合。根据愈合能力和去脂程度不同,该区域可能会出现一些皮肤坏死。通常只需要长时间换药就可以愈合,不需要再次手术。偶尔会出现血肿或积液,需要做血肿或积液的清除。

二次手术

内侧蒂乳房缩小术,内侧和外侧组织瓣对合后有“锥形”隆起。术后早期往往会呈现过度隆起的外观。据作者观察,随时间推移乳腺逐渐定型,下极会更丰满,乳房外形会变得好看。某些情况下,乳腺定型需要更长的时间。修复手术应该在术后 4~6 个月乳房最终定型后再进行。患者对内侧蒂乳房缩小术式长期满意度高，术后瘢痕较少。如果荷包缝合区瘢痕明显或者患者对乳房下极形态不满意，可以在局部麻醉下进行修复手术[9]。

结论

通过选择适当的适应证和技术改进，内侧蒂乳房缩小术可以安全有效地进行，实现功能改善和长期美观的效果。总体并发症较少，但缺点是学习曲线较长。尽管如此，内侧蒂乳房缩小术代表了不断发展和有前景的技术，在特定患者中将逐渐取代经典的下蒂乳房缩小术。

手术成功要点

- 选择合适的患者对内侧蒂乳房缩小术至关重要。
- 在掌握该手术前需要有一定的学习曲线经历。
- 良好的内侧蒂设计有助于确保蒂的血供充足。
- 将新乳头位置定位在 IMF 平面以下。
- 提升原 IMF 形成新 IMF 平面。
- 进行一些术中调整。
- 缝合过程中需要缩短垂直距离。
- 有效处理乳房下极多余组织。
- 术后早期乳房上极会出现短暂隆起。

（刘烨 郭雪松 梁伟中 译 易成刚 陈育哲 校）

参考文献

1. Lejour, M., Abboud, M., 1994. Vertical mammaplasty and liposuction of the breast. Plast Reconstr. Surg. 94, 100–114.
2. Hall-Findlay, E., 1999. A simplified vertical reduction mammaplasty: shortening the learning curve. Plast. Reconstr. Surg. 104, 748–759.
3. Hall-Findlay, E., 2002. Vertical breast reduction with a medially-based pedicle. Aesthetic. Surg. J. 22, 185–194.
4. Karp, N., 2004. Medial pedicle/vertical breast reduction made easy: the importance of complete inferior glandular resection. Ann. Plast. Surg. 52, 458–464.
5. Chen, C., White, C., Warren, S., Cole, J., Isik, F., 2004. Simplifying the vertical reduction mammaplasty. Plast Reconstr. Surg. 113, 162–172.
6. Spector, J., Kleinerman, R., Culliford, A., Karp, N., 2006. The vertical reduction mammaplasty: a prospective analysis of patient outcomes. Plast Reconstr. Surg. 117, 374–381.
7. Adham, M., Sawan, K., Lovelace, C., Jaeger, N., Adham, C., 2013. Unfavorable outcomes with vertical reduction mammaplasty: Part II. Aesthetic. Surg. J. 31, 40–46.
8. Lista, F., Ahmad, J., 2006. Vertical scar reduction mammaplasty: a 15-year experience including a review of 250 consecutive cases. Plast Reconstr. Surg. 117, 2152–2165.
9. Pu, L.L.Q., 2014. Achieving an optimal outcome for medial pedicle vertical breast reduction. Ann. Plast. Surg. 73, S57–S62.
10. Neaman, K., Armstrong, S., Mendonca, S., Aitken, M., Vander-Woude, D., Renucci, J., et al, 2012. Vertical reduction mammaplasty utilizing the superomedial pedicle: is it really for everyone? Aesthetic. Surg. J. 32, 718–725.
11. Hall-Findlay, E.J., 2005. Reduction mammaplasty. In: Nahai, F. (Ed.), The Art of Aesthetic Surgery: Principles and Techniques. Quality Medical Publishing, Inc., St. Louis, Missouri, USA, pp. 1952–2043.
12. Akyurek, M., 2011. Contouring the inferior pole of the breast in vertical mammaplasty: suction-assisted lipectomy versus direct defatting. Plast Reconstr. Sur. 127, 1314–1322.
13. Rinker, B., 2013. Lowering revision rates in medial pedicle breast reduction by the selective addition of "Inverted-T" Technique. Aesthetic Plast. Surg. 37, 341–348.
14. Kuran, I., Tumerdem, B., 2007. Vertical Reduction Mammaplasty: preventing skin redundancy at the vertical scar in women with large breasts or poor skin elasticity. Aesthetic. Surg. J. 27, 336–341.

第 19 章

乳房缩小术——下蒂技术

Lee L.Q. Pu

引言

乳房缩小术多是出自功能性或美容的原因。任何类型的乳房缩小术有 4 个主要目标，达到最佳大小、形状、对称性和最小的瘢痕；如缩小后乳房形态符合患者期望且与身体比例协调。应该具有令人愉悦的美学效果，并且预期效果持久。对于大多数患者来说，对称性也非常重要。

20 世纪 70 年代，倒 T 形下蒂乳房缩小术在美国开始流行，目前仍然是美国最常见的乳房缩小术[1-3]。该技术设计和操作相对稳定，可以标准化操作。几乎适用于不同大小和形状的乳房[4]，手术并发症或修复率较低[5,6]。尽管有瘢痕明显或“下垂复发”的远期风险，但仍然是目前应用最多，最安全的乳房缩小术式。

本章描述了作者推荐的倒 T 形下蒂乳房缩小术，以及对该技术的若干改进。还讨论了实现最佳效果及术后并发症处理的方法。

适应证和禁忌证

经典下蒂乳房缩小术被认为适用于几乎所有患者，无论乳房大小和形状如何(图 19.1)。对于年龄相对较大、乳房皮肤条件较差导致乳房形状狭长的，可以选择倒 T 形下蒂缩小术获得更可预测的效果(图 19.2)。尽管此术式去除单侧乳房重量通常不超过 1000g，但减少乳房组织的总量并不重要。锁骨上切迹到乳头距离应<15cm，以确保下蒂乳头的血供。如果>15cm，应实施游离乳头移植手术。一般来说，倒 T 形术式可以从垂直和水平方向上去除过多的皮肤。尽管有瘢痕或

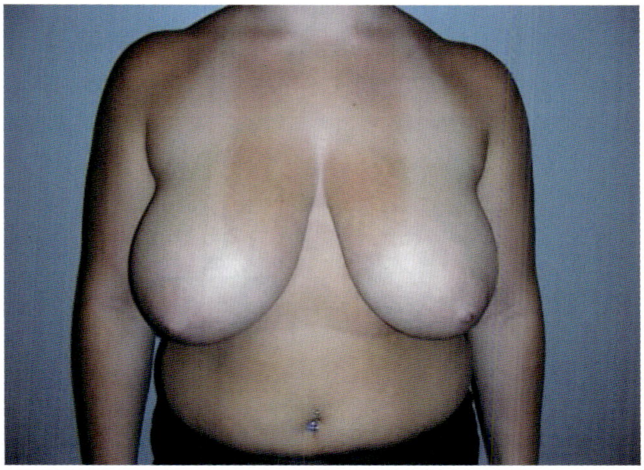

图 19.1 倒 T 形切口下蒂乳房缩小术的典型适应证。

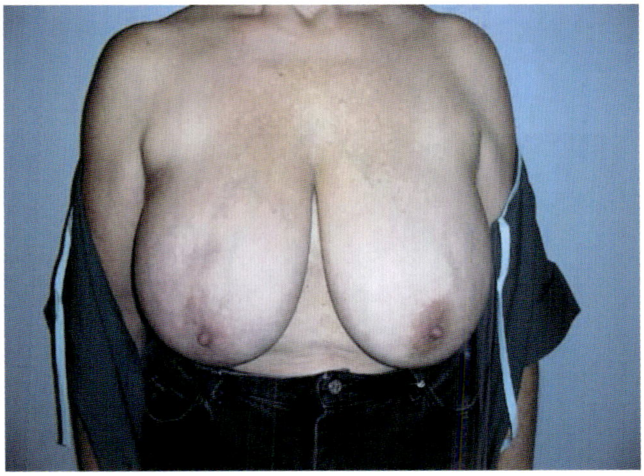

图 19.2 倒 T 形切口下蒂乳房缩小术非典型适应证。乳房非常大且下垂，仍然可以安全实施这种术式，且长期效果比较稳定。

下切除下蒂部多余的组织，以及充分切除乳房皮瓣组织后，用 3–0 Vicryl 缝线间断将下蒂折叠缝合后（总长度缩短约 5cm），改善乳房突度，并轻松上提 NAC（图 19.9）[9]。

蒂部置入后，用 2–0 Vicryl 缝线进行倒 T 形切口缝合。重新确定新乳头位置，用皮钉暂时关闭其余切口（图 19.10）。调整体位为坐位，评估两侧乳房在大小、形状和突出度方面的对称性。

侧面放置引流管。垂直和水平切口进行两层缝合。深层用 3–0 Monocryl 缝线间断缝合真皮。水平切口用 V–Loc 伤口闭合器（Medtronic，明尼阿波利斯，明尼苏达州，美国）闭合，垂直切口用 4–0 Monocryl 缝线进行连续皮内缝合。新乳头乳晕分两层缝合，用 4–0 Monocryl 缝线间断缝合深层真皮，皮肤缝合用简单 5–0 可吸收缝线进行连续缝合（图 19.11）。作者做下蒂缩小术平均时间为 3~4 小时，具体取决于乳房缩小程度和切除组织量。

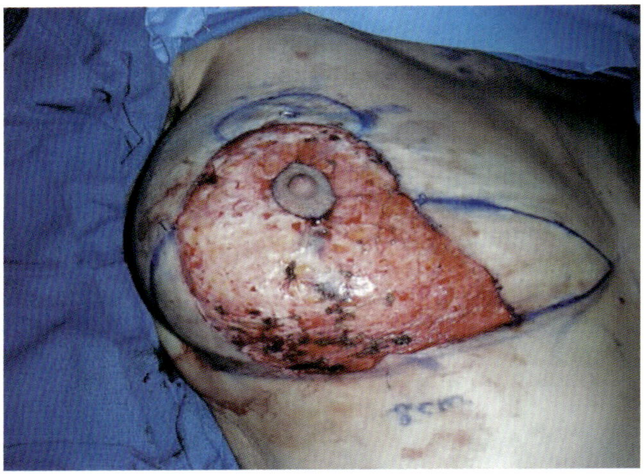

图 19.7　术中照片显示右侧乳房下蒂去表皮完成。

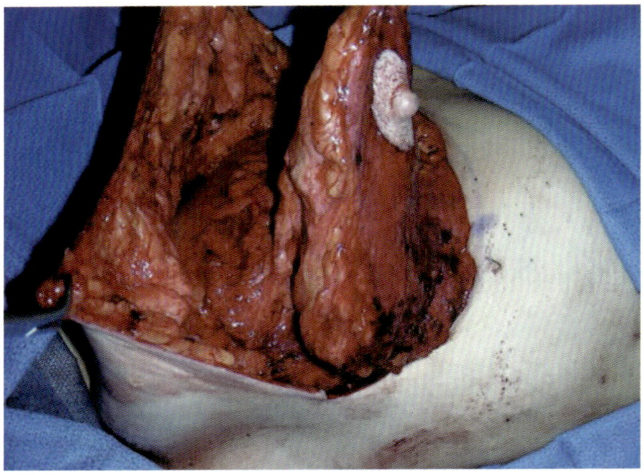

图 19.8　术中照片显示右侧乳房下蒂分离完成。蒂部相对较厚，底部较宽，同时接受乳房基底和中央区域的血液供应。

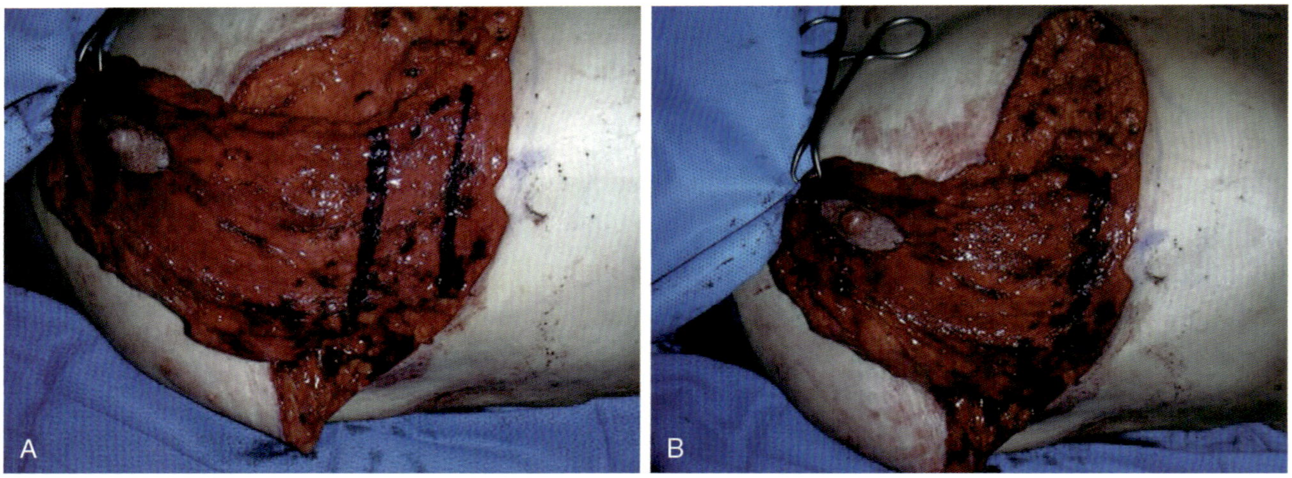

图 19.9　（A）术中照片显示蒂部折叠区域（用蓝色墨水标记）。（B）术中照片显示蒂部折叠完成。

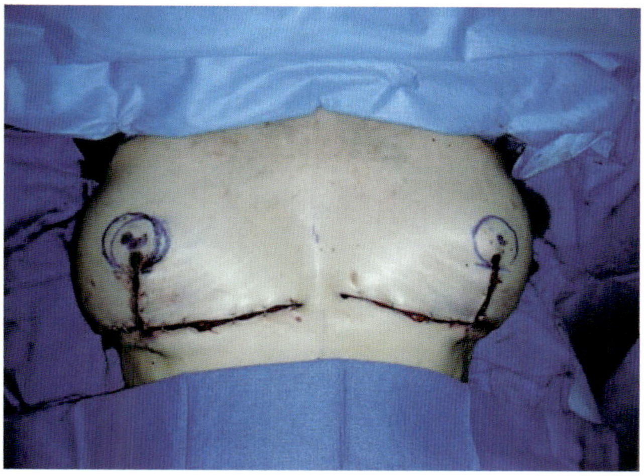

图 19.10　术中照片显示蒂部置入和倒 T 形切口的暂时闭合。此时可以确认或调整新的乳头位置。

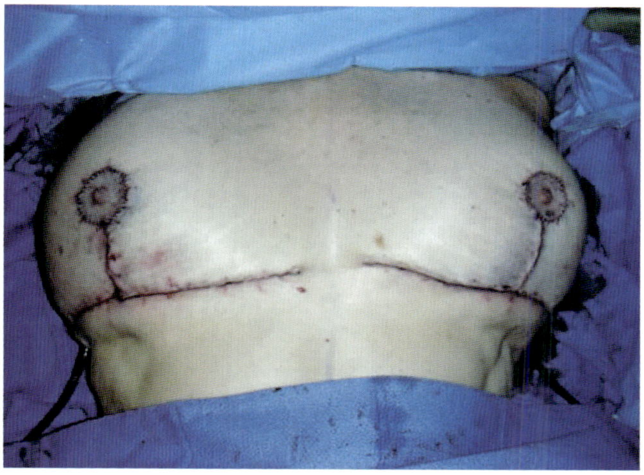

图 19.11　术中照片显示双侧下蒂乳房缩小术缝合完成和术后即刻效果。

术后护理和预期效果

切口贴免缝胶布，然后穿戴手术胸罩。术后 2~3 周内持续穿戴手术胸罩直到伤口愈合，然后换成无钢圈胸罩。通常需要放置引流管，根据作者的经验可以 24 小时后拔除引流管。根据手术情况可能需要留观一晚。伤口通常会在 2~3 周内愈合，6 周内应避免重体力活动。

倒 T 形下蒂乳房缩小手术可以同时改善功能和外观。通常效果很稳定。常见倒 T 形区域切口延迟愈合，可以在门诊换药处理。巨大乳房也可以选择下蒂缩小术式，作者的手术没有乳头游离移植的病例。术后早期瘢痕可能会明显，随着时间的推移，大多数患者都能很好接受。总体上患者满意度非常高，作者在临床中很少有二次修复手术。

病例分析

病例 19.1

19 岁女性，乳房过大引起症状，倒 T 形下蒂乳房缩小术。(A)术前照片。(B)手术顺利，右乳房切除总重量为 335g，左乳房为 275g。术后没有出现异常。随访期间，患者对乳房美容效果和功能改善非常满意。(C,D)术后 1 个月和术后 3 个月效果如图所示。

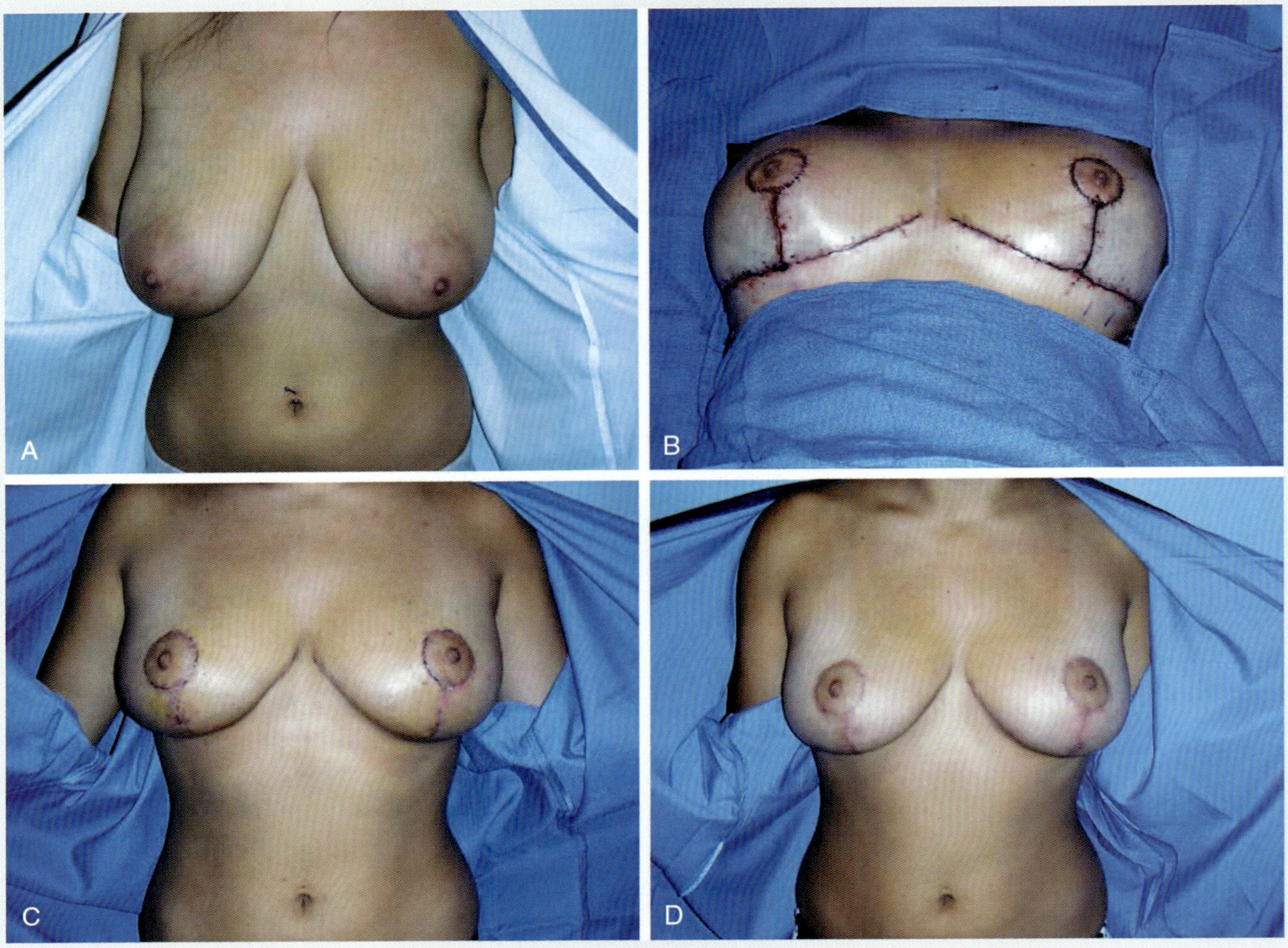

病例 19.2

48 岁女性，乳房肥大引发症状，倒 T 形下蒂乳房缩小术。(A)术前照片。手术顺利，右侧切除组织量为 1065g，左侧为 925g。术后顺利。随访期间，患者对乳房美容效果和功能改善感到非常满意。(B~D)术后 1.5 个月、4 个月和 9 个月效果如图所示。

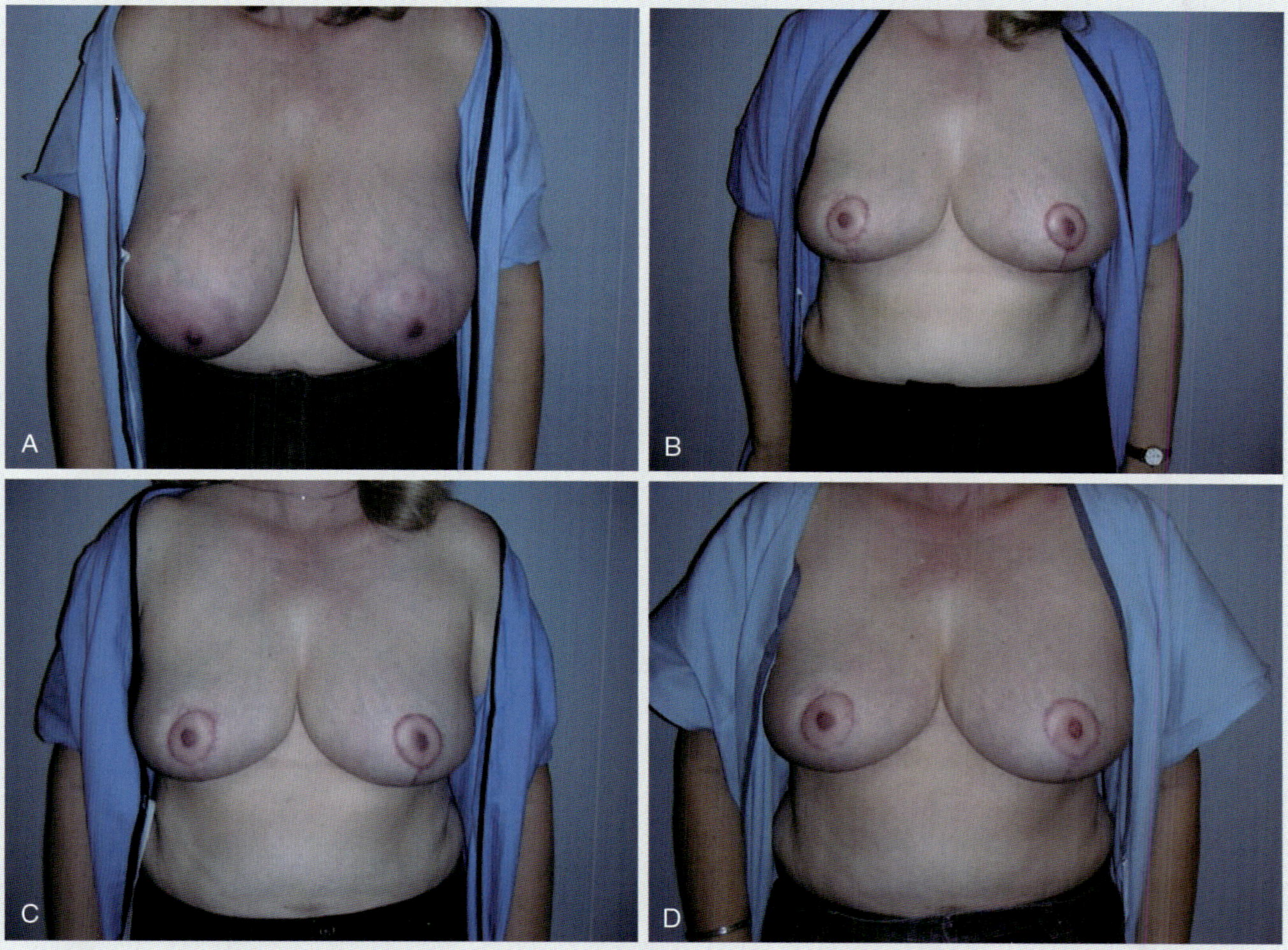

进行[illegible]。曾经出现过脂肪坏死，如果导致疼痛等症状，可以通过切除来处理。作者在临床中并未出现更严重的并发症，如部分或全乳头坏死。

修整手术可以在术后 6 个月进行。修整手术后乳房形状可以长时间维持。切口瘢痕可能是倒 T 形切口下蒂乳房缩小术的问题之一[5]。可以在术后 6~12 个月后，

病例 19.3

39 岁女性，乳房肥大出现症状，倒 T 切口下蒂乳房缩小术。(A)术前照片。手术成功完成，右侧切除组织

在门诊局部麻醉下进行瘢痕切除修复手术[10]。

结论

倒 T 形切口下蒂乳房缩小术可以安全有效实现功能改善，并获得比较理想的远期效果。总体上，这种乳房缩小术并发症较少，但术后可能会出现瘢痕增生和乳房下极膨出[7,11,12]。在美国倒 T 形下蒂乳房缩小术被视为标准术式，适用于任何类型的患者，绝大多数整形外科医生都可以掌握这种技术，并获得稳定的手术效果。

手术成功要点

- 下蒂乳房缩小术适用于绝大多数患者。
- 该技术学习曲线较短，可以快速掌握。
- 新乳头位置应该比原 IMF 低 1cm。
- 保持下蒂的宽度和厚度，确保蒂部远端和乳头乳晕的充足血供。
- 折叠蒂部以利于乳头乳晕的皮下置入，改善乳房的突度。
- 内侧切除应该相对保守，保留内侧丰满度，外侧切除可以激进，腋尾部乳腺组织可以一并切除。
- 水平切口内侧端应远离胸骨旁线，切口外侧端不应到达腋前线。
- 注意倒 T 区域切口缝合要谨慎，采取相应措施减轻此处的张力。
- IMF 明显瘢痕和乳房下极膨出是该技术存在的远期问题。

（刘烨 李岩祺 朱琳 崔鑫 译 易成刚 陈育哲 校）

参考文献

1. Courtiss, E., Goldwyn, R.M., 1977. Reduction mammoplasty by the inferior pedicle technique. Plast. Reconstr. Surg. 59, 500–507.
2. Georgiade, N.G., Serefin, D., Morris, R., Georgiade, G., 1979. Reduction mammoplasty utilizing an inferior pedicle nipple-areolar flap. Ann. Plast. Surg. 3, 211–219.
3. Robbins, T.H., 1977. A reduction mammoplasty with the areola-nipple based on an inferior dermal pedicle. Plast. Reconstr. Surg. 59, 64–67.
4. Rohrich, R.J., Gosman, A.A., Brown, S.A., Tonadapu, P., Foster, B., 2004. Current preferences for breast reduction techniques: a survey of board-certified plastic surgeons 2002. Plast. Reconstr. Surg. 114, 1724–1733.
5. Hammond, D.C., Loffredo, M., 2012. Breast reduction. Plast. Reconstr. Surg. 129, 829e–839e.
6. DeFazio, M.V., Fan, K.L., Avashia, Y.J., et al., 2012. Inferior pedicle breast reduction: a retrospective review of technical modifications influencing patient safety, operative efficiency, and postoperative outcomes. Am. J. Surg. 204, e7–e14.
7. O'Grady, K.F., Thoma, A., Dal Cin, A., 2005. A comparison of complication rates in large and small inferior pedicle reduction mammoplasty. Plast. Reconstr. Surg. 115, 736–742.
8. Demir, C.Y., Sultanoglu, Y., Kocak, O.F., Ersoz, M.E., 2017. Inferior pedicle breast reduction mammoplasty with or without tourniquet: a comparative study. Aesth. Plast. Surg. 41, 1024–1030.
9. Pennington, D.G., 2006. Improving the results of inferior pedicle breast reduction using pedicle suspension and plication. Aesth. Plast. Surg. 30, 390–394.
10. Thornton, B.P., Stewart, D.H., McGrath, P.C., Pu, L.L.Q., 2006. Breast reduction as an alternative treatment option for early breast cancer in women with macromastia. Ann. Plast. Surg. 56, 26–30.
11. Mandrekas, A.D., Zambacos, G.J., Anastasopoulos, A., et al., 1996. Reduction mammoplasty with the inferior pedicle technique: early and late complications in 371 patients. Br. J. Plast. Surg. 491, 442–446.
12. Georgiade, G.S., Riefkohl, R.E., Georgiade, N.G., 1989. The inferior pedicle dermal-pyramidal type breast reduction: long-term evaluation. Ann. Plast. Surg. 23, 203–211.

第 20 章

乳房缩小术——无垂直切口瘢痕技术

Richard J. Greco

引言

乳房缩小术不仅是为了改善乳房肥大的症状从而提高女性的生活质量，还可以提高患者对自身形象的感知能力。尽管医生认为水平切口瘢痕是大多数患者不能接受的，但调查 66 例希望进行乳房缩小术的患者对 3 种缩小术式（Wise 切口、垂直切口和无垂直切口瘢痕）的切口示意图和术后照片进行评分时，患者显然更喜欢无垂直切口瘢痕的术式[1]。这不仅消除了倒 T 形切口的垂直切口瘢痕，而且避免了垂直切口瘢痕挛缩对新乳晕形状产生的不良影响，并且明显减少了标准 Wise 术式“T”点愈合不良的并发症。无垂直切口瘢痕技术最初是由 Passot[2]提出的，后来由 Lalonde[3]和 Nagy[4]推广应用。

无垂直切口瘢痕乳房缩小术是针对以下特定患者的最佳术式：①乳房严重下垂，当前乳头乳晕位置至少比建议新乳头乳晕位置低 7cm；②不想有垂直切口瘢痕；③有高危因素的女性，如肥胖、糖尿病、免疫抑制、吸烟史，用标准 Wise 切口缩小术后“T”点坏死风险较高[5]。

适应证和禁忌证如下所示。

- 巨乳症：乳房过大并希望缩小乳房，符合以下标准。现乳头乳晕位置比新设计乳头乳晕位置低至少 7cm。如果患者存在影响愈合风险因素或希望避免垂直切口瘢痕，应选择此项手术。
- 乳房下垂：患者对乳房大小相对满意，因皮肤松垂不满意形状，可以考虑乳房提升术，符合标准并希望避免垂直切口瘢痕，则可以选择此项手术。

这种手术仅适用于乳头乳晕位置低于设计的横行切口（图 20.1A）。Lalonde 医生演示过一种减少 1~2cm 的方法，但不是所有人应该掌握的方法。患者必须健康能耐受手术，并能够接受下方蒂 Wise 切口乳房缩小术的一般风险。

术前评估和特殊注意事项

重大乳房手术前，需要了解患者乳腺癌家族史和乳房健康状况。包括患者乳房发育时年龄、妊娠史、第一次妊娠年龄、妊娠前的胸罩尺寸、妊娠期间和分娩后乳房大小、目前乳房大小、是否发现乳房肿块及是否活检或切除肿块等。除乳房疾病史外，还要了解患者吸烟史、糖尿病或自身免疫性疾病的诊断、目前体重和减重计划及任何潜在的心血管疾病等因素，这些因素在制订手术计划中非常重要。

在术前设计中，确定患者是否适合乳房提升或缩小手术。如果适合，需要切除多少组织量才能达到所期望的乳房大小。确定新乳头位置（图 20.2 和图 20.3）。检查新乳晕下缘到水平切口距离是否>5cm，以便判断乳头乳晕转移后是否有足够宽的皮肤覆盖（图 20.4），来确定是否可以采用无垂直切口技术。

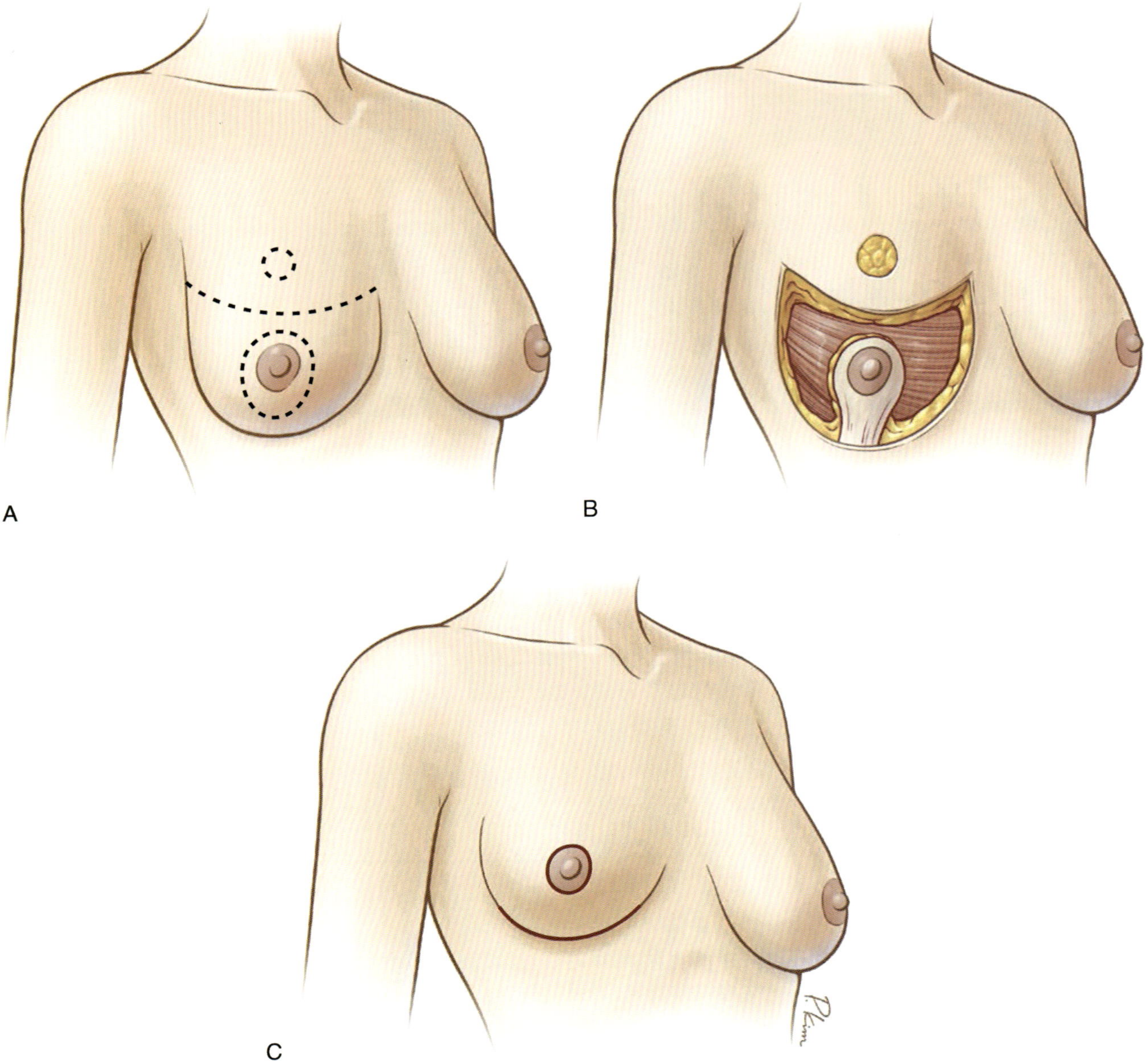

图 20.1 无垂直切口瘢痕技术图示。(A)皮肤切口设计。(B)下方蒂和上方皮瓣。(C)皮肤缝合后外观。

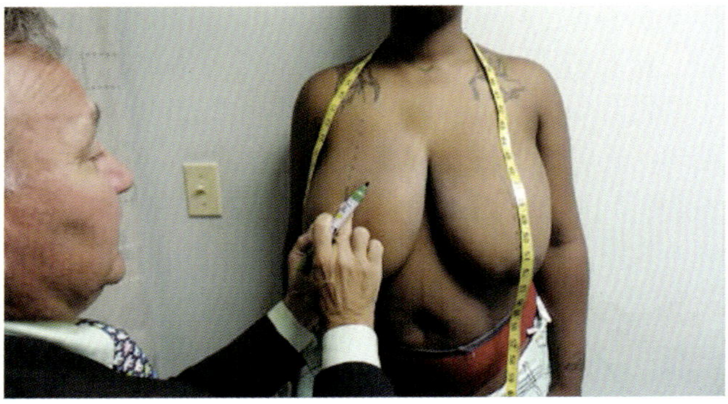

图 20.2 标记乳头位置:原乳头位置和新设定乳头位置。

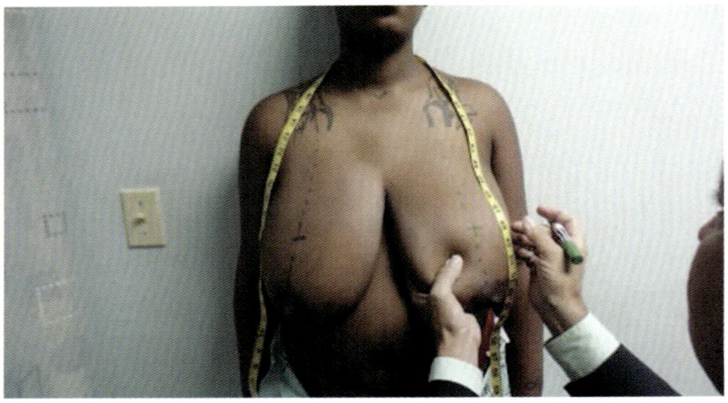

图 20.3 新乳头位置。

手术方法

相关解剖

乳房缩小术最重要的解剖学特点是了解乳房血管供应和蒂的设计。之前做的任何乳房手术都有可能伤及乳头或蒂的血供。

无垂直切口缩小术中应用下方蒂。血供来自胸廓内动脉、肋间动脉和胸外侧动脉分支。不能损伤供应乳头乳晕血供的蒂部血管。

标记

站立位先标记胸骨上窝，然后用长软尺测量并在乳房中轴线标记 IMF 在乳房表面投影位置，就是新乳头位置（见图 20.2）。两侧同法测量并标记新乳头位置（见图 20.3）。测量胸骨上窝到两侧新乳头位置距离，并观察两侧是否水平。

用 Wise 模式按下方蒂技术进行标记，这样非常方便。连接按 Wise 模式设计的两侧翼状切口，也是无垂直切口技术的上水平线切口。

手术步骤

手术操作细节

形成下方蒂

插管全麻后，用含 1:100 000 肾上腺素、1%利多卡因沿切口线浸润注射。根据蒂的长度和术后乳房大小来确定蒂的宽度，通常为 8~12cm 宽。乳房基底部用止血带紧绷，用 38mm 圆形乳晕刀标记乳晕切口，蒂部去表皮后，向两侧分离，注意不要破坏蒂部血供，尽量保留内侧组织，尽量切除外侧和腋窝区域组织，保证术后乳房的丰满度（图 20.5 至图 20.7）。

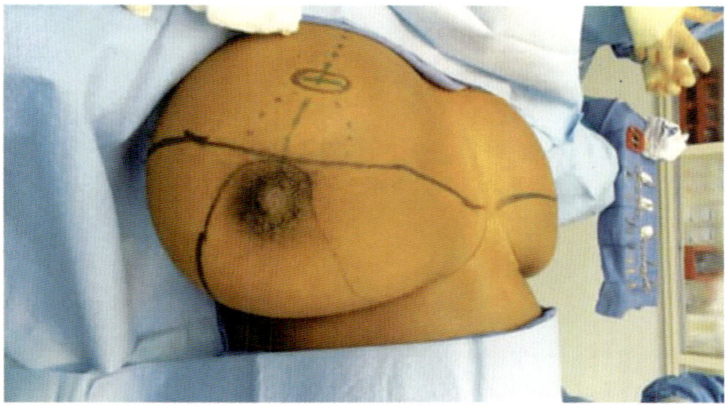

图 20.4　新乳头位置与水平切口距离>5cm。

切除

下蒂形成后，向乳房两侧进行皮下分离，但不向上分离，切除内外侧多余乳腺组织。沿上水平切口线切开皮肤、皮下组织，深 1.5~2.0cm，然后向上倾斜切开分离，完整切除乳房下极两侧皮瓣（图 20.8 和图 20.9）。完整切除后彻底止血。

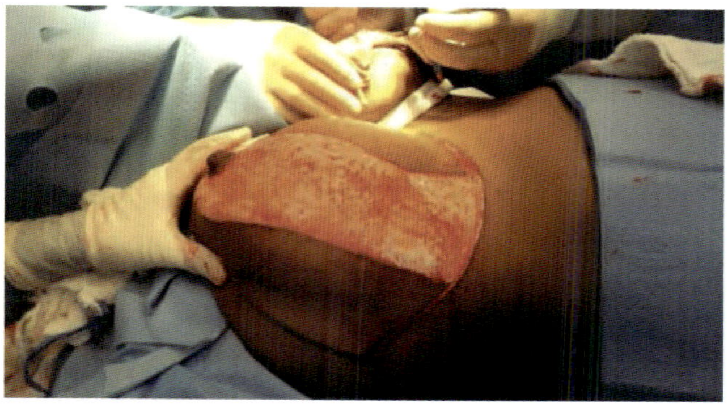

图 20.5　下方蒂去表皮。

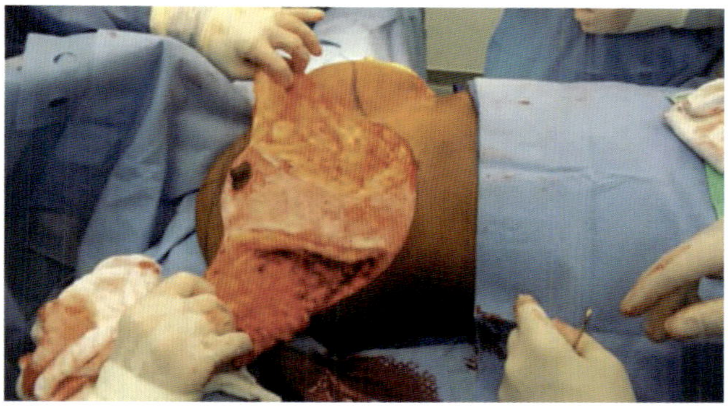

图 20.6　形成下方蒂。

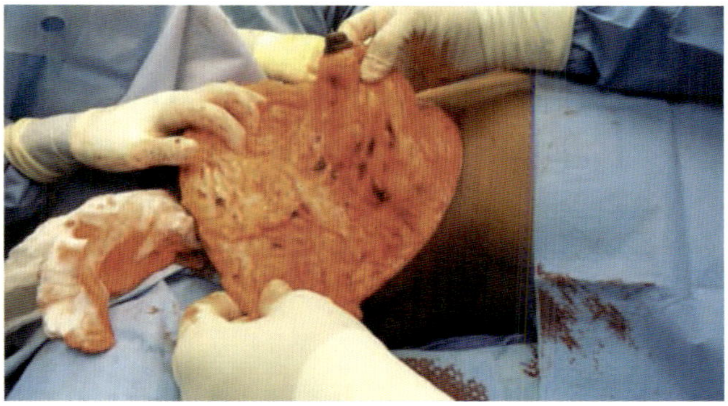

图 20.7　将下方蒂与上方皮瓣分离。

缝合皮肤

先将下方蒂用 2-0 PDS 缝线向内上方固定(图 20.10),然后缝合皮肤,重置乳头。皮瓣中点向下拉拢缝合固定,将切口大致分为两半,并确保切口内侧对合平整,没有明显的“猫耳朵”。新乳头位置是在之前标记的乳房中轴线上,距缝合切口约 5cm(图 20.11)。

NAC 重置

用 34mm 的圆形乳晕刀标记新乳晕位置。乳晕刀下缘距离水平缝合切口 5cm。如果下方蒂长达 10cm 或更长,可以将这个距离设定在 6cm。用乳晕刀沿标记线切开皮肤,直径为 36~38mm(图 20.12 和图 20.13)。将 NAC 从切口下拉出,分别在 12 点钟、3 点钟、6 点钟和 9 点钟处用 4-0 PDS 缝线固定,然后用皮钉间断对合,最后用 5-0 PDS 缝线连续缝合乳晕边缘。

缝合切口。用等分法分层缝合较长的上切口与较

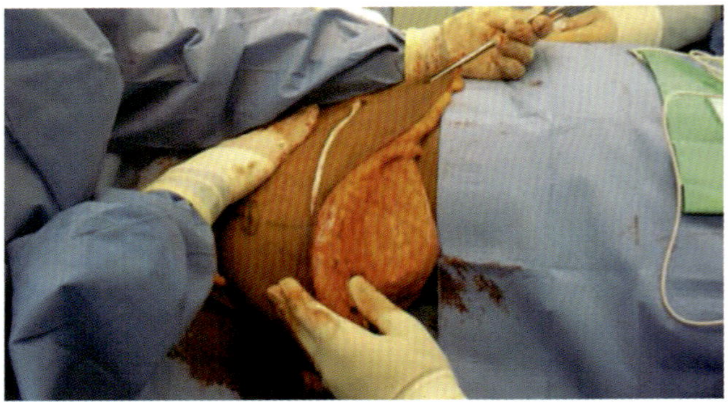

图 20.8 沿着上方皮瓣的下端切开。

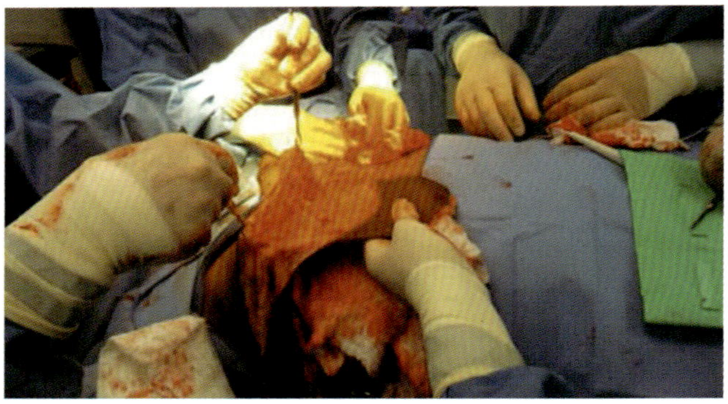

图 20.9 向上方倾斜切开,并切除多余的乳房组织。

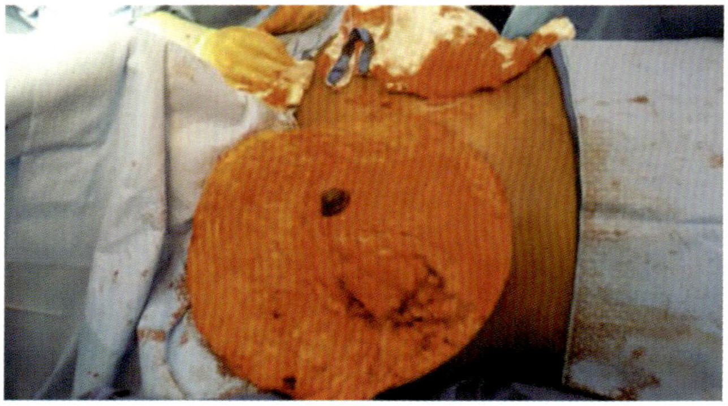

图 20.10 将下方蒂向内侧缝合固定。

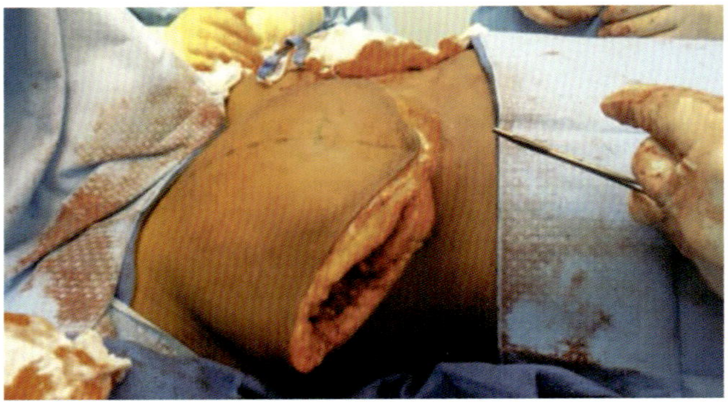

图 20.11 将上方皮瓣下拉覆盖下方蒂。

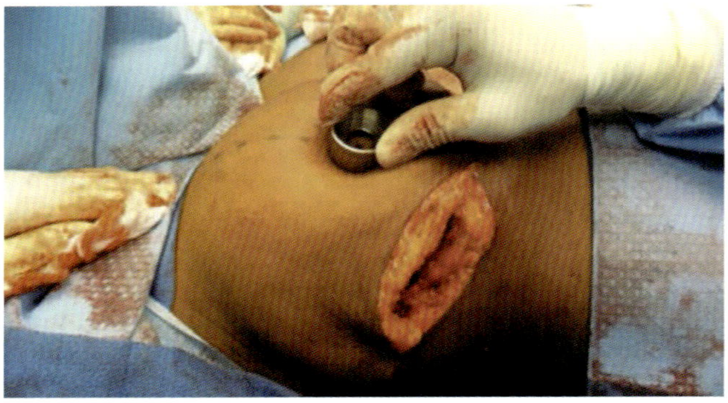

图 20.12 使用 34mm 直径的乳晕刀在 IMF 切口上方 5~6cm 处标记新乳晕位置。

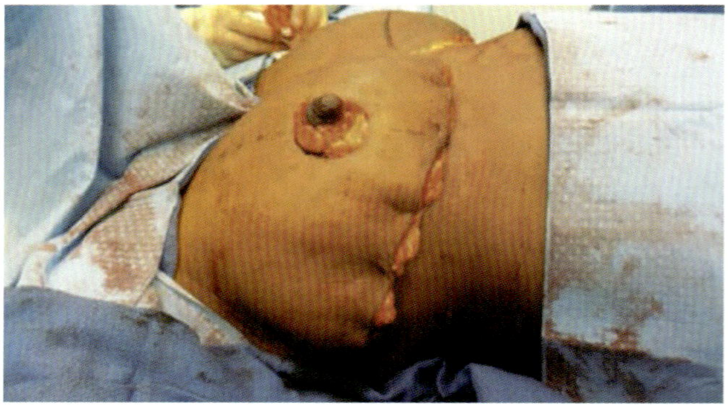

图 20.13 切除乳晕刀标记圆形皮肤和皮下组织,将 NAC 拉出皮肤切口。

短的下切口。作者喜欢用 2-0 PDS 缝线进行深层减张缝合，然后用 3-0 PDS 缝线进行真皮层缝合，最后，用 4-0 PDS 缝线进行皮肤连续缝合（图 20.14）。

缝合完毕后，对另一侧乳房进行类似的手术步骤（见图 20.14）。本例患者最终手术效果呈现在病例 20.1 和病例 20.2 中。

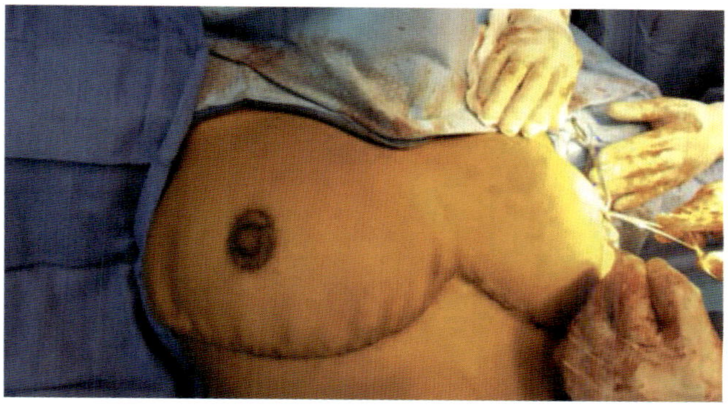

图 20.14　缝合乳晕及 IMF 处切口。

病例分析

病例 20.1

25 岁女性，胸围 36H 罩杯，明显巨乳症状。(A，C)乳房下垂严重，非常适合无垂直切口技术。胸骨上窝到乳头距离右侧为 35.5cm，左侧为 36cm。术中右乳房切除量为 796g，左乳房切除量为 768g。(B，D)术后效果良好，图片为术后 12 个月的照片。

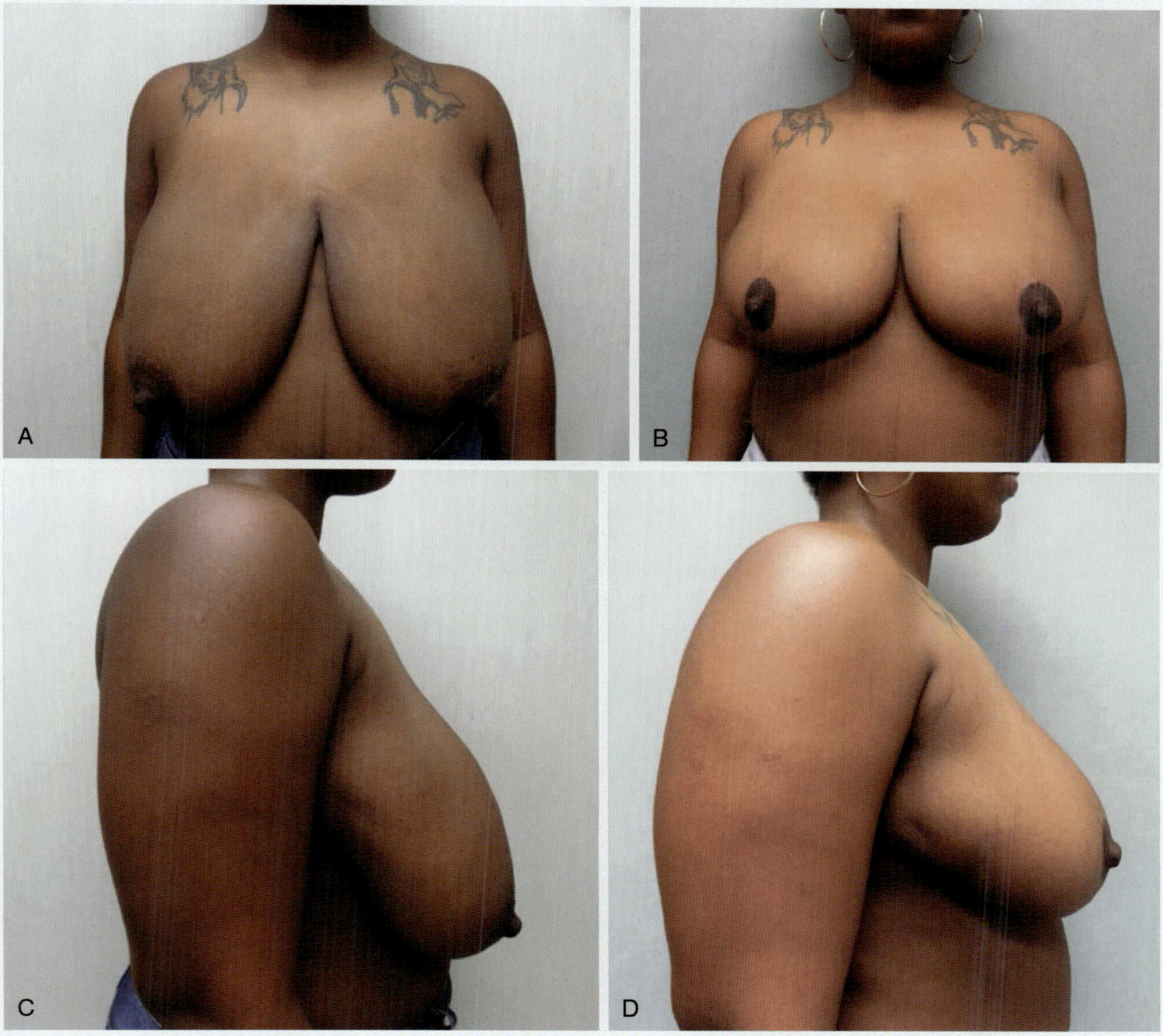

病例 20.2

56岁女性，胸围为44DD罩杯，术前明显巨乳症状。(A,C)乳房严重下垂，非常适合无垂直切口技术。胸骨上窝到乳头距离右侧为38.5cm，左侧为39cm。术中右乳房切除量为760g，左乳房切除量为764g。(B,D)术后效果良好，图片为术后4年的照片。

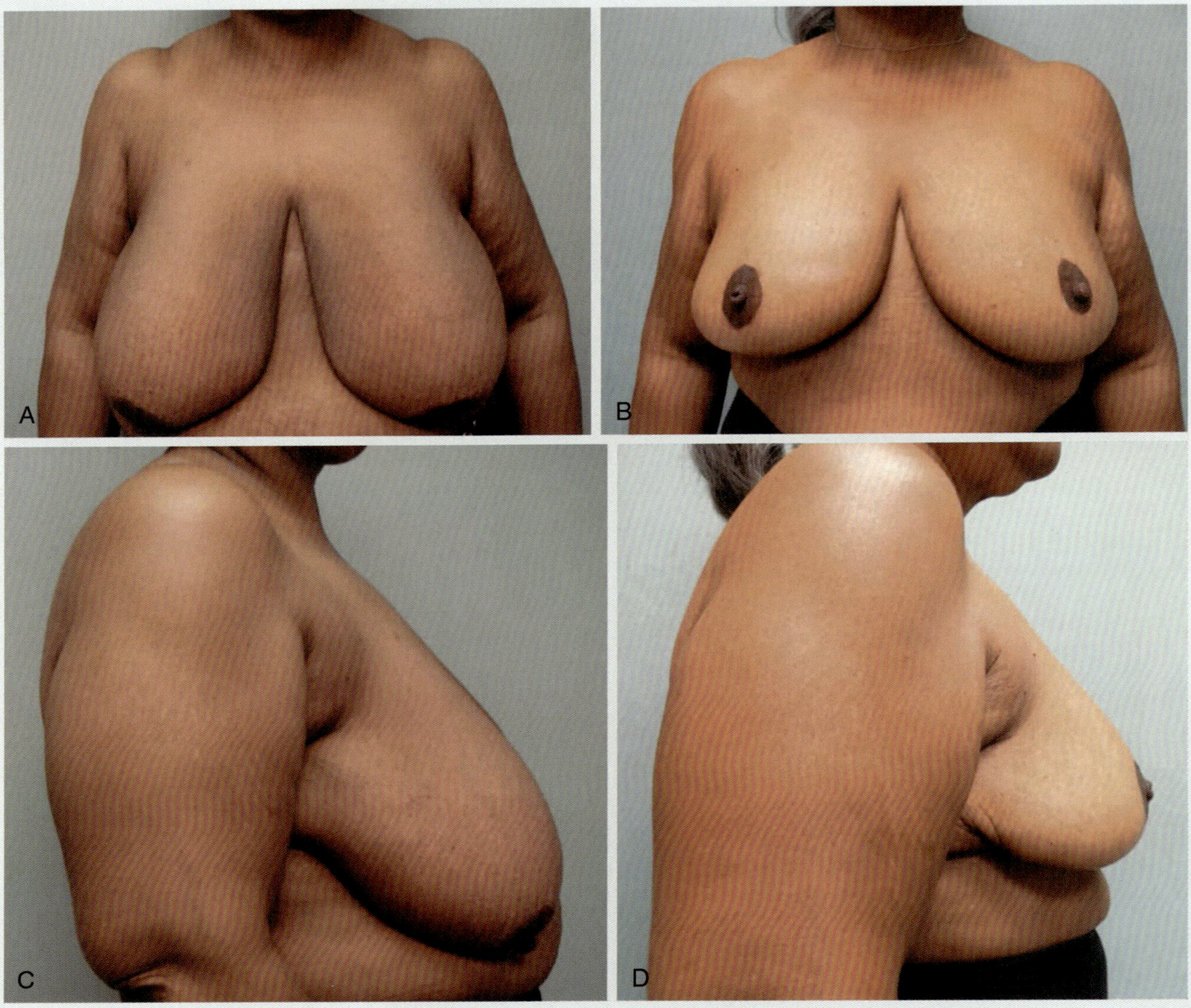

病例 20.3

29 岁女性，胸围为 38DD 罩杯，术前明显巨乳症状。(A,C)乳房下垂但坚挺，非常适合无垂直切口技术。胸骨上窝到乳头距离右侧为 40.5cm，左侧为 39.5cm。术中右乳房切除量为 1280g，左乳房切除量为 1052g。(B,D)术后效果良好，图片为术后 9 个月的照片。

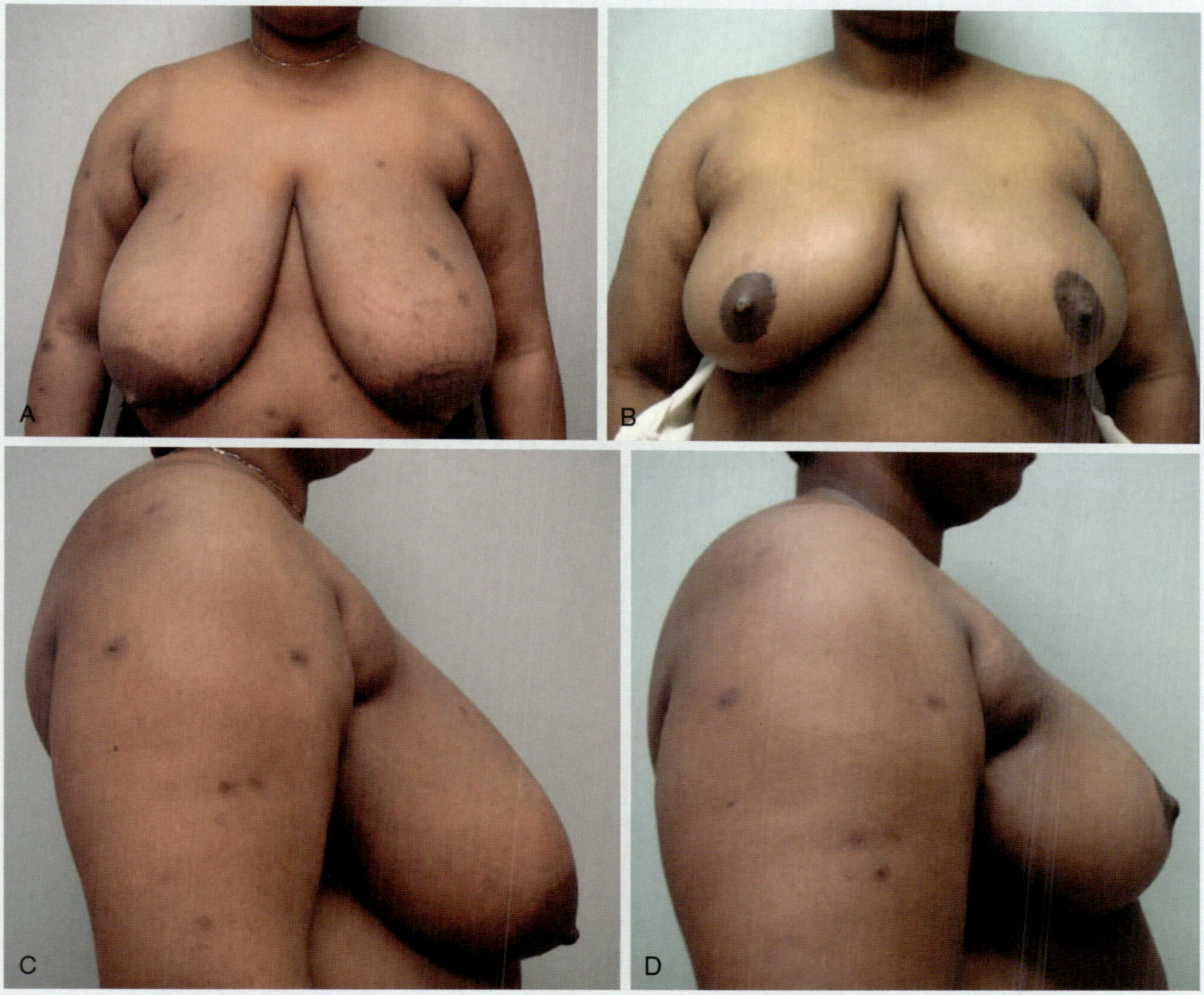

术后护理和预期效果

除非存在其他伴随疾病，与其他乳房缩小术一样，通常在门诊进行。术后麻醉清醒后即可生活自理(通常在 24 小时内)。术后 5 天可恢复轻体力劳动或返回学校。

包扎

术后乳头和乳晕切口涂抗生素软膏，贴上小块 Adaptec 纱布(3M，圣保罗，明尼苏达州，美国)，然后穿戴衬有毛绒纱布和 ABD 垫的手术胸罩。穿戴手术胸罩 48 小时后，取下进行淋浴。如果患者愿意，可以重新用类似敷料或更换纱布，继续穿戴手术胸罩。

术后5~7天复诊，指导患者术后第14天开始按摩切口，每天至少两次，每次5~10分钟，使用自己习惯的任何润滑油。建议在切口用硅胶瘢痕贴或瘢痕膏，每天至少4小时。乳房需要1~3个月塑形时间，水平切口才能变平整。术前告知切口最初会不平整，呈"手风琴"样皱褶，但会逐渐好转。

术后活动

术后第1天即可下地活动，术后前2周不许参加过度运动，负重不超过11kg。第2~4周，可以举23kg重物，增加慢跑和轻度有氧运动。第4周后，可以恢复自由活动。

术后预期

术后患者会感到背部颈部疼痛立即缓解。与其他乳房缩小术相比，愈合恢复期短是其特点。

并发症处理

乳房缩小术后最严重的并发症是乳头缺血。乳房肥大下垂，胸骨上窝到乳头间距通常>35cm，甚至更长，因此，需要设计足够宽大的下方蒂，以满足乳头足够的血供。下方蒂宽度多为9~12cm，重要的是剥离过程中不能损伤蒂部血管。

如果乳头乳晕出现轻微静脉淤血，每2~3小时局部使用硝酸甘油软膏有助于改善淤血。如果发生乳头坏死应该进行积极治疗，与其他乳房缩小术类似后期进行乳头再造。术前应该与患者交代可能出现乳头乳晕坏死的情况。

术前应注意对乳房外侧腋窝部位多余皮肤和脂肪进行评估，详细记录并与患者进行讨论。这类患者往往存在大量腋下赘肉，并一直延伸到背部。可以考虑进行吸脂和多余皮肤的切除。术前应该向患者指出术后可能会感到腋窝处像多出一个乳房，因为乳房缩小后，这个部位会显得更加突出。

二次手术

根据作者经验，只有两种情况需要二次手术：腋窝到背部的多余皮肤和脂肪，以及水平切口增生性瘢痕。可以通过减重或联合吸脂和皮肤切除来处理腋窝到背部多余皮肤和脂肪。增生性瘢痕很少见，通常采用按摩、外用硅胶、皮质类固醇贴片或长效皮质类固醇注射来治疗，如果上述治疗无效，才考虑瘢痕切除。

结论

无垂直切口瘢痕乳房缩小术是一种针对特定群体的最佳手术方案：①乳房严重下垂，乳头乳晕位置至少低于新乳头乳晕位置7cm以上；②不希望有垂直切口瘢痕；③乳头位置相同，用标准Wise术式存在乳头乳晕血运障碍高风险因素如肥胖、糖尿病、免疫抑制、吸烟史的患者。如果对手术效果满意，患者更愿意选择无垂直切口瘢痕乳房缩小术。

手术成功要点

- 无垂直切口瘢痕乳房缩小术适应证的正确选择至关重要。
- 设计新乳头位置在IMF平面。
- 新乳头位置与原乳头乳晕上缘至少相距7cm。
- 下方蒂宽度必须达到8~12cm。
- 切勿分离损伤蒂部。
- 将上方皮瓣下拉与IMF切口缝合固定，然后在IMF切口上方5~6cm标记新乳头乳晕位置。
- 用34mm圆形乳晕刀标记新乳晕大小；切开皮肤后缺损直径会扩大到38mm。
- 术前告知患者能接受IMF切口手风琴皱褶的外观，2~3个月内会恢复。

（刘烨 谭谦 刘畅 崔鑫 译 陈育哲 校）

参考文献

1. White, C.P., Farhang, K.H., Kattan, A.E., Farrokhyar, F., Hynes, N.M., 2013. Breast reduction scars: a prospective survey of patient's preferences. Aesthet. Surg. J. 33 (6), 817–821.
2. Passot, R., 1925. La Correction du prolapsus mammaire le procede de la transposition du mamelon. La. Presse. Med. 33, 19 [in French].
3. Lalonde, D.H., Lalonde, J., French, R., 2003. The no vertical scar breast reduction: a minor variation that allows you to remove vertical scar portion of the inferior pedicle Wise pattern T scar. Aesth. Plast. Surg. 27, 335–344.
4. Nagy, M.W., McGraw, J.B., Lalonde, D.H., Merrit, W.H., Neumeister, M.W., 2005. The no vertical Scar mammaplasty: a durable approach to a complex problem. Plast. Recon. Surg. 116, 216.
5. Nahabedian, M.J., 2005. Scar wars: optimizing outcomes with reduction mammaplasty. Plast. Recon. Surg. 116 (7), 2026–2029.

第 5 部分

其他手术

第21章

大量减重后乳房塑形

Francesco M. Egro, J. Peter Rubin

引言

在美国，随着肥胖症的不断增加，人们越来越注重减重、饮食和运动的重要性。体重减轻超过 23kg 者被分类为巨大的体重减轻，它会导致明显的形体变形和不匀称性。乳房形态和大小也因此受到显著影响。乳房实质容量减少加上皮肤松弛和弹性丧失导致乳房外形变平、空虚和下垂。此外，乳房外侧缘松弛多余的皮肤形成卷筒样畸形并延伸至侧胸壁。这种卷筒样畸形模糊了乳房外侧缘曲线，显著影响乳房美观。

我们小组在 2005 年引入了经过验证的匹兹堡评分量表[1]，用于大量减重后的形体畸形的分类。该量表尤其在乳房评估方面非常有用，常用的乳房下垂评估方法对于肥胖大量减重的乳房变化方面不太详细和缺乏标准。该量表分值从 0 到 3。0 代表不需要手术的正常乳房；1 代表 Ⅰ 或 Ⅱ 度下垂或严重巨乳，通过传统乳房上提固定、乳房缩小或增大技术获得改善；2 代表 Ⅲ 度乳房下垂或中等容积损失或乳房缩窄，采用传统乳房上提技术（包括增加或不增加容量）加以改进；3 代表严重外侧缘卷筒样畸形和（或）严重容积丧失，伴有皮肤松弛和扁平乳房，采用真皮悬吊和自体组织来重塑乳房实质，改善乳房形态。除了乳房形状改变，肥胖减重后还具有乳头内移的特征。手术中应该将 NAC 在乳房中线上向外移。这一点很重要。

本章重点介绍肥胖大量减重后乳房解剖学变化，对术前评估、手术操作和术后护理进行综述，以达到良好的效果。

适应证和禁忌证

乳房下垂、上极不丰满和 NAC 内移适合乳房提升术或其他技术进行乳房重塑。具体采用的术式取决于匹兹堡评分量表和某些临床标准。轻度乳房畸形考虑传统乳房提升术，包括短切口方法。如果具有以下情况，可以采用真皮悬吊和乳房重塑并选择性采用自体组织增容：

- Ⅲ度乳房下垂。
- 乳房实质容量缺失，乳房扁平紧贴胸壁。
- 皮肤松弛、冗余、缺乏弹性。
- NAC 内移。
- 乳房外侧缘皮肤脂肪形成卷筒样畸形，并延伸到胸壁上（图 21.1）。

采用真皮悬吊、乳房实质重塑结合自体组织增容手术唯一绝对禁忌证是大量吸烟者，因为这种技术需要广泛的皮瓣剥离，吸烟可能会损害皮瓣血供。相对禁忌证包括：

- 之前的乳房手术瘢痕可能影响剥离区域血供。
- 乳房实质容量或外侧缘卷筒样畸形容量不足，无法动员足够的乳房实质来重塑乳房形态和大小。双乳明显不对称可使用侧胸壁组织增大较小侧乳房，或者缩小较大侧乳房以求两侧对称。
- 局部皮肤急性糜烂。
- 弥漫性纤维囊性疾病。
- BMI>35kg/m^2。

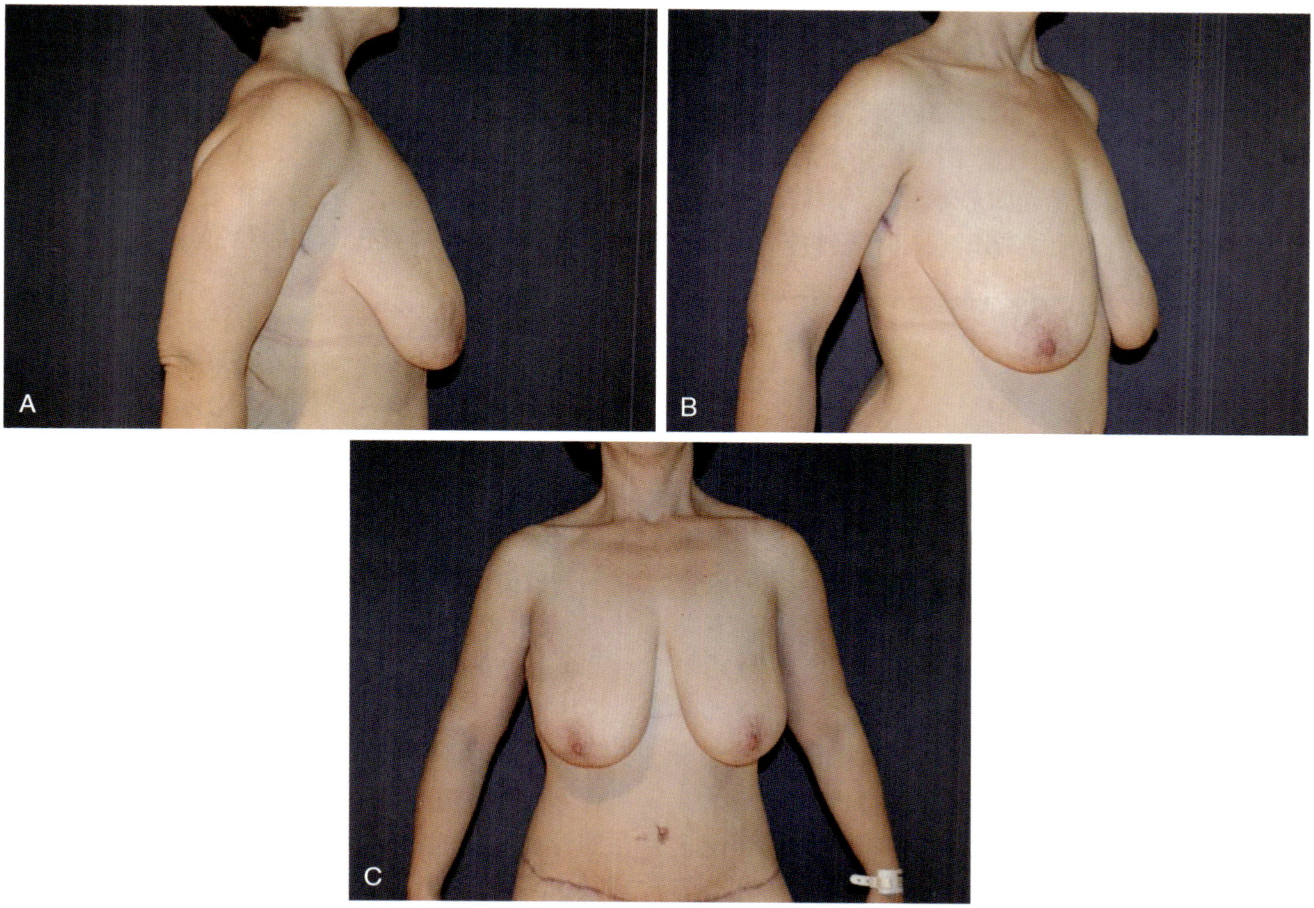

图 21.1 真皮悬吊、乳房实质重塑结合自体组织增容技术的典型适应证患者。

术前评估和特殊注意事项

大量减重者进行塑形时，术前规划至关重要。需要进行详细的病史采集，包括减重手术既往史、减重术后时长、初始和当前 BMI、营养状况、饮食、患者及家族静脉血栓病史、吸烟史。应该达到目标体重(最好 $BMI<30kg/m^2$)，过去 3 个月没有明显体重波动(每月不超过 2.27kg)。通常减重手术后 12~18 个月体重才会稳定。BMI 超标者需要咨询减重医生获得专业饮食和锻炼指导，把 BMI 降到规定范围。吸烟者术前术后 1 个月停止吸烟。吸烟者术前常规可替宁尿检。此外，对乳房进行全面检查，确定手术方案排除肿块和瘢痕。术者评估皮肤质地、乳房实质容量、NAC 位置及乳房外侧缘卷筒样畸形程度。

判断乳房外侧卷筒样畸形能否为重塑手术提供足够的组织容量。术前进行常规实验室检查。根据美国癌症协会的指南，术前进行乳腺 X 线检查。术前 2 周停止所有干扰血小板功能的药物，避免出血。多个角度拍摄乳房和躯干照片有助于术前标记，以及评估术后效果。患者应该取得知情同意手术及其并发症、术后护理，患者应理解术后预期并做好准备。手术当天再次确认手术设计、风险和利好以消除患者顾虑。术前应了解患者的期望目标，确保期望值是可现实的。

在选择乳房重塑手术最佳适应证时，应考虑以下几个因素：乳房畸形严重程度、期望乳房大小及医生的经验和熟练程度。大量减重患者乳房重塑目标如下：

- 利用所有可用乳房组织和其他相邻自体组织。
- 重新塑造乳房皮肤罩，但不依靠它支撑乳房形态。
- 恢复 NAC 正常位置。
- 恢复乳房上极饱满度。
- 消除乳房外侧缘皮肤脂肪卷筒样畸形。

为实现这些目标，手术医生必须具有丰富的临床经验[2]。具体手术方法是以真皮悬吊和乳房实质重塑技术为基础，并选择性采用自体组织增加乳房容量，

(图 21.3E)。

将外侧组织瓣固定到外侧胸筋膜上(图 21.3F)。两侧乳房应同时进行悬吊和折叠操作,而不是做完一侧再做另一侧。最后,通过附加折叠缝合进行微调,以获得更好的对称性。

在整个折叠过程中,需要连续观察皮瓣对乳腺实质的覆盖状况,不断进行调整(图 21.3G)。如果腹壁组织松弛,可以将腹壁浅筋膜层切缘固定到第 5 肋骨骨膜上,恢复 IMF 的位置。

逐层缝合关闭创缘,使用垂直褥式缝合来固定 IMF 线上"三个重点"处皮缘。如果乳头有牵扯或束缚,可以沿乳晕周围真皮做部分切开松解。在乳房外侧放置负压引流管。皮肤切缘作皮内缝合(图 21.3H)。切口覆盖纱布,然后用轻度弹性的弹力绷带包裹整个胸部。

联合手术

大量减重患者通常存在多处形体畸形,多个身体塑形手术可以联合进行。乳房重塑与其他形体塑形手术联合需要详尽的规划,确保理想的效果。

乳房重塑联合腹部塑形手术时,宜先做腹壁手术,因为腹壁成形术通常会降低 IMF。此外,如果做Fleur-de-lis 腹壁成形术,IMF 会下移且会内旋。所以,腹壁手术后乳房提升术前标记需要向上/向外进行调整。IMF 松弛在二期提升手术后会获得更好的效果。

乳房重塑可以和上腹壁提升术安全地联合进行。

乳房外侧卷筒样标记可以与上背部提升术标记连接成一个切口。作者习惯先俯卧位做上背部提升手术,切口缝合后翻身成仰卧位,再进行乳房提升术。上背部提升术切口与乳房提升术外侧切口合并,不会形成猫耳或不规则。

乳房重塑也可以和上臂塑形手术联合进行,上臂塑形术切口尾部与乳房提升术外侧切口合并,改善胸部外侧/腋部轮廓。术前告知患者,腋后线可能会存留多余组织,需要二期上半身提升术来纠正。

效果优化

作者强调一些重要技巧可以帮助优化手术效果。

首先,Wise 扩展术式向外充分延伸,对完全消除乳房外侧卷筒样畸形很重要。

其次,Wise 扩展术式将外侧真皮复合组织瓣尽可能用于增加乳房容量。

第三,皮瓣厚度约 1cm(或更厚),增加 T 点处组织量。

第四,折叠缝合对乳房下极和外侧缘形态影响最大,有助于增加乳房突度及外侧缘轮廓。

第五,通过松解乳晕周围真皮,改善对乳头的牵扯与阻碍。

最后,大量减重或习惯性吸烟患者不适合乳房重塑手术。

病例分析

病例 21.1

46 岁女性，减重 73kg，匹兹堡等级评分为 3 分，3 级乳房下垂，实质体积丧失导致乳房扁平、皮肤松弛多余、NAC 向乳房内侧移位、外侧缘皮肤和脂肪卷曲。(A~D)选择乳房提升术包括真皮悬吊和自体组织增容的乳房实质重塑术。(A)术中广泛去表皮范围。(B)中央真皮组织瓣悬吊。(C)折叠缝合就位。(D)皮瓣重新分布包裹乳腺。(E,G,I)术前照片。(F,H,J)术后 6 个月照片。(Reproduced from Rubin, J.P., Matarasso, A., 2007. Aesthetic Surgery After Massive Weight Loss. Elsevier, Edinburgh[4].)

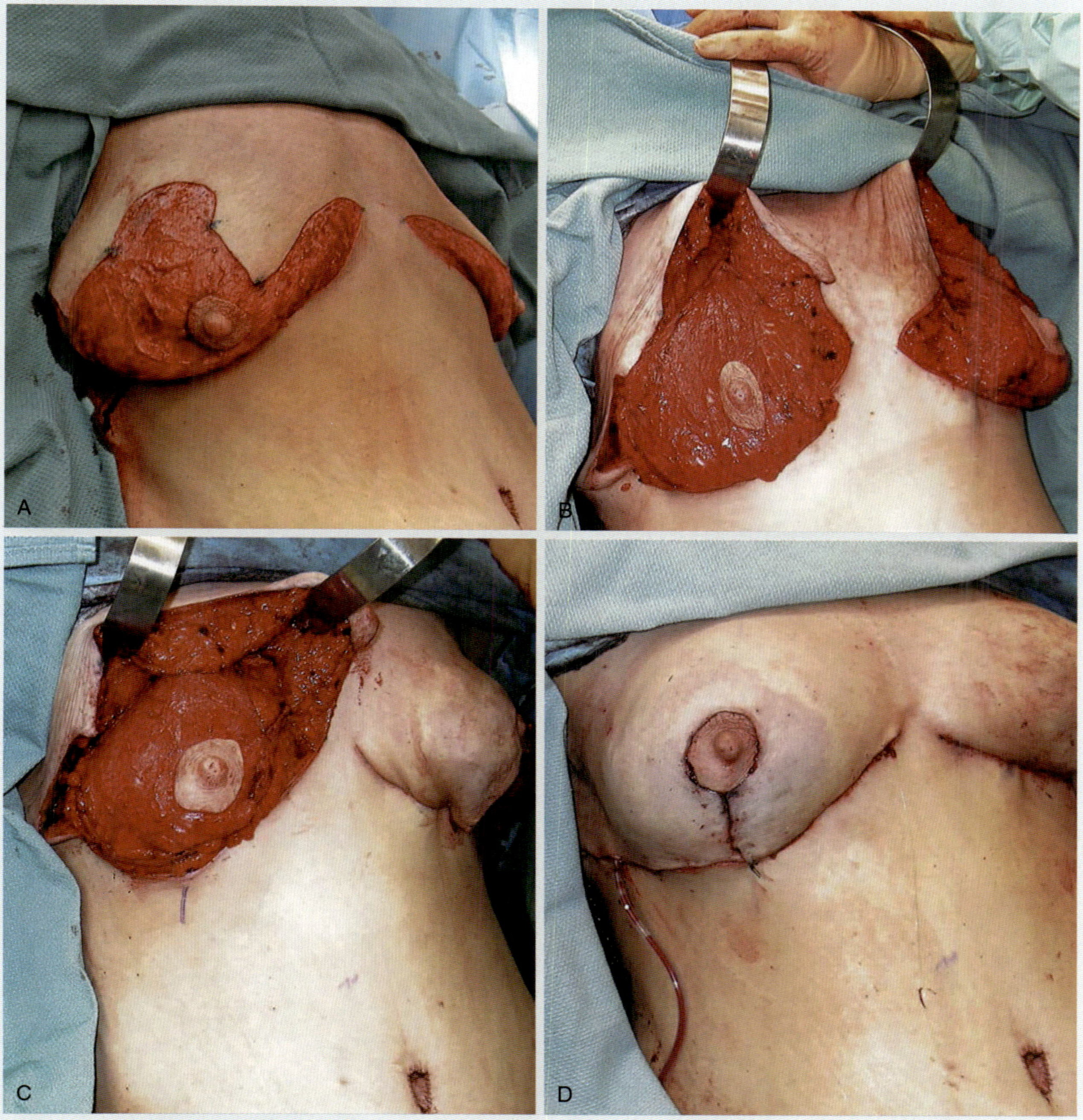

(待续)

病例 21.1（续）

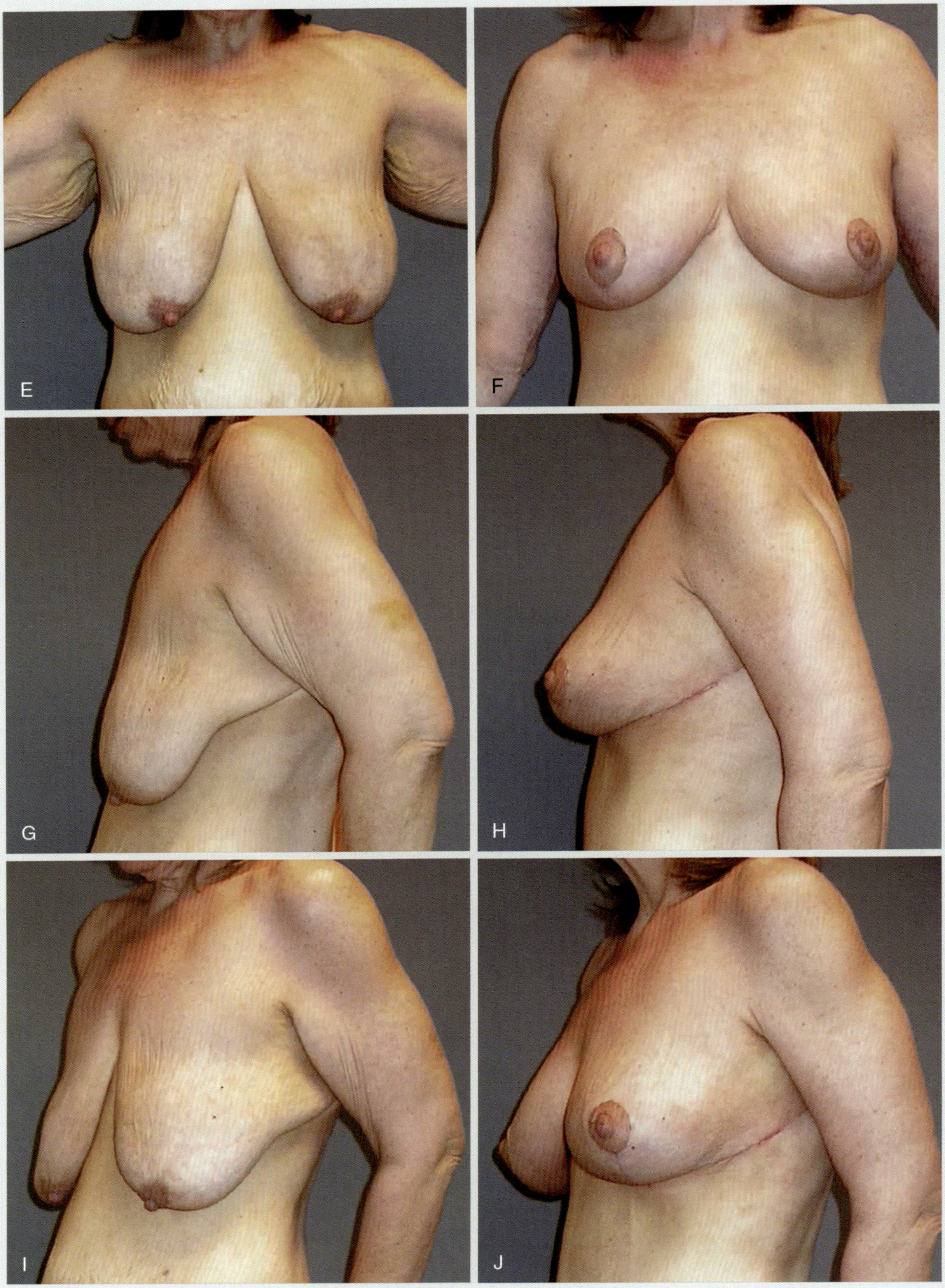

病例 21.2

57 岁女性，减重 60kg，乳房提升固定术，包括真皮悬吊和自体组织增容的乳腺实质重塑手术。(A,B)术前照片。(C,D)图片显示术中使用乳腺实质折叠塑形技术。(E,F)术后 6 个月照片。(Reproduced from Rubin, J.P., Matarasso, A., 2007. Aesthetic Surgery After Massive Weight Loss. Elsevier, Edinburgh[4].)

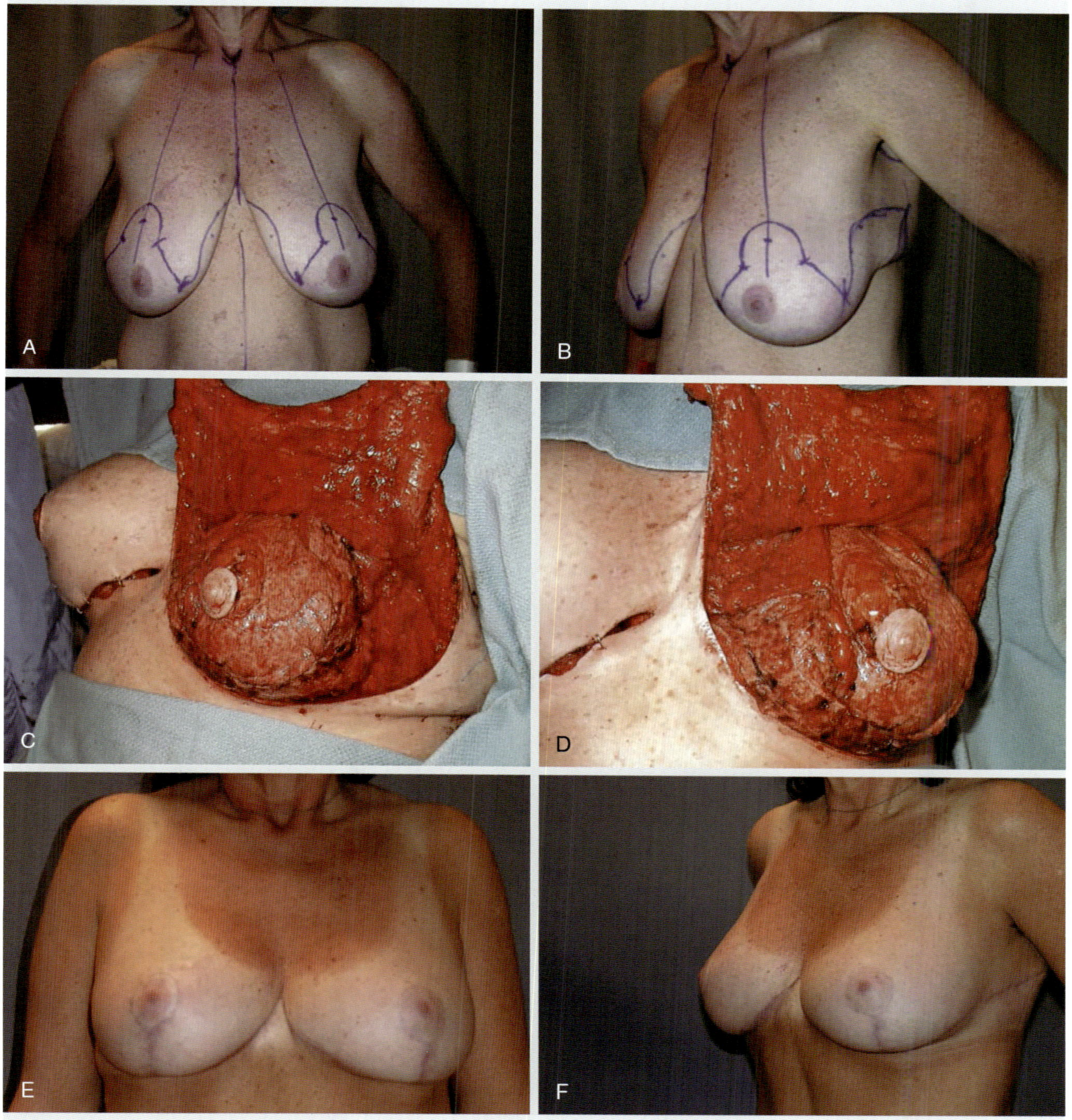

术后护理和预期效果

术后1~5天，乳房轻度加压包扎，此后4~6周穿戴没有钢圈的运动胸罩。术后48小时持续负压引流，如果每日引流量少于30mL，改为非持续引流。术后1周拆线。3周内避免提举超过4.5kg重物，并逐渐增加活动量。如果单纯乳房提升术，可以不住院。如果联合其他身体塑形手术，需要留院过夜观察。乳房重塑术后可能出现轻度疼痛、水肿和瘀斑。严重并发症罕见。

作者的一项前瞻性研究分析显示[3]，减重后乳房重塑是一项安全可靠的技术，可单独或联合其他身体塑形一起进行。在108例大量减重乳房重塑病例中，91例患者(182侧乳房)进行了真皮悬吊、实质重塑、乳房提升及自体组织增容术，单独或与其他形体重塑手术联合进行。手术并发症很少，主要是伤口裂开(n=3)、血清肿(n=3)、皮瓣坏死(n=2)。只有3例需要修复(3.3%)，这些修复手术均与乳房重塑手术无关。

并发症处理

伤口延迟愈合可以局部换药处理。拆除引流管后乳房外侧的血清肿可以抽吸清除。作者在手术中未发现乳头坏死、乳房皮瓣坏死或脂肪坏死病例。作者认为本来中央蒂血供就很丰富，减重后中央蒂内血管网密度有所增加，可以避免乳头坏死发生。尽管没有发现脂肪坏死病例，但要警惕脂肪坏死的可能，特别是用于自体组织增容的胸壁外侧组织瓣(卷筒状赘肉)远端。有几种措施可以降低此风险。首先，组织瓣远端不应超过后腋线。其次，术中对组织瓣动脉灌注和出血情况进行充分评估。第三，大量吸烟者不适合做这个手术。

二次手术

大量减重后乳房重塑手术具有挑战性，常规乳房提升术往往无法达到理想效果。真皮悬吊、乳腺实质重塑及自体组织增容术则提供了可靠持久的美学效果。作者临床中没有出现二次修复手术。但会有这种可能。如果切口向外侧延伸度不够，就有可能出现猫耳畸形。此种情况在局部麻醉下修复即可。如果外侧延长切口瘢痕明显，可以切除修复。增大容量或轮廓调整可以通过脂肪移植来解决，但大量减重患者能抽取的脂肪量会减少。

结论

肥胖症在美国日益增多，越来越多的患者经大量减重后需要进行形体重塑手术。这种体重变化对乳房形态影响尤为显著。由于乳房实质体积减小、皮肤松弛和弹性下降、乳房下垂及乳房外侧缘皮肤和脂肪形成卷筒畸形等因素共存，使乳房重塑变得具有挑战性。手术通常需要切除大量皮肤、真皮悬吊、实质重塑、自体组织移植和折叠缝合等技术。这种技术被证明是安全可靠且美学效果优异。掌握正确的策略和知识，即使面对挑战性乳房塑形手术，也能获得稳定优异的手术效果。

手术成功要点

- 患者的选择和手术设计是成功的关键。
- 选择乳房塑形术式时，应考虑多个因素，包括乳房畸形严重程度、期望乳房大小、术者经验及熟练水平。
- 大量减重者采用真皮悬吊、乳腺实质重塑和自体组织增容技术，被证明是一种安全可靠的乳房重塑技术。
- 皮瓣厚度约为1cm(或更厚)，以减少倒T点处组织缺损。
- Wise术式整个外侧组织瓣去上皮，尽可能多为乳房增加容量。
- 折叠缝合是改善乳房形状和突度非常有效的方法。两侧同时进行塑形，及时调整对称性和美学效果。
- 通过切开松解乳晕周围的真皮，解决乳头牵扯问题。
- 大量减重患者，可以采取乳房重塑与其他身体塑形手术联合进行，考虑手术顺序以避免IMF和乳房变形的问题。

(刘烨 牙祖蒙 王先成 崔鑫 译 刘畅 陈育哲 校)

参考文献

1. Song, A.Y., Jean, R.D., Hurwitz, D.J., Fernstrom, M.H., Scott, J.A., Rubin, J.P., 2005. A classification of contour deformities after bariatric weight loss: the Pittsburgh rating scale. Plast. Reconstr. Surg. 116 (5), 1535–1544. https://doi.org/10.1097/01.prs.0000182606.92069.13.
2. Rubin, J.P., 2006. Mastopexy after massive weight loss: Dermal suspension and total parenchymal reshaping. Aesthet. Surg. J. 26 (2), 214–222.
3. Rubin, J.P., Gusenoff, J.A., Coon, D., 2009. Dermal suspension and parenchymal reshaping mastopexy after massive weight loss: statistical analysis with concomitant procedures from a prospective registry. Plast. Reconstr. Surg. 123 (3), 782–789. https://doi.org/10.1097/PRS.0b013e31819ba1a8.
4. Rubin, J.P., Matarasso, A., 2007. Aesthetic Surgery After Massive Weight Loss. Elsevier, Edinburgh.

第 22 章

下部乳腺瓣乳房整形术

Renato Saltz, Fernanda D. Scala

引言

乳房缩小和乳房提升是广泛实施的手术，美国整形外科医生协会成员报道，在 2016 年共进行了超过 100 969 例手术[1]。手术不仅为了改善与乳房肥大相关的症状，还提升了乳房身体美学中的作用。患者因为症状缓解，生活质量有所提高，也将提高患者自尊心和整体幸福感。

不同的技术采用不同类型蒂供应 NAC 血运，术后乳房形状、上极突度和瘢痕等有不同的结果。皮肤切除模式从乳晕周围开始，逐渐发展为环乳晕垂直或倒 T 形等方式进行调整。主要目标是通过减轻重量和减少下垂，恢复乳房良好形态和改善功能。术后效果需要满足患者要求与自身乳房形态上相匹配，提供持久的乳房提升。因为技术复杂和效果不持久，造成利用自身组织重塑乳房手术的普及受到限制，相比之下，切除组织的同时植入假体会相对更容易，尽管会有许多并发症和二次修复。

高年资医生首选的乳房塑形术，是采用 NAC 上蒂与下部乳腺瓣相结合的倒 T 形切口，提供美观的乳房形态。采用 Rezende 设计[2]的Wise 改良方案(图 22.1)，下部乳腺瓣为 Liacyr Ribeiro 在 1971[3]年设计的“皮肤-脂肪-腺体皮瓣”。Ribeiro 最初将其命名为“安全瓣”[4]，与所有上蒂皮瓣技术不同，此技术需要保留下部乳房组织作为“自体植入物”，起到“隆乳”和塑造乳房锥形效果的作用[5]。

适应证和禁忌证

乳房重塑联合提升手术可以解决乳房肥大相关症状，如减轻背部、颈部和肩部疼痛；防止皮肤摩擦引起的皮炎症或腹部皮肤感染。通过减少乳房体积并重新塑造乳房形态，实现患者乳房与身体更好的比例，改善身体形象，改善乳房过度松弛和重量限制患者体力活动的状况[6]。

这种技术适合希望乳房重塑的患者。尤其适合那些主要是乳房下垂且不需要去除大量多余组织的情况。用下部皮瓣重塑乳房组织，可以增加上极丰满感和乳房整体突度，效果持久，而传统乳房成形术往往出现术后早期下垂复发或下极“膨出”畸形。通过将乳腺组织重新分布成圆锥形，使乳房更坚挺，类似于假体隆乳效果[3]。

吸烟者是所有乳房提升术和缩小术的绝对禁忌证。至少戒烟 6 周，才会降低皮肤和脂肪坏死的风险[6]。

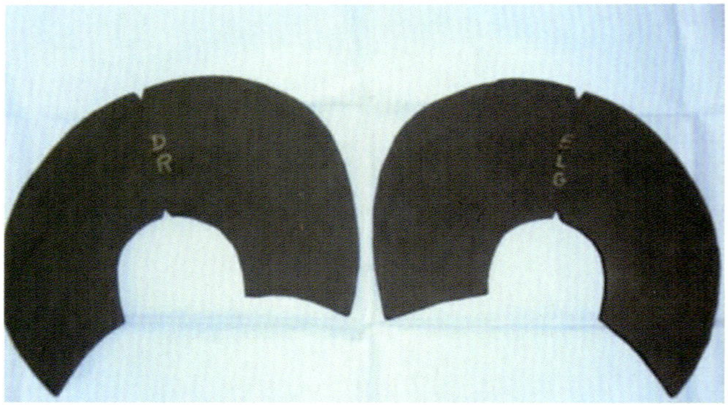

图 22.1 术前用 Rezende 模板标记。

术前评估

观察和记录患者数据，如年龄、身高、体重、妊娠次数和是否希望再次妊娠等。患者对乳房大小、形状、底部宽度和下垂程度的抱怨及不对称性是术前考虑的基本因素。手术之前需要及时发现和评估患者不切实际的期望。如果患者的要求不切实际，可以停止手术。

术前进行血液检查（完整血液计数）和 40 岁以上患者术前进行乳腺 X 线检查。术后伤口愈合问题往往与系统性疾病（如高血压和糖尿病）有关。心肺功能不全和胶原病也可能影响伤口愈合和皮瓣活力，术前应该及时发现。了解既往乳房手术或活检史，因为可能会影响到 NAC 的血运。

手术方法

术前用 Rezende 模板[2]进行标记（图 22.2），患者取站立位面对医生，双臂放松下垂。

手术开始，先去除标记区域的表皮组织包括 NAC 蒂和下方实质瓣。接着，从胸大肌表面剥离乳腺实质。在剥离上方 NAC 蒂之前，保护已去表皮的下方瓣，如 Ribeiro 等所描述[3]。剥离乳腺实质与胸大肌筋膜时要保留最上方部分，这是 NAC 血液供应的来源。

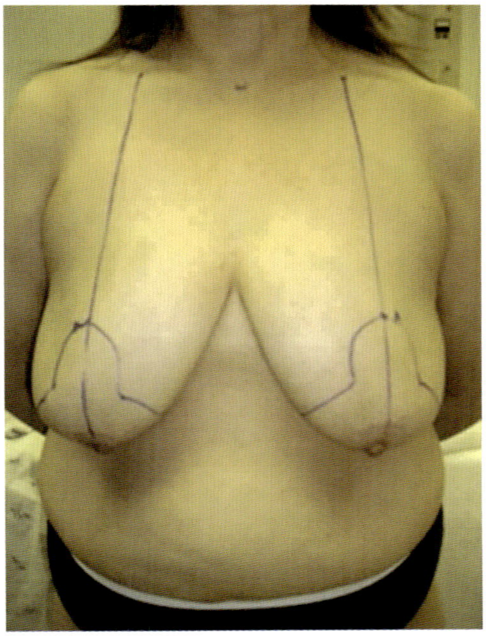

图 22.2　术前标记，画一条从锁骨中线到乳头的子午线作为参考，确定 Rezende 模板的位置。

下部真皮-脂肪-乳腺组织瓣宽度为 6~8cm，取决于成形后乳房基底宽度，还要考虑胸壁直径。皮瓣血供来自胸内动脉第 4~6 肋间穿支血管，可以轻松供血到胸上部区域，在胸壁上缝合固定组织瓣。为了最大限度地提升，可以从 IMF 切开真皮释放乳腺瓣张力而不会影响血供。可以使用电凝剥离，热刺激还有助于收紧 IMF 处的皮肤（图 22.3 和图 22.4）。

作者的改良技术，不仅在组织瓣上方，还在整个下瓣（内侧、外侧和上侧）用不吸收线缝合固定。缝线将组织瓣真皮与胸壁的肌肉筋膜层缝合固定，将组织

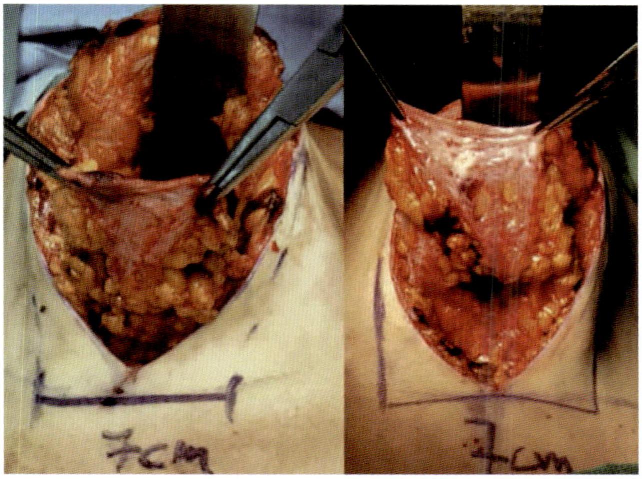

图 22.3　单独分离基于下蒂的真皮-脂肪-乳腺组织瓣，并在 IMF 切开真皮释放张力。

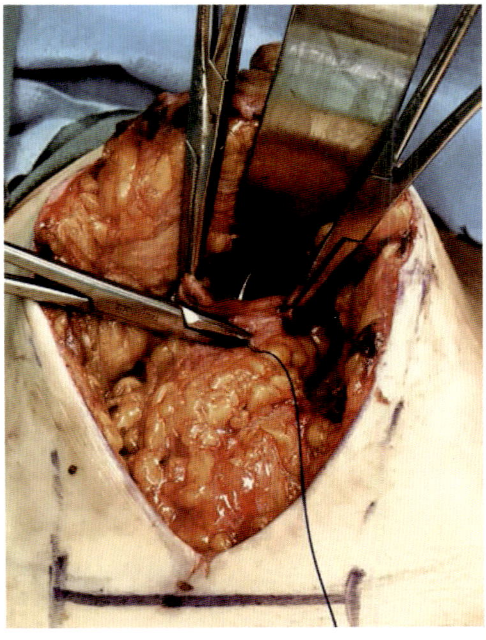

图 22.4　将组织瓣移位并缝合到上胸壁位置。

瓣整个包裹在胸壁上。真皮层起到了强大的支撑作用，可以维持长久的提升效果[7]。

为了避免术后乳房组织下垂和移动，将上部乳晕蒂缝线缝合到下部皮瓣上，将两者连接起来固定乳房组织。这样可以防止术后乳房组织沿着下组织瓣滑动。在下组织瓣上放置引流管可以消除无效腔，促进早期粘连和愈合，也可以防止乳房上部组织在下部组织瓣上移动。这是作者的病例能长期保持乳房形状和上极突度的重要原因。为了充足的血供和自由移动，NAC 蒂部基底约 2cm 宽。基于蒂部长度、切除组织量及胸骨切迹到乳头的距离，蒂部血供通常来自上部或上内侧部。

一旦确定了 NAC 蒂和下瓣的范围，就可以进行组织切除（图 22.5）。根据 4 个象限容积大小来制订切除乳腺的部位，以达到乳房外形挺拔的目标[7]。剥离中央瓣后，可以在外侧切除最多容积的组织。将两侧组织瓣在正中央拉拢到一起并缝合。不要过多切除皮肤，可以尽量多切除实质组织来减小皮肤缝合张力。下瓣蒂提供中央组织隆起，将内外侧组织瓣缝合在一起，可以使皮肤缝合在完全无张力下进行，避免将来瘢痕变宽。

传统乳房缩小术和提升术仅依赖于皮肤缝合，没有做内部乳腺实质支撑，术后需要修复乳房形状、对称性和上极饱满等患者不满意的问题。而采用上述缝合技术来固定乳腺实质，就可以获得持久的效果。

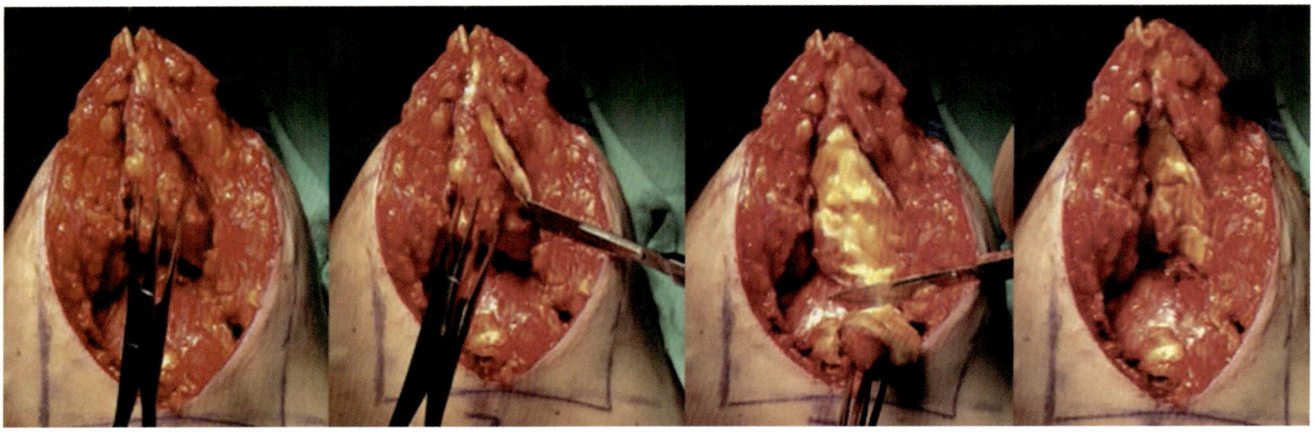

图 22.5 切除多余组织以容纳组织瓣和 NAC 蒂。

病例分析

采用这种技术，术后 10 年以上随访，效果持久令人满意。

病例 22.1

患者接受了垂直乳房上提术和自体组织隆乳术。(A,C,E)术前照片。(B,D,F)术后 1 年的随访照片。

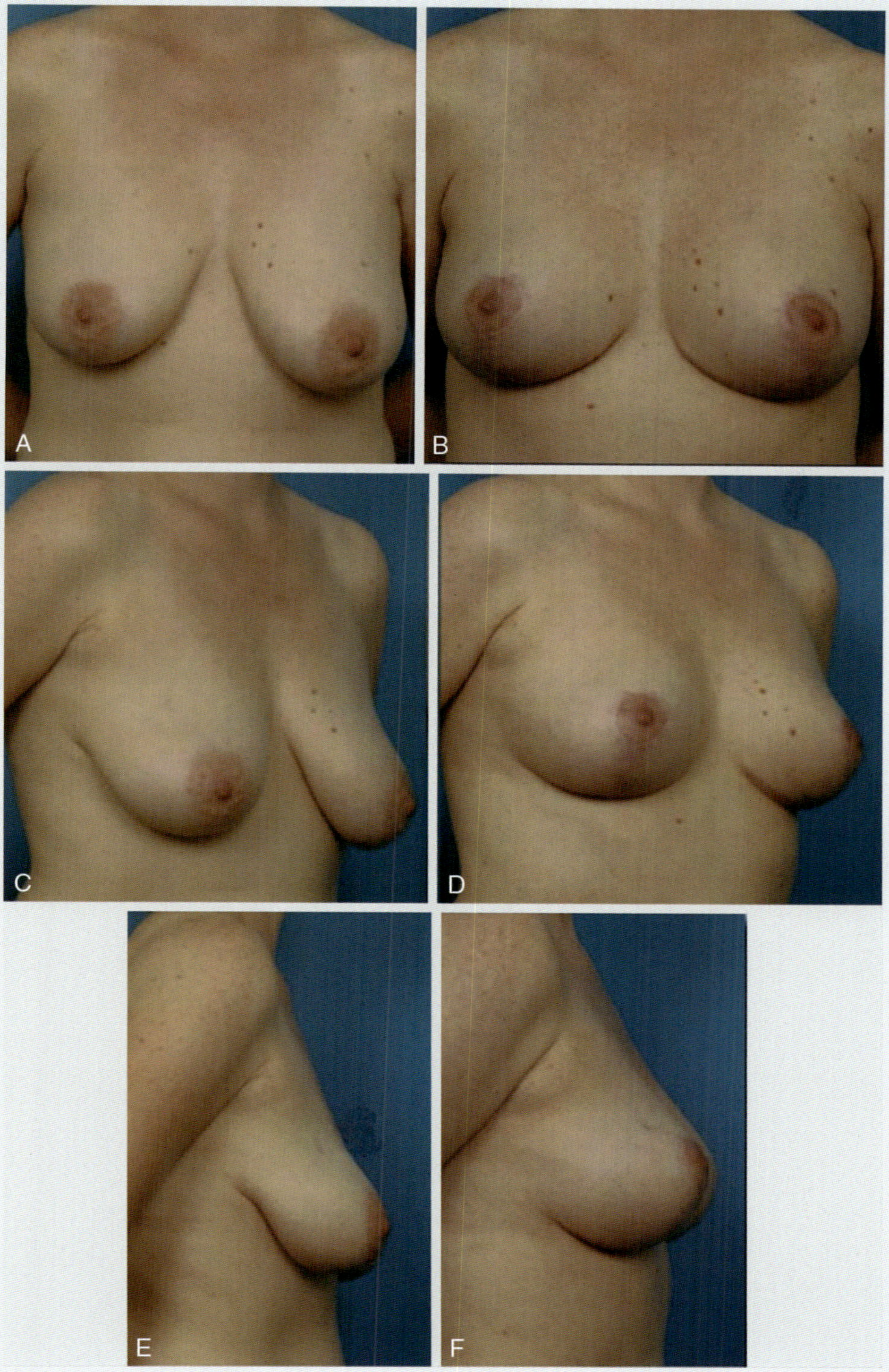

病例 22.2

患者接受了垂直乳房提升术和自体组织隆乳术。(A,B)术前照片。(C,D)术后 3 年的随访照片。

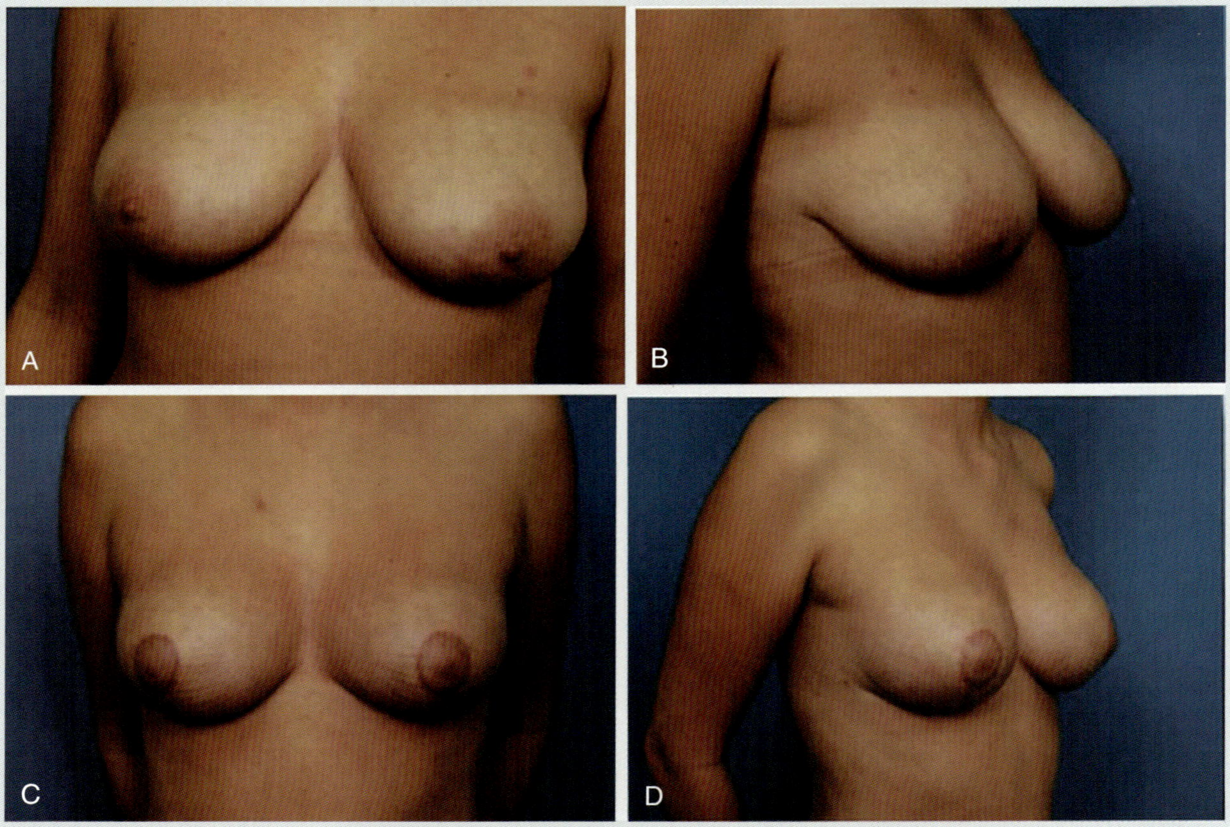

病例 22.3

患者接受了垂直乳房提升术和自体组织隆乳术。(A,C,E)术前照片。(B,D,F)术后 10 年的随访照片。

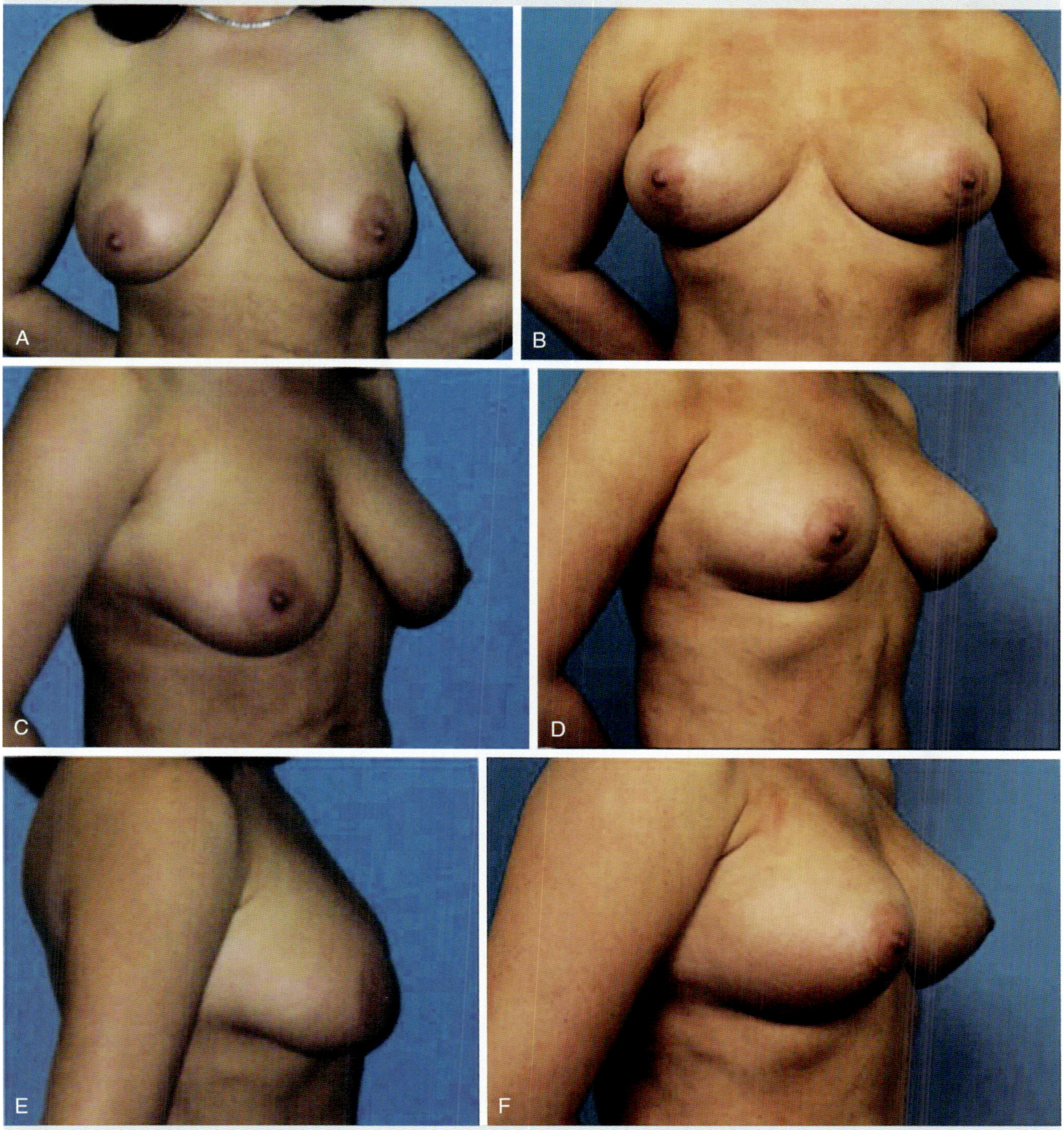

病例 22.4

患者接受了垂直乳房提升术和自体组织隆乳术。(A,C,E)术前照片。(B,D,F)术后8年的随访照片。

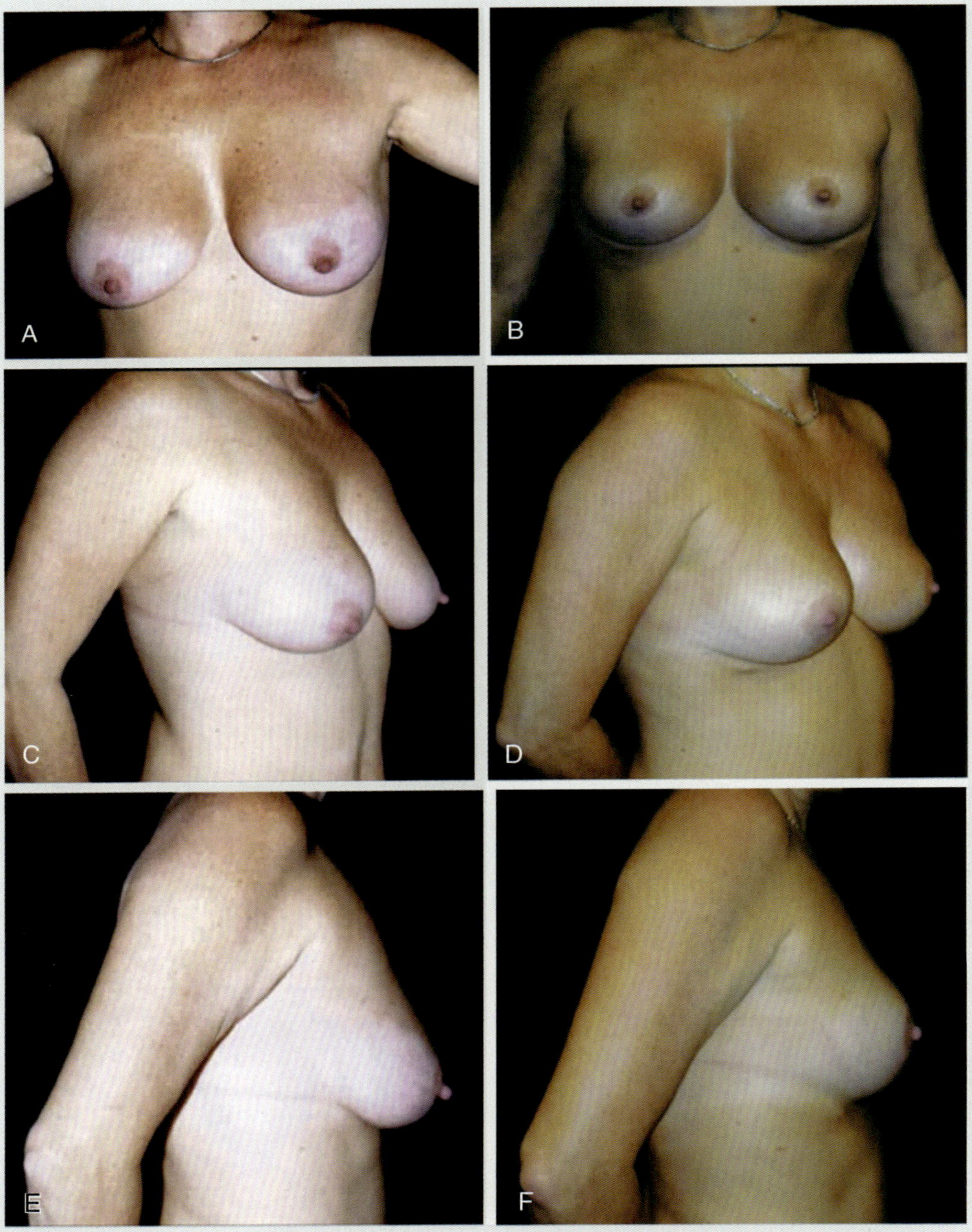

术后护理和预期效果

作者在乳房内部用可吸收缝线,局部皮肤黏合剂(Dermabond,爱惜康,强生,新泽西州,美国)作为最后一层闭合。穿戴柔软的手术胸罩,术后6周避免上半身锻炼。除手术胸罩外,术后2周内,乳房IMF使用泡沫模具,增强该区域皮肤黏附力(图22.6)。术后5~7天拆除引流管,术后第4天开始按摩淋巴引流。穿戴支撑胸罩可以在6周内恢复锻炼和所有活动。术后第3周开始护理瘢痕。

下部组织瓣位于乳房中心部分形成圆锥形状,矫正

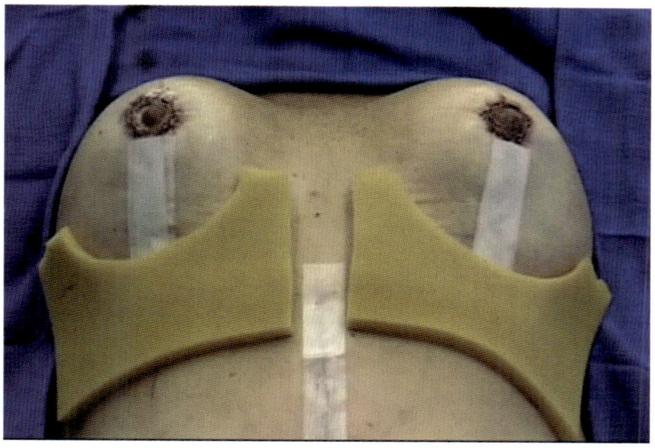

图 22.6　术后使用乳房下缘泡沫模塑板，加强该区域组织愈合和粘连。

下垂并填充上极。乳头重新定位至乳房最突出位置，下极瓣固定在胸大肌筋膜上，提供长期稳定效果[8]，也不会出现乳房假性下垂[5]。乳房假性下垂是由乳房组织重力下移导致乳头与 IMF 距离加长导致，主要是术中乳腺实质与胸壁固定不牢靠导致的。

并发症处理

由于乳晕和下极组织瓣血供强大，因此，该手术较为安全，但也存在缺血或坏死等并发症的风险。术中应注意保留中央瓣的大小，避免上面覆盖的下极真皮组织瓣或纵向皮瓣对其施加过度压力。最常见的原因是上蒂、上内侧或上外侧血管蒂瓣旋转时压迫 NAC。如果是双血管蒂（上内侧和上外侧）应转为单血管蒂，便于旋转。

高年资医生更偏好上内侧瓣，其血供更丰富。如果问题仍然存在，应该拆除缝线切除周围组织，避免皮瓣压迫影响静脉回流。当发生静脉淤血时，皮瓣血供会面临减少或阻断的风险，最终导致坏死。如果术后早期观察到静脉淤血，通常是绷带加压或术后穿戴胸罩造成的，拆除上述加压物后会很好缓解这种情况。

术中判断下极组织瓣血运，方法是剪除皮瓣最远端（顶部）直到观察到明亮红色出血。缝合皮肤之前必须排除血肿、血液供应不足或皮瓣底部受限的情况。

即使术中仔细观察和安全缝合切口，晚期仍可能发生脂肪坏死，特别是血管蒂末端形成持续存在的小肿块[9]。随着水肿消退，坏死脂肪可能被吸收。如果 1 年后肿块仍存在，建议活检和切除，避免影响常规肿瘤筛查[9]。

伤口裂开常发生在最大张力闭合部位，如切口垂直部或 T 形交界处。可以采用保守疗法，换药处理直至二期愈合即可。明显裂开时再进行缝合[9]。其他并发症如感染、血肿和淋巴囊肿，发生率与其他乳房缩小术一样，并按传统方法进行治疗。

Ribeiro[4]在 2012 年表示，长期经观察没有发现乳房组织吸收或萎缩。与作者的观察结果类似。

二次手术

巨乳缩小术可能会出现组织过剩，也就是所谓的“猫耳”畸形，可以在局部麻醉下进行手术修复。乳房缩小术和乳房提升术后可能会出现乳腺组织再次增生、下垂或个人不满意，希望再次进行乳房缩小术和乳房提升术。

再次手术前需要了解前一次手术记录，不能破坏前一次手术建立的乳头乳晕血液供应[6]。

结论

对于乳房巨大和下垂的女性来说，乳房缩小术和提升术是非常重要的手术。患者希望术后能拥有像假体隆乳一样紧致的乳房。手术中可以采用现有乳腺组

手术成功要点

- 做乳房缩小术或提升术时，确定利用自体组织移植的适应证。具有大量实质组织就不需要乳房假体，可以从自体组织移植中受益。
- 使用 Rezende 模板标记可以节省时间并改善乳晕对称性。
- 下缘乳腺蒂灵活多变，每个乳房都可以单独塑形，以实现最大对称性。
- 将整个下部真皮腺体瓣固定到胸大肌筋膜上对于维持长期效果至关重要。
- 从 IMF 完全释放下部组织瓣可以更容易将其上提到高位，不会损害其血供。
- 上血管蒂技术为 NAC 提供充足血供，允许自由定位下极组织瓣，有助于突出乳房上极，产生类似于乳房假体的坚挺外观。

织增加乳房上极丰满感和中央隆起的突度，众所周知，利用自身组织隆乳成形手术可以减少使用假体常见的并发症和成本[10]。手术中将组织瓣固定在胸壁上，可以防止其下降和底部突出，提供长期的手术满意度。

（刘烨 吴晓蔚 崔鑫 刘畅 译 陈育哲 校）

参考文献

1. American Society of Plastic Surgeons, 2016. Plastic Surgery Statistics Report [Internet]. [cited 01 September 2017]. Available from: https://www.plasticsurgery.org/documents/News/Statistics/2016/plastic-surgery-statistics-full-report-2016.pdf.
2. Rezende, A.R.R., Rezende, K.L., Valente, D.S., et al., 2004. Molde de marcação pré-operatória em mamaplastia redutora: descrição de técnica operatória e avaliação de resultados. Rev. AMRIGS. (Online) 43-s [in Portuguese].
3. Ribeiro, L., Accorsi Jr., A., Buss, A., Marcal-Pessoa, M., 2002. Creation and evolution of 30 years of the inferior pedicle in reduction mammaplasties. Plast. Reconstr. Surg. 110 (3), 960–970.
4. Ribeiro, L., 2012. Cirurgia Plastica Da Mama, second ed. Medbook, Rio de Janeiro.
5. Nava, M., Rancati, A., Rocco, N., Catanuto, G., Irigo, M., 2017. Improving aesthetic outcomes in mastopexy with the "autoprosthesis" technique. Gland. Surg. 6 (2), 141–147.
6. Mathes, S.J., Schooler, W., 2006. Inferior pedicle reduction: techniques. In: McCarthy, J.G. (Ed.), Plastic Surgery, vol. 6. second ed. Saunders Elsevier, Philadelphia, pp. 601–630.
7. Öksüz, S., Ülkür, E., Peker, F., 2015. Superior pedicle reduction mammoplasty supported with inferior pedicle chest wall-based flap: refinements to the technique. Aesth. Plast. Surg. 38, 69–77.
8. Swanson, E., 2017. A measurement system and ideal breast shape. In: Evidence-Based Cosmetic Breast Surgery. Springer International, Cham, Switzerland.
9. Hammond, D.C., Kim, K., 2016. The short scar periareolar inferior pedicle reduction mammaplasty: management of complications. Clin. Plastic. Surg. 365–372.
10. Abu-Ghazaleh, A., Fertsch, S., Hagouan, M., Otte, M., Richrath, P., Munder, B., et al., 2017. "Ribeiro in a hammock"- technique for mastopexy. Ann. Breast. Cancer. Res. 2 (1), 1010.

第 23 章

男性乳房发育矫正术

Nirav B. Patel, Lee L.Q. Pu

引言

男性乳房发育定义为男性乳房腺体的良性增大，标志性表现为乳头正下方的同心圆形的团块[1,2]，由过多的乳晕下纤维性腺体组织和周围脂肪组织构成，其范围具有个体化的差异。相对而言，假性男性乳房发育是指男性乳房区域脂肪组织的堆积[3]。目前，男性乳房发育是男性乳房问题中最为常见的，总发生率为32%~36%，其中多达75%的病例为双侧表现[4]。

青春期乳房生理性的暂时性过度生长也可能导致男性乳房发育。超过65%的健康男性在大约14岁时都会出现乳房增大的症状，但通常在2年内恢复正常。而从青春期开始且持续到21岁以后仍然存在的乳房发育，则很难再通过保守治疗来改善。

男性乳房发育也可能出现在年长的男性身上。对于中年和老年男性，通常是由过多的雄激素转化为雌激素，使得循环中睾酮整体水平降低而导致的。乳房发育可能在40%~50%的40岁以上男性中表现出来。

虽然大多数男性乳房发育的患者表现为对美观上的担忧，但有症状的患者可能表现为乳房的疼痛和触痛。在本章中，作者将会介绍矫正男性乳房发育的首选技术，以确保最佳的治疗效果和最低程度的瘢痕。同时还会介绍适应证的把控及术前评估的相关内容。

适应证和禁忌证

大多数患者主要关注的是乳房外观或胸部轮廓方面的美观问题。有些患者可能会抱怨乳房疼痛和触痛。而矫正男性乳房发育的手术通常是用于改善胸部轮廓的问题。

手术的禁忌证包括任何导致该病症的医学疾病。因此，所有患者都需要进行全面的内分泌检查和特定影像学检查，以除外与睾丸、肾上腺或垂体相关的内分泌紊乱或肿瘤。此外，应评估患者的甲状腺功能、肝肾功能及所服用的药物。

术前评估与特殊注意事项

初步评估需要询问详细的病史和体格检查，以和脂肪组织堆积、实质性增生和肿瘤相鉴别。发病年龄、持续时间、症状、治疗史、违禁药的服用及既往病史都是初步评估的关键因素。乳房检查要评估脂肪还是腺体占比更多、皮肤的冗余程度、乳房下垂程度及是否有可触及的肿块。此外，还应排除男性乳腺癌的可能。

临床分型可以更好地定义男性乳房发育的程度和指导相应的手术治疗。传统上采用Simon分型（Ⅰ~Ⅲ型），如下所示[4]。

Ⅰ型轻微但可见的乳房发育，没有皮肤冗余。

Ⅱ型中度乳房发育。

a. 中度乳房发育，没有皮肤冗余。

b. 中度乳房发育，伴有皮肤冗余。

Ⅲ型严重的乳房发育，伴有大量的皮肤冗余。

男性乳晕正常平均直径为25~30mm，在乳房发育的情况下，乳晕大小可能会受到影响。当存在乳头疝出时，应当关注乳晕大小，可能需要进行缩减或调整。部分患者可能需要进行乳腺钼靶检查，甚至需要

手术成功要点

作者对于分型做出以下调整，更直接地将分类亚型与手术策略相关联。

- 仅有腺体组织：直接切除。
- 主要为胸部脂肪堆积：超声辅助吸脂(UAL)。
- 既有腺体组织，又有脂肪堆积：第一期——UAL；第二期——6 个月后进行直接切除。
- 胸部脂肪堆积伴有冗余的乳房皮肤：第一期——UAL；第二期——6 个月后进行环乳晕的乳房提升固定术，乳头的位置、大小和感觉也必须进行评估。

病理活检[3]。

并发症通常很少，而且可以被接受，但是术前应该告知患者手术中切除过度或切除不足的风险，以降低患者期望值，获取知情同意，并为二次修整手术提供预期指导。

手术方法

相关应用解剖

男性乳房的血供与女性乳房相同。乳头感觉主要由第 4 肋间神经的内侧和外侧分支支配，而第 3 和第 5 肋间神经也有贡献。男性的乳房发育由乳腺腺体的核心、体部和尾部组成(图 23.1)。每个部分的乳腺组织的特征都不尽相同。例如，核心乳腺组织通常直接位于 NAC 的下方，质地很硬，甚至难以通过 UAL 去除。此外，男性患者可能会有冗余的乳房皮肤，甚至类似女性乳房的自然下垂。

男性乳房发育的手术矫正目标是恢复男性正常的胸部轮廓，而不是去除所有的乳房组织。既往文献中介绍了很多种去除男性乳房组织的手术治疗方式，包括直接切除、传统或超声辅助吸脂、吸脂联合直接切除，以及应用关节镜刮刀[5-8]。

直接切除术

对于仅有核心乳腺组织增大的患者，可以通过较小的乳晕切口结合牵拉技术直接切除位于乳晕下方的核心乳腺组织。通过乳晕切口可以直接处理要切除的腺体组织(图 23.2)。在暴露乳晕下方的核心乳腺组织后，可以通过牵拉技术将其切除(图 23.3)。需要注意的是，在乳头下需要保留足够的核心乳腺组织(约 0.5cm 厚)以保证乳头的血供，并防止出现明显的乳头凹陷。

UAL

大多数男性乳房发育增大的组织为腺体组织，因此，单纯应用传统吸脂术来治疗男性乳房发育效果较差。而 UAL 是整形外科医生治疗男性乳房发育的有力手段。UAL 的基本操作包括注入肿胀液，通过在胸部下外侧部位的小切口在整个胸部范围做放射状的

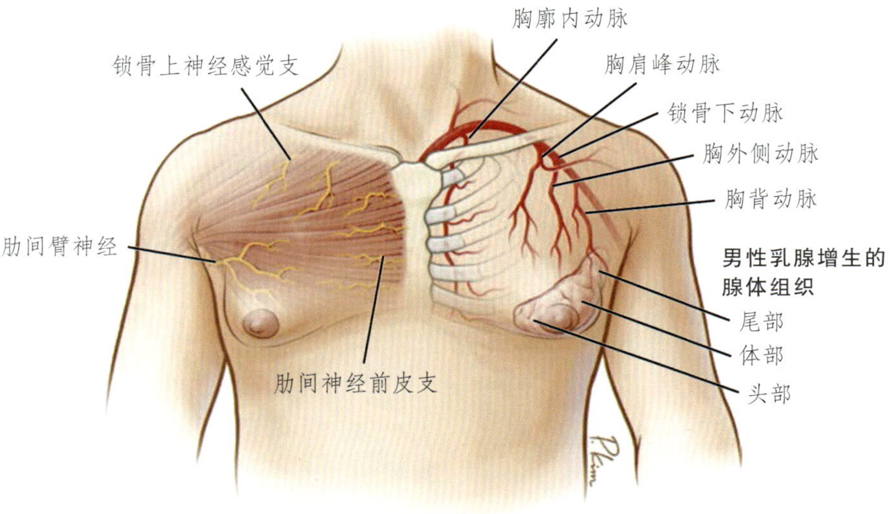

图 23.1 图示展示了胸壁和乳头的血液供应和神经支配，以及男性乳房发育的腺体组成，包括头部、体部和尾部。

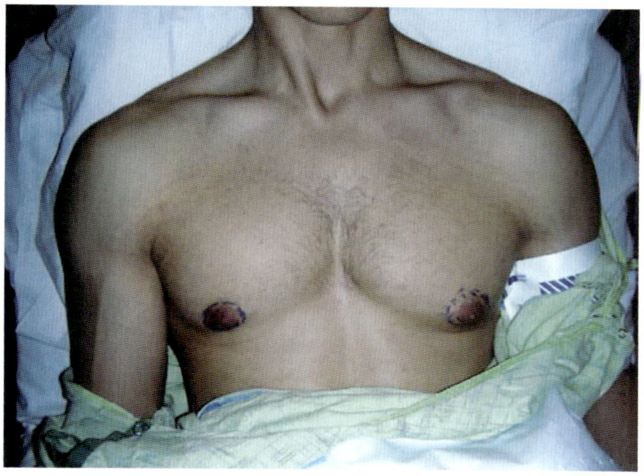

图 23.2 标记核心乳腺组织及乳晕下缘切口，用于进行腺体的直接切除。

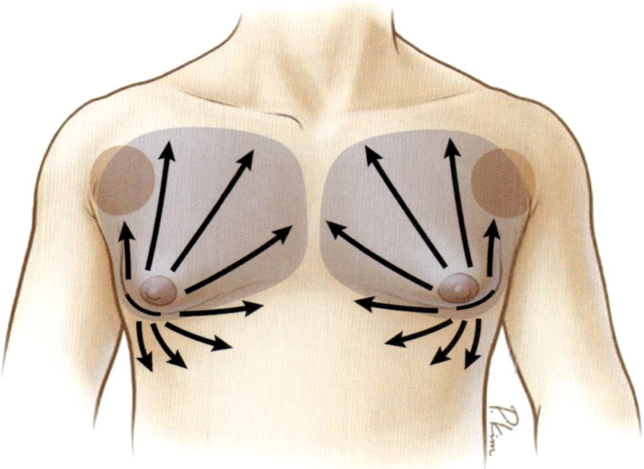

图 23.4 预计的切口位置及超声辅助吸脂的扇形抽吸方式。

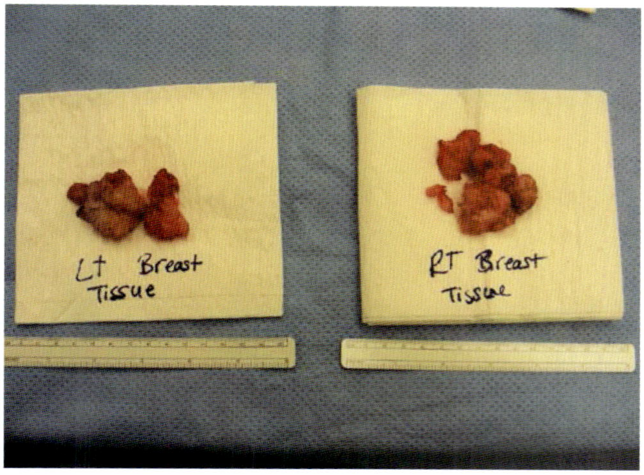

图 23.3 两侧乳房直接切除的核心乳腺组织的横截面视图。

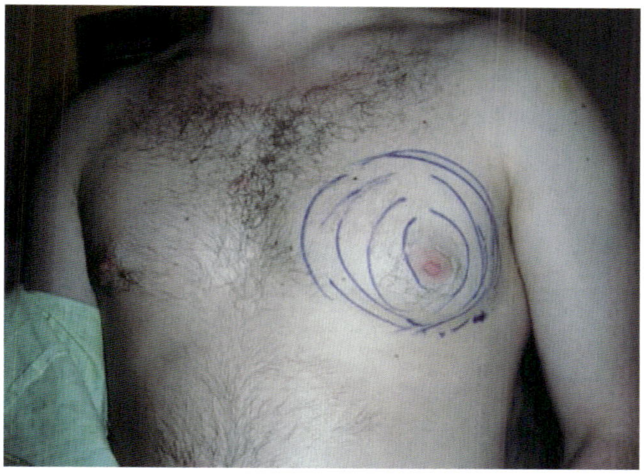

图 23.5 一位男性乳房发育患者的术前标记。图片显示了超声辅助吸脂的范围和切口设计。

抽吸（图 23.4），并通过肿胀区域的细胞空化效应来破坏纤维腺体组织。此外，UAL 还具有促进皮肤回缩的优势。所以，对于有轻度到中度乳房下垂的病例，可以避免或最小化因手术切除皮肤而产生的切口瘢痕[4]。

患者取站立位，将胸部多余的乳房组织标记出来（图 23.5）。超湿技术注射肿胀液，如果使用 UAL 则注入肿胀液的量依据超声使用时长（厂家建议每 1.5 分钟 100mL 液体量）（图 23.6）。如果使用新一代的 Vaser 系统（Sound Surgical Technologies，Louisville，CO，美国），则应使用具有 90%连续模式的五环探头（图 23.7）。探头应缓慢而不停顿地持续移动，需要足够的超声作用时间来最大限度地破坏乳腺纤维组织（图 23.8）。对组织产生足够的超声空化效应后，通过传统的吸脂手术以彻底清除液化的脂肪（图 23.9）。吸脂

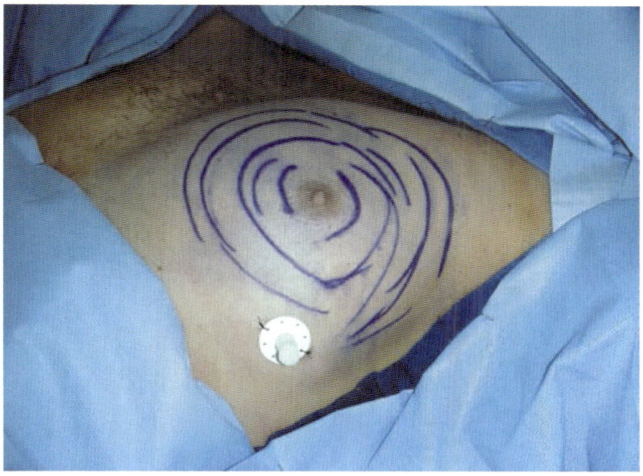

图 23.6 手术过程中超湿肿胀液浸润后的左侧男性乳房外观。根据厂商的建议，在吸脂切口处放置了开口保护套。

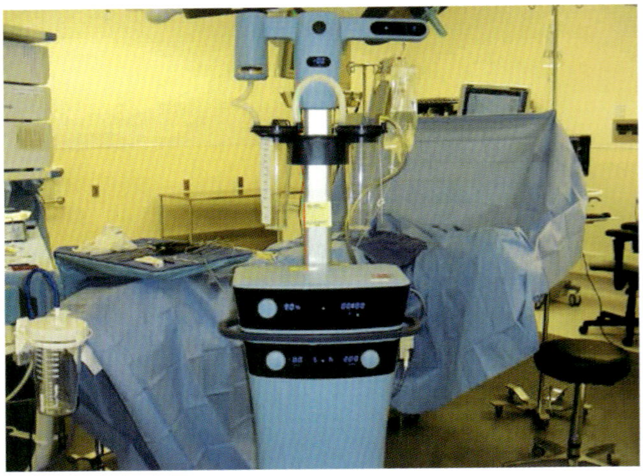

图 23.7 新一代超声辅助吸脂设备(Vaser),用于矫正男性乳房发育。

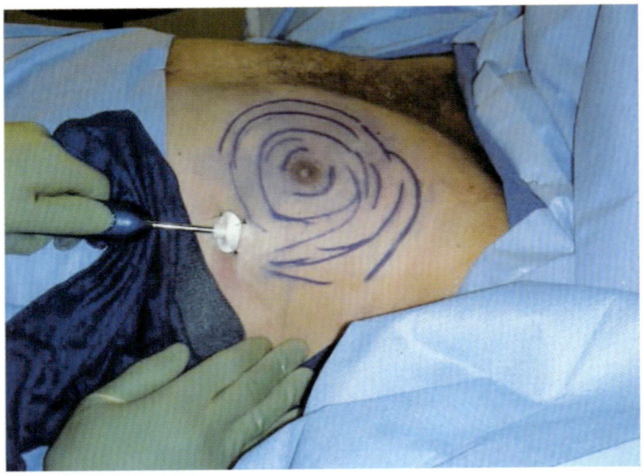

图 23.9 手术过程中利用超声空化效应后再进行传统吸脂操作。

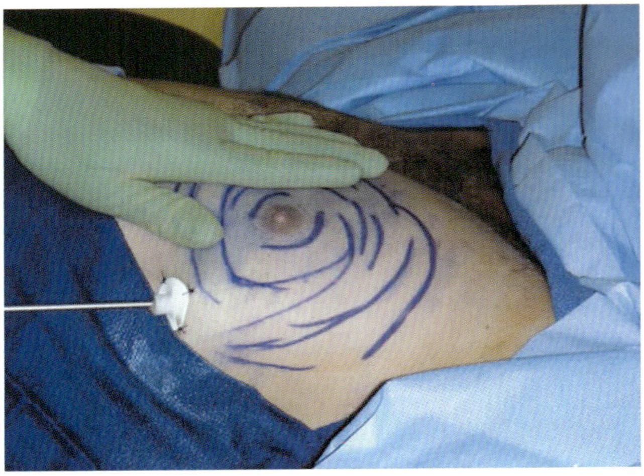

图 23.8 手术过程中应用超声辅助吸脂。

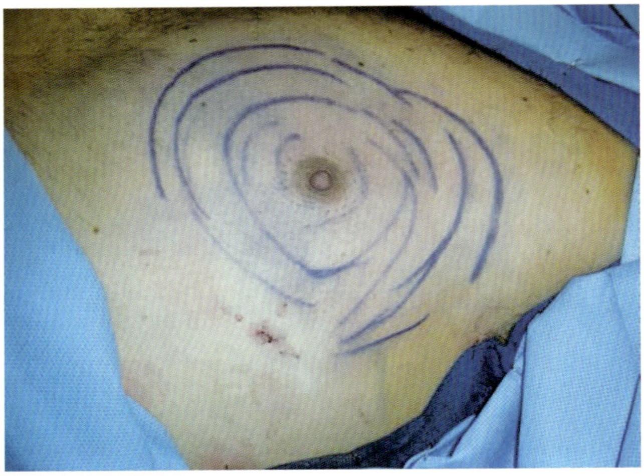

图 23.10 超声辅助吸脂完成后的即刻效果。

完成后,应将剩余的肿胀液挤出并关闭切口(图 23.10)。胸部使用厚胶带进行加压塑形(图 23.11)。在 UAL 术后,所有患者都应常规穿着压力塑身衣。

联合应用 UAL 和直接切除术

UAL 和直接切除手术可以各自单独进行,也可以联合以一期或两期手术的形式进行。选择哪种技术取决于乳房皮肤及实质组织的特点及对于术后皮肤松弛度的判断。这两种方法前文已经有所介绍。作者更倾向于采用两期手术的方式来进行,第一期手术先进行 UAL,可以使皮肤有 6~9 个月的时间进行回缩,如果患者对结果满意,甚至不需要再进行额外的直接切口手术(图 23.12)。而且,在第一期手术过程中可以

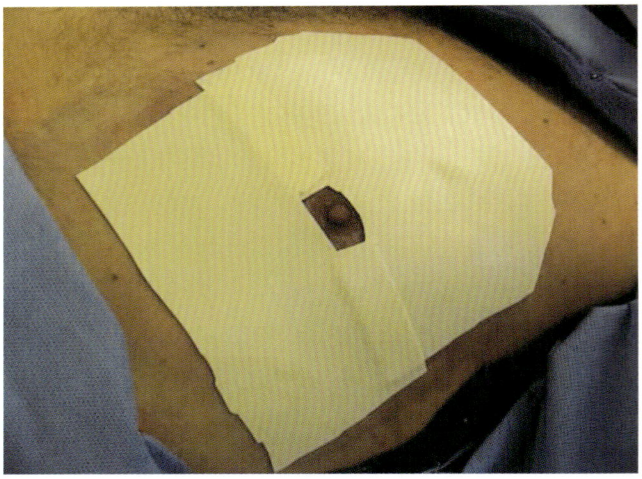

图 23.11 超声辅助吸脂后对胸壁吸脂区域进行胶带固定塑形。

进行更为激进的 UAL 操作，而不用过多担心对乳头的创伤。

联合应用 UAL、直接切除术和乳房提升术

如果患者腺体增生发育较大并伴有冗余皮肤，那么 UAL 仍然可以作为第一期手术来进行。首先进行激进的 UAL，以获取最大限度的皮肤回缩。在第二期手术中，可以将核心乳腺组织直接切除，并以最小的瘢痕代价切除多余的皮肤。接着，可以进行环乳晕切口的乳房提升术用以充分切除多余的乳房皮肤，从而改善胸部的轮廓。较少情况下会需要进行倒 T 形乳房提升术来切除多余的皮肤并矫正乳房下垂。环乳晕切口和倒 T 形切口的乳房提升术的操作都和女性手术方式相同（图 23.13）。

术后护理和预期效果

男性乳房发育矫正手术的术后护理和预期效果与女性乳房缩小术和躯干吸脂手术相同。患者手术后的前几个月会存在组织的肿胀和水肿。为了促进恢复、减少渗液再聚积、保持良好的胸部轮廓，许多医生会使用多层的自黏性敷料。术后 4~6 周内需要穿戴弹力背心，随后 4 周仅在夜晚穿着。

手术后的效果通常很好，患者对改善后的胸部轮廓感到满意。直接切除术后可能出现去除过度、去除不足或瘢痕不佳等问题。UAL 后可能出现矫正不足、胸部轮廓不规则或乳头感觉减退等情况[4-6]。

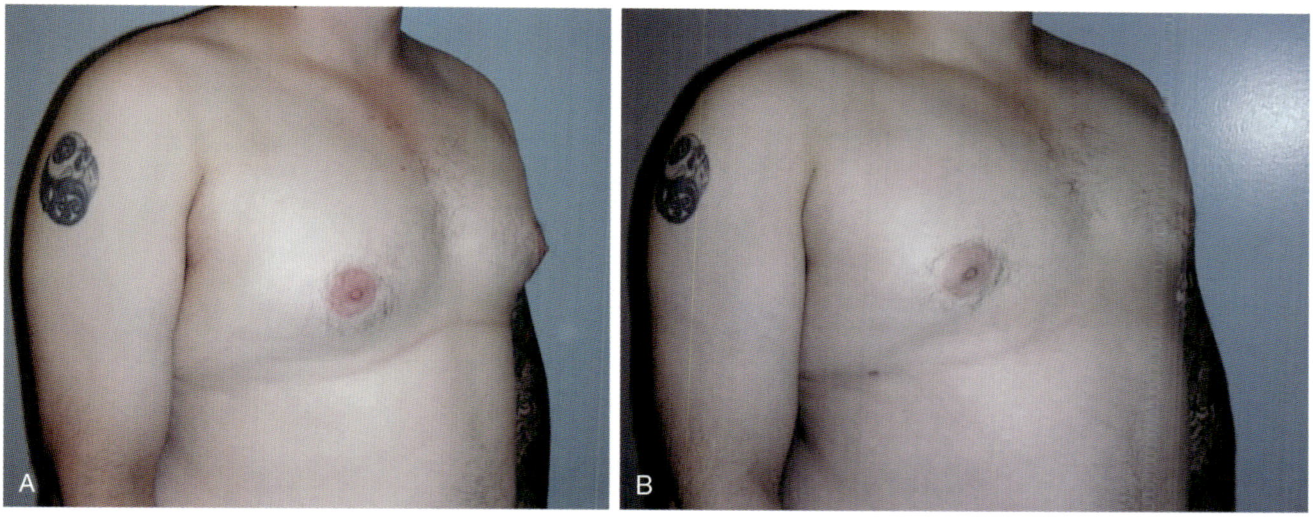

图 23.12 一位典型的男性乳房发育患者。(A)行 UAL 前的照片。(B)术后 5 个月的照片。

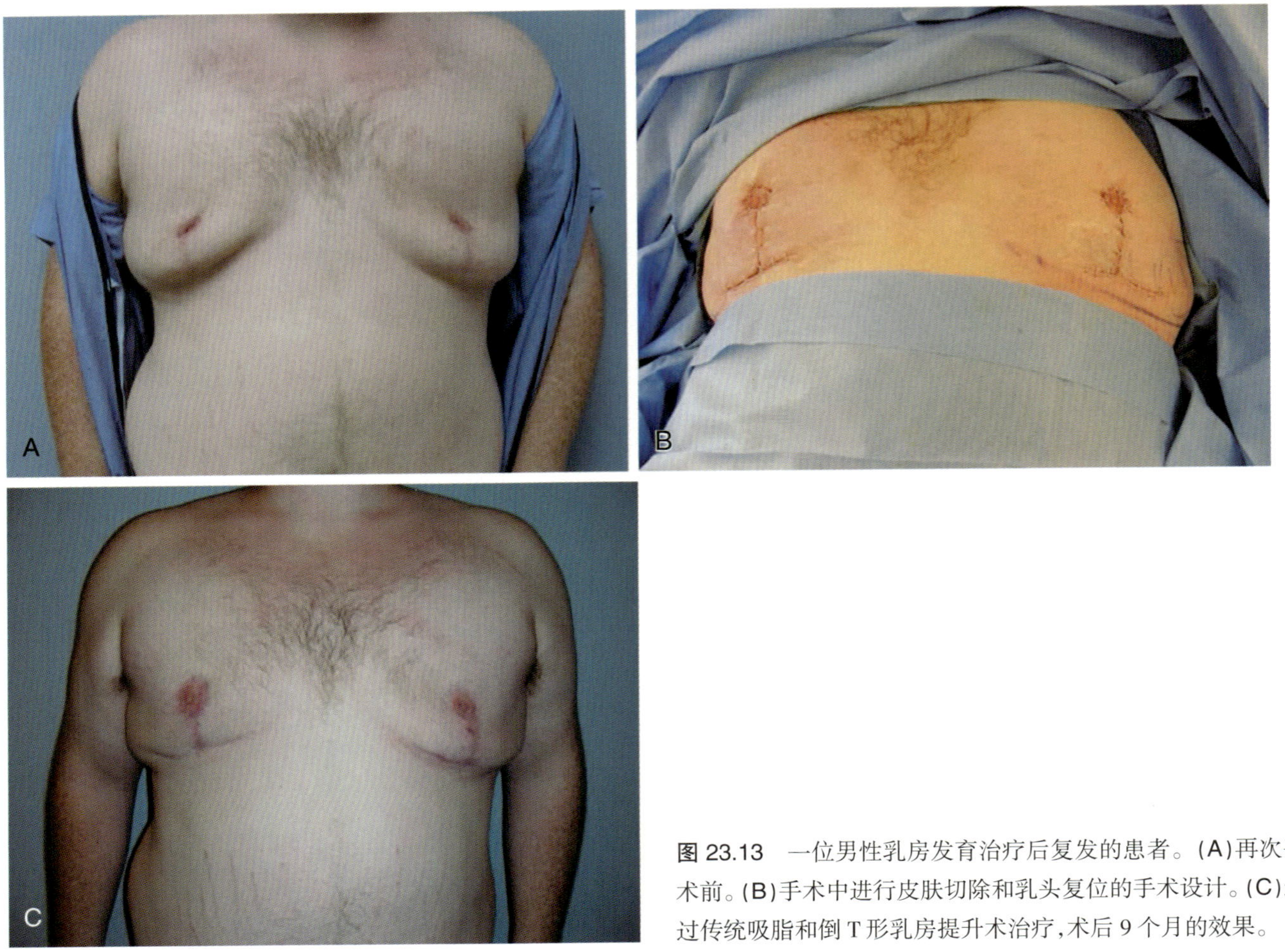

图 23.13 一位男性乳房发育治疗后复发的患者。(A)再次手术前。(B)手术中进行皮肤切除和乳头复位的手术设计。(C)经过传统吸脂和倒T形乳房提升术治疗,术后9个月的效果。

病例分析

病例 23.1

35岁男性,因双侧乳房发育希望进行手术矫正。(A~C)检查发现,仅在两侧乳晕下方有增生且有压痛的核心乳腺组织。双侧乳头也向下方倾斜。(D)手术计划采用乳晕上缘切口进行核心乳腺组织的直接切除,同时矫正乳头位置。(E~G)手术后恢复顺利,术后6周的效果。

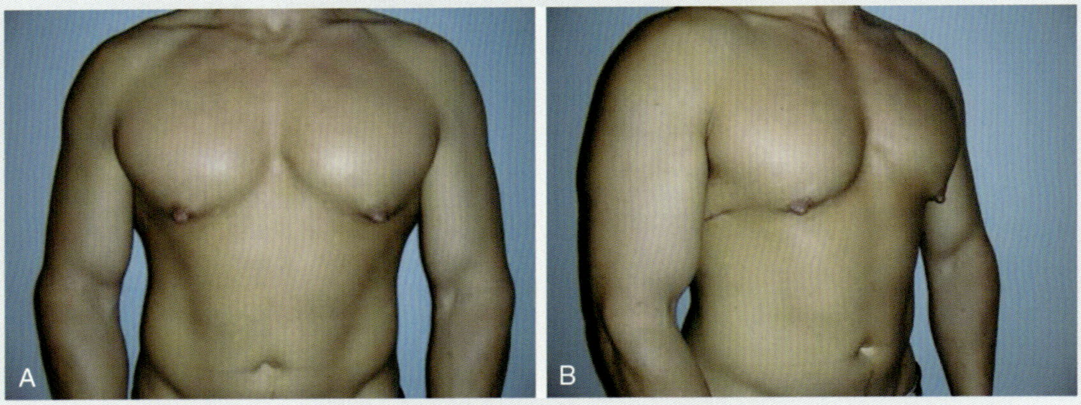

(待续)

病例 23.1（续）

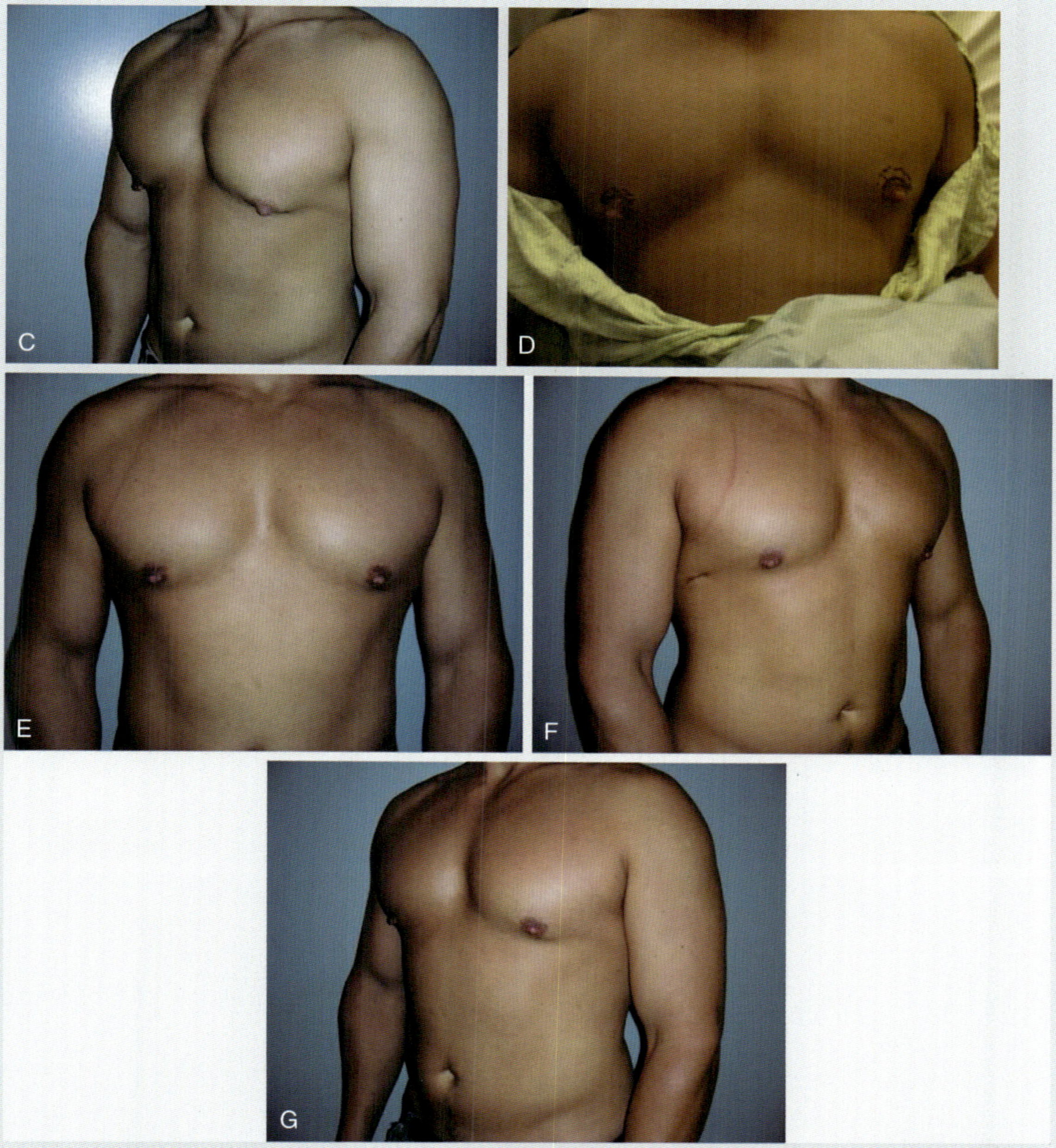

病例 23.2

20 岁男性，因右侧乳房发育希望进行手术矫正。(A~C)检查发现，他的右侧乳房弥漫性增大，NAC 轻度增大，但没有冗余的乳房皮肤。(D)计划通过 UAL 来改善他的右侧乳房轮廓。手术采用 Vaser 超声系统进行，总共从他的右侧乳房吸出了 150mL 脂肪。(E~G)术后恢复顺利，术后 3 个月的效果。

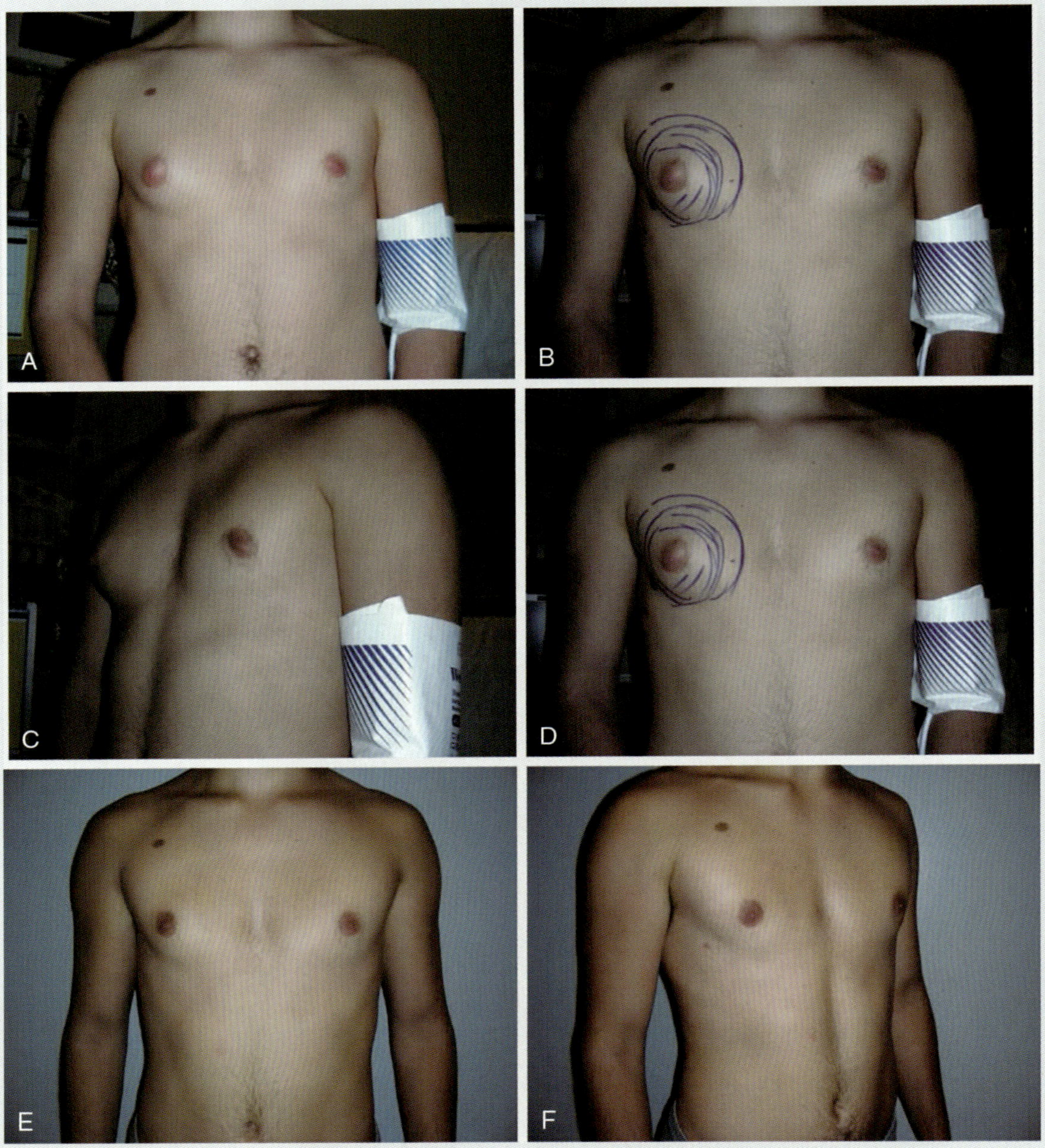

（待续）

病例 23.2(续)

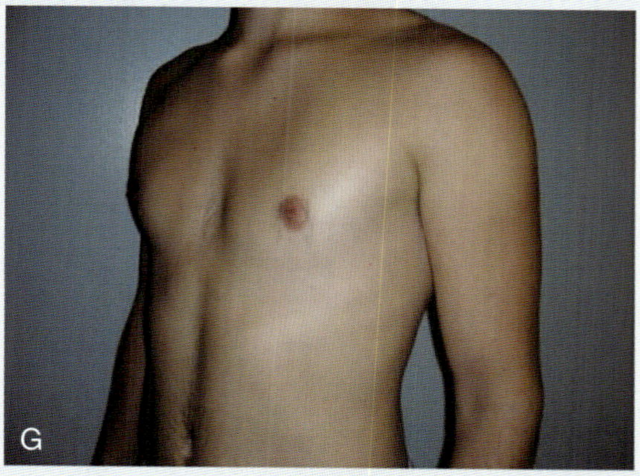

病例 23.3

16 岁男性，因双侧乳房发育希望进行手术矫正。(A~C)检查发现，他的核心乳腺组织增大，乳房纤维组织弥漫性增大，并在两侧有些多余的乳房皮肤。(D)计划首先进行 UAL 来促进皮肤回缩，随后进行核心乳腺组织的直接切除，而不需再切除多余的皮肤，最终改善胸部轮廓。UAL 使用 Vaser 系统进行，从右侧乳房吸出了 40mL 脂肪，从左侧乳房吸出了 60mL 脂肪。(D,E)8 个月后，患者再次通过乳晕下缘切口直接切除增大的核心乳腺组织，并通过小范围的传统吸脂对胸壁轮廓进行塑形(右侧乳房吸出 10mL 脂肪，左侧乳房吸出 5mL 脂肪)。两期手术后的恢复均很顺利。(F)第一期手术后 11 个月效果。(G)第二期手术后 6 周效果。

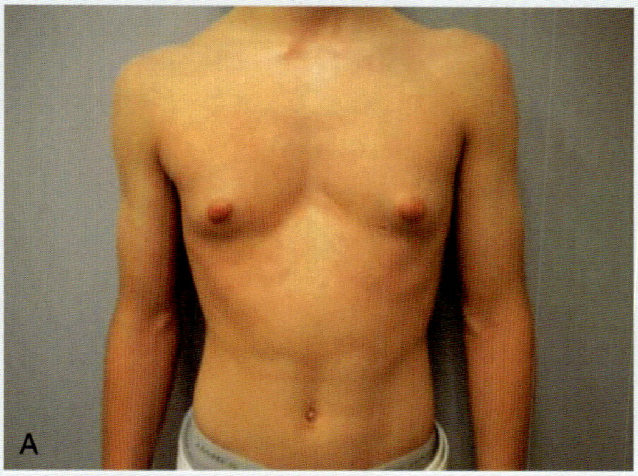

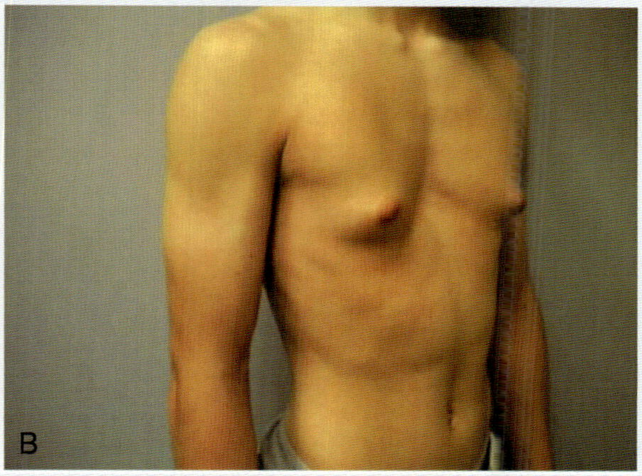

(待续)

病例 23.3(续)

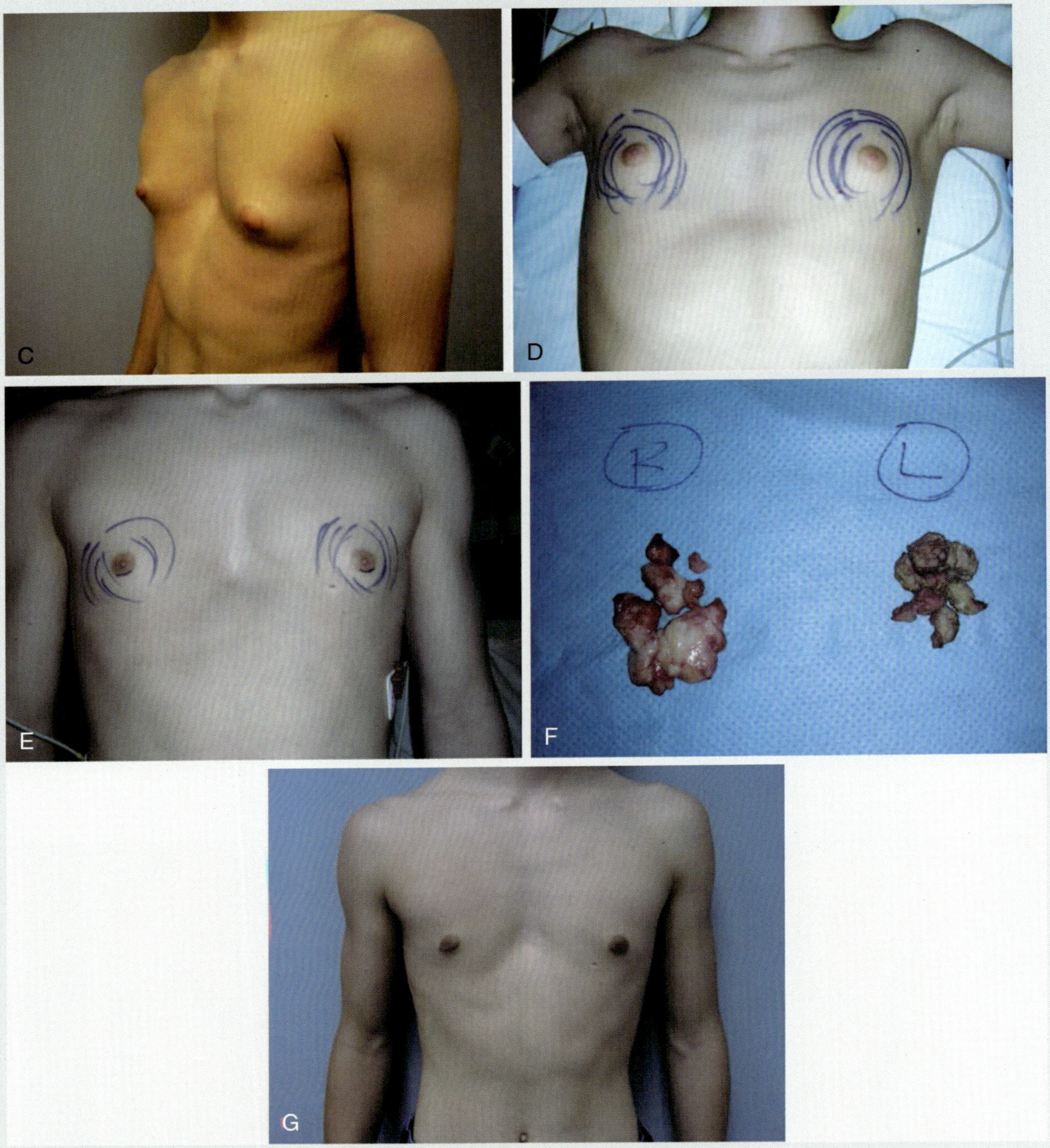

病例 23.4

15岁男性，因双侧乳房发育希望得到手术矫正。(A~C)检查发现，其双侧乳房纤维组织弥漫性增大、NAC增大、同时存在冗余的乳房皮肤。(D)首先进行了UAL以促进皮肤回缩，希望在第二期手术中不需要进行过多的乳房皮肤切除来改善他的胸壁轮廓。UAL使用了Vaser系统，右侧乳房抽出300mL脂肪，左侧乳房抽出215mL脂肪。(E)手术后2个月的结果显示，乳房轮廓明显改善，皮肤明显回缩。6个月后，患者接受了双侧环乳晕的乳房提升术，以去除多余的皮肤和乳晕组织。(F)术中照片展示了计划切除的多余皮肤量，(G)以及完成环乳晕乳房提升术后的即刻效果。两期手术后恢复均很顺利。(H~J)第二期手术后5个月，也就是第一期手术后11个月的照片。

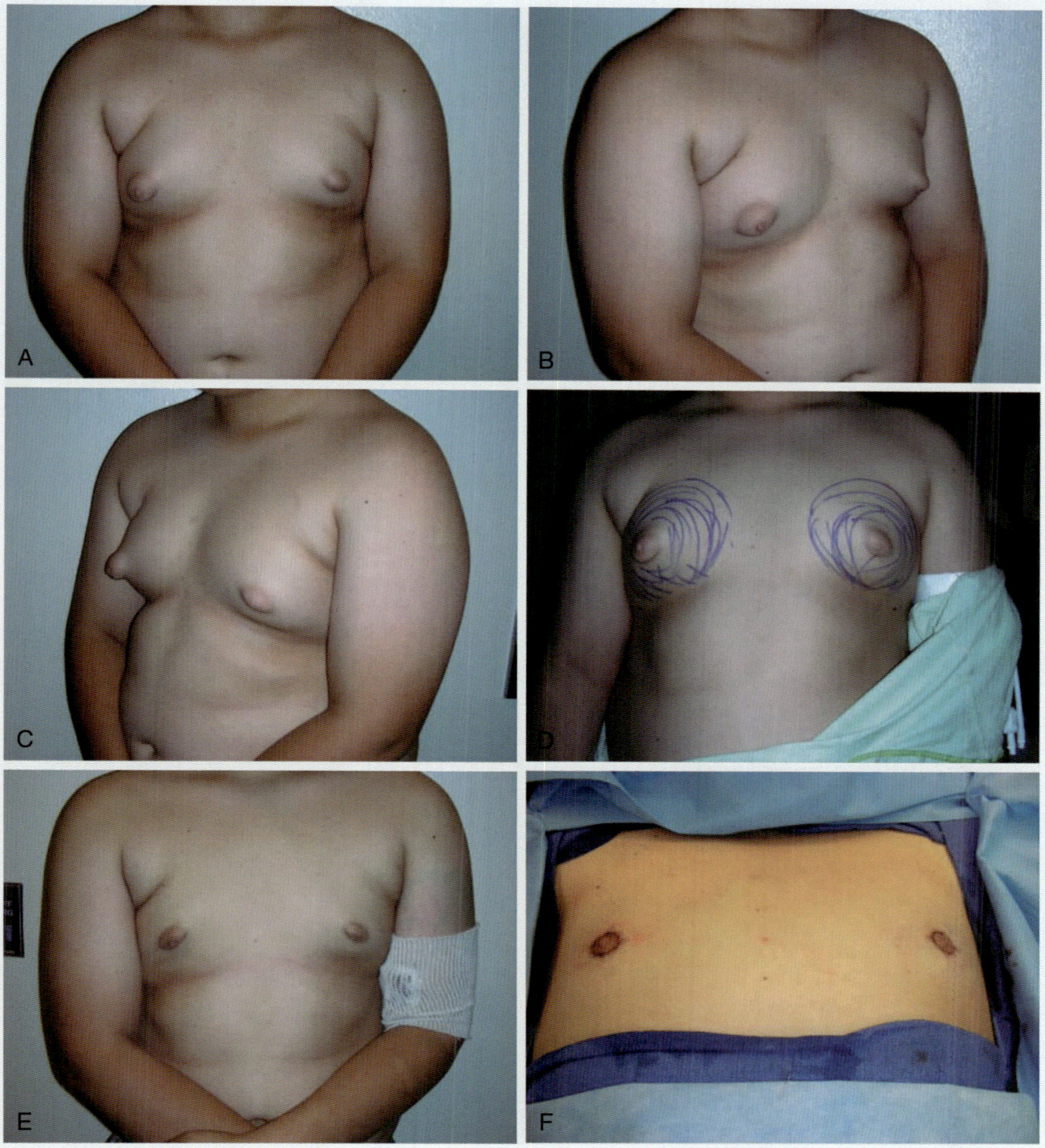

（待续）

病例 23.4(续)

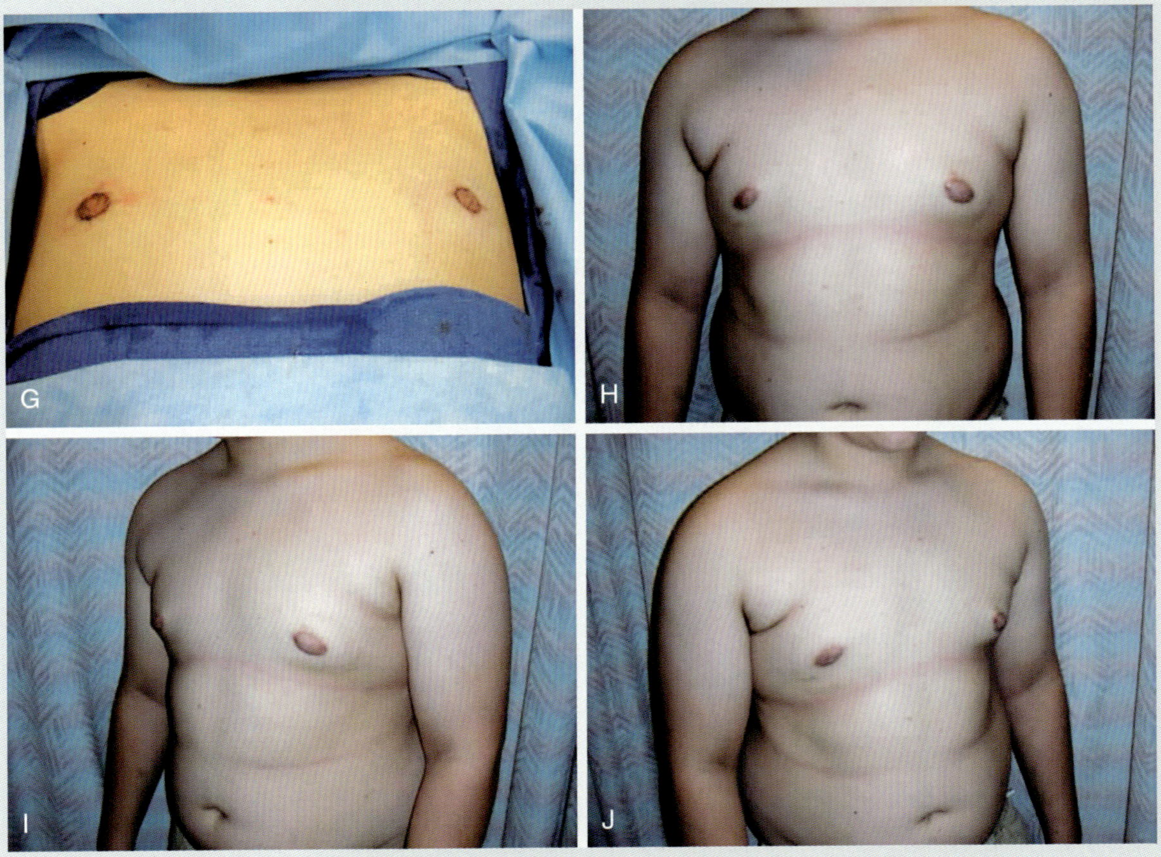

并发症处理

乳房提升术后可能会出现乳头坏死或伤口裂开等并发症。总的来说,超声辅助吸脂术后并发症少见,仅有轻微并发症,如皮肤水疱、不良性或增生性瘢痕及吸脂切口皮肤挫伤,这些可以通过局部伤口换药或瘢痕修复来处理。

二次手术

已经过治疗的男性乳房发育的患者可能会寻求二次修复来达到更好的效果。如果初次手术没能较好处理核心乳腺组织,则可能需要再次切除。如果胸部的脂肪组织没有处理得当,也同样需要再次进行UAL。针对初次治疗后剩余的多余乳房皮肤不明显的患者,可以进行环乳晕的乳房提升术来改善。过度切除是更具挑战性的问题,解决策略包括以对称修整为原则的对侧组织切除手术或在适合的患者中进行自体脂肪移植(图23.14)。

结论

男性乳房发育的手术治疗可以获得较高的患者满意度,且并发症很少。针对每个患者,分型是区分乳房腺体和皮肤冗余程度的关键步骤,以确保单独直接切除手术或结合吸脂术才能有效地改善男性胸部轮廓。UAL是治疗男性乳房发育的一种特别有效的技术手段,可以破坏乳房纤维组织同时促进皮肤回缩,使二期手术时可以缩短皮肤切口或减少皮肤切除量。针对适合的患者,通过环乳晕切口进行直接皮肤切除,可以使瘢痕最小化,并达到平坦、男性化的胸部轮廓塑形标准。

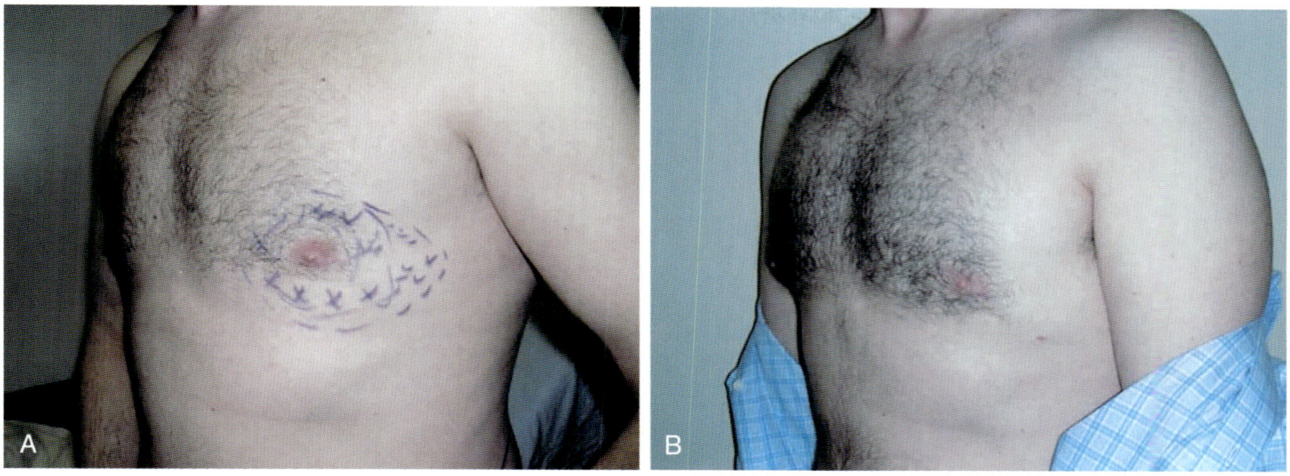

图 23.14 这位男性患者在外院接受了乳房发育的直接切除术，不幸造成了左侧切除过度的结果。(A)此次由作者进行了总共8mL的脂肪移植。(B)手术后 4 个月的效果图。

手术成功要点

- 通过评估组织特点和男性乳房发育的严重程度，分型和分期在指导手术选择方面具有不可估量的价值。
- UAL 可作为大部分患者的一线治疗方法。
- 直接切除术与吸脂术(如 UAL)相结合应用是非常普遍的，两种方式可以同时进行或分期进行。
- 二次手术并不少见，包括重复应用 UAL 和(或)环乳晕切口的乳房提升术。
- 并发症发生率较低，其中大多数轻微并发症可以通过术前对患者的心理预期进行干预或术后二次修整来解决。应该在术前告知患者切除过度或切除不足会造成轮廓形态不佳的风险，以最大限度地提高患者满意度，并获得理想的结果。

（刘烨 林恒如 马建勋 欧阳黎平 译 刘畅 陈育哲 校）

参考文献

1. Braunstein, G.D., 2007. Gynecomastia. New. Engl. J. Med. 357, 1229–1237.
2. Wise, G.J., Roorda, A.K., Kalter, R., 2005. Male breast disease. J. Am. Coll. Surg. 200, 255–269.
3. Johnson, R.E., Murad, M.H., 2009. Gynecomastia: pathophysiology, evaluation, and management. Mayo. Clin. Proc. 84 (11), 1010–1015.
4. Rohrich, R.J., Ha, R.Y., Kenkel, J., Adams, W.P., 2003. Classification and management of gynecomastia: defining the role of ultrasound-assisted liposuction. Plast. Reconstr. Surg. 111, 909–923.
5. Gingrass, M.K., Shermak, M.A., 1999. The treatment of gynecomastia with ultrasound-assisted lipoplasty. Perspect. Plast. Surg. 12, 101–106.
6. Hammond, D.C., Arnold, J.F., Simon, A.M., Capraro, P.A., 2003. Combined use of ultrasonic liposuction with the pull-through technique for the treatment of gynecomastia. Plast. Reconstr. Surg. 112, 891–895.
7. Lista, F., Ahmad, J., 2008. Power-assisted liposuction and the pull-through technique for the treatment of gynecomastia. Plast. Reconstr. Surg. 121, 740–747.
8. Petty, P.M., Solomon, M., Buchel, E.W., Tran, N.V., 2010. Gynecomastia: evolving paradigm of management and comparison of techniques. Plast. Reconstr. Surg. 125 (5), 1301–1308.

第 24 章

先天性乳房不对称的矫正

Michael D. Mirmanesh Sr，Lee L.Q. Pu

引言

先天性乳房不对称在年轻女性中相对常见[1,2]。虽然筒状乳房畸形、Poland 综合征和结构性胸壁畸形往往需要进行修复重建，但不太严重的先天性乳房不对称通过美容手术技术即可矫正。本章将仅聚焦于年轻女性因为美容诉求进行的先天性乳房不对称的矫正。患者往往因为乳房大小、形状和突出度的问题前来就诊，但通常没有意识到自身乳房的不对称，尽管这种不对称有时非常明显。

为了实现最佳的乳房对称度和患者的美学期望，在进行任何干预之前，必须通过术前的分析清楚地诊视出患者所存在的乳房不对称性特征。整形外科医生通过全面分析、识别并向患者展示其不对称性及提供可能的矫正方案是非常重要的，其临床意义不能被低估。不对称的完全矫正可能需要比患者预期更具创伤性的手术来达成，并因此伴随更大的手术瘢痕。与患者进行充分的术前沟通和讨论，将指导整形外科医生确定手术方案及明确需要达到的矫正程度。

本章中，作者将系统地描述其处理几种类型的先天性乳房不对称的方法，强调了术前评估、手术操作、局部修整及二次手术的问题。乳房不对称的矫正是美容整形外科的一项艺术性工作，不是通过单一的技术手段来定义的，而是通过使用我们目前所有可用的技术手段来让患者获得对称的乳房及令人满意的结果。

适应证和禁忌证

通常情况下，在患者的乳房大小和形状趋于稳定之前及达到相应的年龄之前，不能因为美容的原因进行任何先天性乳房不对称的手术治疗。在乳房发育和生长完成之前，不对称程度加重，甚至不对称自行改善都是可能出现的[3]。一旦乳房发育稳定，患者的乳房皮肤和乳房实质组织的特点可能使他们不再适合进行某些类型的矫正手术。对于有症状的乳房肥大患者的缩乳手术、乳房下垂患者的乳房提升术及乳房发育不足患者的隆乳术的技术手段选择的整形外科原则，同样也适用于先天性乳房不对称的矫正。

众所周知，对于特定乳房轮廓而言，使用体积过大的乳房假体，抑或是对于显著乳房下垂患者进行环乳晕切口的乳房提升术，都会导致跟预期不符的不良结果。另一个相对禁忌证是在妊娠前已经存在基线的不对称，在妊娠和产后期间又有加重，并计划再次妊娠的患者。这类患者即使进行了矫正，但再次妊娠后乳房不对称可能会复发，这种情况需要在进行任何干预之前进行充分沟通和评估。

术前评估和特殊注意事项

在本文作者的临床实践中，将不太严重的乳房不对称分为 4 类，基于不同分类推荐不同治疗方案[4]。我们发现这种分类非常有用，可以用于为每个患者选择适当的手术方式。

第 1 类型为双侧不对称的乳房下垂。乳房下垂程度可能被归类为相同或不同的 Regnault 分级，但整形外科医生应清楚地指出不同的下垂程度，并告知患者。应明确向患者表明，可以在两侧分别应用不同的手术方式，并由此产生不同的瘢痕形态以获得术后乳房对称的效果（图 24.1）。

第 2 类是双侧不对称的乳房发育不良。建议尝试定量分析每侧乳房发育不良的程度，与患者进行充分沟通讨论，因为为了解决不对称可能需要植入不同大小，甚至不同突度的乳房假体。尽管需要定量地评估两侧的大小差异，但不建议在术前许诺患者最终乳房所呈现的大小和突度（图 24.2）。

第 3 类是双侧不对称的乳房肥大。这些患者在整形外科临床中并不罕见，他们通常更加在意引起症状的巨乳症，而对于乳房的不对称并未在意。确定存在大小不对称并告知患者是非常重要的。与第 1 类不对称一样，应该向患者明确表示，可能会在两侧分别应用不同的手术方式并由此产生不同的瘢痕形态以获得术后乳房形态对称的效果（图 24.3）。

第 4 类是最难以手术矫正的，这类患者一侧为乳房发育过度，而另一侧则为乳房发育不良。对于这种情况，需要在一侧乳房进行缩小术和提升术，而在另一侧乳房进行隆乳和提升术以达到对称的效果。临床中需要制订正式的手术计划并且和患者充分沟通讨论，告知患者最终效果可能需要较长时间达到，并且可能效果欠佳（图 24.4）。不同于之前

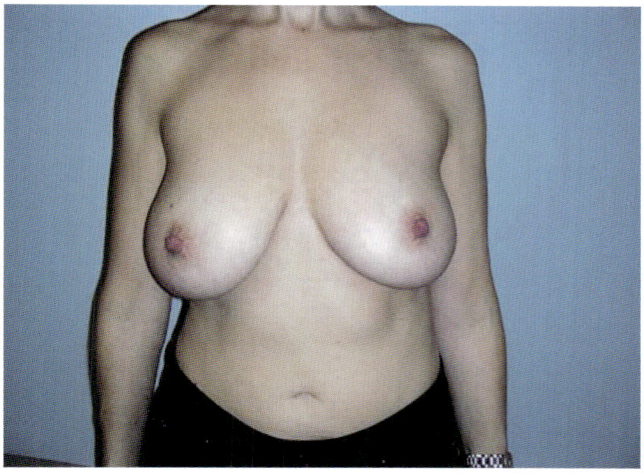

图 24.1 这是一位有不同程度双侧乳房下垂的患者，呈现典型的第 1 类乳房不对称。

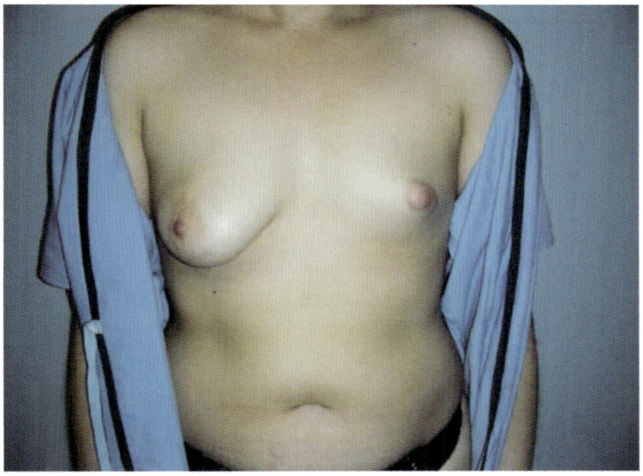

图 24.2 有不同程度双侧乳房发育不良的患者，呈现典型的第 2 类乳房不对称。

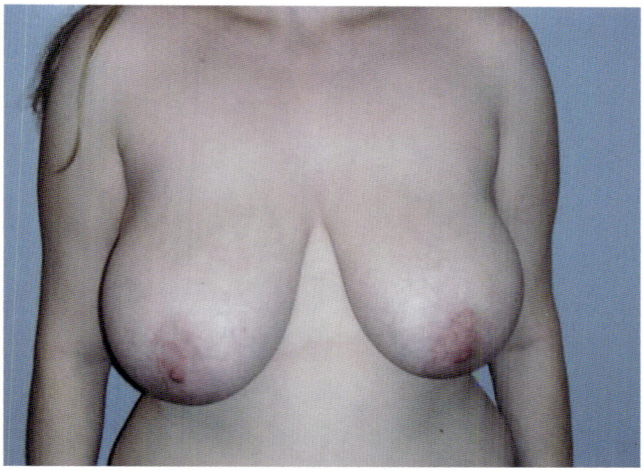

图 24.3 有不同程度双侧乳房肥大的患者，呈现典型的第 3 类乳房不对称。

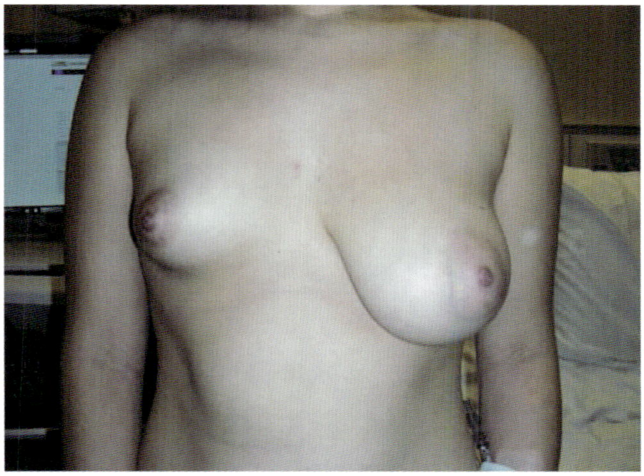

图 24.4 患有单侧乳房肥大、单侧乳房发育不良的患者，呈现典型的第 4 类乳房不对称。

提到的 4 种类型，乳房 IMF 的高度差异也同样需要得到重视，讨论和纠正 IMF 的差异对所有不对称类型都很重要。

手术方法

相关的应用解剖

乳房的血液供应来自多个方向，其中，最为主要的血液供应来源于胸廓内动脉的内侧分支(图 24.5)。胸廓内动脉的上内侧穿支粗大，占乳房总血供的 60%左右。这种丰富的血供分布是各种乳房提升术或缩小术设计的基础，从而能够确保手术后 NAC 及皮瓣的存活。乳房很少有动脉的伴随静脉存在，其静脉引流通过位于真皮下的浅静脉系统完成。乳头感觉主要由第 4 肋间神经的内侧和外侧支支配，而第 3 和第 5 肋间神经也有所贡献。

常用技术

在作者的临床实践中，用于矫正先天性乳房不对称的常见手术方式包括 IMF 切口入路的假体隆乳术、乳房提升术(垂直形或倒 T 形或环乳晕切口)和乳房缩小术(内侧蒂或下侧蒂技术)。此外，隆乳术和乳房提升术也经常联合应用[5]。

为使手术效果达到最佳，我们更倾向于同时处理两侧乳房以达到对称，因为存在不对称的每侧乳房通常也处于“非正常”位置。这使得外科医生在主要手术步骤完成后拥有更多的空间进行必要的微调，以获得最大可能的对称效果。

第 1 类乳房不对称

对于第 1 类乳房不对称，即双侧不同程度乳房下垂，通常对下垂更为严重的一侧采用垂直或倒 T 形乳房提升术，甚至用乳房缩小术来处理(图 24.6 和图 24.7)。选择的手术方法将基于下垂的程度及术前评估中医患双方所达成的一致方案。针对下垂程度较小一侧乳房，通常采用垂直或环乳晕切口的乳房提升术(图 24.8)，但同样是要根据乳房下垂的程度和与患者的术前沟通结果来决定。通过术中的“临时缝合”技术可以确定皮肤最终的切口形态，一旦乳房下垂得到矫正，应使患者术中处于坐位，根据乳头位置和乳房形态使用与乳房提升术相同的原则进行进一步的精细化调整。

第 2 类乳房不对称

对于第 2 类乳房不对称，即双侧大小不同的乳房

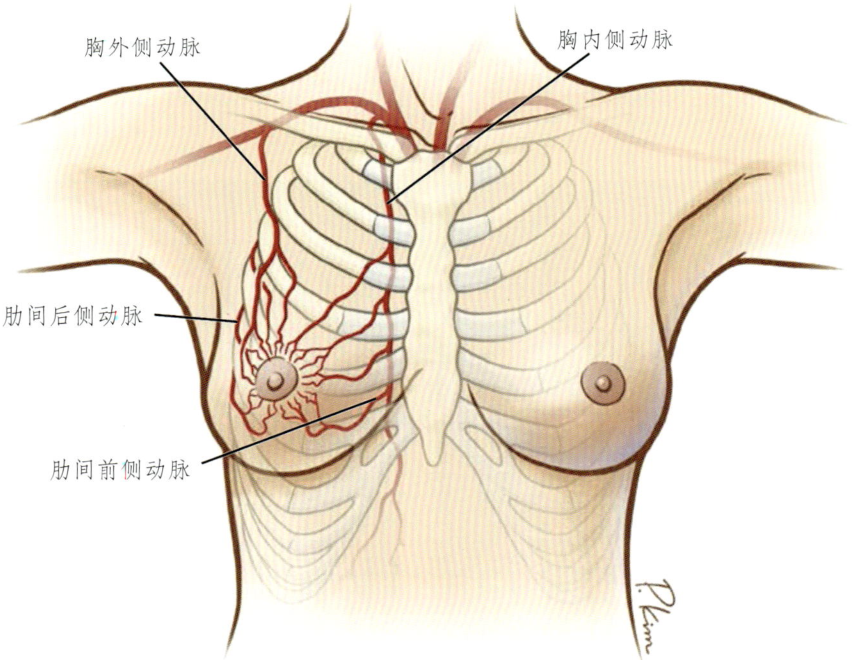

图 24.5 乳房的血液供应。

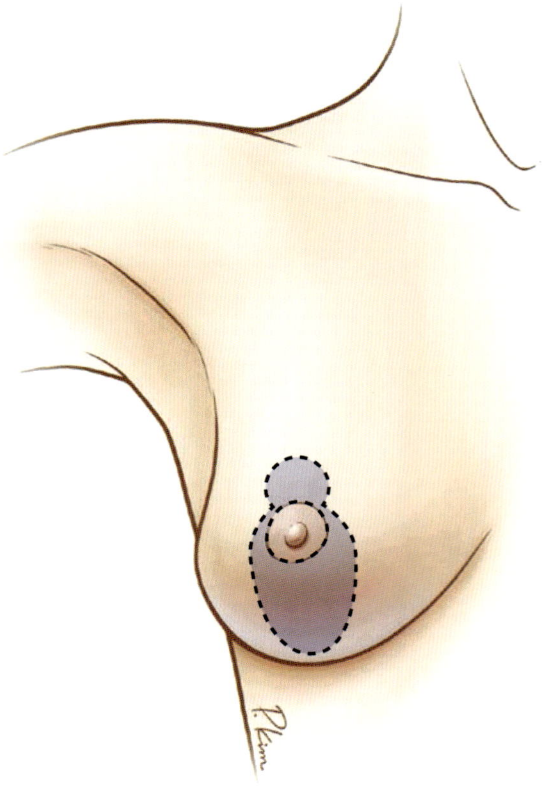

图 24.6 垂直切口的乳房提升术的手术设计。

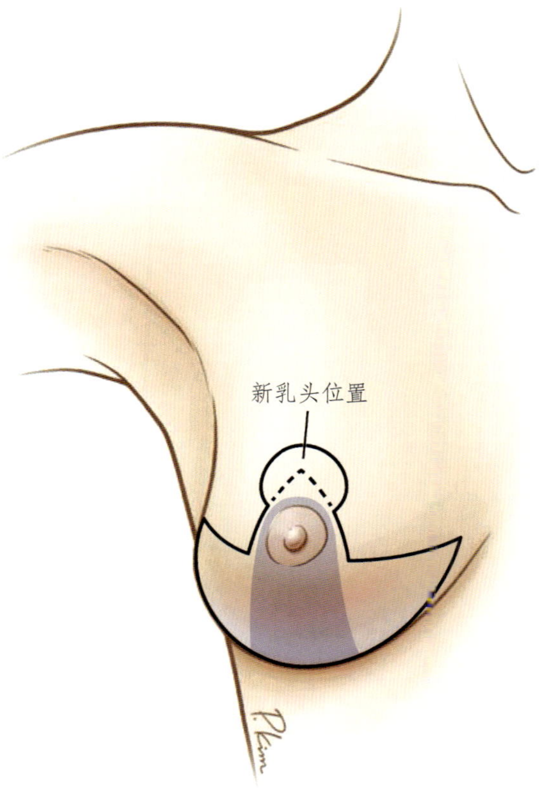

图 24.7 倒 T 形乳房提升术的手术设计。

发育不良，我们更倾向于使用不同大小的乳房假体进行双侧隆乳术[6]。假体可通过 IMF 切口置于腺体后或胸大肌后层次（图 24.9 和图 24.10）。手术过程中使患者处于坐位，利用不同型号的假体试模辅助，为每侧选择最为适合的乳房假体，以达到双侧的对称。一旦确认了假体型号，可以对假体腔隙再进行微调，并植入永久性乳房假体。虽然我们认为假体的差异性选择更多依赖于医生的临床经验，但我们也会与患者讨论假体的差异选择，或让她们在术前试戴不同型号的假体模型，但我们不会向患者承诺最终乳房所呈现的大小，因为手术矫正的目标是实现两侧的对称性。在我们的临床实践中，通常选择 IMF 切口，因为这种方式可以为外科医生提供更大的灵活性，可以方便地进行假体腔隙的调整、松解乳房内的限制，以及确保假体的正确放置。

第 3 类乳房不对称

对于第 3 类型乳房不对称，即双侧呈现不同程度的乳房肥大，我们通常在较大一侧进行下侧蒂倒 T 形乳房缩小术（图 24.11）或内侧蒂垂直切口的乳房缩小术（图 24.12），在较小一侧进行内侧蒂垂直切口的乳房缩小术。如果患者对较小一侧的乳房大小感到满意，也可以采用乳房提升术来实现双侧对称。术前标记非常重要，因为每种去除组织方式的设计都是通过术前标记来确定的。外科医生应该完全了解可以从每侧乳房去除多少组织。一个重要概念是对于不同程度肥大乳房的矫正意味着需要进行不对称的组织量的去除，而使保留下来的乳房组织量基本相同。在去除组织过程中，相对保守地避免过度切除，逐渐地达到双侧对称是至关重要的。作为医生，如果可以如剪裁布料般进行乳房组织的去除，就可以更精确地控制每侧的组织去除量，从而最终实现双侧的对称。

第 4 类乳房不对称

在处理第 4 类乳房不对称时，详细的术前计划至关重要。基本上，需要在一侧进行隆乳术和乳房提升

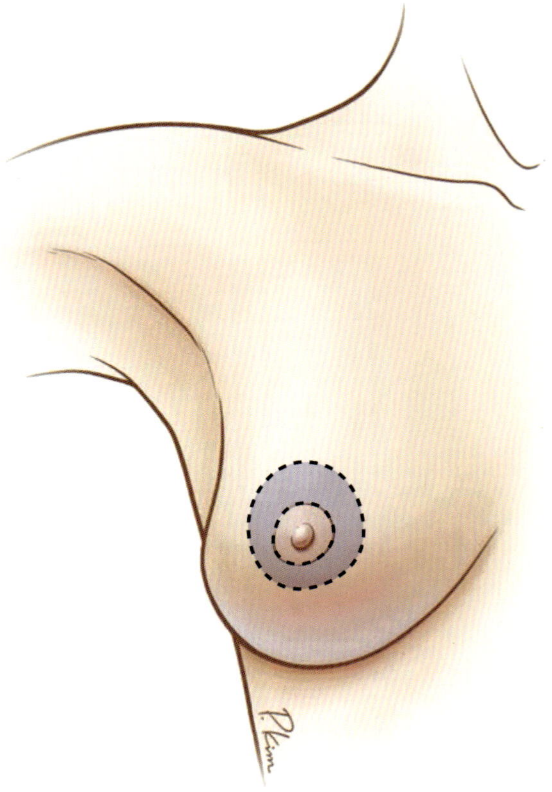

图 24.8 环乳晕切口的乳房提升术的手术设计。

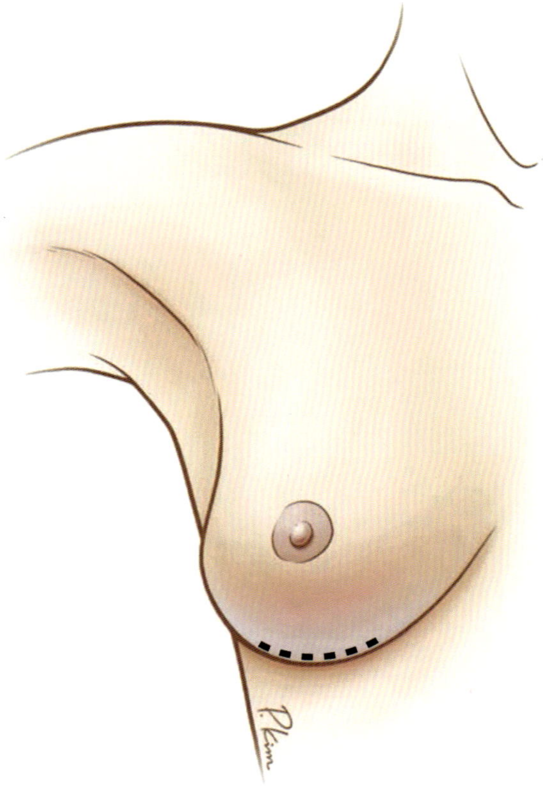

图 24.10 IMF 切口的隆乳术。

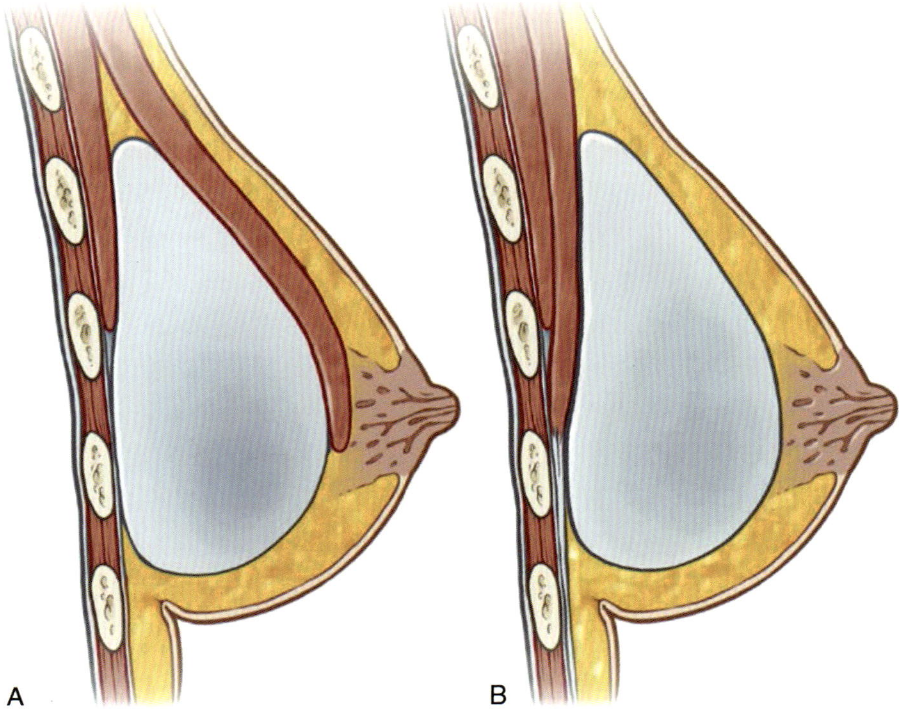

图 24.9 (A)胸大肌后层次植入乳房假体。(B)腺体后层次植入乳房假体。

术，而在更大的另一侧需要进行垂直切口乳房缩小术或乳房提升术。本文作者偏爱通过 IMF 切口先对较小一侧进行隆乳术，需要的假体型号可以通过假体试模来辅助进行选择。随后术中使用“临时缝合”技术来确定较大一侧乳房提升术或缩小术的切口形态（图 24.13）。如果只需要进行乳房提升术，则可以通过这种方式精确决定切口形态（图 24.14 和图 24.15），并且可以通过前述的联合手术达到对第 4 类乳房不对称的矫正效果（图 24.16）。如果患者的脂肪储备充足，还可以采用脂肪移植这一当今流行的手术方式来处理发育不良侧的乳房[7]。

先天性乳房不对称的分类和推荐的治疗方案总结见表 24.1。

术后护理和预期效果

术后护理与其他类型的美容乳房手术相同。必要

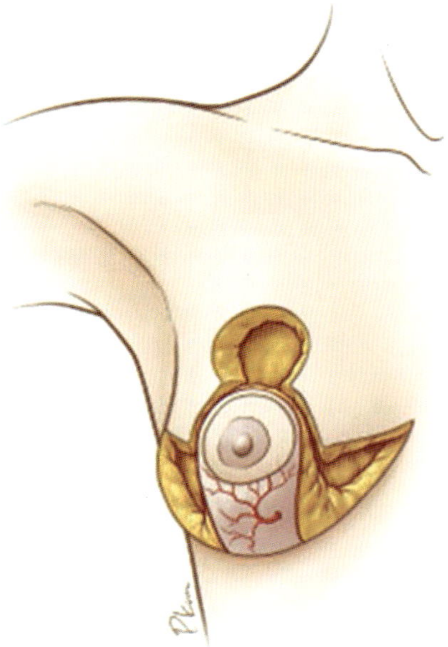

图 24.11　下侧蒂的乳房缩小术或乳房提升术的蒂部血液供应。

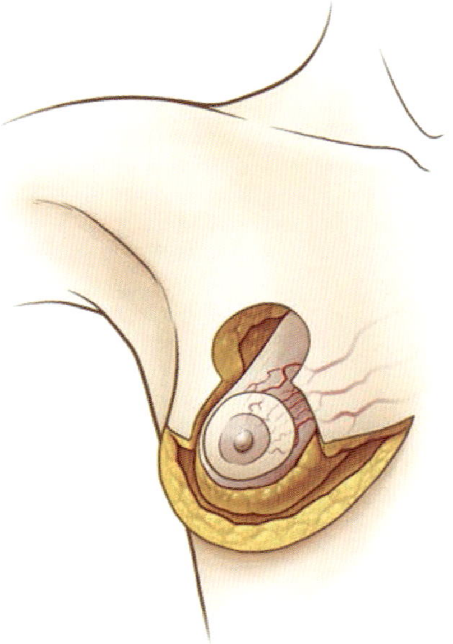

图 24.12　内侧蒂的乳房缩小术或乳房提升术的蒂部血液供应。

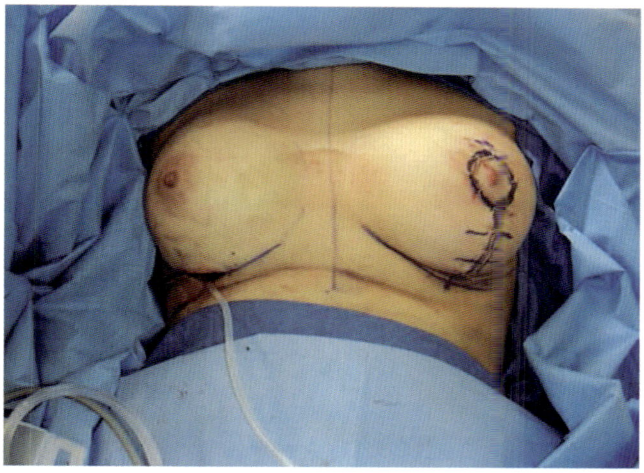

图 24.13　术中照片展示矫正第 4 类乳房不对称。右侧乳房刚完成假体试模的植入，左侧则采用“临时缝合”技术确定垂直切口的乳房提升术的切口形态。

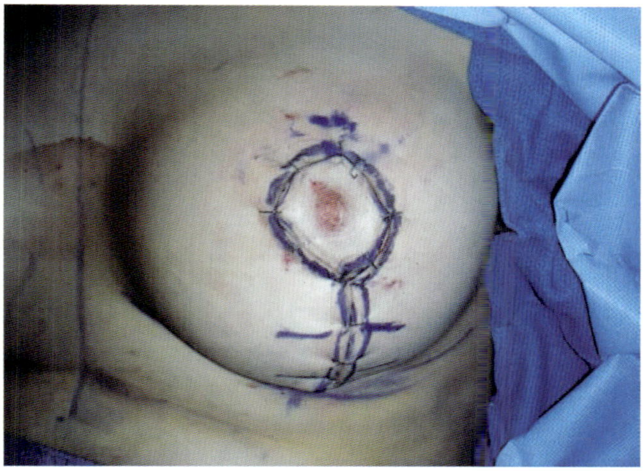

图 24.14　术中近距离视图，展示使用“临时缝合”技术确定左侧垂直切口的乳房提升术的切口形态。

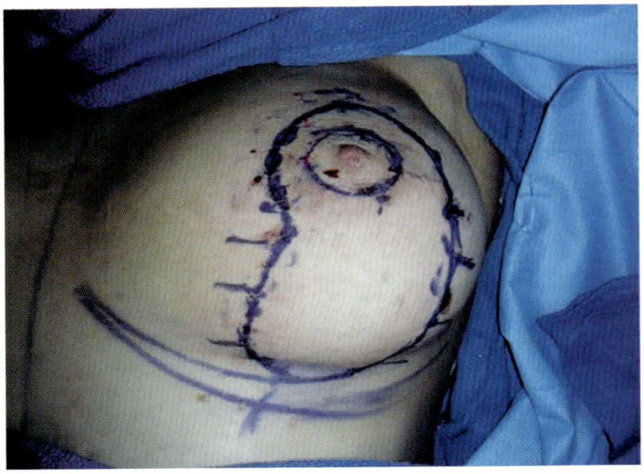

图 24.15 术中近距离视图，展示打开“临时缝合”后的左侧垂直切口的乳房提升术的切口形态。

表 24.1 先天性乳房不对称的分类和手术治疗选择

第 1 类：双乳下垂	较大侧：乳房提升术/缩小术（倒 T 形或垂直切口） 较小侧：乳房提升术（垂直切口）
第 2 类：双乳发育不良	双侧乳房植入不同尺寸的乳房假体进行隆乳
第 3 类：双乳肥大	较大侧：乳房缩小术（倒 T 形或垂直切口） 较小侧：乳房缩小术/乳房提升术（垂直切口）
第 4 类：一侧乳房肥大，一侧乳房发育不良	较大侧：乳房缩小术/乳房提升术（倒 T 形或垂直切口） 较小侧：假体植入的隆乳术或进行序列的脂肪移植

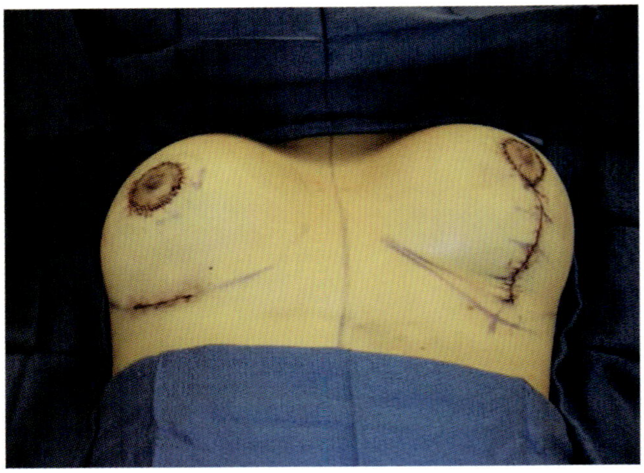

图 24.16 展示同一患者在右侧乳房植入假体，同时在左侧行环乳晕联合垂直切口的乳房提升术，术后即刻照片。

时，短期使用泡沫胶带可以进一步使伤口处变平并定位 IMF，其余的切口粘贴无菌胶布。患者穿戴手术胸罩，并持续到术后 2~3 周，直到伤口愈合，然后更换为没有钢圈的胸罩。在实施手术时，临床经验丰富的医生通常不使用引流管。所有手术操作通常在门诊手术室进行，患者当天可以回家。通常在 2~3 周内，伤口就能完全愈合，患者应该在 6 周内避免负重上举。通过术前的患者教育，大部分患者对于术后瘢痕情况都能接受。患者通常对乳房对称的结果感到满意，有时可以进行二次手术来进一步改善两侧乳房的对称性。

病例分析

病例 24.1

18 岁女性，患有第 1 类乳房不对称。(A~C)术前照片。(D)患者接受了右侧垂直切口的乳房提升术和左侧垂直切口的乳房缩小术以矫正双侧乳房的不对称。手术进行顺利，从她的左侧乳房切除了 255g 组织。(E)术后即刻效果。(F~H)患者术后恢复顺利，术后 3 个月的效果。

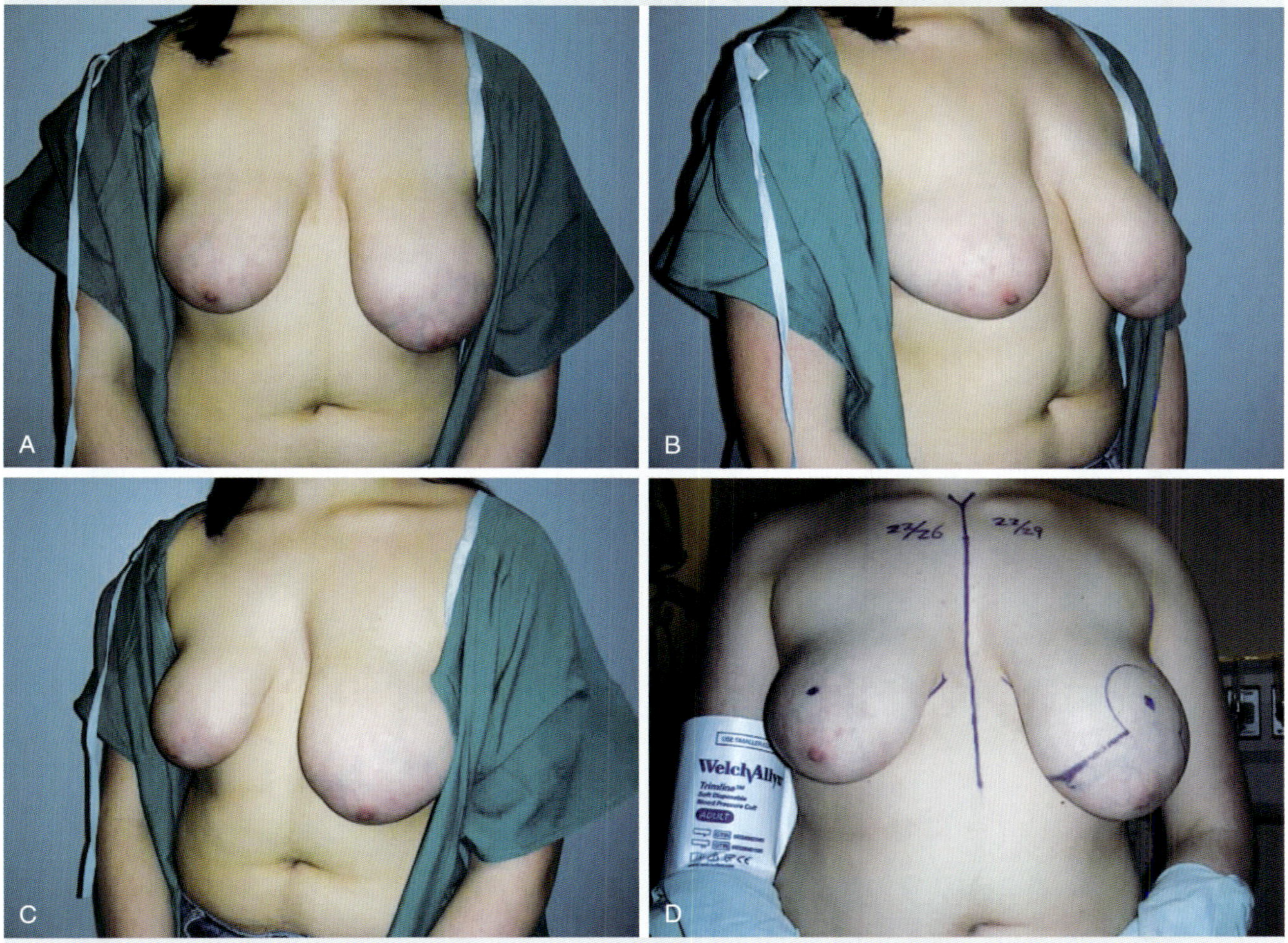

（待续）

病例 24.1（续）

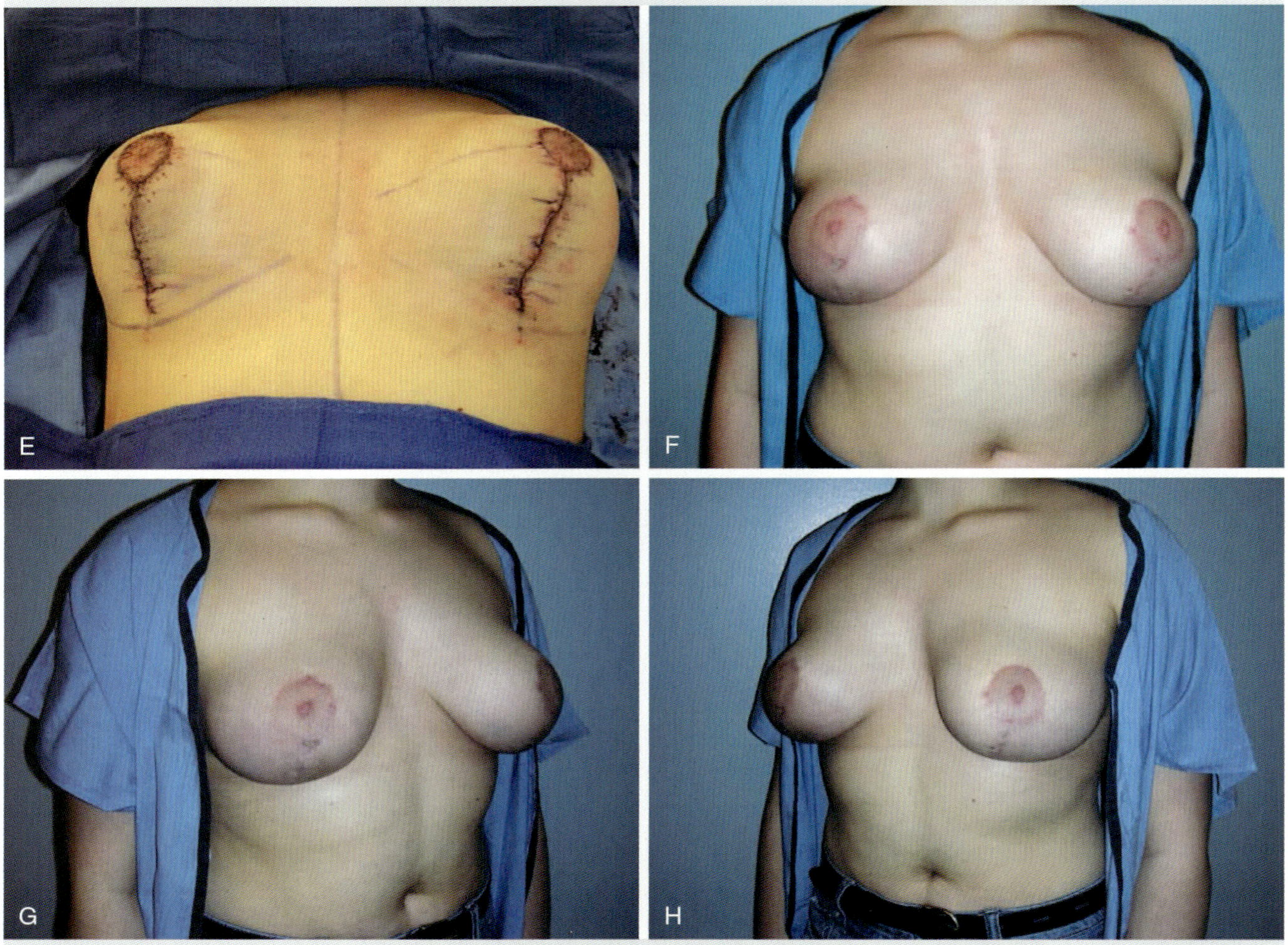

病例 24.2

26 岁女性，患有第 2 类乳房不对称，她两侧的乳晕也较大。(A~C)术前照片。(D)患者接受了 IMF 切口的腺体后假体隆乳术，双侧使用了不同大小的乳房假体，同时进行了双侧环乳晕切口的乳房提升术以矫正乳房不对称。手术进行顺利，她的右侧乳房植入了 300mL 中等突度的光面圆形硅胶乳房假体，左侧乳房植入了 250mL 的假体。(E)双侧环乳晕的乳房提升术是在双侧乳房假体植入之后进行的。(F)术后即刻效果。(G~I)术后患者恢复情况良好，术后 6 个月的效果。

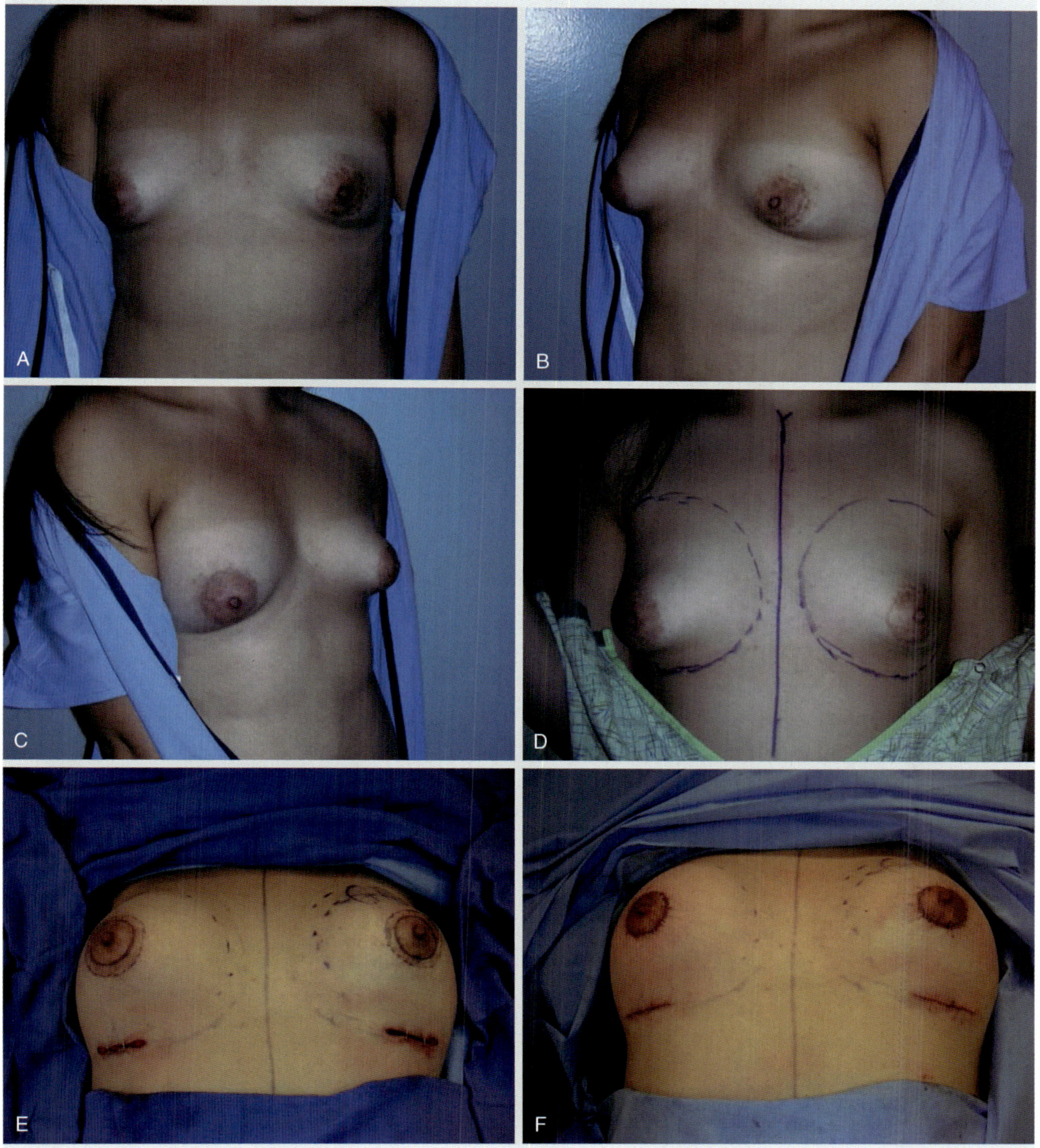

(待续)

病例 24.2(续)

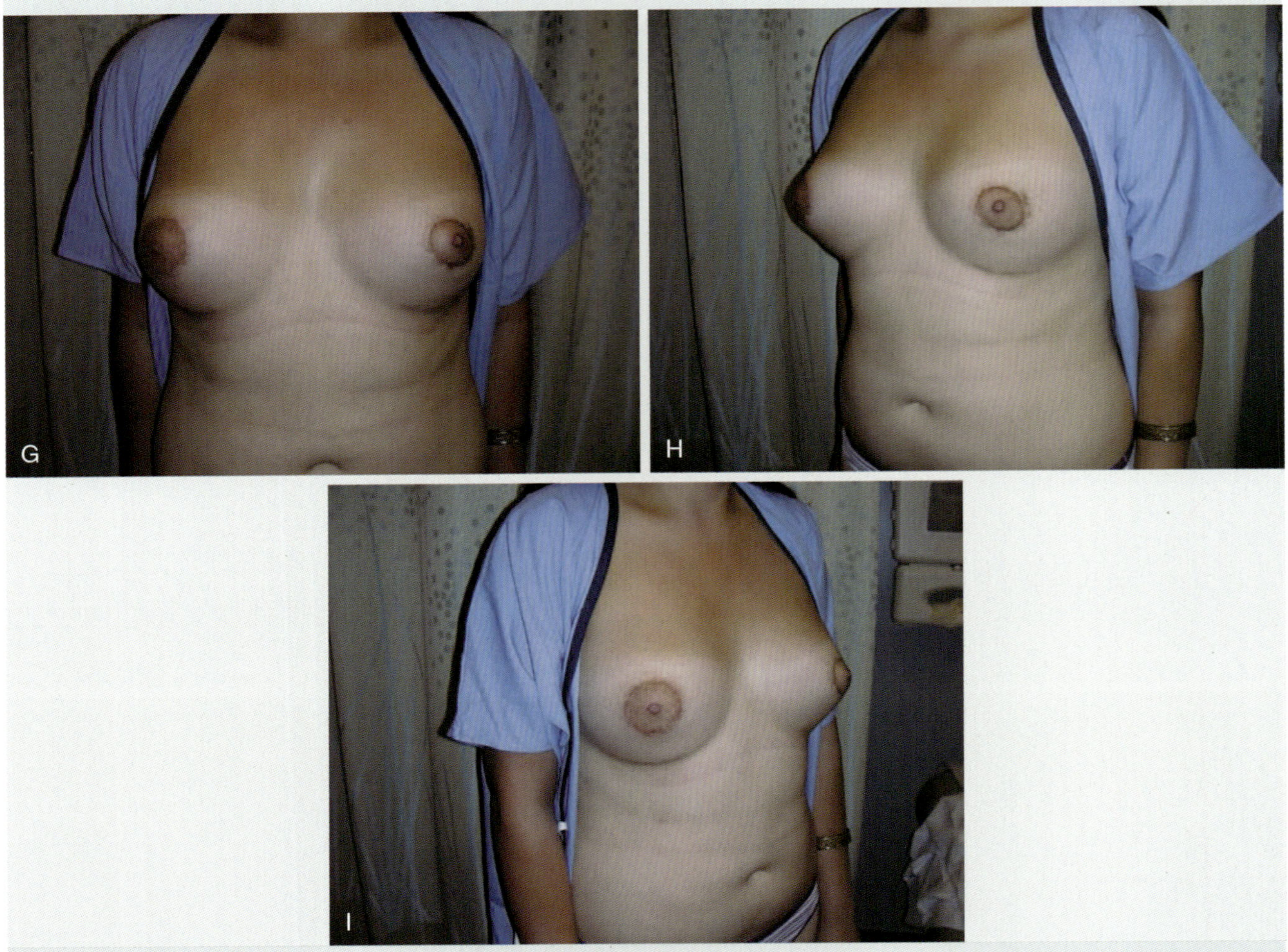

病例 24.3

18 岁女性,患有第 3 类乳房不对称。(A)术前照片。(B)她接受了右侧倒 T 形乳房缩小术和左侧垂直切口的乳房提升术来矫正乳房不对称。手术进行顺利,右侧乳房切除了 464g 组织。患者术后恢复情况良好。(C)术后 2 个月的效果。(D)术后 12 个月的效果。

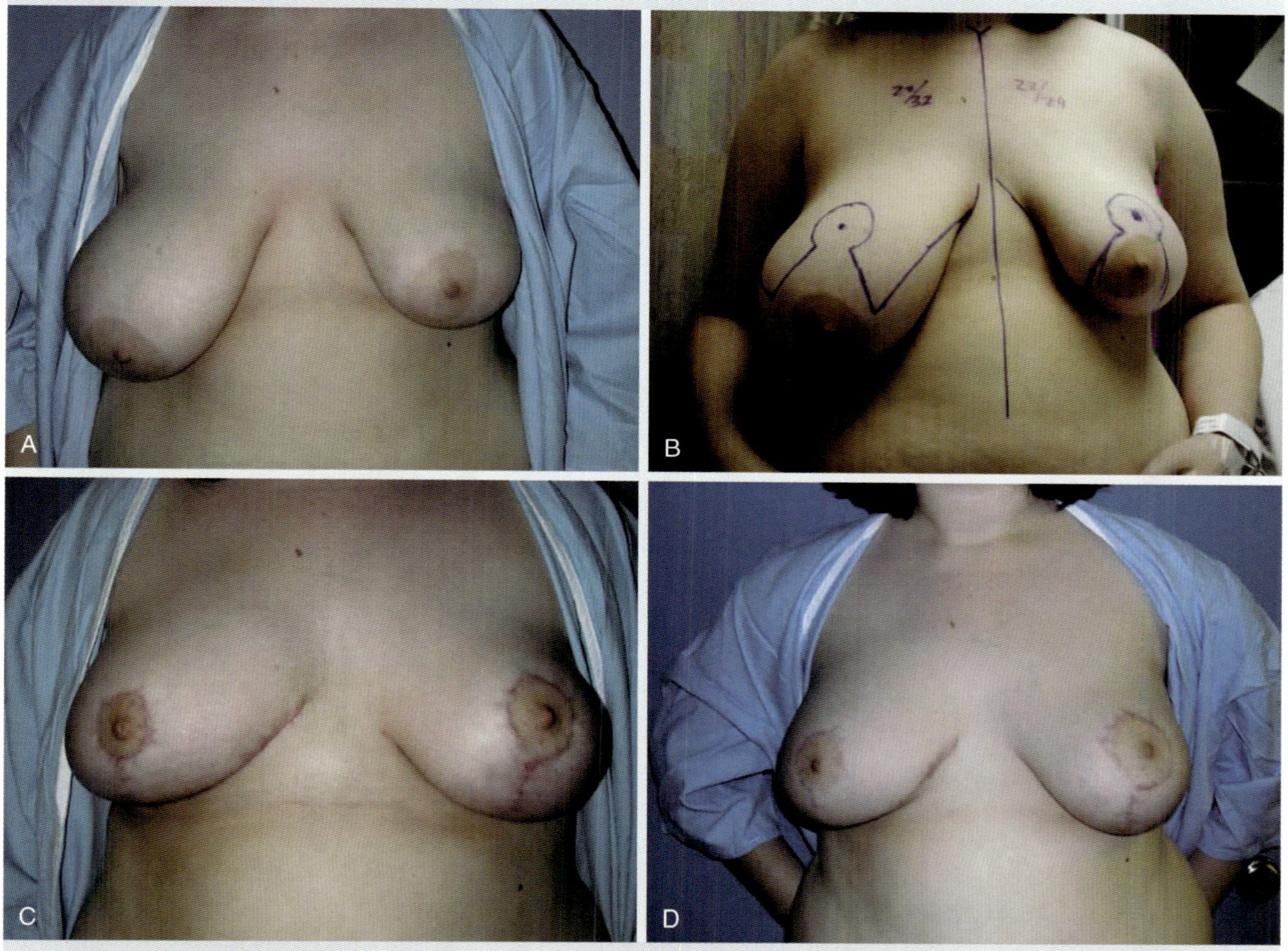

病例 24.4

23 岁女性，患有第 4 类乳房不对称，她的两侧乳晕也有明显增大。(A,B)术前照片。(C)患者接受了右侧倒 T 形乳房提升术，左侧采用 IMF 切口的假体隆乳术来解决双侧不对称的问题，同时左侧通过环乳晕切口的乳房提升术来缩小乳晕。手术进行顺利，左侧乳腺后层次植入 550mL 中等突度的光面圆形硅胶假体。(D)随后进行了左侧环乳晕切口的乳房提升术和右侧倒 T 形乳房提升术。(E~G)术后恢复顺利，术后 5 个月的效果。

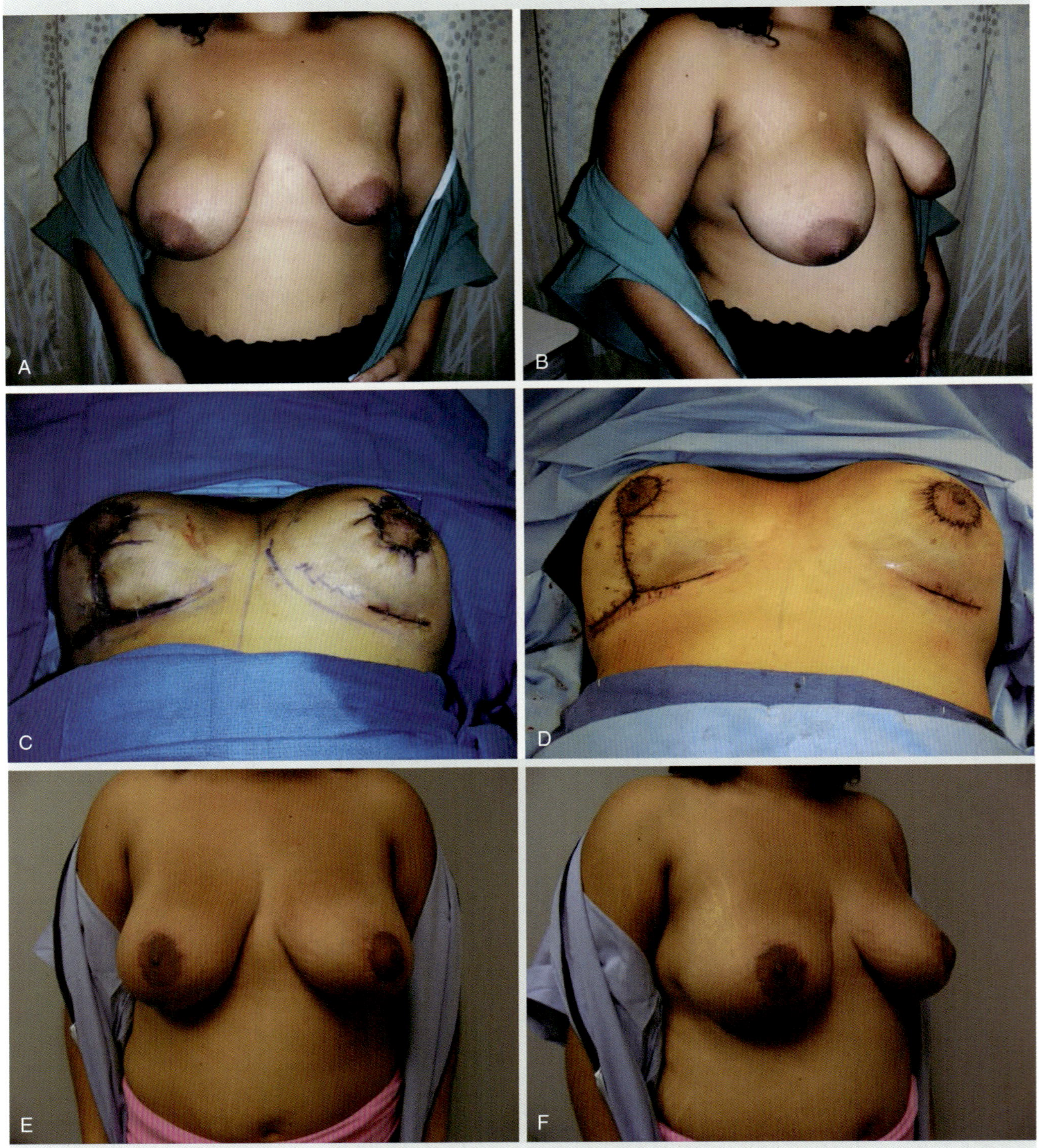

(待续)

病例 24.4(续)

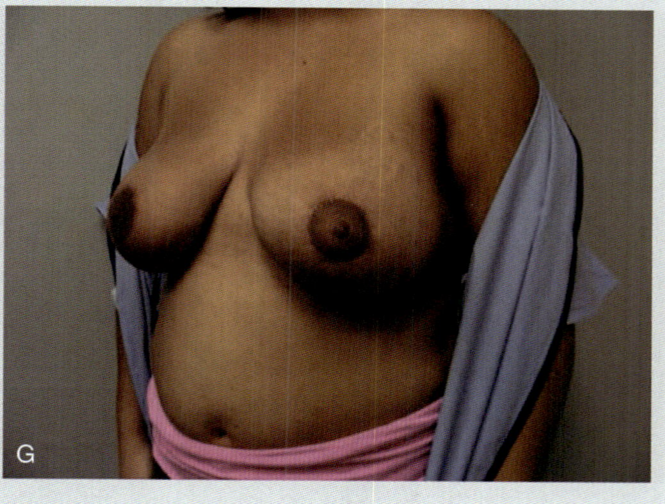

并发症处理

总体而言,并发症的发生率较低,并且与单独进行这些乳房手术操作时的并发症情况类似。在倒 T 形乳房提升术或缩小术的 T 交点处和垂直切口的乳房提升术或缩小术的荷包缝合位置出现伤口愈合不良的风险与单独进行该类手术操作时相似。这类情况通常只需要局部的伤口处理,在门诊进行适当的换药处理即可。与乳房假体相关的问题,如感染、包膜挛缩、假体移位和破裂,都可能出现,其风险与直接进行假体隆乳术时的风险情况相似,我们建议采取与假体隆乳相同的标准来预防感染和包膜挛缩。手术前需要常规与患者讨论乳房假体的取出和更换问题。当进行脂肪移植手术时,脂肪坏死也是可能发生的,应该给予相应的处理。偶尔患者可能会出现血肿或血清肿,就像进行任何类型的乳房手术后一样, 这类并发症可以通过在门诊或手术室进行血肿或血清肿的清除来解决。

二次手术

在矫正先天性乳房不对称时,二次手术的比例比单纯进行乳房整形手术时要更高。由于乳房本身的特性,在处理乳房不对称的过程中会遗留一些不对称,并且在术后愈合阶段也会产生一些小的不对称。在术前谈话中,医生应告知患者进行二次手术并非意味着手术的失败,而是为了获得尽可能对称的结果所需的必要操作。最常见的二次手术包括乳晕大小调整和乳头形状调整,操作根据所需的矫正量可以在门诊局部麻醉下完成。如果在主要手术操作完成后,乳房的轮廓仍然存在不对称,则可能需要进行第二次乳房缩小术或乳房提升术来获得对称的结果。瘢痕修整是另一种可以在门诊局部麻醉下进行的二次手术操作。

结论

纠正先天性乳房不对称并不容易,没有单一的手术操作可以使两侧乳房达到对称。尽管如此,患者常常渴望通过手术来改善,而理解手术方案对于任何一名整形外科医生都非常重要。医生需要具备高超的艺术感、能够发现术前的不对称、选择正确的手术方式、实施正确的手术操作并在术中进行精细的调整,这也正是乳房整形医生学习曲线的重要组成部分。这些手术操作是一个费时费力的过程,但是,当手术方案选择恰当并被准确地执行,可以为我们的患者带来巨大的获益。

手术成功要点

- 正确的术前评估对于矫正乳房不对称非常重要。
- 根据术前分析选择适合患者的手术方案。
- 要对两侧乳房都进行手术以达到乳房对称。
- 针对患者乳房不对称的分类来选择适当的手术操作。
- 通常需要组合多种手术操作来矫正乳房不对称。
- 可能需要进行二次手术以达到更好的乳房对称性。
- 需要经历一个学习曲线才能熟练处理双侧乳房不对称。

（刘烨 王白成 马建勋 吕金陵 译 刘畅 陈育哲 校）

参考文献

1. Elsahy, N.I., 1976. Correction of asymmetries of the breasts. Plast. Reconst. Surg. 57, 700–706.
2. Khan, U.D., 2011. Breast and chest asymmetries: classification and relative distribution of common asymmetries in patients requesting augmentation mammoplasty. Eur. J. Plast. Surg. 34, 375–380.
3. Araco, A., Gravante, G., Araco, F., et al., 2006. Breast asymmetries: a brief review and our experience. Aesth. Plast. Surg. 30, 309–314.
4. Malata, C.M., Bradbury, B.E.T., Ramli, A.R.B., Sharpe, D.T., 1994. Congenital breast asymmetry: subjective and objective assessments. Br. J. Plast. Surg. 95, 95–102.
5. Yesilada, A.K., Sevim, K.Z., Sirvan, S.S., et al., 2013. Our surgical approach to treatment of congenital, developmental, and acquired breast asymmetries: a review of 30 cases. Aesth. Plast. Surg. 37, 77–87.
6. Khan, U.D., 2014. Review of implant sizes in 146 consecutive asymmetrical augmentation mammoplasties. Eur. J. Plast. Surg. 37, 273–279.
7. Del Vecchio, D., 2009. Breast reconstruction for breast asymmetry using recipient site pre-expansion and autologous fat grafting: a case report. Ann. Plast. Surg. 62, 523–528.

第 25 章

跨性别的乳房整形手术（男转女，女转男）

Wrood Kassira，Karen Kaplan，Ajani Nugent，Samira E. Caraballo，Christopher J.Salgado

引言

性别焦虑症，通常被称为性别认同障碍，是指一个人对自己被指定的性别持续感到不适[1]。性别认同障碍患者希望以异性的身份生活，因此，通常会修正其第一性征及第二性征。如今，对于跨性别患者来说，有许多外科手术和用药手段可以帮助他们过渡到所期望的性别。

跨性别女性是指出生时拥有符合男性特征的生理结构，并被指定为男性性别，但自我认同的性别为女性的人群；而跨性别男性则相反[3]。这些个体通常会接受激素治疗和性别重置手术，以转换和改变自己的外貌，使其符合自身的性别认同[4]。术语“跨女”或“跨性别女性”指的是转变性别的女性，而“跨男”则指转变性别的男性；而术语“顺性别”或“同性别认同者”则指那些认同他们出生时被指定的性别的人。

在进行任何手术治疗或开始激素疗法之前，需要进行心理健康评估。必须由一位精神科医生诊断个体是否患有性别认同障碍[1]。评估过程中需排除内分泌紊乱、精神疾病和心理健康障碍。患者被精神科医生排除上述诊断后，即可在手术干预之前开始进行激素替代疗法[1]。

许多跨性别男转女的患者在长期激素替代治疗后会出现乳房发育。然而，对于那些希望乳房更大的患者来说，隆乳术可作为补充手段。隆乳术通过使用硅胶或盐水乳房假体来增大乳房体积，从而改善胸部的大小和形态（图 25.1）。根据患者期望的乳房外观，外科医生选择适合的乳房假体来构建乳房轮廓[9]。在一些男转女的患者中，可以考虑先期使用软组织扩张器来改善胸部皮肤的松弛度。在乳房假体使用方面需要和患者进行深入的沟通，告知患者假体并非是永久性的，往往还需要在后续过程中进行多次手术。

跨性别女转男的患者通常要求进行双侧乳房切除术，即去除乳房并塑造男性的胸部轮廓外观[6]。该手术具体技术方案的选择取决于个体的乳腺组织量和组织弹性[6]。乳腺实质和脂肪组织可以通过多种切口

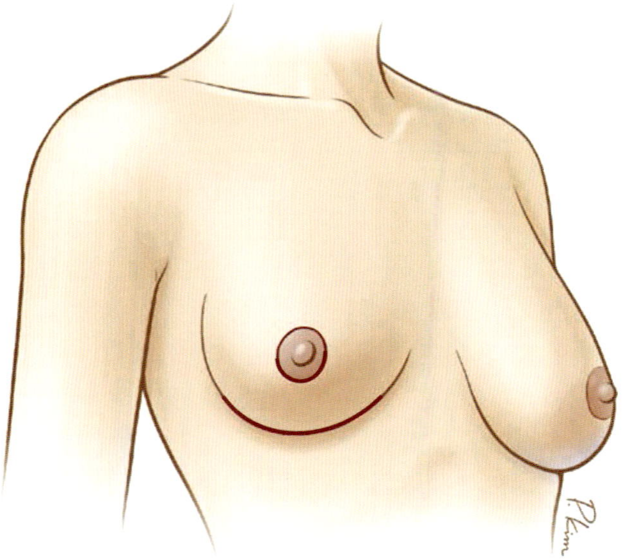

图 25.1　假体隆乳术不同入路的切口选择。

来去除，从乳晕周围切口到双切口乳房切除联合乳头游离移植[2,10]。

虽然大多数性别重置序列治疗中都会应用激素治疗，但它并不是完成胸部整形手术的必要条件。胸部手术可以在会阴部手术(包括阴道成形术或阴蒂成形术及阴茎再造术)之前6~12个月进行。对于一些跨性别个体而言，胸部整形手术可能是整个性别转变过程中接受的唯一手术操作[3]。

适应证和禁忌证

隆乳术是为了改善跨性别女性患者胸部外观而常规进行的手术。尽管该手术方式频繁应用，但在已发表的文献中，很少有文章专门探讨这一问题。对于寻求改善胸部外观的跨性别女性患者，主治医生有责任将跨性别女性隆乳的适应证与以美容为目的或以重建为目的的隆乳术适应证相区分。因此，主治医生应熟悉世界跨性别健康协会(WPATH)针对跨性别女性撰写的指南规范中胸部整形的相关内容，并严格遵守其中的指导意见。这些指南的涉及范围超出了本章内容的范畴；但是要记住，术者仍需获得与患者已建立关系的持证精神科医生对患者的诊断证明，且患者需至少连续进行激素治疗并以转变性别出柜生活12个月以上[3]。遵守这些指南的重要性不仅在于确保患者满足性别焦虑的标准，而且还在于手术医生的医学和法律责任。

一旦性别焦虑得到诊断和(或)记录，隆乳术的手术评估可以按标准程序进行。对于跨性别男性进行乳房切除的适应证与跨性别女性的适应证相同，唯一的区别是激素治疗并非是必须的[10]。

跨性别男转女患者的术前评估

大多数患者在接受隆乳术评估前都已经接受了女性化激素治疗。这些激素通常会导致乳腺组织一定程度的发育，通常与青春期女性中常见的Tanner 3阶段或4阶段乳腺分型类似[3]。这种程度的乳房发育通常不足以满足患者的美学期望，而且以作者的经验来看也不足以让患者“通过”女性的性别认同，因此，确定患者的美学期望和目标对于整形外科医生来说非常重要。通常来讲，我们发现大多数跨性别女性患者比顺性别女性更期望有丰满的乳房外观。然而伴随的挑战则是他们的乳房组织通常不适合进行大容量隆乳术[9]。作者发现虚拟成像技术有助于整形外科医生和患者更好地沟通进而了解患者的美学期望，并在术前进行更好的心理预期干预。在完成虚拟成像之后，按照隆乳患者的常规检查程序进行乳房/胸部的检查，包括评估乳房的边界(乳房基底宽度)、乳房IMF水平、双侧对称性、放松和牵拉状态下的乳头-IMF距离、胸骨切迹到乳头距离、NAC直径、皮下组织夹捏厚度、评估胸大肌强度及确定乳房下垂情况[9]。还要评估是否存在乳房部位的其他异常，如乳房组织和腋窝的肿物，因为虽然罕见，但雌激素的使用可能会增加这些患者罹患乳腺恶性肿瘤的风险[5]。关于这类人群罹患乳腺癌的风险和相关发病率的文献报道有限。

根据患者BMI的不同，差异大多体现在缺乏弹性的皮肤和较薄的上极组织方面。这类患者的胸大肌通常也更为发达[9]。在术前识别出任何不对称是非常重要的，因为不对称的情况可能会在术后更加明显，从而影响满意度。

手术医生应当就硅胶假体和盐水假体各自的优缺点向患者详细告知，并由患者根据偏好选择假体类型[9]。作者一直倾向于使用硅胶假体，因为在术后的触感上更为柔软(表25.1)。毛面假体有导致间变性大细胞淋巴瘤(ALCL)的风险，所以选择光面假体。目前对于无症状患者，FDA建议在术后5~6年进行超声或MRI检查以排除潜在的渗漏，此后每2~3年再行复查。

表25.1 隆乳术当中使用的假体类型

	盐水假体	硅胶假体
FDA批准	是，必须>18周岁	是，必须>22周岁
填充物成分	生理盐水	硅胶
充填量	可在术中进行调整	术前已充填完毕，术中无法调整
外壳材质	光面或毛面	光面或毛面
质量保证	生产厂家负责	生产厂家负责

手术方法

相关的应用解剖

如前所述,乳房的基底宽度非常重要。这可以通过直接施加压力于 NAC 使得皮下的乳房组织形成的圆形区域得以显现来明确。同时,胸大肌宽度对于拟在胸大肌下层植入假体的患者也很重要,该宽度可以通过测量胸骨旁肌肉起点到腋前皱襞的水平距离来确定。

乳房组织和 NAC 的神经血管供应也应该纳入考虑。NAC 的神经支配来自第 4 肋间神经的外侧皮支,知晓这一点对于沿胸大肌外侧缘向外剥离假体腔隙非常重要。乳房和 NAC 的血供既往已被充分地阐明。然而需要注意的是,在进行胸肌下腔隙的剥离时,通常会遇到胸廓内动脉的第 2 肋间穿支,如果在术中没有合理控制出血,则可能成为术后血肿的来源。从血供角度来看,胸肌下腔隙是最为安全的,因为来自胸肩峰动脉的供血得以保留。

术前标记

首先,从胸骨切迹至肚脐画出中线。然后,标记两侧天然的乳房 IMF 位置。将原始乳房的外界范围勾勒出来作为参考。因胸大肌具有一定厚度,可以让患者内收肩部使胸大肌收缩从而标记出胸大肌的边界。

作者的标准方法是使用乳房 IMF 切口入路。因为跨性别女性的乳晕直径较小,通常不足以进行乳晕缘切口的假体植入。经腋窝入路的隆乳术方法在文献中已有充分介绍,然而根据作者经验,认为通过乳房 IMF 切口入路可以获得更好的乳房轮廓和对称性。

由于大多数患者希望使用较大的乳房假体,如果将乳房 IMF 切口直接放在天然的乳房 IMF 处,会造成术后切口瘢痕迁移至乳房表面。因此,我们通常将乳房 IMF 切口设计在天然乳房 IMF 下方至少 1cm 处,具体取决于假体的大小[9]。

手术入路

通常在术前就要决定假体植入的层次。对于胸肌非常发达的患者,乳腺后或筋膜后层次可能更加理想,因为可以将术后出现动态畸形的风险降到最低。Ⅲ型双平面技术也有助于预防该问题的发生。值得注意的是,往往这些患者的皮肤包被较薄,从术后效果的角度来看,乳腺后层次的植入并不理想[10]。因此,作者的常规做法是采用胸肌后层次植入假体,必要时采用Ⅱ型双平面技术对胸肌的压力进行释放。作者还会根据手术前乳房下垂的情况来决定是否进行双平面松解。

手术操作细节

在进行麻醉诱导前,首先确保患者穿戴了下肢气动压缩袜,因为这些患者具有较高的深静脉血栓形成的风险。常规指导患者在术前 4 周停用雌激素。术前输注抗生素,通常使用万古霉素和头孢唑林,如果有青霉素过敏,可以使用克林霉素。

确定患者对称地平躺于手术台上,两臂向外侧45°张开或交叉于腹部,用棉垫保护,并用胶带或弹性绷带固定。用碘附或氯己定溶液自胸部至脐水平进行消毒。在两侧切口处注射含有 1%利多卡因和肾上腺素的局部麻醉药物。

切开皮肤经过皮下组织直至胸肌筋膜。如需应用Ⅱ型双平面技术,要将胸大肌释放至 NAC 水平位置。在胸大肌下方的起点处大概第 4 肋间,从外侧向内侧进行离断并向上剥离。然后根据术前拟定的乳房区域使用电刀进行胸肌下层次的剥离。植入假体试模并将手术台调成坐位,进一步调整假体的大小和对称性。

一旦确定最适合的假体型号,使用 3-0 Vicryl 缝线将上方的筋膜和下方的纤维脂肪组织/肋骨骨膜进行缝合以在假体植入后关闭假体腔隙。先使用碘附冲洗假体腔隙,再使用头孢唑林、杆菌肽和庆大霉素(若无禁忌证)的三联抗生素溶液进行冲洗。

假体植入后,使用 3-0 Vicryl 缝线进行缝合关闭假体腔隙。使用 3-0 Monocryl 缝线和 4-0 Monocryl 缝线分别做深层和浅层真皮的减张,并在切口处涂上免缝胶水。最后给予手术用支持胸罩进行塑形保护。

术后护理和预期效果

手术用支持胸罩往往是术后唯一的外覆敷料。由于假体在垂直方向可能发生上方移位,可以使用泡沫胶带或弹性绷带施加温和但持久的向下压力来进行对上极的压迫。告知患者在术后 2 周内避免肩部外展超过 45°，并在 6 周内避免剧烈活动和负重上举。术后尽早下床活动有利于康复。隆乳术可以安全地作为门诊手术施行，但是每位患者都应进行风险评估。

文献并不支持长期应用抗生素，然而大多数整形外科医生会在术后给予患者口服抗生素。作者还会在术后 5 天内根据需要给患者使用肌肉松弛剂。

病例分析

病例 25.1

28 岁跨性别女性，因乳房发育不良、乳头间距过宽和下极窄小等问题而就诊。(A,B)术前照片。患者接受了双平面层次的 450mL 圆形硅胶假体植入隆乳术。(C,D)术后照片。

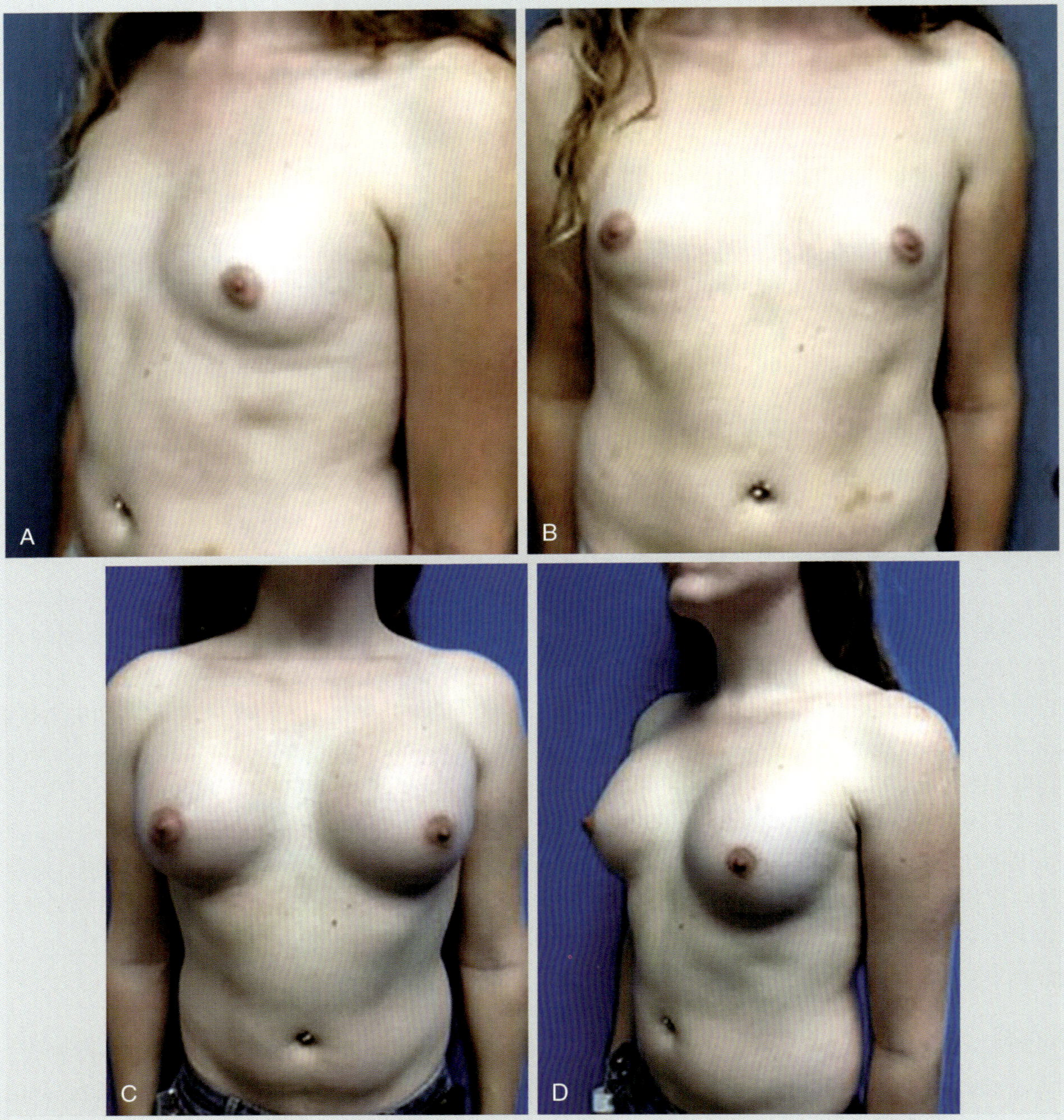

病例 25.2

43 岁跨性别女性,因乳头乳晕下垂、外扩就诊。(A,B)她接受了乳晕下缘切口入路的双平面硅胶假体隆乳术,同时进行了双侧乳房提升术以达到乳头的上提和内移。(C)术前标记照片。(D~H)同一患者术后照片。(G,H)手术后 9 年的侧位和正位照片。

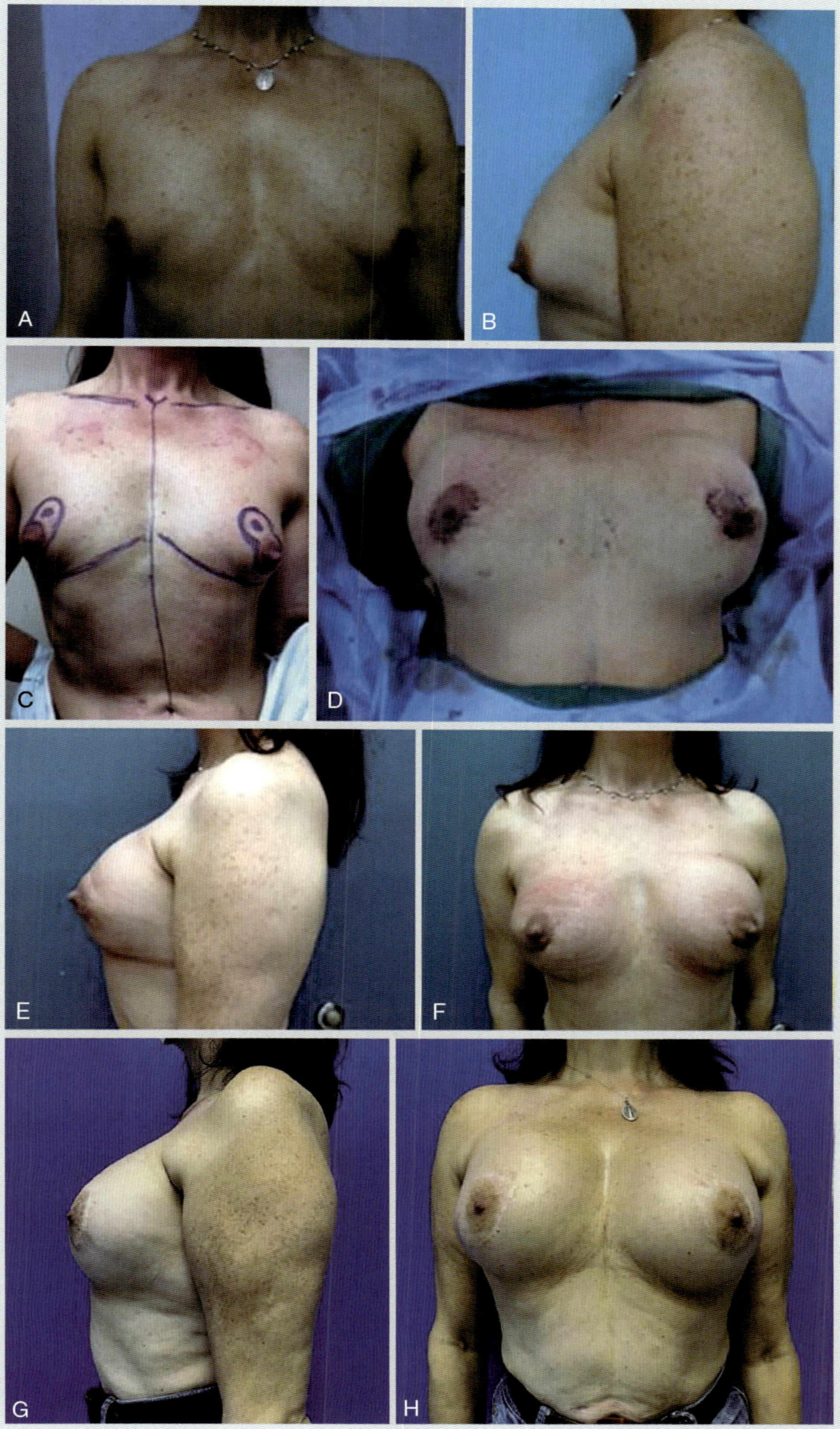

并发症处理

隆乳术的并发症可以分为早期和远期两类。早期并发症包括血肿、感染、切口裂开及静脉血栓栓塞。如果发现血肿，必须立即返回手术室，至少进行腔隙的冲洗，但不太能够控制任何潜在的持续性出血点。血肿的冲洗去除对于降低远期假体包膜挛缩率至关重要。

如果担心术后感染，外科医生应适当放宽术后入院指征，并给予静脉抗生素。如临床考虑潜在感染可能，可进行乳房超声检查，并返回手术室进行切开和引流，以及必要时取出假体。如果临床检查发现伤口愈合不良或包被皮肤受损的情况，可以通过局部伤口护理措施进行处理，包括局部应用抗菌药物和(或)根据需要进行酶促清创术。但是，如果出现假体外露，必须迅速返回手术室进行处理，如有可能进行假体的更换和一期伤口的闭合[9]。

最常见的远期并发症是包膜挛缩。应确定包膜挛缩的严重程度，如果发现为Baker Ⅲ级或Ⅳ级，则需要手术干预。通常需要取出假体、切除包膜、闭合腔隙，并在新的腔隙重新放置假体。一些情况下可能会使用脱细胞异体真皮。其他的一些远期并发症包括假体移位，也需要通过切开、切除、缝合包膜，或结合脂肪移植等手术方式来实现假体腔隙的改善。

二次手术

如前所述，隆乳术的大部分远期并发症都需要再次手术处理。研究表明在隆乳术后的前7年内再次手术率高达30%，将这一点提前告知患者是非常重要的[6]。二次手术的具体手术方式取决于远期并发症情况(例如，包膜挛缩、假体移位、出现波纹征)。

跨性别女转男患者的术前评估

每位患者都要进行乳腺切除手术。术前需评估每个患者的乳房体积、皮肤冗余程度、NAC的大小和位置及皮肤弹性，以确定将使用哪种乳腺切除技术[6]。对于乳房较小的患者，半环形技术是一个可选方案[7]。在乳房较小但乳头较大且突出的情况下，采用经乳晕技术。对于皮肤量中等或乳房较小但皮肤弹性较差的情况，双环技术是一个不错的选择。为了更好地暴露和尽可能多地切除多余组织，可以采用扩大的双环技术。最后，对于大且下垂的乳房，双切口结合乳头游离移植技术是常见的选择[10]。

手术方法

相关的应用解剖

应注意NAC的位置及胸大肌的边界。

术前标记

从胸骨切迹至脐部画出中线，然后将原有的乳房IMF标记出来。

如果进行乳头游离移植术，我们会进行夹捏测试，并标记计划切除区域的上缘。此外，我们会在乳房IMF上方4cm、距胸骨外侧大约11cm的位置标记拟移植乳头的位置。

手术入路

5种手术技术的入路有些许不同。对于半环形技术，切口沿着NAC的下半部分的边缘进入直至暴露乳腺实质。对于经乳晕技术，切口于乳晕和乳头处横向切开。

双环技术需切两个环形切口。第一个内环围绕NAC，以重新设定的长度作为新乳晕的周长。第二个外环为圆形或椭圆形，通过切除两环间的表皮达到紧致皮肤的效果，在外环下方做全层切开以暴露乳腺实质。

扩大的双环技术的入路与双环技术相似，但需要在NAC的外侧设计额外的切口，以切除皮肤和皮下组织[10]。使用双切口结合乳头游离移植技术时，乳腺实质的暴露通过上方的切口实现。

手术操作细节

在进行麻醉诱导前，首先确保患者穿戴了下肢气动压缩袜，因为这些患者具有较高的深静脉血栓形成的风险。术前给患者输注抗生素，通常使用头孢唑林或克林霉素(如果有青霉素过敏)。确定患者对称地平躺于手术台上，两臂向外侧45°张开或交叉于腹部，棉垫保护，并用胶带或弹性绷带固定。自胸部至脐部的区域都要使用碘附或氯己定溶液消毒。

5种入路方式前面已经有所介绍，使用其中一种技术进入暴露乳腺实质,并在保证切除所有腺体组织的同时尽可能保留皮下脂肪。在乳腺浅层进行皮瓣的剥离,上侧至锁骨、内侧至胸骨、外侧至腋前线。向下剥离皮瓣直至超过原有乳房 IMF 以切断 IMF 的连接。一旦皮瓣剥离完成,向后方切至胸大肌筋膜并将乳腺组织从筋膜表面剥离,注意保持胸肌筋膜完整。外侧延长切口沿胸大肌的外侧缘向上弧形切开,这一点对于避免产生猫耳畸形,或避免因皮肤冗余和(或)肥胖而需行二次手术的患者尤为重要。创腔留置负压引流管。5 种乳腺切除技术的差异介绍如下:

- 半环形技术
  - NAC 下方保留腺体组织,以避免乳头凹陷。
  - 用 3-0 Monocryl 缝线进行真皮深层减张,用 4-0 Monocryl 缝线进行皮下连续缝合。
- 经乳晕技术
  - 切口经过 NAC,乳腺实质的切除如前所述。
  - 切除乳头的上半部分,并将乳头的下半部分向上折叠。最终的切口横跨 NAC,并绕过乳头的上方。
  - 切口分层缝合。
- 双环技术
  - 内环切口与外环切口之间的皮肤进行去表皮。
  - 采用荷包缝合将乳晕直径控制在理想范围(通常为 25~30mm)。
  - 环乳晕行 3-0 Monocryl 缝线深层真皮缝合,用 4-0 Monocryl 缝线皮下连续缝合。
- 扩大的双环技术
  - 与双环技术类似,根据需要切除冗余皮肤量,在外侧和(或)内侧切除一个或两个三角形皮肤和皮下组织。
- 乳头游离移植技术
  - 首先,围绕乳晕区域做一个环形切口将 NAC 切下,修剪成全厚移植物待用。
  - 然后,行乳房 IMF 切口,并按照之前介绍的方法向上剥离皮瓣,同时也向 IMF 下方进行皮瓣剥离。
  - 接下来,我们将皮肤向 IMF 方向牵拉,以确定可以安全切除的皮肤范围。一旦我们确定了可切除的范围,就可做上方切口切除皮肤和乳腺实质。
  - 然后, 我们使用 2-0 PDS 缝线进行缝合,接着用 3-0 Monocryl 缝线缝合真皮深层,用 4-0 Monocryl 缝线做连续皮下缝合。
  - 将 NAC 移植物去脂修薄,直到在光照下显得透亮为止。
  - 接下来,使患者处于坐位以确定合适的乳头位置。将乳头置于原乳头垂线上,大约在胸大肌外侧缘内侧 3cm、胸大肌下界上方 2~3cm 处,该位置通常位于第 4 或第 5 肋间隙。NAC 的直径为 20~25mm,在合适的位置切开待组织回缩绷紧后得到圆形移植受区。
  - 然后,将 NAC 移植物置于受区并修剪至相应大小。用 3-0 可吸收缝线固定,并在上方打包固定。

术后护理和预期效果

术后即刻,使用弹力绷带对胸部进行加压包扎。患者住院观察 23 小时, 在术后第 1 天拆除敷料以评估皮瓣血运并检查是否存在血肿。更换弹力绷带,并嘱咐患者在接下来的 4~6 周内全天穿戴弹力塑身衣。

如果进行了乳头的游离移植,需待 24 小时引流量<30mL 后才能拔除引流管。术后 5 天左右,在门诊拆除乳头上方的打包固定。

病例分析

病例 25.3

(A,B)跨性别男性术前照片，其乳房下垂程度为Ⅱ级，伴有中等程度的皮肤松弛。同一患者接受双侧乳房切除、乳头游离移植。(C,D)术后3个月、6个月照片。

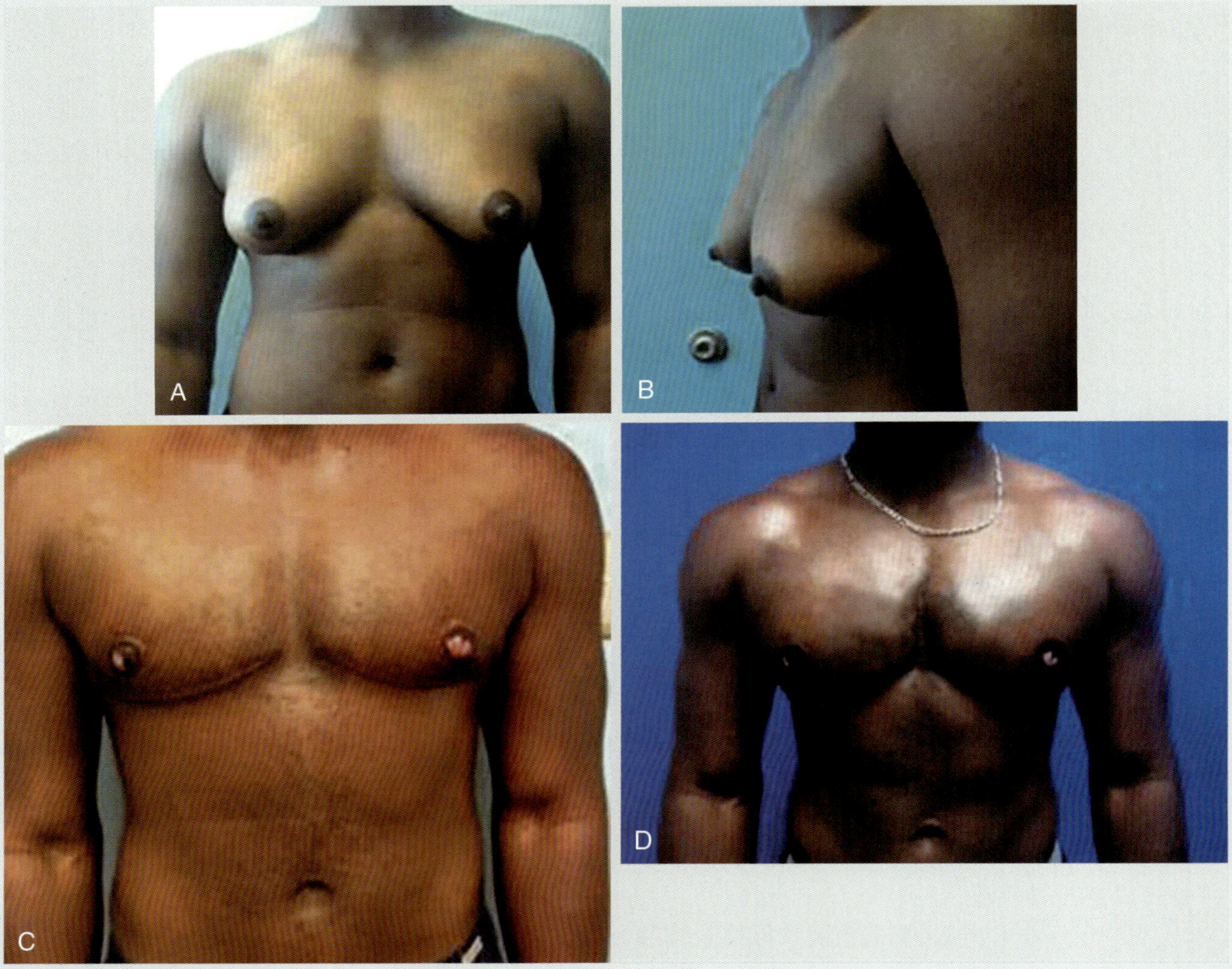

病例 25.4

33 岁跨性别女转男患者,双侧乳房不对称伴有皮肤松弛,左侧乳房下垂程度为Ⅲ级。(A)术前照片。(B~D)患者接受了双切口乳房切除结合乳头游离移植。(E)术后照片。

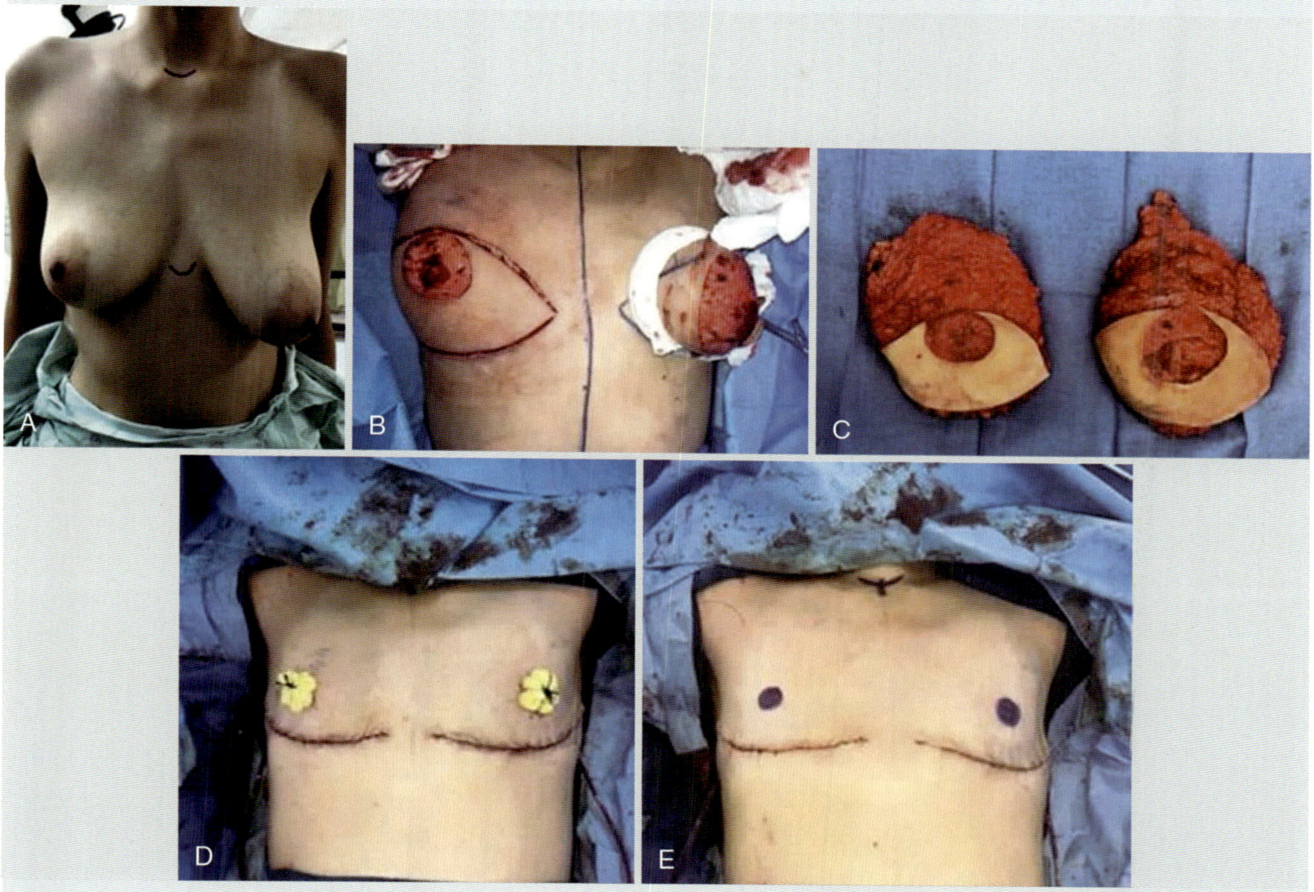

并发症处理

最常见的早期并发症是血肿。如果血肿较小且不影响皮瓣血运,可以通过小针穿刺来排除血肿,而无须再次进入手术室。然而,较大的血肿需要返回手术室进行清除。

更晚发生的并发症包括美学效果不佳,其中包括胸部轮廓异常、NAC 相关问题、皮肤冗余及瘢痕问题,可能需要后期进行修整手术。

二次手术

与接受皮下乳腺腺体切除术的普通患者相似,跨性别女转男患者的乳腺切除术后,也同样需要进行类似的二次手术以解决一些手术并发症,如瘢痕明显、对称性欠佳,或行脂肪移植以解决轮廓缺陷。

结论

胸部整形使患者在其性别角色中感觉更加舒适,也通常是在缓解性别焦虑手术道路中迈出的第一步[1]。对于跨性别男性而言,通过乳房切除术来构建男性的胸部外观。乳房切除术包括切除多余的乳房组织和皮肤、缩小乳头乳晕、消除乳房 IMF 形态、尽量缩小瘢痕规模,同时可能进行乳头游离移植。

跨性别女性通常会接受隆乳术,因为单纯使用激素替代治疗对乳房增大的效果非常有限。整形外科医

病例 25.5

22 岁跨性别男性，接受经乳晕下缘切口的乳腺切除术。

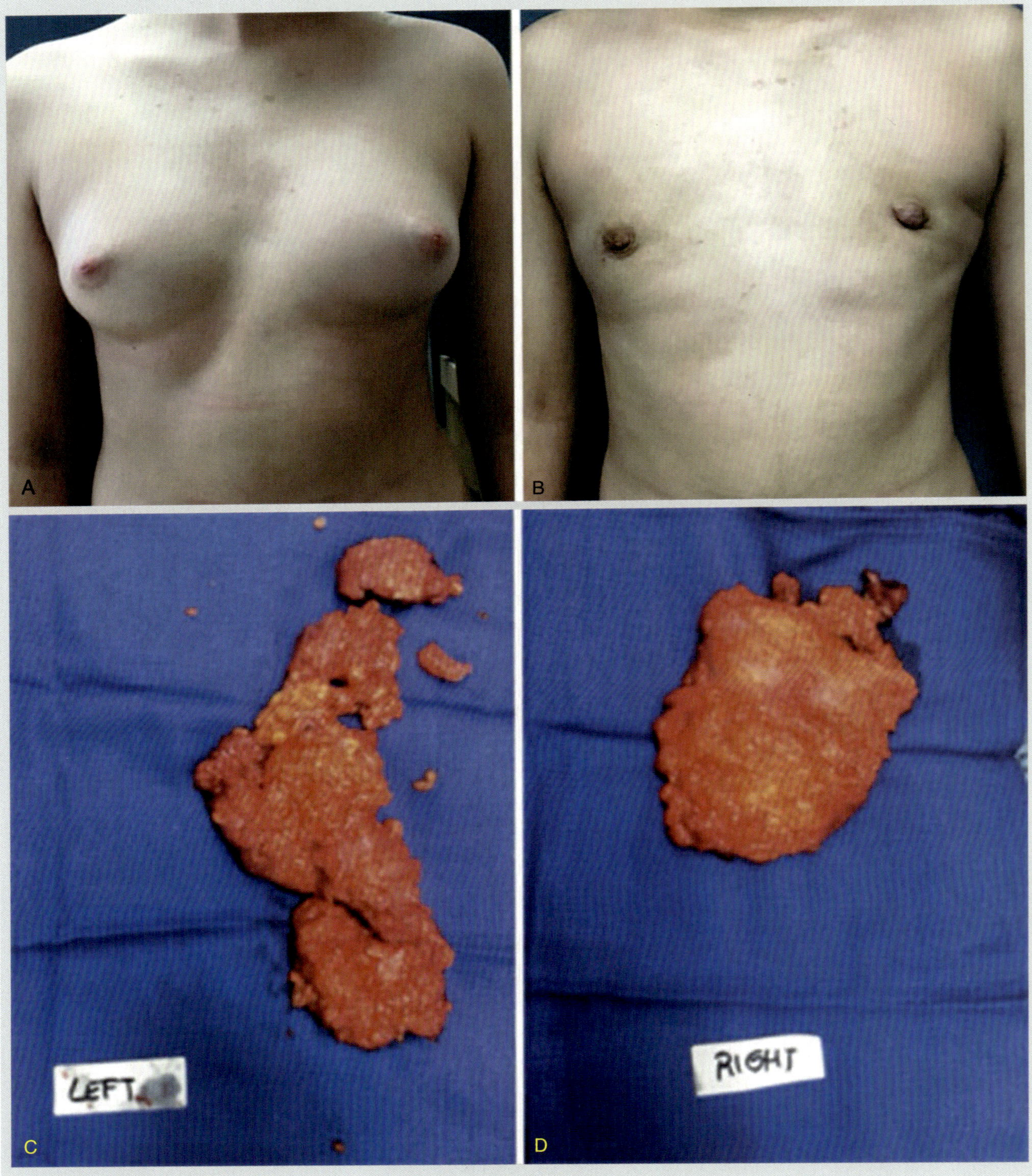

生应向患者介绍硅胶和盐水假体各自的优缺点,再由患者根据其偏好进行假体的选择[9]。由于胸围(相较于顺性别女性)较大,通常需要选择更大尺寸的假体。可能需要用更大、更宽的假体来适应男性更为宽阔的胸部构造。尽管受术人群在胸部解剖上有所不同,但跨性别女性隆乳术与女性隆乳术在技术上差别不大。作者的偏好是使用硅胶假体,因其质地较软,并采用胸肌后/双平面层次进行假体的植入。脂肪移植可以与假体隆乳术联合进行,从而使假体不易被察觉,美学效果更为自然。

手术成功要点

- 跨性别男性通常进行单纯腺体切除或乳房切除术。
- 男性胸部轮廓塑形通常涉及 NAC 的重新定位,或切除原始乳头乳晕并进行游离移植。
- 乳房切除的技术方式有很多,外科医生和患者可选择最为适合的技术。
- 跨性别女性通常进行隆乳术。
- 根据患者期望的外观,外科医生选择适合女性胸部轮廓的假体。
- 患者通常在进行隆乳术评估前已经开始进行女性激素替代治疗。

(刘烨 王关卉儿 马建勋 译 刘畅 陈育哲 校)

参考文献

1. Byne W, Bradley SJ, Coleman E, Eyler E, Green R, Menvielle E, et al. Treatment of gender identity disorder. Am. J. Psychiatry 169(8):875–876
2. Bluebond-Langner, Rachel, M.D., Berli Jens, U.M.D., et al., 2017. Top Surgery Surgery in Transgender Men: How Far Can You Push the Envelope? Plast. Reconstr. Surg. 139 (4), 873e–882e.
3. Drescher, J., 2009. Handbook of sexual and gender identity disorders. Psychiatr. Serv. 60 (3) 407–407.
4. Colebunders, B., T'Sjoen, G., Weyers, S., Monstrey, S., 2014. Hormonal and surgical treatment in trans-women with BRCA1 mutations: a controversial topic. J. Sex. Med. 11 (10), 2496–2499.
5. Gooren, L.J., van Trotsenburg, M.A., Giltay, E.J., van Diest, P.J., 2013. Breast cancer development in transsexual subjects receiving cross-sex hormone treatment. J. Sex. Med. 10 (12), 3129–3134.
6. Lindsay, W.R., 1979. Creation of a male chest in female transsexuals. Ann. Plast. Surg. 3, 39–46.
7. Webster, J.P., 1946. Mastectomy for gynecomastia through a semicircular intra-areolar incision. Ann. Surg. 124, 557–575.
8. Takayanagi, S., Nakagawa, C., 2006. Chest wall contouring for female-to-male transsexuals. Aesthetic. Plast. Surg. 30, 206–212; Discussion: 213.
9. Hidalgo, D.A., 2000. Breast augmentation: Choosing the optimal incision, implant, and pocket plane. Plast. Reconstr. Surg. 105 (6), 2202–2216.
10. Knox, A.D.C., Ho, A.L., Leung, L., Hynes, S., Tashakkor, A.Y., Park, Y.S., Macadam, S.A., Bowman, C.C., 2017. A review of 101 consecutive subcutaneous mastectomies and male chest contouring using the concentric circular and free nipple graft techniques in female-to-male transgender patients. Plast. Reconstr. Surg. 139 (6), 1260e–1272e. https://doi.org/10.1097/PRS.0000000000003388.

索　引